Ferri 临床诊疗指南
——神经系统疾病诊疗速查手册

Ferri's Clinical Advisor
Manual of Diagnosis and Therapy in Neurological Diseases

原　　著　Fred F. Ferri
丛书主审　王福生
分册主审　陈生弟
丛书主译　张　骅　徐国纲
分册主译　南　勇　刘晓英

北京大学医学出版社

Ferri LINCHUANG ZHENLIAO ZHINAN——SHENJING XITONG JIBING ZHENLIAO SUCHA SHOUCE

图书在版编目（CIP）数据

Ferri 临床诊疗指南 . 神经系统疾病诊疗速查手册 /（美）弗雷德 · 费里（Fred F. Ferri）原著；南勇，刘晓英主译 . —北京：北京大学医学出版社，2021.8

书名原文：Ferri's Clinical Advisor 2021

ISBN 978-7-5659-2430-9

Ⅰ. ① F… Ⅱ. ①弗… ②南… ③刘… Ⅲ. ①神经系统疾病 – 诊疗 Ⅳ. ① R

中国版本图书馆 CIP 数据核字（2021）第 110277 号

北京市版权局著作权合同登记号：图字：01-2021-1812

Elsevier (Singapore) Pte Ltd.
3 Killiney Road, #08-01 Winsland House I, Singapore 239519
Tel: (65) 6349-0200; Fax: (65) 6733-1817

ELSEVIER

This translation of FERRI'S CLINICAL ADVISOR 2021 by Fred F. Ferri was undertaken by Peking University Medical Press and is published by arrangement with Elsevier (Singapore) Pte Ltd.
FERRI'S CLINICAL ADVISOR 2021 by Fred F. Ferri 由北京大学医学出版社进行翻译，并根据北京大学医学出版社与爱思唯尔（新加坡）私人有限公司的协议约定出版。

《Ferri 临床诊疗指南——神经系统疾病诊疗速查手册》（南勇　刘晓英　主译）
ISBN: 978-7-5659-2430-9

Ferri 临床诊疗指南——神经系统疾病诊疗速查手册

主　　译：南　勇　刘晓英
出版发行：北京大学医学出版社
地　　址：（100191）北京市海淀区学院路 38 号　北京大学医学部院内
电　　话：发行部 010-82802230；图书邮购 010-82802495
网　　址：http://www.pumpress.com.cn
E-mail：booksale@bjmu.edu.cn
印　　刷：北京信彩瑞禾印刷厂
经　　销：新华书店
策划编辑：高　瑾
责任编辑：畅晓燕　　责任校对：靳新强　　责任印制：李　啸
开　　本：889 mm×1194 mm　1/32　　印张：25　　字数：800 千字
版　　次：2021 年 8 月第 1 版　2021 年 8 月第 1 次印刷
书　　号：ISBN 978-7-5659-2430-9
定　　价：115.00 元

译者名单

主　审　陈生弟

主　译　南　勇　刘晓英

副主译　安荣成　欧英炜　刘　岗

译　者（按姓名汉语拼音排序）

安荣成　浙江省人民医院（杭州医学院附属人民医院）
陈　环　浙江省人民医院（杭州医学院附属人民医院）
陈俊文　湖北医药学院附属襄阳市第一人民医院
何正兵　益阳市中心医院
胡晶晶　重庆医科大学附属第二医院
李恒杰　浙江省人民医院（杭州医学院附属人民医院）
李声琴　浙江省人民医院（杭州医学院附属人民医院）
李正熙　上海交通大学医学院附属第九人民医院
刘　岗　苏州工业园区星海医院
刘晓英　上海交通大学医学院附属仁济医院
南　勇　浙江省人民医院（杭州医学院附属人民医院）
欧英炜　浙江省人民医院（杭州医学院附属人民医院）
童　瑾　重庆医科大学附属第二医院
王　伟　重庆大学附属肿瘤医院
王震雨　湖北文理学院附属医院（襄阳市中心医院）
杨小艳　石河子大学医学院第一附属医院
张　骅　北京市和平里医院
张小芳　成都市温江区人民医院
张自艳　湖北文理学院附属医院（襄阳市中心医院）

原著者名单

Allison Dillon
Thomas H. Dohlman
Stephen Dolter
David J. Domenichini
Kathleen Doo
James H. Dove
Andrew P. Duker
Shashank Dwivedi
Evlyn Eickhoff
Christine Eisenhower
Amani A. Elghafri
Pamela Ellsworth
Alan Epstein
Patricio Sebastian Espinosa
Danyelle Evans
Mark D. Faber
Matthew J. Fagan
Ronan Farrell
Timothy W. Farrell
Kevin Fay
Mariam Fayek
Jason D. Ferreira
Fred F. Ferri
Heather Ferri
Barry Fine
Staci A. Fischer
Tamara G. Fong
Yaneve Fonge
Michelle Forcier
Frank G. Fort
Glenn G. Fort
Justin F. Fraser
Gregory L. Fricchione
Michael Friedman
Daniel R. Frisch
Anthony Gallo
Mostafa Ghanim
Irene M. Ghobrial
Katarzyna Gilek-Seibert
Richard Gillerman
Andrew Gillis-Smith
Dimitri Gitelmaker
Alla Goldburt
Danielle Goldfarb
Jesse Goldman
Corey Goldsmith
Maheswara Satya Gangadhara Rao Golla
Caroline Golski
Helen B. Gomez
Avi D. Goodman
Paul Gordon
John A. Gray
Simon Gringut
Lauren Grocott
Stephen L. Grupke
Juan Guerra
Patan Gultawatvichai
David Guo
Priya Sarin Gupta
Nawaz K. A. Hack
Moti Haim
Sajeev Handa
M. Owais Hanif
Nikolas Harbord
Sonali Harchandani
Erica Hardy
Colin J. Harrington
Taylor Harrison
Brian Hawkins
Don Hayes
Shruti Hegde
Rachel Wright Heinle
Dwayne R. Heitmiller
Jyothsna I. Herek
Margaret R. Hines
Ashley Hodges
Pamela E. Hoffman
R. Scott Hoffman
Dawn Hogan
N. Wilson Holland
Siri M. Holton
Anne L. Hume
Zilla Hussain
Donny V. Huynh
Terri Q. Huynh
Sarah Hyder
Dina A. Ibrahim
Caitlin Ingraham
Nicholas J. Inman
Louis Insalaco
Ashley A. Jacobson
Koyal Jain

Vanita D. Jain
Fariha Jamal
Sehrish Jamot
Robert H. Janigian
Noelle Marie Javier
Michael Johl
Christina M. Johnson
Michael P. Johnson
Angad Jolly
Rebecca Jonas
Kimberly Jones
Shyam Joshi
Siddharth Kapoor
Vanji Karthikeyan
Joseph S. Kass
Emily R. Katz
Ali Kazim
Sudad Kazzaz
Sachin Kedar
A. Basit Khan
Bilal Shahzad Khan
Rizwan Khan
Sarthak Khare
Hussain R. Khawaja
Byung Kim
Robert M. Kirchner
Robert Kohn
Erna Milunka Kojic
Aravind Rao Kokkirala
Yuval Konstantino
Nelson Kopyt
Lindsay R. Kosinski
Katherine Kostroun
Ioannis Koulouridis
Timothy R. Kreider
Prashanth Krishnamohan
Mohit Kukreja
Lalathaksha Kumbar
David I. Kurss
Sebastian G. Kurz
Michael Kutschke
Peter LaCamera
Ann S. LaCasce
Ashley Lakin
Jayanth Lakshmikanth
Uyen T. Lam
Jhenette Lauder
Nykia Leach
David A. Leavitt
Kachiu C. Lee
Nicholas J. Lemme
Beth Leopold
Jian Li
Suqing Li
Donita Dillon Lightner
Stanley Linder
Kito Lord
Elizabeth A. Lowenhaupt
Curtis Lee Lowery III
David J. Lucier Jr.
Michelle C. Maciag
Susanna R. Magee
Marta Majczak
Shefali Majmudar
Gretchen Makai
Pieusha Malhotra
Eishita Manjrekar
Abigail K. Mansfield
Stephen E. Marcaccio
Lauren J. Maskin
Robert Matera
Kelly L. Matson
Maitreyi Mazumdar
Nadine Mbuyi
Russell J. McCulloh
Christopher McDonald
Barbara McGuirk
Jorge Mercado
Scott J. Merrill
Jennifer B. Merriman
Rory Merritt
Brittany N. Mertz
Robin Metcalfe-Klaw
Gaetane Michaud
Taro Minami
Hassan M. Minhas
Jared D. Minkel
Farhan A. Mirza
Hetal D. Mistry
Jacob Modest
Marc Monachese
Eveline Mordehai
Theresa A. Morgan
Aleem I. Mughal
Marjan Mujib
Shiva Kumar R. Mukkamalla
Vivek Murthy
Omar Nadeem
Catherine E. Najem
Hussain Mohammad H. Naseri

Uzma Nasir
Adrienne B. Neithardt
Peter Nguyen
Samantha Ni
Melissa Nothnagle
James E. Novak
Chloe Mander Nunneley
Emily E. Nuss
Gail M. O' Brien
Ryan M. O' Donnell
Adam J. Olszewski
Lindsay M. Orchowski
Sebastian Orman
Brett D. Owens
Paolo G. Pace
Argyro Papafilippaki
Lisa Pappas-Taffer
Marco Pares
Anshul Parulkar
Birju B. Patel
Devan D. Patel
Nima R. Patel
Pranav M. Patel
Saagar N. Patel
Shivani K. Patel
Shyam A. Patel
Brett Patrick
Grace Rebecca Paul
E. Scott Paxton
Mark Perazella
Lily Pham
Long Pham
Katharine A. Phillips
Christopher Pickett
Justin Pinkston
Wendy A. Plante
Kevin V. Plumley
Michael Pohlen
Sharon S. Hartman Polensek
Kittika Poonsombudlert
Donn Posner
Rohini Prashar
Amanda Pressman
Adam J. Prince
Imrana Qawi
Reema Qureshi
Nora Rader
Jeremy E. Raducha
Samaan Rafeq
Neha Rana
Gina Ranieri
Bharti Rathore
Ritesh Rathore
Neha P. Raukar
John L. Reagan
Bharathi V. Reddy
Chakravarthy Reddy
Snigdha T. Reddy
Anthony M. Reginato
Michael S. Reich
James P. Reichart
Daniel Brian Carlin Reid
Victor I. Reus
Candice Reyes
Harlan G. Rich
Rocco J. Richards
Nathan Riddell
Giulia Righi
Alvaro M. Rivera
Nicole A. Roberts
Todd F. Roberts
Gregory Rachu
Emily Rosenfeld
Julie L. Roth
Steven Rougas
Breton Roussel
Amity Rubeor
Kelly Ruhstaller
Javeryah Safi
Emily Saks
Milagros Samaniego-Picota
Radhika Sampat
Hemant K. Satpathy
Ruby K. Satpathy
Syeda M. Sayeed
Daphne Scaramangas-Plumley
Aaron Schaffner
Paul J. Scheel
Bradley Schlussel
Heiko Schmitt
Anthony Sciscione
Christina D. Scully
Peter J. Sell
Steven M. Sepe
Hesham Shaban
Ankur Shah
Kalpit N. Shah
Shivani Shah
Esseim Sharma
Yuvraj Sharma

Lydia Sharp
Charles Fox Sherrod IV
Jessica E. Shill
Philip A. Shlossman
Asha Shrestha
Jordan Shull
Khawja A. Siddiqui
Lisa Sieczkowski
Mark Sigman
James Simon
Harinder P. Singh
Divya Singhal
Lauren Sittard
Irina A. Skylar-Scott
John Sladky
Brett Slingsby
Jeanette G. Smith
Jonathan H. Smith
Matthew J. Smith
U. Shivraj Sohur
Vivek Soi
Rebecca Soinski
Maria E. Soler
Sandeep Soman
Akshay Sood
C. John Sperati
Johannes Steiner
Ella Stern
Philip Stockwell
Padmaja Sudhakar
Jaspreet S. Suri
Elizabeth Sushereba
Arun Swaminathan
Joseph Sweeney
Wajih A. Syed
Maher Tabba
Dominick Tammaro
Alan Taylor
Tahir Tellioglu
Edward J. Testa
Jigisha P. Thakkar
Anthony G. Thomas
Andrew P. Thome
Erin Tibbetts
Alexandra Meyer Tien
David Robbins Tien
Helen Toma
Iris L. Tong
Brett L. Tooley
Steven P. Treon
Thomas M. Triplett
Hiresh D. Trivedi
Vrinda Trivedi
Margaret Tryforos
Hisashi Tsukada
Joseph R. Tucci
Sara Moradi Tuchayi
Melissa H. Tukey
Junior Uduman
Sean H. Uiterwyk
Nicole J. Ullrich
Leo Ungar
Bryant Uy
Babak Vakili
Emily Van Kirk
Jennifer E. Vaughan
Emil Stefan Vutescu
Brent T. Wagner
J. Richard Walker III
Ray Walther
Connie Wang
Danielle Wang
Jozal Waroich
Emma H. Weiss
Mary-Beth Welesko
Adrienne Werth
Matthew J. White
Paul White
Estelle H. Whitney
Matthew P. Wicklund
Jeffrey P. Wincze
John P. Wincze
Marlene Fishman Wolpert
Tzu-Ching (Teddy) Wu
John Wylie
Nicole B. Yang
Jerry Yee
Gemini Yesodharan
Agustin G. Yip
John Q. Young
Matthew H. H. Young
Reem Yusufani
Caroline Zahm
Evan Zeitler
Talia Zenlea
Mark Zimmerman
Aline N. Zouk

中文版丛书序

Ferri's Clinical Advisor 2021 一书的主编 Fred F. Ferri 博士是美国布朗大学（Brown University）阿尔伯特医学院的社区卫生临床医学教授，也是众多医学院的客座教授。在过去的 25 年里，他一直是美国最畅销的医学作家，著有 30 多部医学著作，许多著作被翻译成多种语言，在国际上享有盛誉。此外，他在布朗大学曾获得多项杰出的学术荣誉，包括布朗大学卓越教学奖和迪恩教学奖。由于 Fred F. Ferri 博士对患者的奉献精神，获得了美国医学会颁发的医生认可奖和美国老年医学会颁发的老年医学认可奖。

Ferri's Clinical Advisor 2021 一书详细描述了 988 种医学障碍和疾病，涉及呼吸、感染、心血管、消化、肾病、免疫与风湿、血液、肿瘤、内分泌与代谢、妇产科、骨科、神经、精神、急诊等 10 余个学科，涵盖的医学主题总数超过了 1200 个，包括数以千计的插图、流程图、表格，足以称为医学百科全书，具有很强的可读性、适用性和实用性。

张骅和徐国纲作为丛书主译携手国内数十家大学附属医院、教学医院团队，在翻译过程中查遗补漏、学术纠错、规范用语、润色文字，努力做到信、达、雅。

“独立之精神，自由之思想”是中国现代集历史学家、古典文学研究家、语言学家、诗人于一身的陈寅恪先生的信仰，亦是他一生的追求，这也应成为我们每一位医者的信仰。

寰视宇内，唯有书香。我想，当我们的大学培育出像本书众多审译者一样的具有“独立之精神，自由之思想”信仰之人渐多时，其国家乃具有向前发展之希望。

在中文版 Ferri 临床诊疗指南系列丛书即将出版之际，我愿本书能为广大医学界同仁的临床诊疗工作带来极大裨益和提升。

王福生

中国科学院院士

解放军总医院第五医学中心感染病诊疗与研究中心主任

国家感染性疾病临床医学研究中心主任

2021 年 2 月

中文版丛书前言

由美国布朗大学阿尔伯特医学院 Fred F. Ferri 教授主编的 *Ferri's Clinical Advisor 2021* 一书详细描述了 988 种医学障碍和疾病，涉及呼吸、感染、心血管、消化、肾病、免疫与风湿、血液、肿瘤、内分泌与代谢、妇产科、骨科、神经、精神、急诊等 10 余个学科，涵盖的医学主题总数超过了 1200 个，包括数以千计的插图、流程图、表格，具有很强的可读性、适用性和实用性。由于其为广而博的医学专著，且受限于篇幅，故书中对一些疾病知识点以高度总结的形式展示，同时也给读者留下了自我拓展的空间，并且在每一章后都有推荐阅读以飨读者。

本书的审译者来自国内数十家大学附属医院、教学医院。翻译之初我们统一规范了翻译的整体基本要求、版式规范要求、内容规范要求，并制订了英文图书审校四大原则（查遗补漏、学术纠错、规范用语、润色文字），努力做到信、达、雅。诸位同道在临床、科研工作之余，耐心、细致地完成了翻译、审校工作，但在翻译中，由于英语和汉语表达方式的差异，瑕疵在所难免，恳请各位读者不吝赐教，以便审译者不断改进与提高。希望本书的中文版能够帮助到每一位渴望提高医疗质量、造福患者的临床医生。

感谢北京大学医学出版社、爱思唯尔（Elsevier）出版集团及原作者 Fred F. Ferri 教授对我们的信任，授予我们翻译的机会，以及翻译过程中给予我们的持续帮助。

感谢翻译团队每一位成员的努力付出，也感谢我们的家人给予我们的理解与支持。

张　骅　徐国纲

2021 年 1 月

译者序

美国布朗大学沃伦·阿尔伯特医学院的 Fred F. Ferri 教授共执笔 30 余本医学著作，在过去 25 年中一直是美国医学界的畅销书作者，并因此享誉世界。他的很多著作已被翻译成多种文字，其中 *Ferri's Clinical Advisor 2021* 以其便捷、详尽的特点最受欢迎。该书为临床医生提供了各种疾病的最新诊疗建议，涵盖十余个学科、988 种医学障碍和疾病、1200 多个医学主题，结构精细，层次清晰，内容丰富，使用方便，在同类书籍中罕有其伦。翻译这样一本皇皇巨著需要无与伦比的耐心和对医学事业强烈的热爱。

我院神经内科刘晓英博士勤奋好学，工作认真。当她告诉我，她和浙江省人民医院南勇医生等正在翻译此书中神经系统疾病的相关章节时，我感到十分惊讶和欣慰。惊讶于我们的年轻医生不畏艰难的雄心，欣慰于我们的年轻医生踏实肯干的作风。希望此书得以顺利出版，使广大医学从业者受益。本人欣然向广大神经内科及全科医生同道推荐此书。

陈生弟

上海交通大学医学院附属瑞金医院

2021 年 1 月 10 日

[illegible] Fred F. Ferri [illegible]

30 [illegible] 25 [illegible]

[illegible]

Clinical Advisor 2021 [illegible]

[illegible] 988 [illegible]

[illegible] 1200 [illegible]

[illegible]

[illegible]

[illegible]

[illegible]

译者前言

神经系统疾病是发生于中枢神经系统、周围神经系统、自主神经系统的以感觉、运动、意识、自主神经功能障碍为主要表现的疾病。

神经系统疾病在临床上常见，涉及神经内科、神经外科，亦涉及重症医学科、康复科等众多学科，临床诊治复杂，预后不确定性显著。

美国布朗大学沃伦·阿尔伯特医学院 Fred F. Ferri 教授主编的 *Ferri's Clinical Advisor 2021* 一书详细描述了 988 种医学障碍和疾病，其中包含了临床常见的神经系统相关疾病，内容丰富。该书从定义、流行病学、体格检查和临床表现、病因学、鉴别诊断、评估、实验室检查、影像学检查、治疗、转诊、重点和注意事项等方面全面阐述了每一种临床疾病，特别是疾病的相关救治方法值得我们临床医生进行借鉴，借鉴的同时还要结合我们国人的临床疾病特点进行个案化的救治。本书还包含插图、流程图、表格，具有很强的可读性、适用性和实用性。本书的内容全面丰富，给每一位读者留有思考和探索的空间，让每一位读者在知识的海洋里遨游。

本分册的译者大多来自国内大学附属医院、教学医院的神经科及从事神经科相关临床救治的团队，翻译工作按照系列丛书的整体翻译规范要求、版式规范要求、内容规范要求，遵循英文图书审校四大原则（查遗补漏、学术纠错、规范用语、润色文字），努力做到信、达、雅。翻译团队在忙碌的临床工作之余认真、积极、耐心、细致地翻译每一种相关疾病，再加上审核团队多次的审核修改，力求精准表达原著的本意。我们每位审译者都努力为每一种疾病进行详细的翻译及审核，但是瑕疵在所难免，还恳请读者和相关领域的专家不吝赐教，以便审译者不断改进与提高，望神经系统疾病诊疗速查手册的译著可以成为临床医生开展临床救治工作的得力助手。

感谢我们整个翻译团队，感谢大家的辛勤付出，感谢每一位审译者对于医学和知识的尊重，也感谢我们身边的每一个人，感谢他们的帮助、理解和鼓励。

南　勇　刘晓英

2021 年 01 月 22 日

原著前言

本丛书旨在为医生和相关卫生专业人员提供一个清晰而简明的参考。其便于使用的体例可使读者能快速有效地识别重要的临床信息，并提供患者管理的实用指导。

多年来，前几版的巨大成功和众多同行的热情评论均为本丛书带来了积极的变化。每一部分都比之前的版本有了很大的扩展，使本丛书项目涵盖的医学主题总数已超过 1200 个。最新版本又增加了数百个新插图、表格和框，以增强对临床重要事件的记忆。所有主题中均提供了便于加快索赔提交和医保报销的国际疾病分类标准编码 ICD-10CM 编码。

各系统诊疗速查手册详细描述了 988 种医学障碍和疾病（最新版本新增 25 个主题），突出显示关键信息，并附有临床图片以进一步说明特定的医疗状况，以及列出相关的 ICD-10CM 编码。大多数参考文献均为当前同行评议的期刊文章，而不是过时的教科书和陈旧的综述文章。

各系统诊疗速查手册中的主题采用以下结构化方法展示：

1. 基本信息（定义、同义词、ICD-10CM 编码、流行病学和人口统计学、体格检查和临床表现、病因学）
2. 诊断（鉴别诊断、评估、实验室检查、影像学检查）
3. 治疗（非药物治疗、急性期治疗 / 常规治疗、慢性期治疗 / 长期管理、预后 / 处理、转诊）
4. 重点和注意事项（专家点评及推荐阅读）

《Ferri 临床诊疗指南——临床常见疾病诊疗流程图》包括 150 多种用以指导和加速评估及治疗的临床流程图，2021 年版我们继续更新流程，以提高可读性。医生们普遍认为这部分内容在当今的管理式医疗环境中特别有价值。

《Ferri 临床诊疗指南——实验室检查速查手册》包括正常的实验室检查参考值和对常用实验室检查结果的解释。通过提供对异常结果的解释，促进了对医学疾病的诊断，并进一步增加了本丛书全面的“一站式”性质，最新版还增加了新的插图和表格。

我认为我们已经创造了一个与现有图书有显著差别的先进的信息系统。这些内容为读者提供了巨大的价值。我希望本丛书便于使用的形式、众多独特的功能及不断更新的特点能够使其成为对初级保健医生、医学生、住院医师、专科医师和相关卫生专业人员均有价值的医学参考书籍。

Fred F. Ferri, MD, FACP
临床教授
布朗大学沃伦·阿尔伯特医学院
美国罗得岛州

原著致谢

感谢我的儿子 Vito F. Ferri 博士和 Christopher A. Ferri 博士，以及我的儿媳 Heather A. Ferri 博士的帮助和大力支持，感谢我的妻子 Christina，感谢她在书稿撰写过程中的耐心支持。特别感谢所有为本书提供宝贵意见的读者，是他们的建议帮助本书得以成为医学领域的畅销书。

Fred F. Ferri, MD, FACP

临床教授

布朗大学沃伦·阿尔伯特医学院

美国罗得岛州

目　录

第一篇　神经系统变性疾病

第二篇　中枢神经系统感染

第三篇　周围神经疾病

第四篇　中枢神经系统脱髓鞘疾病

第五篇　运动障碍性疾病

第六篇　癫　痫

第七篇　脊髓和脊柱疾病

第八篇 神经-肌肉接头和肌肉疾病

第九篇 神经系统遗传性疾病

第十篇 脑血管疾病

第十一篇　颅脑外伤

第十二篇　中枢与周围神经系统肿瘤

第十三篇　头　痛

第十四篇　眩 晕 病

第十五篇　睡眠障碍

第十六篇 内科疾病神经系统并发症

第十七篇 其他神经系统疾病

第一篇

神经系统变性疾病

第 1 章　阿尔茨海默病
Alzheimer Disease

Tamara G. Fong，Irina A. Skylar-Scott，Joseph S. Kass

刘晓英　译　刘晓英　审校

基本信息

定义

痴呆是一种综合征，其特征是逐渐丧失原先已获得的认知能力，包括记忆力、语言、洞察力以及判断力。阿尔茨海默病（Alzheimer disease，AD）被认为占痴呆的大部分（50%～75%）。

ICD-10CM 编码

G30.0　早发性 AD

G30.1　晚发性 AD

G30.8　其他类型的阿尔茨海默病

G30.9　阿尔茨海默病，未分类

流行病学和人口统计学

发病率：65 岁以上，每增加 5 岁，发病风险增加 1 倍。85 岁以上人群，年发病率约为 10%。

患病率：目前估计有 540 万美国人患有阿尔茨海默病。患病率在 65～74 岁人群为 3%，75～84 岁人群为 17%，85 岁以上人群为 32%。

好发性别：女性多于男性。

体格检查和临床表现

- 通常不是患者本人，而是配偶或其他家庭人员，发现潜在的记忆力减退
- 患者在学习、保留新信息和处理复杂任务方面（如处理收支平衡）存在困难。在推理、判断、空间能力和定向力方面存在障碍（如驾驶困难、离家后迷路）
- 行为改变，如情绪改变、淡漠，可能伴有记忆力减退。在晚

期，患者可能出现躁狂和精神症状
- 不典型的表现包括早期严重的行为改变、检查有定位发现、帕金森病、幻觉、跌倒或者 65 岁前发病

Dx 诊断

随着生物标志物的发展，AD 的诊断也在不断发展。这些生物标志物可以提示 AD 在体内的病理变化，例如脑内淀粉样变性及病理性 tau 蛋白聚集。虽然尚未在临床上广泛应用，但将生物标志物整合到 AD 的诊断中，确实可以在患者生存状态下确诊为 AD。临床上，通常根据病史、彻底的体格检查以及使用可靠有效的诊断标准（即 DSM 或 NINCDS-ADRDA）进行诊断，如：

- 记忆力及一个或多个其他认知能力减退（失语症、失用症、失认症或其他执行功能紊乱）
- 社会或职业功能的损害，表现为从先前的功能水平下降，并导致严重残疾
- 认知缺陷不是仅在谵妄过程中发生
- 隐匿性发作和症状逐渐进展
- 神经心理学测试记录的认知能力丧失
- 无导致痴呆的其他疾病的体征、神经影像学或实验室证据（代谢异常、药物或毒物、感染、卒中、帕金森病、硬膜下血肿或肿瘤）

诊断 AD 的危险信号见框 1-1。

框 1-1　阿尔茨海默病诊断的危险信号

- 年龄超过 65 岁
- 意识水平波动（考虑中毒-代谢性脑病、路易体痴呆）
- 行为、情绪或人格障碍掩盖了认知障碍（考虑额颞叶痴呆、HIV 痴呆）
- 快速（6～12 个月）进行性进展（考虑克雅病、副肿瘤性边缘叶脑炎、HIV 痴呆、额颞叶痴呆）
- 存在身体异常：
  1. 步态障碍（考虑血管性痴呆、HIV 痴呆、NPH）
  2. 偏侧体征，如轻偏瘫、痉挛、其他皮质脊髓束体征（考虑血管性痴呆）
  3. 运动障碍
  4. 肌阵挛（考虑克雅病、副肿瘤性脑炎）
  5. 强直、运动迟缓（帕金森病）（考虑路易体痴呆和帕金森病）

（Modified from Kaufman DM，Geyer HL，Milstein MJ：Kaufman's clinical neurology for psychiatrists，ed 8，Philadelphia，2017，Elsevier.）

美国国家老龄化研究所（National Institute on Aging，NIA）和 AD 协会（Alzheimer Association，AA）在 2011 年推荐了新的 AD 诊断标准和指南，并且在 2018 年进行了进一步修订（表 1-1 和表 1-2）。NIA-AA 100 标准与之前的 DSM 或 NINCDS-ADRDA 标准在以下方面有所不同：

表 1-1　新诊断标准

很可能的 AD 标准	DSM-5 2013	研究标准 NINCDS-ADRDA 2007	NIA-AA 2011
隐匿发作	×	×	×
发病时间数月至数年		×	×
进行性减退	×	×	×
谵妄或其他医疗或精神疾病不能解释的缺陷	×	×	×
社交 / 职业能力受损	×		×
出现发作性记忆力减退	×	×	
至少两个领域的认知缺陷	×		×
诊断需要有神经心理学测试吗	更适宜	×	只有当常规病史及精神状态测试不确定的情况下
PET 或 MRI 扫描异常		支持性特征 *	用于研究目的
遗传标志物?	× 只有在有证据表明多重因素存在，且没有明确证据证明记忆力和其他认知领域进展性衰退时才需要	支持性特征 *	用于研究目的
需要异常脑脊液标志物吗?		支持性特征 *	用于研究目的

DSM-5,《精神障碍诊断和统计手册》(第 5 版)；MRI，磁共振成像；NIA-AA，美国国家老龄化研究所 -AD 协会；NINCDS-ADRDA，国家神经和交流障碍及卒中研究所-阿尔茨海默病和相关疾病协会；PET，正电子发射断层扫描术。

* 诊断很可能的 AD 至少需要一个支持性特征。

（From Fillit HM：Brocklehurst's textbook of geriatric medicine and gerontology，ed 8，Philadelphia，2017，Elsevier.）

表 1-2　国家老龄化研究所 -AD 协会有关阿尔茨海默病（AD）标准

一、核心临床标准

- 工作及一般活动能力受损，以及
- 生活功能和执行能力较先前水平降低，以及
- 无法用谵妄或其他严重的精神疾病来解释
- 认知损害可由以下方式发现或诊断：病史采集（来自患者本人或知情人），客观认知评价（床边精神状态检查或神经心理测试，神经心理测试应该在常规病史采集以及床旁精神状态检查不能提供确信的诊断时进行）
- 认知和行为受损至少包括以下功能中的两项：
  1. 学习及记忆新信息的功能受损（症状：重复的发问或话语、乱放个人物品、忘记约会、迷路）
  2. 处理复杂任务的能力受损，判断能力受损（症状：对危险缺乏理解、不能胜任财务管理、决策能力差、无法计划复杂活动）
  3. 视觉空间能力受损（症状：尽管视力良好，但无法识别面部或物体，或无法发现正前方的物体；无法使用简单工具；躯体定向困难）
  4. 语言功能受损（说、读、写；症状：说话时找词困难、犹豫，说话、拼写、书写错误）
  5. 人格或行为举止的变化（症状：非特异性的情绪波动，如激越、动机受损、冷漠、社交退缩、对先前所从事活动的兴趣降低、缺乏同理心、强迫或强迫行为、出现社会损害行为）

二、很可能的 AD（满足核心标准和以下条件）

- 隐匿性起病（数月至数年逐渐进展）
- 报告或观察到明确的认知功能恶化病史，并且
- 最早期和最显著的认知缺陷分为两类（必须包括至少一个其他领域的认知功能障碍）
  1. 遗忘——此类症状为 AD 最常见的表现；学习和回忆新近习得知识的能力受损
  2. 非遗忘表现：
     a. 语言障碍——最突出的缺损是找词困难
     b. 视空间障碍——最突出的缺损是空间认知障碍（物体失认、面部识别、同时性失认、失读）
     c. 执行障碍——会影响推理、判断和解决问题的能力
- 出现以下证据则不能诊断为很可能的 AD 痴呆：如存在实质性脑血管疾病或路易体痴呆的核心特征（除痴呆症外）；具有行为变异型额颞叶痴呆的显著特征、具有原发性进行性失语（语义、非流利性或语法错乱）的显著特征，或存在其他可能导致认知受损的神经系统疾病或医学共病的证据
- 如果随后的评估有认知功能下降，并且有致病基因突变的证据，可以增加诊断的确定性

续表

三、具有 AD 病理生理学证据的很可能的 AD

- 如果同时存在以下两种情况，发生 AD 病理的概率很高：
  1. 脑脊液（CSF）中 β-淀粉样蛋白水平低或正电子发射断层扫描（PET）阳性
  2. 脑脊液 tau 蛋白水平高证实神经元损伤，颞顶叶皮质可见氟脱氧葡萄糖-PET 摄取减少，或结构 MRI 扫描显示颞叶中部及外侧和顶叶内侧皮质不成比例地萎缩
- 如果只满足上述两个标准中的一个（另一个不存在或阴性），发生 AD 病理的概率为中等

四、可能的 AD 痴呆（满足核心临床标准但有以下特征）

- 非典型病程：认知障碍是突然发作的，病史表现不充分以及客观认知功能进行性下降的特征不明显
- 混合型病因的痴呆表现：脑血管疾病的证据；路易体痴呆的特征（除痴呆症外）；存在其他神经系统疾病、共患病或使用可能对认知有重大影响的药物的证据

五、具有 AD 病理生理学证据的可能的 AD

- 如果同时存在以下两种情况，则发生 AD 病理的概率很高：
  1. 脑脊液 β-淀粉样蛋白含量低或 PET 扫描阳性
  2. 脑脊液 tau 蛋白水平高证实神经元损伤，颞顶叶皮质可见氟脱氧葡萄糖-PET 摄取减少，结构 MRI 扫描显示颞叶中部及外侧和顶叶内侧皮质不成比例地萎缩
- 信息量不足，除非满足上述标准
- 也可能是第二种病理生理状态，以解释为什么患者不符合 AD 标准（例如伴有路易体的痴呆症）

六、病理生理学证实的 AD 痴呆

- 满足 AD 的临床和认知标准，神经病理学标准证明存在 AD 病理学

七、不太可能是 AD 的痴呆

- 不符合 AD 痴呆的临床标准，或
- 尽管符合很可能或可能的 AD 痴呆的临床标准，但有足够的证据可以得到替代诊断（如 HIV 痴呆、亨廷顿病痴呆）
- 尽管符合可能的 AD 痴呆的临床标准，β-淀粉样蛋白或神经元损伤的生物标志物均为阴性

（Adapted from McKhann GM，Knopman DS，Chertkow H：The diagnosis of dementia due to Alzheimer's disease：recommendations from the National Institute on Aging-Alzheimer's Association workgroups on diagnostic guidelines for Alzheimer's disease，Alzheimers Dement 7：263-269，2011；Albert MS，DeKosky ST，Dickson D：The diagnosis of mild cognitive impairment due to Alzheimer's disease：recommendations from the National Institute on Aging-Alzheimer's Association workgroups on diagnostic guidelines for Alzheimer's disease，Alzheimers Dement 7：270-279，2011；and Sperling RA，Aisen PS，Beckett LA：Toward defining the preclinical stages of Alzheimer's disease：recommendations from the National Institute on Aging-Alzheimer's Association workgroups on diagnostic guidelines for Alzheimer's disease，Alzheimers Dement 7：280-292，2011.）

（1）他们建议在诊断中加入生物标志物，从而在症状出现之前诊断 AD。

（2）他们定义了 AD 的三个不同阶段：①临床前 AD，有可测定的 AD 病理生物学证据，但没有症状；②由 AD 引起的轻度认知损害（mild cognitive impairment，MCI），患者有轻度的记忆丧失，但没有功能受损，加上 AD 的生物标志物证据；③ AD 导致的痴呆症，患者表现为认知能力下降导致功能损害，加上 AD 的生物标志物证据。2018 年 NIA-AA 标准认为 AD 不是三种临床综合征，而是由生物标志物定义的生物过程，表明存在 β- 淀粉样蛋白（A ＋）、病理性 tau 蛋白（T ＋）、神经退行性变或神经元损伤（N ＋）。结合 ATN 系统和临床状态，可以对整个研究人群进行特征分析（图 1-1）。

鉴别诊断

- 其他神经退行性痴呆（表 1-3）：额颞叶痴呆伴路易小体、皮质基底节综合征、进行性核上性麻痹
- 肿瘤（颅内肿瘤、软脑膜病变）
- 感染［HIV 相关痴呆、神经梅毒、进行性多灶性脑白质病（progressive multifocal leukoencephalopathy，PML）］
- 中毒或代谢性（乙醇、甲状腺功能减退、维生素 B_{12} 缺乏、汞暴露、药物影响）

		认知分期		
		认知未受损害	轻度认知损害（MCI）	痴呆
生物标志物概况	$A^- T^- (N)^-$	AD生物标志物正常，认知不受损害	AD生物标志物正常伴MCI	AD生物标志物正常伴痴呆
	$A^+ T^- (N)^-$	临床前AD病理改变	AD病理改变伴MCI	AD病理改变伴痴呆
	$A^+ T^+ (N)^-$ $A^+ T^+ (N)^+$	临床前AD病变	AD所致MCI（AD前驱表现）	AD所致痴呆
	$A^+ T^- (N)^+$	AD和伴随的疑似非AD病理改变，认知未受损害	AD和伴随的疑似非AD病理改变，伴MCI	AD和伴随的疑似非AD病理改变，伴痴呆
	$A^- T^+ (N)^-$ $A^- T^- (N)^+$ $A^- T^+ (N)^+$	非AD病理改变，认知未受损害	非AD病理改变伴MCI	非AD病理改变伴痴呆

图 1-1　描述性命名法：综合征认知分期与生物标志物相结合。AD，阿尔茨海默病；MCI，轻度认知损害。注：表格格式表示基于生物标志物特征的三种一般生物标志物“类别”：具有正常 AD 生物标志物（无颜色）、非 AD 病理改变（深灰色）和 AD（浅灰色）。（From Clifford RJ Jr et al：NIA-AA research framework：toward a biological definition of Alzheimer’s disease，Alzheimer’s & Dementia 14：535-562，2018.）

表 1-3　AD 痴呆与额颞叶痴呆的鉴别

临床特点	AD	额颞叶痴呆
发病年龄（岁）	＞65	53（平均）
记忆力减退	早期，明显	不明显，至少初期不明显，视空间能力保留
行为异常	中晚期才出现	早期明显的偏执和强迫症，本能亢进（hyperorality），执行能力受损
语言障碍	除了命名障碍，其余仅在晚期出现	言语错乱，命名障碍，流利性降低
CT/MRI 表现	全面性萎缩，尤其是顶叶和颞叶	额叶和颞叶萎缩
生物学标志物	Aβ 聚集	Tau 聚集

CT，计算机断层扫描；MRI，磁共振成像。
（From Kaufman DM，Geyer HL，Milstein MJ：Kaufman's clinical neurology for psychiatrists，ed 8，Philadelphia，2017，Elsevier.）

- 器官衰竭（透析性痴呆、Wilson 病）
- 血管疾病（多次卒中所致血管性痴呆、严重小血管病变、慢性血管炎或慢性硬膜下血肿）
- 受试者记忆丧失
- 抑郁（假性痴呆）

评估

病史及体格检查

- 应反复检查药物清单，寻找可能导致精神状态改变的药物或家庭治疗，尤其是抗胆碱能药物、苯二氮䓬类药物、阿片类药物、巴比妥类药物和抗精神病药物
- 患者需做抑郁筛查，因为它有时与痴呆症很类似，也经常作为共患病出现，应该加以治疗
- 检查时，寻找代谢紊乱的征象，是否有精神症状，或局部神经功能缺损

精神状态测试

简短的精神状态测试可以在办公室简单快速地完成。通常用来检测痴呆的认知功能测试包括简易精神状态检测（mini-mental state examination，MMSE）、简易认知状态检测、蒙特利尔认知评估（Montreal Cognitive Assessment，MoCA）。蒙特利尔认知评估（www.

mocatest.org/）是一个高度敏感的检测，有 30 道题，大约需要 10 min。测试的认知领域包括视空间、注意力、语言回忆、语言、抽象和定向力。低于 25 分（如果患者受教育少于 12 年，则为 26 分）表示认知障碍。该测试已翻译成 35 种语言，英文版有多种形式，可以在一段时间内重复评估。表 1-4 列出了常用的测试。

表 1-4 常用的神经心理测试

评估的领域	用于 65 岁以上人群的测试，校正年龄和（或）受教育情况
病前能力	• 北美成人阅读测试（NART） • 词汇（WAIS- Ⅳ）
语言记忆	• Rey 听觉语言学习测试（RAVLT） • 加利福尼亚语言学习测试（CVLT） • 逻辑记忆测试（来自 WMS- Ⅳ） • CERAD 单词表测试
视觉记忆	• 视觉再现（来自 WMS- Ⅳ） • Rey 复杂图形绘制测试（RCFT）
简单注意	• 数字广度测试（来自 WAIS- Ⅳ） • 连线测试 A
语言	• 动物命名测试（ANT） • 控制性口语联想测试（COWAT） • 波士顿命名测试（BNT）
执行功能	• 连线测试 B • 威斯康辛卡片分类测试（WCST） • Stroop 测试 • 相似性（来自 WAIS- Ⅳ）
视空间	• 编码（来自 WAIS- Ⅳ） • Rey 复杂图形测试（RCFT） • 画钟试验
动力	• 凹槽拼板试验 • 手指敲击试验
情绪	• 老年抑郁量表（GDS） • 汉密尔顿抑郁量表（HDRS） • 贝克焦虑问卷（BAI）

WAIS- Ⅳ，韦氏成人智力量表，第 4 版；WMS- Ⅳ，韦氏记忆量表，第 4 版。
（From Fillit HM：Brocklehurst's textbook of geriatric medicine and gerontology，ed 8，Philadelphia，2017，Elsevier.）

心理状态测试应包括评估以下认知功能的测试：

- 定向力：要求患者说出具体日期，包括年、月、日，以及地点，并说出现任总统的名字
- 注意力：要求患者向前和向后背出月份
- 词语回忆：要求患者记住三个词，1 min 或 5 min 以后回忆测试
- 语言：要求患者先写，然后读一个句子。说出一些常见的和不常见的事物
- 视空间：要求患者画一个钟，指针指在 11:10

AD 患者通常会出现语言回忆障碍以及视空间或语言缺陷。注意力通常会一直保持到 AD 的后期，所以注意力测试表现不佳的患者应考虑进行交替诊断。表 1-5 总结了与不同的痴呆和抑郁相关的认知缺陷。

实验室检查（表 1-6）

- 血细胞计数
- 血清电解质
- 葡萄糖
- 血尿素氮 / 肌酐
- 肝和甲状腺功能测试
- 血清维生素 B_{12}
- 如果有临床病史支持，需检测梅毒血清学（RPR）
- 酌情进行 HIV 筛查
- 如果有癌症的病史或体征、感染过程或不寻常的临床表现（如症状迅速进展），需腰椎穿刺
- 如果病史显示有癫痫发作、阵发性思维混乱、临床症状迅速恶化或疑似克雅病，需行脑电图（EEG）
- 载脂蛋白 E 基因分型、脑脊液 tau 和淀粉样蛋白的测量，以及功能成像，包括正电子发射断层扫描（PET）、单光子发射计算机断层扫描（SPECT）或使用 Amyvid［氟贝他帕（*Florbetapir*）］的淀粉样斑块 PET 成像，目前还未被广泛应用，但已用于临床试验
- 脑活检通常用于诊断朊病毒病和脑血管炎。通常死后检查

影像学检查

- MRI 可排除脑积水、脑血管病和肿块性病变，包括硬膜下血

表 1-5　认知功能损害的类型与痴呆

情景记忆	注意力	语言	执行能力	视空间	行为表现	
阿尔茨海默病	（I）	简单（P） 分散（I）	语音（P） 语义（I） 命名（I）	（I）	简单（P） 复杂（I）	早期冷漠，晚期出现精神症状
轻度认知损害-遗忘	即时及延迟回忆（I）；识别（I）	简单（P） 分散（P）	（P）	（P）	（P）	（P）
血管性痴呆	即时及延迟回忆（V）识别（P）	简单（P） 分散（I）	（I）	（I）	（P）	抑郁
行为变异型 FTLD	（V）	简单（P） 分散（I）	（I）	（I）	（P）	脱抑制、冷漠、性欲亢奋、不适当的社会交往
语义变异型 PPA	（P）	（P）	理解力（I） 流利性（I）	（P）	（P） 视觉失认（I）	（P）
非流利性变异型 PPA	（P）	（P）	流利性（I） 理解力（P） 语言表达（I）	（P）	（P）	（P）
帕金森病痴呆	即时及延迟回忆（V）识别（P）	（I）	（P）	（I）	（I）	抑郁，可能存在幻觉，精神运动迟缓
路易体痴呆	即时及延迟回忆（V）识别（P）	（V）	（V）	（I）	（I）	幻觉，妄想
抑郁症	即时及延迟回忆（V）识别（P）	（V）	流利性（V） 命名（P）	I/V	（P）	精神运动迟缓，冷漠

FTLD，额颞叶痴呆；PPA，原发进行性失语；I，损害；P，保留；V，可变化的。
（From Fillit HM：Brocklehurst's textbook of geriatric medicine and gerontology，ed 8，Philadelphia，2017，Elsevier.）

表 1-6　痴呆患者的实验室评估

研究类型	举例
基础研究，排除由病史和体格检查提示的导致痴呆的可逆性因素	• 全血细胞计数（CBC） • 化学或代谢组学（SM-17） • 甲状腺功能测试［促甲状腺激素（TSH）］ • 维生素 B_{12}、叶酸水平 • 计算机断层扫描（CT）或磁共振成像（MRI） • HIV 检测 • 红细胞沉降率 • 糖化血红蛋白（Hb A1C） • 尿液分析 • 胸部 X 线片 • 尿液或血浆毒品或重金属检测
辅助检查，以辅助诊断	
病史、体格检查或神经系统查体提示所需的其他检查	• 单光子发射计算机断层扫描（SPECT） • 正电子发射断层扫描（PET） • 腰穿脑脊液检查 β - 淀粉样蛋白

（From Fillit HM：Brocklehurst's textbook of geriatric medicine and gerontology，ed 8，Philadelphia，2017，Elsevier.）

肿，并寻找典型的萎缩模式，如海马萎缩。如果 MRI 无法获得，可以使用 CT

- 脑氟贝他帕 PET 成像与 β - 淀粉样蛋白的存在和密度相关，对于斑块检测有高度敏感性和特异性，但并未涵盖大多数付费患者。淀粉样斑块扫描不是常规临床实践的一部分，但可以根据具体情况考虑。tau 示踪剂 PET 扫描可以作为研究方案的一部分，该检测与神经纤维缠结的存在相关，但尚未被 FDA 批准用于临床

Rx 治疗

非药物治疗

- 患者安全风险，包括驾驶障碍、游荡行为、炉灶无人看管、发生事故的风险，必须及早告知患者及家属，并采取适当措施
- 行为疗法常常对于游荡、囤积或隐藏物品、重复提问、退缩和社交不当有治疗效果

- 认知刺激计划有助于维持轻度至中度 AD 患者的认知功能，患者自述生活质量有所提高

急性期常规治疗

无。

慢性期治疗

- 记忆障碍的对症治疗（表 1-7）

表 1-7　记忆障碍的对症治疗

	初始剂量	目标剂量
多奈哌齐	每日 1 次，每次 5mg，维持 4 ～ 6 周	每日 1 次，每次 10 mg
卡巴拉汀	每日 2 次，每次 1.5 mg，随餐服用；每周增量，每次增加 1.5 mg，每日 2 次	每日 2 次，每次 3 ～ 6 mg
加兰他敏	每日 2 次，每次 4 mg，随餐服用；每 4 周增量，每次增加 4 mg，每日 2 次	每日 2 次，每次 8 ～ 12 mg
美金刚	每日 1 次，每次 5 mg；每周增量，每次增加 5 mg	每日 2 次，每次 10 mg

1. 胆碱酯酶抑制剂（ChEI）：多奈哌齐（安理申）、加兰他敏（Razadyne）和卡巴拉汀（艾斯能）
   a. FDA 批准多奈哌齐用于轻度、中度和重度痴呆的治疗，其他胆碱酯酶抑制剂用于轻度至中度 AD 的治疗。常见副作用包括生动的梦境、心动过缓和胃肠道副作用（恶心、腹泻和厌食）。胃肠道副作用可能困扰患者，需要缓慢增加剂量或改用其他药物。卡巴拉汀透皮贴剂的胃肠道副作用发生率低于口服制剂。表 1-8 总结了用于监测 AD 患者对药物治疗临床反应的评估工具
2. N- 甲基 -D- 天冬氨酸（NMDA）受体拮抗剂：美金刚（Namenda）
   a. FDA 批准用于中重度 AD 的治疗。常见的副作用包括便秘、头晕或头痛。有肾功能不全或癫痫病史的患者禁用美金刚

- 神经精神及行为障碍的对症治疗（表 1-9）

表 1-8　阿尔茨海默病（AD）患者药物治疗临床疗效的评估工具

简易智力状态检查
● 医生和第三方照料者广泛使用的整体认知测量
● 评估包括定向力、即时回忆、延迟回忆、语言功能、注意力
● 采用 30 分制
● 需要 5 ～ 10 min 才能完成
● 敏感性为 80% ～ 90%，特异性为 80%
● 操作者由心理评估师、护士和医生担任
● 典型 AD 每年进展 3 分
画钟试验
● 医生广泛使用的整体认知测量
● 已证实有效的多评分系统；敏感性为 59%，特异性为 90%
● 在单个测试中评估多个认知领域
● 1 ～ 2 min 完成
● 操作者所需培训时间很短
老年人抑郁量表
● 评估患者的抑郁症状
● 完成时间 5 min
● 对于新患者的抑郁状态评估和随访非常有用
● 对操作者的培训时间很短
● 操作简便，使其得以迅速普及推广

（From Fillit HM：Brocklehurst's textbook of geriatric medicine and gerontology，ed 8，Philadelphia，2017，Elsevier.）

表 1-9　对于行为和神经精神障碍的对症治疗

	初始剂量	最大剂量
非典型抗精神病药物		
奥氮平	每日 1 ～ 2 次，每次 2.5 mg；如有需要可以增加 2.5 mg	每日 2 次，每次 7.5 mg
喹硫平	每日 2 次，每次 25 mg，每隔 2 天可以增加 25 mg	每日 3 次，每次 250 mg
抗抑郁药物		
舍曲林	每日 1 次，每次 25 ～ 50 mg，每周可以增加 25 mg	每日 1 次，每次 200 mg
艾司西酞普兰	每日 1 次，每次 10 mg，1 周后可以增加至 20 mg，每日 1 次	每日 1 次，每次 20 mg

- 对于抑郁、焦虑、妄想或幻觉可能有治疗作用

处理和转诊

- 有复杂或不典型表现或管理有难度的患者，应至神经科相关领域专家处或痴呆专病的专家处就诊
- 大约 1/8 发生谵妄的 AD 住院患者会出现至少一个与谵妄相关的不良后果（如住进收容机构、认知下降、死亡）
- 家庭教育和支持有助于减少对专业护理机构的需求，减少照看者的压力、抑郁和倦怠

重点和注意事项

医生应该彻底寻找痴呆症的可治疗病因。目前美国神经病学学会的实践参数建议：

- 用 ChEI 治疗 AD 的认知症状
- 治疗激越、精神症状和抑郁
- 鼓励护理人员参与教育计划和支持小组

专家点评

- 银杏叶有广泛的市场，被认为是延缓认知损害的有效药物；然而，试验表明，它并不能有效地降低 AD 痴呆或其他痴呆的发病率
- 中年健康水平较高似乎与晚年发生所有原因的痴呆风险较低有关，与脑血管疾病无关。运动也可以减缓轻度 AD 患者功能恶化的速度
- 即使是适度坚持 MIND 饮食也被证实可以降低 AD 的发病率。MIND（用于延缓神经退行性变的地中海 -DASH 干预法）饮食，是地中海饮食和 DASH 饮食的混合方案，专门为优化大脑健康而设计
- 抗精神病药在治疗痴呆相关的精神症状时应极其谨慎。所有的抗精神病药物都有来自 FDA 的警告，说明该药物不被批准用于痴呆相关的精神疾病，因为使用传统或非典型抗精神病药物的老年患者会因心血管或感染原因而增加死亡风险
- β- 淀粉样蛋白 42/40 血浆含量较低与连续 9 年无痴呆老年人的认知能力下降有关，而且在认知储备水平较低的老年人中，这种联系更为明显

- 载脂蛋白 E（APOE）是脑内主要的胆固醇携带分子，存在 E2、E3 和 E4 三个等位基因。E3 等位基因最常见，对 AD 的发生具有中性影响；而 E2 等位基因是最罕见的等位基因，可能对 AD 有保护作用。E4 等位基因是成熟的杂合子，有 3 倍 AD 风险。然而，E4 杂合子或纯合子都不足以导致 AD。在白种人中，E4 杂合子增加了大约 3 倍患 AD 的风险，而 E4 纯合子使 AD 风险增加约 15 倍，APOE E4 等位基因也与早发 AD 有关

因为基因检测的意义并不大，而且在风险评估上往往不精确，所以通常不鼓励进行基因检测。然而，最近的试验表明，向 AD 患者的成年子女告知 *APOE* 基因分型结果并不会导致显著的短期心理风险。检测相关压力在那些得知 *APOE4* 阴性的人中减轻。在接受基因检测之前有较大情绪压力的人在得知结果后更可能出现情绪障碍。

有关患者、家属和临床医生的更多信息，请联系以下组织：

- 阿尔茨海默病协会（www.alz.org；800-272-3900）
- 阿尔茨海默病教育及转诊中心（www.nia.nih.gov/Alzheimers；800-438-4380）

相关内容

路易体痴呆（相关重点专题）
额颞叶痴呆（相关重点专题）
轻度认知损害（相关重点专题）

推荐阅读

Alzheimer's Association: 2017 Alzheimer's disease facts and figures, *Alzheimer's Dement* 13:325-373, 2017.

Bateman RJ et al: Clinical and biomarker changes in dominantly inherited Alzheimer's disease, *N Engl J Med* 367:795-804, 2012.

Clark CM et al: Use of florbetapir-PET for imaging β-amyloid pathology, *JAMA* 305(3):275-283, 2011.

DeFina LF et al: The association between midlife cardiorespiratory fitness levels and later-life dementia, *Ann Intern Med* 158:162-168, 2013.

DSM-V, DSM-V. *Diagnostic and statistical manual of mental disorder,* ed 5, American Psychiatric Association: Washington, DC.

Egan MF et al: Randomized trial of verubecestat for prodromal Alzheimer's disease, *N Engl J Med* 158:1408-20, 2019.

Epperly T et al: Alzheimer disease: pharmacologic and nonpharmacologic therapies for cognitive and functional symptoms, *Am Fam Physician* 95(11):771-778, 2017.

Fong T et al: Adverse outcomes after hospitalization and delirium in persons with Alzheimer disease, *Ann Intern Med* 156:848-856, 2012.

Jack CR et al: NIA-AA Research Framework: toward a biological definition of Alzheimer's disease, *Alzheimers Dement* 14(4):535-562, 2018, https://doi.org/10.1016/j.jalz.2018.02.018.

Liu C, Kanekiyp T, Xu H, Bu G: Apolipoprotein E and Alzheimer's disease: risk, mechanisms, and therapy, *Nat Rev Neurol* 9(2):106-118, 2013.

Mayeux R: Early Alzheimer's disease, *N Engl J Med* 362:2194-2201, 2010.

McKhann GM et al: Clinical diagnosis of Alzheimer's disease: report of the NINCDS-ADRDA Work Group under the auspices of Department of Health and Human Services Task Force on Alzheimer's Disease, *Neurology* 34(7):939-944, 1984.

McKhann GM et al: The diagnosis of dementia due to Alzheimer's disease: recommendations from the National Institute on Aging-Alzheimer's Association workgroups on diagnostic guidelines for Alzheimer's disease, *Alzheimer's Dement* 7(3):263-269, 2011.

Mitchell SL et al: Advanced dementia: state of the art and priorities for the next decade, *Ann Intern Med* 156:45-51, 2012.

Mitchell SL: Clinical practice. advanced dementia, *N Engl J Med* 372:2533-2540, 2015.

Morris MC et al: MIND Diet associated with reduced incidence of Alzheimer's disease, *Alzheimers Dement* 11(9):1007-1014, 2015.

Oh ES, Rabins PV: In the clinic: Dementia, *Ann Int Med,* ITC 35, 2019.

Ohman H et al: Effects of exercise on functional performance and fall rate in subjects with mild or advanced Alzheimer's disease: secondary analyses of a randomized controlled study, *Dement Geriatr Cogn Disord* 41(3-4):233-241, 2016.

Querfurth H, LaFerla FM: Alzheimer's disease, *N Engl J Med* 362:329-344, 2010.

Sabri O et al: Florbetaben PET imaging to detect amyloid beta plaques in Alzheimer's disease: phase 3 study, *Alzheimer's Dement* 11(8):964-974, 2015.

Satizabal CL et al: Incidence of dementia over three decades in the Framingham Heart Study, *N Engl J Med* 374:523-532, 2016.

Tsoi KK et al: Cognitive tests to detect dementia: a systematic review and meta-analysis, *JAMA Intern Med* 175(9):1450-1458, 2015.

Yaffe K et al: Association of plasma β-amyloid level and cognitive reserve with subsequent cognitive decline, *JAMA* 305(3):261-266, 2011.

第 2 章　肌萎缩侧索硬化
Amyotrophic Lateral Sclerosis

Taylor Harrison，Joseph S. Kass

刘晓英　译　刘晓英　审校

基本信息

定义

肌萎缩侧索硬化（amyotrophic lateral sclerosis，ALS）是一种进展性的、致死性的神经肌肉退行性疾病，病因不明，影响皮质脊髓束和前角细胞，导致上运动神经元（upper motor neuron，UMN）和下运动神经元（lower motor neuron，LMN）功能障碍。

同义词

Lou-Gehrig 病

ALS

ICD-10CM 编码

G12.21　肌萎缩侧索硬化

流行病学和人口统计学

发病率：

- 每年每 10 万人中有 2 例新发病例
- 发病年龄通常在 50 ～ 70 岁
- 男：女为 1.8：1

患病率：估计 ALS 患病率为每 10 万人中 5.2 人。白人、男性、西班牙裔、年龄≥ 60 岁以及有 ALS 家族史的人更容易罹患这种疾病。

体格检查和临床表现

- 下运动神经元体征（无力、肌张力减退、肌肉萎缩、肌束颤动、反射减退或无反射）
- 上运动神经元体征（精细运动能力丧失、痉挛、病理征阳性、反射亢进、阵挛）
- 眼球运动、感觉、肠道和膀胱功能不受影响

- 构音障碍、吞咽困难、假性延髓麻痹、额叶功能障碍
- 通常，呼吸功能不全在疾病晚期进展为呼吸衰竭和死亡
- 15% 的患者同时患有额颞叶痴呆症，50% 的患者出现执行功能障碍
- 假性延髓麻痹，表现为强哭或强笑，而不是由典型的情绪因素触发，常见且可治
- ALS 约占成人运动神经元病的 90%。其他运动神经元病的表现包括进行性肌萎缩、原发性侧索硬化、进行性延髓麻痹、进行性假性延髓麻痹和 ALS- 帕金森症–痴呆综合征

病因学

- 90% ～ 95% 的病例是散发的。5% ～ 10% 的病例为家族性；已知的基因突变包括 C9orf72 六核苷酸重复扩增（9 号染色体开放阅读框 72），导致 40% 的家族性 ALS 和 7% 的散发性 ALS（以及几乎所有与额颞叶痴呆相关的 ALS 病例）；铜–锌超氧化物歧化酶（SOD1）突变（占家族病例的 12%）、TAR DNA 结合蛋白突变（占家族病例的 4%）、肉瘤融合基因（FUS）（占家族病例的 4%，极少与额颞叶痴呆相关）等
- 白人、非西班牙裔患者、年龄＞ 60 岁、ALS 家族史、先前接触重金属、杀虫剂、β-N- 甲氨基 -L- 丙氨酸（BMAA）会导致患病风险增加[①]

Dx 诊断

鉴别诊断

- 伴传导阻滞的多灶性运动神经病
- 多神经根受累的脊髓型颈椎病
- 椎管狭窄伴腰骶神经根受压
- 慢性炎症性脱髓鞘性多神经病伴中枢神经系统病变
- 脊髓空洞症
- 延髓空洞症
- 枕骨大孔肿瘤
- 脑膜癌病
- 脊髓性肌萎缩

---

① Mehta P et al：Prevalence of ALS in USA，2012-2013，MMWR 65（8），2016.

- 多葡聚糖体疾病
- 脊髓延髓肌萎缩症（Kennedy 病）
- 单肢肌萎缩
- 莱姆病
- 在铅中毒、HIV 感染、甲状旁腺功能亢进、甲状腺功能亢进、淋巴瘤和维生素 B_{12} 缺乏的情况下，已有 ALS 样综合征的报道

评估

- 根据临床发现、肌电图结果、排除其他可能的病因之后可诊断
- 完善脑和脊髓 MRI，排除其他可能的病因
- 肌电图和神经传导研究（El Escorial 标准；表 2-1）

表 2-1　肌萎缩侧索硬化（ALS）的 El Escorial 诊断标准（修订版）

ALS 的诊断需要：

- ［A:1］有临床、电生理或神经病理学检查依据证实 LMN 变性
- ［A:2］有临床检查依据证实 UMN 变性
- ［A:3］根据病史或检查结果，症状或体征在一个区域内或向其他区域进行性进展

加上缺乏：

- ［B:1］其他疾病的电生理学和病理学证据，可能解释 LMN 和（或）UMN 变性的征象，以及
- ［B:2］其他疾病过程的神经影像学证据，可能解释所观察到的临床和电生理征象

诊断信度

确定的 ALS

- 全身 4 个区域（脑、颈、胸、腰骶神经支配区）的肌群中，3 个区域有 LMN 和 UMN 变性的征象

很可能的 ALS

- 在 2 个区域有 LMN 和 UMN 变性的征象，且 UMN 体征定位于 LMN 体征的头端

很可能的 ALS——实验室支持

- 超过 1 个区域有 UMN 变性征象，并且 EMG 显示至少 2 个区域有 LMN 变性征象

可能的 ALS

- UMN 和 LMN 变性征象共存于同一个区域，或者
- UMN 变性征象存在于 2 个或者更多的区域
- 2 个区域存在 UMN 和 LMN 变性征象，且 LMN 体征节段以上不出现 UMN 体征

EMG，肌电图；LMN，下运动神经元；UMN，上运动神经元。

（From Goldman L，Schafer AI：Goldman's Cecil medicine，ed 24，Philadelphia，2012，Saunders.）

- 呼吸功能评估［用力肺活量（forced vital capacity，FVC），吸气负压］
- 吞咽能力和营养状况评估

实验室检查

- 维生素 B_{12}、甲状腺功能、甲状旁腺激素，HIV 也需要考虑
- 血清蛋白免疫固定电泳
- 对于单纯 LMN 综合征中的脊髓肌萎缩、脊髓延髓肌萎缩症（Kennedy 病）、氨基己糖苷酶水平（晚发性 Tay-Sachs 病），考虑行 DNA 检测
- 24 h 尿液检测重金属
- 通过适当的遗传咨询对家族性 ALS 进行遗传研究

影像学检查

- 视临床情况而定的颅脊髓神经显像。脑和脊髓 MRI 有助于排除结构异常所致的类似临床表现
- 改良吞咽钡剂以评估误吸风险

Rx 治疗

非药物治疗

- 双水平气道正压通气（bilevel positive airway pressure，BiPAP）可改善呼吸困难患者的生活质量，并可增加呼吸困难患者不做气管切开术而生存的时间（呼吸困难通过端坐呼吸来评定，或由 50%FVC 预测）
- 经皮内镜胃造口术（percutaneous endoscopic gastrostomy，PEG）置管可改善营养摄入，促进保持体重稳定，并简化药物管理。一些研究表明 PEG 放置可以延长寿命 1 ～ 4 个月，尤其是在 FVC 下降到预测值的 50% 之前
- 营养、言语治疗、物理和职业治疗服务
- 流涎抽吸装置
- 用于咳嗽无力的咳嗽辅助装置，保持呼吸道通畅
- 使用计算机辅助设备可以简化交流
- 疾病早期讨论有关生活意愿、是否全力抢救、PEG 和气管切开愿望、是否选择潜在的长期护理这些问题

- 鼓励与当地社会支持团体联系

急性期常规治疗

- 利鲁唑和依达拉奉是目前可用的治疗方法，不能治愈 ALS，但可以减缓某些患者的疾病进展
- 利鲁唑是一种谷氨酸拮抗剂，是 FDA 批准的第一种用于延长 ALS 患者生存时间而不做气管切开术的药物。剂量为每 12 h 一次，每次 50 mg，至少饭前 1 h 或饭后 2 h 服用。结果表明，它能延长生存期 2 ～ 3 个月。制造商建议在最初的 3 个月内每月检查一次丙氨酸转氨酶（ALT），然后每 3 个月检查一次，直到完成第 1 年的治疗。此后应定期检查 ALT
- 2017 年，依达拉奉获得 FDA 批准。在为期 6 个月的Ⅲ期临床试验中，与安慰剂相比，依达拉奉可减缓 33% 的生理衰退。它是静脉内给药，初次给药需完成一个连续 14 天每日输液的给药周期，之后 14 天不输液。随后的治疗周期需要在 14 天内进行 10 次输液，之后 14 天不输液。需要考虑成本，而且保险覆盖范围常有变动

慢性期治疗

- 格隆溴铵或阿米替林可能对于流涎有治疗作用（如果分泌物较浓，可考虑使用普萘洛尔或美托洛尔）。肉毒杆菌毒素可能对难治性患者有效
- 痉挛可用巴氯芬、替扎尼定、氯硝西泮进行药物治疗
- 使用阿米替林、舍曲林、右美沙芬或奎宁可改善假性延髓麻痹症状

处理

- 目前还没有治疗 ALS 的方法
- 症状的平均持续时间为 3 ～ 5 年
- 约 20% 的患者存活期＞ 5 年

转诊

- 建议至有神经肌肉疾病经验的神经科医生处确认诊断。一项基于人群的前瞻性研究表明，在多学科 ALS 诊所治疗的患者生存率提高
- 当 FVC 保持在 50% 以上时，建议转诊胃肠外科进行 PEG 置

入，以尽量减少因 PEG 植入术自身风险所导致的并发症
- 双水平气道正压通气（BiPAP）转诊呼吸内科

重点和注意事项

- 医患沟通在 ALS 的初始诊断和后续治疗中是一个整体和必要的部分
- 多学科支持性护理可提高日常生活能力，增强独立意识

推荐阅读

Brown RH, Al Chalabi A: Amyotrophic lateral sclerosis, *N Eng J Med* 377:162-172, 2017.

Goutman SA: Diagnosis and clinical management of amyotrophic lateral sclerosis and other motor neuron disorders, *Continuum (Minneap Minn)* 23(5): 1332-1359, 2017.

Kiernan MC et al: Amyotrophic lateral sclerosis, *Lancet* 377(9769): 942-955, 2012.

Vonsteensel MJ et al: Fully implanted braincomputer interface in a locked-in patient with ALS, *N Eng J Med* 375:2060-2066, 2016.

第 3 章　路易体痴呆
Dementia with Lewy Bodies

Angad Jolly，Joseph S. Kass

刘晓英　译　刘晓英　审校

基本信息

定义

路易体痴呆（dementia with Lewy body，DLB）是一种神经退行性痴呆，发生于帕金森综合征发病前后 1 年内。DLB 还具有其他核心特征，包括注意力和警觉性的波动以及反复出现生动的视幻觉。路易体痴呆综合征的诊断标准见框 3-1。患者一般对胆碱酯酶抑制剂有反应，对抗精神病药物的不良反应非常敏感，与帕金森病患者相比，对左旋多巴的反应相对不明显。

同义词

DLB
弥漫性路易体病
路易体型老年痴呆
皮质路易体病

框 3-1　路易体病理学相关痴呆综合征的诊断标准

认知障碍是一种隐匿性的、渐进性的认知障碍，基于病史或系列认知检查的证据

至少存在以下情况中的 2 种：

- 帕金森综合征（强直、静止性震颤、运动迟缓、姿势不稳、帕金森病步态障碍）；
- 显著的、完全成形的视幻觉；
- 警觉性或认知能力的大幅波动；
- 快速眼动睡眠行为障碍；
- 抗精神病药物致帕金森综合征严重恶化；
- 系统性疾病或其他脑部疾病不能更好地解释这种紊乱

（From Goldman L，Schafer AI：Goldman's Cecil medicine，ed 24，Philadelphia，2012，Saunders.）

ICD-10CM 编码
G31.83　路易体痴呆

流行病学和人口统计学

发病率： 占所有痴呆症的 10% ～ 15%。DLB 是仅次于阿尔茨海默病的第二常见的神经退行性痴呆病因。

发病高峰： 主要影响年龄在 50 岁以上的人。

患病率： 估计 65 岁以上的人患病率为 0.7%。

好发性别和年龄：

- 性别：男性占优势
- 平均发病年龄：75 岁。路易体痴呆（DLB）比帕金森病（Parkinson disease，PD）平均发病年龄大 10 岁

遗传学：

- 大多数病例是散发的，在单卵双胞胎中不一致，这表明环境因素或其他表观遗传因素可能在 DLB 的发病率中起主要作用
- α- 突触核蛋白基因（*SNCA*）的拷贝数变异在 DLB 家系中已有报道。*LRRK2* 中罕见的常染色体显性遗传变异型也有报道
- 载脂蛋白 E（APOE）ε4 等位基因在 DLB 中的患病率高于对照组，这表明该等位基因增加了患病风险。相反，APOE ε2 等位基因在对照组个体中富集，表明该等位基因具有神经保护作用，或者至少没有损害作用
- 其他因素包括葡糖脑苷脂酶基因突变、早老素 -1 突变（路易小体出现率高），以及突触核蛋白基因编码区的多态性

危险因素：

- 男性
- 高龄

体格检查和临床表现

- 认识 DLB 相关的药理学很重要，包括对胆碱酯酶抑制剂的反应性、对抗精神病药不良反应的敏感性，以及对左旋多巴的相对无反应性
- 痴呆的发病是隐匿的，其核心特征是认知、注意力和警觉性的波动；反复出现生动的视幻觉；锥体外系运动症状，以及其他提示或支持临床诊断的特征
- 晕厥或原因不明的精神状态严重改变事件

- 反复跌倒
- 详细的神经心理学评估显示视觉、注意力和执行功能存在特征性受损改变，情景记忆相对保留（与阿尔茨海默病相反，在阿尔茨海默病中，情景记忆的损害是一个特征性表现），反映了同时存在皮质和皮质下损伤

病因学

- *SNCA* 基因编码一种通常在突触中发现的蛋白质，在囊泡产生中起作用。SNCA 蛋白以不溶水的形式聚集在皮质和皮质下的路易小体中
- 路易小体（图 3-1）是神经元核内的圆形嗜酸性胞质内包涵体
- 皮质路易小体位于前额叶、颞叶、扣带回和岛叶的深层皮质层
- 与帕金森病一样，路易小体聚集在以下结构中：黑质、蓝斑、中缝核、Meynert 基底核和脑干核
- 图 3-2 显示了痴呆亚型之间的关系

Dx 诊断

鉴别诊断

- 当痴呆发生在锥体外系特征之前或同时出现时就诊断为 DLB——人为设定为“1 年规则”。帕金森病伴痴呆发生在已经确诊为帕金森病的基础上
- 痴呆症：阿尔茨海默病（AD）、血管性痴呆、额颞叶痴呆。

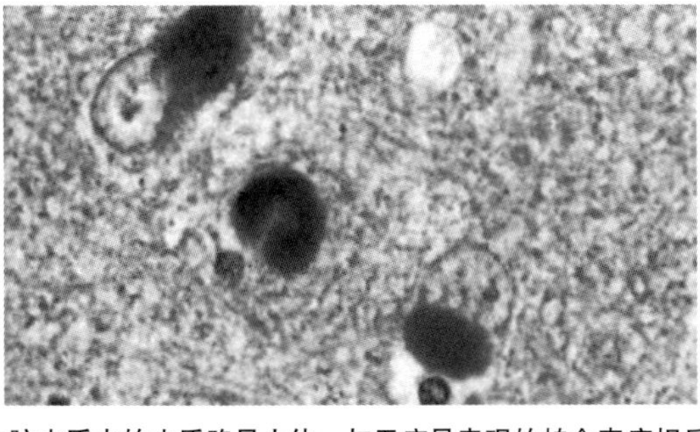

图 3-1　大脑皮质中的皮质路易小体，与无痴呆表现的帕金森病相反，后者路易小体位于黑质中。α- 突触核蛋白免疫染色是路易小体的免疫组织学特征。［From MacDonald AB：Spirochetal cyst forms in neurodegenerative disorders，hiding in plain sight，Med Hypotheses 67（4）：819-832，2006.］

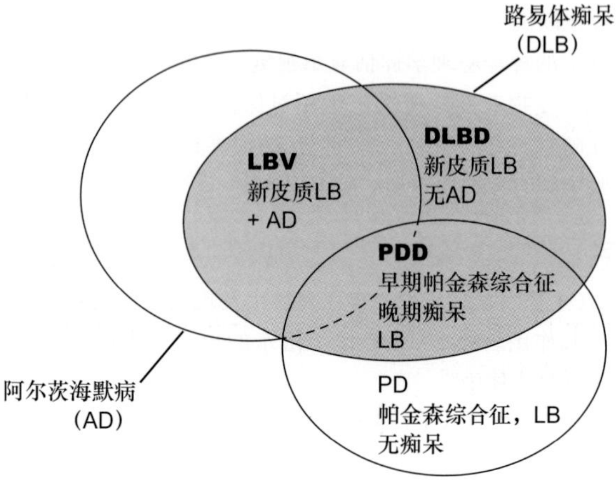

图 3-2 阿尔茨海默病（AD）、路易体痴呆（DLB）的三种亚型和帕金森病（PD）之间的关系。帕金森综合征是指帕金森病的临床症状（运动减退、震颤和肌肉僵硬）。DLBD，弥漫性路易体病；LB，路易小体；LBV，阿尔茨海默病的路易体变异型；PD，帕金森病；PDD，帕金森病痴呆。［From Lewis KA，et al：Abnormal neurites containing C-terminally truncated α-synuclein are present in Alzheimer's disease without conventional Lewy body pathology，Am J Pathol 177（6）：3037-3050，2010.］

然而，也有部分患者存在 AD 与 DLB 或 DLB 与血管性痴呆的病理重叠

- 帕金森病特征：帕金森病痴呆、进行性核上性麻痹（progressive supranuclear palsy，PSP）、皮质基底节综合征（corticobasal syndrome，CBS）和多系统萎缩（multisystem atrophy，MSA）
- 快速进展形式：克雅病（Creutzfeldt-Jakob disease，CJD）。缺乏小脑征象和缺乏典型 MRI 表现可能有助于区分 DLB 与经典 CJD（但不是 CJD 变异型）
- 精神症状：晚发性精神病或伴有精神症状的抑郁症
- 伴有意识波动的幻觉：由于代谢或自身免疫紊乱引起的颞叶癫痫（temporal lobe epilepsy，TLE）或谵妄

评估

- 脑部 MRI 评估痴呆的结构性病因，排除血管性痴呆或 CJD 的 MRI 特征
- 腰椎穿刺排除潜在的慢性感染，特别是如果有非典型表现

- 考虑颞叶癫痫（TLE）需完善脑电图（EEG）。然而，DLB 和 TLE 都可能表现出非特异性的慢波或周期性复合波表现

实验室检查

排除其他可能导致痴呆的可治性原因，包括：全血细胞计数、全套代谢检查、促甲状腺激素和维生素 B_{12}。也考虑 RPR 和 HIV 检测。

影像学检查

- MRI 显示海马和内侧颞叶容积相对保存（与 AD 相比），但总体萎缩并有白质改变
- 功能成像，包括单光子发射计算机断层扫描（single photon emission computed tomography，SPECT），可以显示枕区低灌注（特异性表现，但不敏感）

Rx 治疗

对患者和护理者进行有关治疗获益、副作用和局限性的教育非常重要。除非精神疾病困扰或危及患者，鼓励照料者避免使用抗精神病药物。如果必须使用抗精神病药，必须避免使用典型的抗精神病药。

非药物治疗

- 社会互动和环境新鲜感可以改善认知功能障碍和精神症状，这些症状常因低水平的唤醒和注意力而加重
- 行为疗法，如避免先前暴露的环境诱因，这些诱因会导致焦虑、躁动或攻击性
- 物理疗法、助行器和日常锻炼

急性期常规治疗

尽管启动了胆碱酯酶抑制剂，对于致残、持续、困扰（患者）的精神症状需使用非典型抗精神病药。对患者或护理人员进行有关抗精神病药敏感性的教育后，可开始使用极低剂量的非典型抗精神病药（喹硫平 12.5 mg/d）。然而，所有的抗精神病药都有一个来自 FDA 的有关痴呆患者使用抗精神病药会增加死亡风险的黑框警告。应告知患者和（或）护理人员这种风险，并允许他们在风险与利益之间进行平衡。

慢性期治疗

- 胆碱酯酶抑制剂治疗认知和行为症状。卡巴拉汀（口服 6 ～ 12 mg/d 或经皮贴片 9.5 mg/d）在随机对照试验（randomized controlled trial，RCT）中显著降低焦虑、妄想和幻觉，并显著改善神经心理测试表现
- 帕金森病药物治疗帕金森症状。据报道卡比多巴或左旋多巴比多巴胺激动剂更有效，副作用更少。从低剂量开始，每天 3 次，每次 25 mg（卡比多巴）或 100 mg（左旋多巴），在耐受的情况下，根据患者对治疗的反应，在数周内缓慢滴定
- 选择性 5- 羟色胺再摄取抑制剂通常用于抑郁症
- 如果快速眼动（rapid eye movement，REM）睡眠障碍依然存在（或患者对于针对精神症状的非典型抗精神病药没有反应），在睡前服用低剂量氯硝西泮（0.25 ～ 0.5 mg）或褪黑素（3 mg）仍然是一种选择
- 直立性低血压可采用非药物辅助治疗，如弹力袜，或使用药物如米多君、氟氢可的松或屈昔多巴治疗
- 美金刚在临床总体评估上有改善，耐受性良好，但可能加重幻觉或妄想
- 避免使用抗胆碱能药物（包括三环类抗抑郁药）和苯二氮䓬类药物，因为它们会引发谵妄，并加重症状

预后

- 生存情况与 AD 进展相似，但少数病例可能进展迅速
- 认知能力进行性下降，类似于 AD，在认知测试中每年大约下降 10%

转诊

DLB 需要多学科协作，包括全科医生、神经科、神经心理学科和（或）神经精神科。

重点和注意事项

专家点评

- 临床表现有助于区分 DLB 和 AD。AD 的早期症状为顺行性发作性遗忘，没有提示颞叶内侧区域皮质萎缩的神经心理测

试依据

- 血管性痴呆也可能表现为额叶下皮质特征，但通常没有诊断标准中列出的核心特征
- 同床伴侣可能会报告说，患有 DLB 的人会“表现出他们的梦境”，有时表现得很暴力，导致他们分床而睡。这可能提示 REM 睡眠行为紊乱。快速眼动睡眠障碍可能先于 DLB 诊断多年，但快速眼动睡眠障碍并不一定导致 DLB

患者及家庭教育

- 视幻觉（visual hallucinations，VH）通常是由无害的、结构清晰的、精细的动物图像组成。因为幻觉图像通常相对较小，看上去像典型的小人国。除非 VH 将对患者或他人造成潜在威胁，否则应避免使用抗精神病药，因为抗精神病药很敏感。与 DLB 相比，患者的家人或朋友通常更担心 VH
- 淡漠是 DLB 的一个常见临床特征，它可模拟情绪的变化，包括抑郁或白天过度嗜睡。这些表现经常被家人或朋友注意到

推荐阅读

Morra LF, Davovich PJ et al: Clinical presentation and differential diagnosis of dementia with Lewy bodies: a review, *Int J Geriatr Psychiatry* 29(6):569-576, 2014.

Walker Z et al: Lewy body dementias, *Lancet* 386:1683-1697, 2015.

第 4 章 额颞叶痴呆
Frontotemporal Dementia

Marco Pares，Joseph S. Kass
刘晓英 译 刘晓英 审校

基本信息

定义

额颞叶痴呆（frontotemporal dementia, FTD）是一个概括性术语，包括三个不同的综合征：行为变异型 FTD（behavioral variant FTD, bvFTD）、语义性痴呆（semantic dementia，SD）和进行性非流利性失语（progressive nonfluent aphasia，PNFA）。这三种综合征都以额叶和（或）颞叶萎缩为特征，临床表现各不相同。最常见的亚型是 bvFTD，其特点是行为和性格的改变、控制力下降、社会规范被打破。SD 的特点是不能理解单词的意义，PNFA 表现为语法错误、语言不流畅。

同义词

- FTD
- 额颞叶变性（frontotemporal lobar degeneration，FTLD）是指不同 FTD 综合征的神经病理表现
- 皮克病：在历史上曾使用该术语。然而，严格来说，这是对于尸检发现皮克小体的患者所给予的一个神经病理学诊断，因为极少有 FTD 的诊断是基于这些神经病理学表现而做出

ICD-10CM 编码

G31.0 额颞叶痴呆

G31.01 皮克病

G31.09 其他额颞叶痴呆

流行病学和人口统计学

由于误诊和漏报，目前关于 FTD 流行病学的数据并不一致。以下数据是通过系统回顾后获得的估计值。

发病率：估计年发病率为 2.7/10 万～ 4.1/10 万。

患病率：估计时点患病率（point prevalence）为 15/10 万～ 22/10 万。

好发性别和年龄：性别分布几乎相等，平均发病年龄为 58 岁。

遗传学：大约 40% 的 FTD 病例有阳性家族史，有一些基因（表 4-1）与家族性 FTD 的发生有关。最常见的是 *C9ORF72*、*MAPT* 和 *GRN* 的突变（表 4-2）。

体格检查和临床表现

- bvFTD 的早期特征是行为和性格的改变。患者表现出对这些变化缺乏自知，家庭成员最初可能认为他们正遭受中年危机或新发的精神症状。因此，需要仔细的病史记录
- 行为改变包括去抑制、冲动、分心、违反社会规范（如攻击性、漠视或不恰当的性言论，不恰当的行为，不恰当的当众或私人谈话，或侵犯他人的个人空间），以及更易激怒和冲动的犯罪行为（如商店行窃或违反交通法规）
- 患者还表现出与他人共情能力下降，对爱人的需求和情感不敏感，人际关系中表现出距离或疏远
- 淡漠和缺乏动力也是常见症状，随着疾病的发展，可能会发展为静止
- 可能出现的其他症状包括语言和言语的变化（言语无意识、刻板短语、晚期缄默症）、重复运动或过度进食
- bvFTD 的体检结果可包括上、下运动神经元受累的体征，以及构音障碍、吞咽困难、假性延髓麻痹。一些患者同时符合 FTD 和肌萎缩侧索硬化症的标准
- 尽管行为改变也可能发生在其他 FTD 综合征（如 SD 和 PNFA）中，但这两种综合征在行为改变之前常常有语言缺陷：
    1. SD 的特点是逐渐丧失对单词、物体和概念的认知，语言的流畅性和句法仍保留
    2. PNFA 的特点是费力、不流利的语言，单词查找困难，语法错误，但保留对单个单词的理解能力

Dx 诊断

bvFTD 的诊断主要是临床的，需要神经影像学和病理学及遗传学进一步确认。2011 年，国际行为变异型 FTD 联盟（FTDC）制订了 bvFTD 诊断的修订标准（表 4-3）。

表 4-1　额颞叶变性的临床、遗传学和病理学关联

临床表现	FTLD 的占比（%）	相关基因		共患病				神经病理学亚型			
				帕金森综合征	MND	IBM PDB	FTLD-tau	FTLD-TDP	FTLD-FUS	FTLD-UPS	FTLD-ni
bvFTD	57%			+	+	+/−	++	++	+	+/−	+/−
		C9ORF72	++	+	++			B 型＞A 型		+/−	
		GRN	+	+				A 型			
		MAPT	+	+			+				
		VCP	+/−		+/−	+		D 型			
		CHMP2B	+/−	+/−	+/−					+	
nfvPPA	24%			+	+/−		++	+			
		C9orf72	+								
		GRN	++	+				A 型			
		MAPT	+	+			+				
svPPA	19%			+/−	+/−		+/−	++（C 型）			
		相关基因少见									

加号（+）表示观察的相对频率；+/−表示少有研究。
bv，行为变异型；FTLD，额颞叶变性；FUS，融合肉瘤；IBM，包涵体肌病；MND，运动神经元疾病；nfv，语法错误或非流利型；ni，无包涵体；PDB，骨 Paget 病；PPA，原发性进行性失语；sv，语义变异型；TDP，TAR DNA 结合蛋白；UPS，泛素蛋白酶体系统。
（From Fillit HM：Brocklehurst's textbook of geriatric medicine and gerontology，ed 8，Philadelphia，2017，Elsevier.）

表 4-2 额颞叶痴呆相关基因突变

基因	染色体	蛋白质	蛋白质功能	遗传方式	家族性 **FTD** 的突变频率	散发性 **FTD** 的突变频率	发病年龄 / 岁（平均值，区间）
C9ORF72	9p21.2	不确定	不确定	AD	21%	6%	50（20 ～ 80）
MAPT	17q21.31	微管相关 tau 蛋白	微管稳定与组装	AD	6.3%	1.5%	55（20 ～ 80）
GRN	17q21.31	前颗粒体蛋白	激活信号级联反应，促进发育、炎症和伤口修复	AD	5% ～ 15%	5%	60（30 ～ 80）

AD，常染色体显性遗传；FTD，额颞叶痴呆。

[From Deleon J，Miller BL：Frontotemporal dementia. In Daniel CK，Geschwind H，Paulson HL（eds），Handbook of clinical neurology，ed 148，Philadelphia，2018，Elsevier，pp 409-430.]

表 4-3　行为变异型 FTD 的国际共识标准

必须出现任何 FTD 临床综合征： • 通过观察或病史表现出行为和（或）认知能力的逐渐恶化
可能的 bvFTD
• 必须存在 A～F 中 3 个特征；症状应反复出现，而不仅仅是单一的情况： A. 早期（3 岁）行为去抑制 B. 早期（3 岁）冷漠或迟钝 C. 早期（3 岁）失去同情或同理心 D. 早期（3 岁）表现出固执、刻板或强迫 / 仪式性行为 E. 食欲亢进与饮食习惯改变 F. 神经心理学研究：记忆和视觉空间功能相对缺乏的执行功能缺陷
很可能的 bvFTD
• 必须存在以下所有标准以满足诊断要求： A. 符合可能的 bvFTD 标准 B. 功能显著下降 C. 影像学结果与 bvFTD 一致［CT 或 MRI 上额叶和（或）颞叶前部萎缩，或 SPECT 或 PET 上额叶灌注不足或代谢低下］
明确的 bvFTD
• 必须存在标准 A 和 B 或 C 以满足诊断要求： A. 符合可能的或很可能的 bvFTD 标准 B. 尸检中 FTLD 的组织病理学证据 C. 存在已知的致病性突变
bvFTD 的排除标准
• 标准 A 和 B 都必须回答为否定；标准 C 对于可能的 bvFTD 可能是阳性，但对于很可能的 bvFTD 必须是阴性： A. 其他非退化性神经系统疾病或医学疾病可以更好地解释缺陷 B. 精神病诊断能更好地解释行为障碍 C. 强烈提示阿尔茨海默病或其他神经退行性病的生物标志物
其他特征
• 运动神经元检查结果提示运动神经元疾病 • 类似于皮质基底节退化和进行性核上性麻痹的运动症状和体征 • 单词和物体相关知识受损 • 运动言语障碍 • 大量语法缺陷

bvFTD，行为变异型额颞叶痴呆；FTD，额颞叶痴呆；FTLD，额颞叶变性；SPECT，单光子发射计算机断层扫描。

（From Rascovsky K et al：Sensitivity of revised diagnostic criteria for the behavioural variant of frontotemporal dementia TT，Brain 2011；134：1-22.）

- 简而言之，在 bvFTD 中有 6 个核心症状。任何 3 个症状都足以诊断可能的 bvFTD（possible bvFTD）
- 诊断很可能的 bvFTD（probable bvFTD）需要满足以下 3 个

条件：①患者已诊断可能的 bvFTD；②功能显著下降；③影像学上显示额叶和（或）前颞叶萎缩或灌注不足

- 只有当患者可能或很可能患有 bvFTD，加上①活检或尸检 FTLD 的病理学证据，或②存在已知的致病基因突变，才能诊断为明确的 bvFTD

鉴别诊断

- 其他神经退行性疾病，包括阿尔茨海默病（AD）、原发性帕金森病、路易体痴呆、皮质基底节综合征、进行性核上性麻痹和慢性创伤性脑病
- 精神障碍（双相情感障碍、精神分裂症、强迫症、抑郁、人格障碍）
- 代谢紊乱或营养缺乏（甲状腺功能减退，维生素 B_{12} 缺乏）
- 物质滥用或中毒（乙醇、药物滥用、重金属中毒）
- 感染（脑膜炎、HIV 相关痴呆症、神经梅毒）
- 脑血管疾病（卒中、血管性痴呆、腔隙性脑梗死）
- 中枢神经系统肿瘤

评估

- 仔细记录病史，特别注意首发症状、时间进程、症状进展、家族史、精神病史和其他病史
- 全面的神经系统查体有助于排除其他中枢神经系统病因
- 使用国际行为变异型 FTD 标准进行诊断（表 4-3）
- FTD 致病基因突变的基因检测（*C9ORF72*、*MAPT* 和 *GRN*）
- 药物回顾（尤其是可能改变精神状态的药物，如抗胆碱能药物、阿片类药物、苯二氮䓬类药物、巴比妥类药物和抗精神病药物）
- 执行功能、记忆和社会认知的神经心理测试以排除其他神经退行性疾病
- 精神病评估以排除精神疾病

实验室检查

- 全血细胞计数（CBC）、血清电解质、葡萄糖、尿素氮和肌酐、肝功能测试
- 脑脊液（CSF）分析有无感染，及 CSF tau 蛋白和淀粉样蛋白的测定（有助于区分 FTD 和 AD）

- 维生素 B_{12}、甲状腺功能测试、HIV 和梅毒筛查
- 尿液毒物筛查
- 体内组织病理学：几乎所有 FTLD 病例在病理检查中都发现以下蛋白质包涵体，包括分子量 43 000 的 TAR DNA 结合蛋白（TDP-43）、微管相关蛋白 tau（MAPT）或融合肉瘤蛋白（FUS）。如果可行，随着医疗技术的进步，活体组织病理学检查可以确认诊断

影像学检查

- 一般而言，MRI 和 CT 显示额叶和（或）颞叶、前扣带回皮质和岛叶灰质萎缩，不同 FTD 亚型之间分布存在差异：
  1. bvFTD 患者通常表现为眶额、前扣带回、前岛叶和前颞叶皮质萎缩
  2. SD 与颞极萎缩有关，PNFA 与左侧外侧裂区萎缩有关
- 然而，MRI 未见异常并不能排除 FTD，因为在疾病的早期阶段可能看不到变化。此时，PET 或 SPECT 可用于显示低灌注或低代谢区域

Rx 治疗

- 目前还没有治疗 FTD 的疾病修饰药物。随着对 FTD 病理生理学和遗传学认识的进步，反义寡核苷酸和 tau 特异性抗体等新疗法正处于研究中以确定其治疗或改变该综合征进展的有效性，并有望最终应用于临床
- 目前对 FTD 的治疗主要是通过药物和非药物手段来治疗行为异常

非药物治疗

- 由于 bvFTD 的冲动性和受伤风险，应在疾病早期与家人讨论驾驶风险、患者财务管理以及物理环境是否安全
- 对于有运动症状的患者，定期运动和物理治疗是有帮助的
- 语言治疗有助于语言缺陷患者
- 饮食咨询有助于预防食欲过盛患者的体重增加

急性期常规治疗

无。

慢性期治疗

- 在 FTD 的对症治疗中，几种药物的疗效存在相互矛盾的报道。这些药物包括选择性 5- 羟色胺再摄取抑制剂（selective serotonin reuptake inhibitor，SSRI）、5- 羟色胺和去甲肾上腺素再摄取抑制剂，以及抗精神病药物
- SSRI 对 FTD 治疗效果最为一致。它们已经被证明有助于缓解严重的去抑制、冲动、饮食和重复行为
- 抗精神病药的使用是有争议的，但有时它们可以用来控制攻击行为、激越和精神症状。由于多巴胺能通路功能不良，FTD 患者有增加锥体外系副作用的风险，因此通常只在 SSRI 治疗失败时使用

处理

- FTD 患者可从痴呆护理院和专业护理机构获得社会支持和专业护理
- FTD 患者广泛严重的行为异常会给家人和朋友带来很大的负担。教育、咨询、寻求社会支持或转入老年痴呆护理院可以帮助减轻照料者的压力

转诊

有严重或复杂表现的患者应至具有痴呆或神经退行性疾病专病经验的神经科专家处就诊。

重点和注意事项

FTD 是一种复杂的神经系统疾病，具有多种症状。最常见的综合征是 bvFTD；因此，有逐渐进展的人格改变、去抑制和冲动行为增加的患者应进行 FTD 筛查。治疗目的是管理行为症状，最常见的药物是 SSRI。社会支持和痴呆专用护理设施对患者和家庭成员都有帮助。

患者及家庭教育

额颞叶变性协会（http://www.theaftd.org；866-507-7222）。

相关内容

阿尔茨海默病（相关重点专题）

帕金森病（相关重点专题）

路易体痴呆（相关重点专题）

推荐阅读

Bang J, Spina S, Miller BL: Frontotemporal dementia, *Lancet* 386(10004):1672-1682, 2015, https://doi.org/10.1016/S0140-6736(15)00461-4.

Burrell JR, Kiernan MC, Vucic S, Hodges JR: Motor neuron dysfunction in frontotemporal dementia, *Brain* 134(9):2582-2594, 2011, https://doi.org/10.1093/brain/awr195.

Deleon J, Miller BL: Frontotemporal dementia. In Daniel CK, Geschwind H, Paulson HL, editors: *Handbook of clinical neurology,* ed 148, pp 409-430, Philadelphia, 2018, Elsevier, https://doi.org/10.1016/B978-0-444-64076-5.00027-2.

Hogan DB et al: The prevalence and incidence of frontotemporal dementia: a systematic review, *Can J Neurol Sci* vol. 43:S96-S109, 2016, https://doi.org/10.1017/cjn.2016.25.

Josephs KA: Frontotemporal lobar degeneration, *Neurol Clin* 25(3):683-696, 2007, https://doi.org/10.1016/j.ncl.2007.03.005.

Knopman DS, Roberts RO: Estimating the number of persons with frontotemporal lobar degeneration in the US population, *J Mol Neurosci* 45(3):330-335, 2011, https://doi.org/10.1007/s12031-011-9538-y.

Laforce R: Behavioral and language variants of frontotemporal dementia: a review of key symptoms, *Clin Neurol Neurosurg* vol. 115:2405-2410, 2013. https://doi.org/10.10.

Merrilees JJ, Miller BL: Long-term care of patients with frontotemporal dementia, *J Am Med Dir Assoc* 4(Suppl 6), 2003, https://doi.org/10.1016/S1525-8610(04)70408-9.

Miller B, Llibre Guerra JJ: Frontotemporal dementia. In Victor DL, Reus I, editors: *Handbook of clinical neurology,* ed 165, pp 33-45, 2019, https://doi.org/10.1016/B978-0-444-64012-3.00003-4.

Neary D, Snowden J, Mann D: Frontotemporal dementia, *Lancet Neurol* 4(11):771-780, 2005, https://doi.org/10.1016/S1474-4422(05)70223-4.

Onyike CU, Diehl-Schmid J: The epidemiology of frontotemporal dementia, *Int Rev Psychiatr* 25(2):130-137, 2013, https://doi.org/10.3109/09540261.2013.776523.

Piguet O, Hornberger M, Mioshi E, Hodges JR: Behavioural-variant frontotemporal dementia: diagnosis, clinical staging, and management, *Lancet Neurol* vol. 10:162-172, 2011, https://doi.org/10.1016/S1474-4422(10)70299-4.

Pressman PS, Miller BL: Diagnosis and management of behavioral variant frontotemporal dementia, *Biol Psychiatr* vol. 75:574-581, 2014, https://doi.org/10.1016/j.biopsych.2013.11.006.

Rascovsky K et al: Sensitivity of revised diagnostic criteria for the behavioural variant of frontotemporal dementia TT - Empfindlichkeit der revidierten Diagnosekriterien der Verhaltensvariante der frontotemporalen Demenz, *Brain* 134(9):1-22, 2011, https://doi.org/10.1093/brain/awr179.

Ratnavalli E, Brayne C, Dawson K, Hodges JR: The prevalence of frontotemporal dementia, *Neurology* 58(11):1615-1621, 2002, https://doi.org/10.1212/WNL.58.11.1615.

Riedl L et al: Frontotemporal lobar degeneration: current perspectives, *Neuropsychiatric Dis Treat* vol. 10:297-310, 2014, https://doi.org/10.2147/NDT.S38706.

Rosen HJ et al: Patterns of brain atrophy in frontotemporal dementia and semantic dementia, *Neurology* 58(2):198-208, 2002, https://doi.org/10.1212/WNL.58.2.198.

Seeley WW: Behavioral variant frontotemporal dementia, *Continuum Lifelong Learning in Neurology* vol. 25:76-100, 2019, https://doi.org/10.1212/CON.0000000000000698.

Waldö ML: The frontotemporal dementias, *Psychiatr Clin North Am* vol. 38:193-209, 2015, https://doi.org/10.1016/j.psc.2015.02.001.

Warren JD, Rohrer JD, Rossor MN: Clinical review. Frontotemporal dementia, *Br Med J* 347-f4827, 2013, https://doi.org/10.1136/bmj.f4827.

第 5 章　多系统萎缩
Multiple System Atrophy

Danish Bhatti

安荣成　译　南勇　审校

基本信息

定义

多系统萎缩（multiple system atrophy，MSA）是一种成年始发（> 30 岁）的致命性神经退行性疾病，以与帕金森综合征和（或）小脑症状相关的自主神经功能障碍为特点。

多系统萎缩进一步细分为两个主要类型：

- MSA-P（帕金森综合征亚型），即纹状体黑质变性
- MSA-C（小脑亚型），即橄榄体脑桥小脑萎缩

同义词

MSA

非典型帕金森综合征

突触核蛋白病

Shy-Drager 综合征

橄榄体脑桥小脑萎缩

纹状体黑质变性

ICD-10CM 编码

G23.2　纹状体黑质变性

G23.8　橄榄体脑桥小脑萎缩

流行病学和发病率

发病率：估计平均发病率为每年（0.6 ～ 0.7）/10 万，范围为（0.1 ～ 2.4）/10 万。

患病率：

- 估计时点患病率为 4.4/10 万
- 40 岁以上的人群患病率上升至约 7.8/10 万

- 亚型分布：
  1. MSA-P：68% 的病例
  2. MSA-C：32% 的病例

好发性别和年龄：

- 男：女比值为 1.3：1
- 平均发病年龄为 57.8 岁
- 在日本，主要亚型为 MSA-C，平均生存期较短

危险因素：患有多系统萎缩的人比一般人群从事某些活动的频率更高，例如饮酒与喝茶、吃海鲜、服用阿司匹林以及从事设备和机器操作。但是，尚不清楚这些行为是危险因素还是巧合。

遗传学：一项大型的全基因组关联研究没有发现显著的基因座，包括与先前提出的 *SNCA* 和 *COQ2* 基因变异没有关联。

体格检查和临床表现

- 帕金森综合征（参见“帕金森病”）：
  1. 震颤：多系统萎缩中的静止性震颤更可能是痉挛性震颤或肌阵挛性震颤，它通常更快、更对称
  2. 强直：通常表现为对称性的
  3. 姿势不稳：在疾病早期，通常在发病后 1 ～ 3 年内被发现，并且进展迅速，患者在 5 年内会发展为轮椅依赖。跌倒常见于早期多系统萎缩的患者（3 年以内），更常见于 MSA-C 亚型
- 自主神经功能异常：
  1. 多系统萎缩的特征，两种亚型均存在（99% 的患者）
  2. 直立性低血压是 75% 头昏眼花或眩晕患者的症状，特别是在清晨和长时间坐位后迅速起立时。诊断需要在站立 3 min 内血压下降 30/15 mmHg
  3. 在 84% 的 MSA 男性中发现勃起功能障碍
  4. 由于雷诺现象，手或脚会出现苍白、潮红的改变
  5. 呼吸功能不全，表现为吸气喘鸣或叹气
- 与睡眠有关的呼吸障碍：最为常见的是阻塞性睡眠呼吸暂停和喘鸣。这是由于气道阻塞和声带受限（＞ 50%）引起。夜间喘鸣、打鼾和迟发型日间喘鸣较常见
- 尿失禁（见于 73% 的患者）

病因学

- 多系统萎缩的病因尚不清楚。通常认为是散发性疾病。已经提出许多不同的因素，包括环境毒素，例如甲醛、马拉硫磷、二嗪农、苯、己烷、酮和农药
- 多系统萎缩是一种类似于帕金森病（Parkinson disease，PD）和路易体病的突触核蛋白病。小脑皮质下白质中可见 α- 突触核蛋白的沉积，小脑前部脑干投影中可见 α- 突触核蛋白逐渐扩散

Dx 诊断

- MSA 的明确诊断需要尸体解剖的病理学确认
- 可能的（possible）和很可能的（probable）MSA 诊断基于临床表现（表 5-1）

表 5-1　多系统萎缩（MSA）的诊断标准

<table>
<tr><td>可能的 MSA</td><td>一种散发性、进行性、成年始发（> 30 岁）的疾病，其特征是：
• 帕金森综合征或小脑综合征
• 自主神经或泌尿生殖系统功能障碍的至少一种特征
• 至少一项附加特征</td><td rowspan="3">附加特征：
• 喘鸣
• 巴宾斯基征
• 快速进展的帕金森综合征
• 对左旋多巴反应不佳
• 3 年内出现姿势不稳
• 小脑性共济失调
• 5 年内出现吞咽困难
• MRI 改变提示 MSA</td></tr>
<tr><td>很可能的 MSA</td><td>一种散发性、进行性、成年始发（> 30 岁）的疾病，其特征是：
• 涉及泌尿系统功能障碍的自主神经衰竭
• 对左旋多巴反应不佳的帕金森综合征或小脑功能不全</td></tr>
<tr><td>确诊的 MSA</td><td>一种散发性、进行性、成年始发（> 30 岁）的疾病，病理证实其高密度神经胶质细胞包涵体的存在与纹状体和橄榄体脑桥小脑通路的退行性改变有关</td></tr>
</table>

MRI：磁共振成像

鉴别诊断

- 进行性核上性麻痹：非典型帕金森综合征，表现为早期跌倒和姿势不稳，可以通过核上性眼神经麻痹、缺乏震颤、缺乏

肌阵挛以及最重要的自主神经功能减退不常见来区分

- 帕金森病：帕金森病可发展为轻度的自主神经功能障碍和姿势不稳。关键的区分点在于这些症状开始出现的时间（帕金森病更晚）、左旋多巴的反应性、帕金森病临床表现的不对称性，以及帕金森病进展较为缓慢
- 皮质基底节综合征：不典型帕金森综合征，可表现为早期跌倒和姿势不稳，还可表现为肌痉挛。不同点在于疾病显著的不对称性、早期认知功能受累和失用症的出现
- 继发性帕金森综合征：通常缺乏自主神经功能障碍的表现，同时疾病可能进展更为缓慢
- MAS-C 主要的鉴别诊断包括散发的迟发性共济失调和常染色体显性遗传性脊髓小脑共济失调（spinocerebellar ataxias，SCA）
- 脆性 X 染色体相关的震颤共济失调综合征（fragile X associated tremor ataxia syndrome，FXTAS）需与 MSA 相区别，可以出现高达 5% 的成人发作的进展性大脑性共济失调

评估

疾病早期的自主神经衰竭可以区分 MSA，可以通过以下方法确定：

- 体温调节测试
- 皮肤热汗试验（发汗试验）
- 倾斜试验（直立抬头倾斜试验）
- 24 h 动态血压监测

实验室检查

- 没有常规的实验室检查能够明确
- 及时明确引起帕金森综合征和自主神经功能障碍的继发性病因是重要的

影像学检查

MSA 中，有一些改变已经在脑部 MRI 中有所表现，尽管它们并不是常见的或独特的。

- 在脑桥基底部表现为十字征和 T2 高信号
- 在壳核外侧边界表现出 T2 线性高信号
- 小脑中脚萎缩和幕下萎缩

- 弥散张量成像中出现壳核和小脑中脚的改变
- 辅助神经成像检查包括 FDG-PET、经颅多普勒、F-DOPA PET、^{18}F- 氟多巴胺 PET 和 ^{123}I-IBZM SPECT

Rx 治疗

- 60% 的患者中，左旋多巴对 MSA 所表现的帕金森综合征有效果；然而，只有不到 10% 的患者有极好的效果，而最好的效果通常见于使用更大剂量药物的患者。在 90% 以上的患者中，这种改善只是暂时的，通常平均维持在 2 ～ 3 年
- MSA 所表现的帕金森综合征对脑深部电刺激（deep brain stimulation，DBS）没有效果，同时对于 DBS 治疗是一种排除诊断。当前，没有针对 MSA 所表现的帕金森综合征的手术治疗方法
- α - 突触核蛋白的抗聚集和截断作为一种治疗策略正在研究中

非药物治疗

通常来说，对于直立性低血压的初始治疗包括体格检查和对症支持治疗来升高血压，例如：

- 交叉双腿站立并斜靠在墙上
- 弹力袜
- 纠正低血容量和贫血
- 避免脱水
- 高盐饮食

急性期常规治疗

直立性低血压

- FDA 批准的第二种用于神经源性直立性低血压的药物是屈昔多巴（米多君是另一种批准使用的药物）
- 最近批准的屈昔多巴是合成去甲肾上腺素的氨基酸前体，它是一种口服生物有效性药物，可有限地穿过血脑屏障，增加大脑中的去甲肾上腺素水平
- 经常被用来治疗直立性低血压的其他药物（通常在屈昔多巴之前）包括溴吡斯的明、氟氢可的松、米多君和奥曲肽（表 5-2）

表 5-2　帕金森综合征直立性低血压的药物治疗

药物	作用机制	建议用量	常见 / 严重不良反应
氟氢可的松 *, †（9 α - 氟 -17- 羟基皮质酮）	一种合成的皮质类固醇，对肾有盐皮质激素作用（诱导通透酶），可增强 Na^+重吸收，并增加 K^+排泄	每天 0.1 ～ 0.5 mg	急性撤药性肾上腺功能不全，水肿，低钾血症，与锂相互作用以及通过 CYP450 的相互作用
米多君 *, †（2- 氨基 -N-［二甲氧基苯基 - 羟乙基］- 乙酰胺）	米多君可通过选择性结合并激活脉管系统的 α_1 肾上腺素受体而转化为活性代谢物——脱甘氨酸米多君	每天 5 ～ 10 mg	有严重器质性心脏病、急性肾病、尿潴留、嗜铬细胞瘤或甲状腺毒症的患者禁忌
屈昔多巴 *, †（D, L Threo 3, 4- 二羟基 - 苯基丝氨酸）	肾上腺素的口服活性合成前体，可穿过血脑屏障并增加脑肾上腺素水平	每天 200 ～ 2000 mg	头痛、头晕和恶心。无已知的显著毒性作用
溴吡斯的明 †（羟甲基 - 溴化吡啶二甲基氨基甲酸酯）	与 PNS 中的乙酰胆碱酯酶可逆性结合并增加 ACH，从而导致毒蕈碱作用，包括收缩支气管和肠道平滑肌、外分泌腺分泌以及烟碱对骨骼肌收缩的影响	每天 120 ～ 660 mg，分次服用（通常是 QID）	中毒伴精神错乱，共济失调，癫痫发作；全身无力、疲劳和抽搐，恶心、呕吐、肌痛性痉挛。可发生昏迷和死亡。解毒剂是阿托品
奥曲肽 ‡（五氧 - 二硫杂五环二十烷 -4- 羧酰胺）	合成的生长抑素类似物，甚至更有效的生长激素、胰高血糖素和胰岛素抑制剂	每天 100 ～ 1500 μg 皮下	腹部疼痛，食欲缺乏，腹泻

ACH，乙酰胆碱；CYP450，细胞色素 P450；PNS，周围神经系统；QID，每天 4 次。
* 药物警告：可能具有仰卧位血压升高的严重不良反应。
† FDA 妊娠风险 C 类。
‡ FDA 妊娠风险 B 类。

慢性期治疗

- 膀胱功能障碍：使用的药物包括奥昔布宁、托特罗定、索利那新、达非那新、坦洛新、哌唑嗪和莫西赛利（特殊的膀胱 α - 肾上腺素受体拮抗剂），膀胱痉挛和紧急情况可以使用肉毒杆菌毒素
- 勃起功能障碍：使用的药物包括西地那非和他达拉非

- 便秘：药物包括聚乙烯乙二醇、比沙可啶、硫酸镁、聚乙二醇、芦比前列酮和肉毒杆菌毒素。帕金森病患者长期使用聚乙烯乙二醇是安全的，因此在帕金森病中是推荐的治疗方法
- 睡眠呼吸暂停：通常使用持续气道正压通气或双水平气道正压通气
- 喘鸣：持续气道正压通气是一线治疗方案，但是严重的或持续性的喘鸣可能需要行气管切开

补充和替代治疗

无基于证据的治疗。帕金森综合征患者使用刺毛黧豆粉提取物和蚕豆。它们都具有不同浓度的左旋多巴，但其是否优于卡比多巴/左旋多巴尚不清楚。

预后

MSA 是一种较为严重的进展迅速的致残性疾病。两种亚型的平均生存率是 7 ～ 9 年，猝死和肺炎是两种较为常见的死亡原因。发病年龄大和早期自主神经功能紊乱是快速进展且疾病生存期较短的预测因素。

转诊

- 在 MSA 和其他疾病引起的帕金森综合征之间，神经内科会诊是一个重要的鉴别方式。早期评估对于疾病的诊断是必需的。运动障碍专家诊断的可靠性优于一般神经科医生诊断的可靠性（95% *vs*. 70%）
- 由于非运动并发症的发生率很高，因此需要不同护理人员的密切配合

重点和注意事项

出现帕金森综合征的患者发生 MSA 的危险信号是：

- 早期姿势不稳，特别是 5 年内可能需要轮椅辅助
- 进展快速
- 反常的姿势，如 Pisa 综合征
- 严重的延髓功能障碍
- 呼吸功能障碍：吸气喘鸣或吸气征
- 情绪不稳定

患者和家庭教育

多系统萎缩联盟支持患者和护理人员：https://www.multiple-systematrophy.org。

相关内容

帕金森病（相关重点专题）

推荐阅读

Bassil F et al: Reducing C-terminal truncation mitigates synucleinopathy and neurodegeneration in a transgenic model of multiple system atrophy, *Proc Natl Acad Sci U S A* 113(34):9593-9598, 2016.

Fanciulli A, Wenning GK: Multiple-system atrophy, *N Engl J Med* 372:249-263, 2015.

Levin J et al: The PROMESA-protocol: progression rate of multiple system atrophy under EGCG supplementation as anti-aggregation-approach, *J Neural Transm* 123(4):439-445, 2016.

Rulseh AM, et al: Diffusion tensor imaging in the characterization of multiple system atrophy, *Neuropsychiatr Dis Treat* 12:2181-2187, 2016.

Sailer A et al: A genome-wide association study in multiple system atrophy, *Neurology* 87(5):1591-1598, 2016.

第 6 章　进行性核上性麻痹
Progressive Supranuclear Palsy

Andrew P. Duker，Jennifer E. Vaughan
刘晓英　译　刘晓英　审校

基本信息

定义

进行性核上性麻痹（progressive supranuclear palsy，PSP）是一种非典型帕金森综合征，其特征是核上性凝视障碍、早期明显姿势不稳伴跌倒、轴性肌张力增高、左旋多巴反应差或无反应。

同义词

Steele-Richardson-Olszewski 综合征
进行性核上性眼肌麻痹
PSP

ICD-10CM 编码

G23.1　进行性核上性眼肌麻痹
G23.9　基底节变性疾病，未指明

流行病学和人口统计学

发病率：1.1/10 万（50 岁以上 5.3/10 万）。

患病率：4.9/10 万（年龄调整后 6.4/10 万）。

好发性别和年龄：男性占轻微优势；平均发病年龄 65 岁，发病＜ 50 岁非常少见。

遗传学：家族性病例报道很少。绝大多数病例是散发的。

体格检查和临床表现

无震颤性帕金森综合征临床上很常见，与原发性帕金森病的鉴别在病程早期可能具有挑战性。然而，有一些症状可以作为 PSP 的“危险信号”。

- 早期姿势不稳和后倾导致频繁跌倒，通常在症状出现的第 1

年内跌倒

- 核上性凝视麻痹之前常有垂直眼扫视减慢，可能出现方波急跳，眼睑痉挛很常见
- 额肌和降眉间肌的肌张力障碍使 PSP 患者表现出“惊讶”或“害怕”的表情（图 6-1），而不是帕金森病的表情减少（图 6-2）
- 言语通常紧张、痉挛、鼻音重，伴有低调构音障碍
- 可以看到假性延髓效应和“情绪失控”，容易哭泣或大笑
- 早期认知障碍，最常见的是冷漠、脱抑制和焦虑

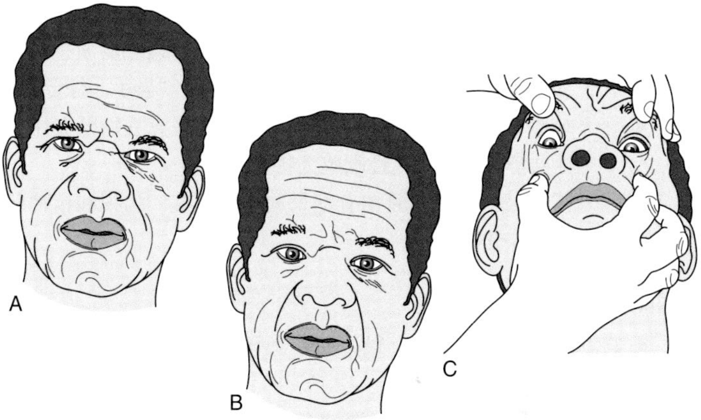

图 6-1　A. PSP 患者由于面部肌肉的持续收缩，通常会表现为做鬼脸。**B.** 由于失去自动垂直移动眼睛的能力，这个患者不能按照检查者的要求向下看，这是 PSP 的标志。**C.** 然而，当检查者将患者的头向后摇晃（执行眼-头动作）时，他的眼睛会明显位于水平线下方。（From Kaufman DM et al：Kaufman’s clinical neurology for psychiatrists，ed 8，Philadelphia，2017，Elsevier.）

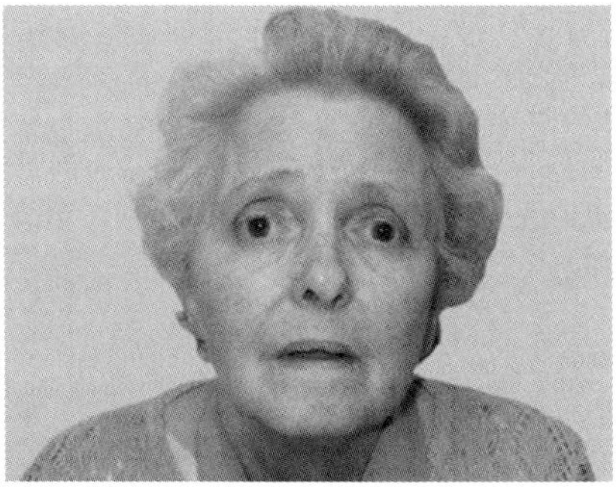

图 6-2　一例进行性核上性麻痹患者，表现为凝视表情、额肌过度活动和颈部后仰。她因摔断手腕而戴着颈吊带。（From Burn D，Lees A：Progressive supranuclear palsy：where are we now？ Lancet Neurol 1：359，2002.）

病因学

PSP 是由于异常 tau 蛋白聚集于簇状星形细胞和神经原纤维缠结导致脑干和基底节神经元变性所致。

Dx 诊断

鉴别诊断

- 帕金森病：对左旋多巴反应强烈，进展较慢，起病不对称，缺乏先前列出的“危险信号”症状
- 皮质基底节综合征：同 PSP 一样，也是一种 tau 病，但除了帕金森综合征，还有显著不对称的肌张力障碍、皮质感觉体征，如实体感觉缺失、失用症，有时还伴有“异手”综合征
- 多系统萎缩：以自主神经功能障碍（尤其是直立性低血压）、小脑性共济失调和吸气性喘鸣为特征
- 路易体痴呆：一种同时伴有痴呆和帕金森症、幻视和精神状态波动的综合征

评估

- PSP 是一种临床诊断，最好由熟悉该疾病的神经科医生（如运动障碍专家）进行
- 对左旋多巴反应强烈应考虑 PSP 以外的其他诊断
- 脑部磁共振成像（见下文）可能会有所帮助

实验室检查

没有诊断性的实验室检查。

影像学检查

- MRI 上常见中脑背侧萎缩，在正中矢状面上可见长喙表现，因此被称为“蜂鸟征”
- 多巴胺转运体显像（[^{123}I] β-CIT DaT 扫描 SPECT）显示 PSP 的摄取减少，因此在区分 PSP 与帕金森病或其他帕金森综合征病因方面没有用处

治疗

非药物治疗

- 物理和职业治疗对于避免与频繁跌倒相关的发病率至关重要。应鼓励使用助行器或轮椅等辅助设备
- 吞咽困难是一个常见的表现，应与言语治疗师一起密切监测
- 棱镜可能有助于补偿由眼球运动异常引起的错位和复视；但应该注意，随着疾病的进展，这种受益往往是短暂的

慢性期治疗

- 虽然传统上认为对左旋多巴无反应，但对较高剂量的左旋多巴（每天 1200 mg）通常会有短暂但有意义的反应。左旋多巴的不良反应很可能是由于突触后多巴胺受体的缺失所引起
- 应避免使用抗胆碱药
- 注射肉毒杆菌毒素可有效治疗眼睑痉挛

预后

PSP-Richardson 综合征（上述典型表型）从起病到轮椅依赖状态的中位潜伏期为 5 年，到死亡的中位潜伏期为 7 年。PSP 帕金森综合征患者的寿命提高至 10 ～ 12 年。它更接近于原发性帕金森病和 PSP 单纯运动不能伴步态冻结表型（第 1 年没有典型的 PSP 特征，主要表现为冻结或者以步态、言语和其他活动为主要表现）。

转诊

应至运动障碍中心就诊。

重点和注意事项

专家点评

帕金森病患者在诊断后 1 年内出现跌倒、垂直眼球运动异常、早期认知障碍、假性延髓效应、额鼻肌张力障碍或左旋多巴反应不良，应该考虑 PSP。

患者和家庭教育

患者和照护者的信息和资源可通过 www.psp.org 的 CurePSP 获取。

相关内容

帕金森病（相关重点专题）

推荐阅读

Colosimo C et al: Fifty years of progressive supranuclear palsy, *J Neurol Neurosurg Psychiatry* 85:938-944, 2014.

Respondek G et al: The phenotypic spectrum of progressive supranuclear palsy: a retrospective multicenter study of 100 definite cases, *Mov Disord* 29:1758-1766, 2014.

第 7 章　轻度认知损害
Mild Cognitive Impairment

Birju B. Patel，N. Wilson Holland

刘晓英　译　刘晓英　审校

基本信息

定义

有显著认知障碍但尚未达到痴呆，且保留日常生活活动（activities of daily living，ADL）。轻度认知损害（mild cognitive impairment，MCI）是介于正常认知功能和痴呆之间的一种中间状态。MCI 与轻度痴呆的主要区别在于，后者经常涉及一个以上的认知领域，并且对日常生活的实质性干扰是明显的[①]。

同义词

轻度神经认知障碍

MCI

ICD-10CM 编码

G31.84　轻度认知损害

流行病学和人口统计学

发病率：

- 年龄≥ 65 岁者，每年 12/1000 ～ 15/1000
- 年龄≥ 75 岁者，每年 51/1000 ～ 77/1000

发病高峰：老年人。

患病率：70 岁以上者为 15% ～ 25%。

好发性别和年龄：男性，年龄≥ 75 岁。

遗传学：*APOE4* 基因型。

- 各种途径导致以 MCI 为表现的阿尔茨海默病前期淀粉样蛋白

① Knopman DS，Petersen RC：Mild cognitive impairment and mild dementia：a clinical perspective，Mayo Clin Proc 89：1452，2014.

的积累和沉积

危险因素：男性、年龄、社会经济地位较低、文化程度较低。

临床表现

- 主观记忆问题，最好能有其他人证实
- 保持功能状态（ADL）
- 一般思维和推理能力正常
- MCI 亚型包括健忘症型（主要涉及记忆丧失）和涉及其他认知领域（单一领域与多个领域）的非健忘症型
- 受 MCI 影响的领域包括记忆、视空间能力、语言、注意力和执行功能
- 嗅觉功能障碍可能与健忘症型 MCI 和进展至阿尔茨海默病痴呆有关

病因学

神经退行性变、血管性、外伤性、抑郁，或其他潜在的疾病。

Dx 诊断

鉴别诊断

- 谵妄
- 痴呆
- 抑郁
- “可逆性”认知障碍：
  1. 药物相关（抗胆碱能药物）
  2. 甲状腺功能减退
  3. 维生素 B_{12} 缺乏
- 可逆的中枢神经系统疾病：
  1. 硬膜下血肿
  2. 正常压力性脑积水
  3. 转移性疾病

评估

病史：

- 关注认知缺陷和损害

- 回顾所有可能影响认知的药物（如抗胆碱能药物）
- 排除抑郁和谵妄
- 进行功能评估
- 来自家庭成员或照顾者的其他病史很重要

体格检查：

- 检查血压
- 神经系统检查，以排除可逆性中枢神经系统疾病引起的认知障碍
- 步态和平衡评估

认知功能测试：

- 使用蒙特利尔认知评估（Montreal Cognitive Assessment，MOCA）或圣路易斯大学精神状态（St. Louis University Mental Status，SLUMS）进行快速精神状态测试，然后进行神经心理学测试（如果该测试适用于认知领域的特定缺损）。MOCA 可能是一个更好的工具，在识别和跟踪 MCI 时具有更高的敏感性，可纵向监测认知衰退

实验室检查

- 全血细胞计数
- 全套代谢检测
- 促甲状腺激素（TSH）
- 维生素 B_{12}

影像学检查

- CT 成像可检测导致认知损害的最可逆的中枢神经系统疾病
- MRI 进一步评估血管、感染、肿瘤和炎症状况

Rx 治疗

- 没有足够的证据推荐使用胆碱酯酶抑制剂治疗 MCI。它们没有被批准用于治疗 MCI，在改变进展为痴呆方面疗效甚微，可能有显著的副作用
- 只有当记忆问题似乎影响了个别患者或健忘症型 MCI 患者的日常生活质量，在与患者和家属讨论风险与受益后，才能考虑使用这些药物治疗

非药物治疗

- 针对特定缺陷的认知康复的作用
- 照护者教育和咨询
- 应建议进行维持认知的身心锻炼

补充和替代治疗

没有明确的迹象表明抗氧化剂有效，临床研究也没有定论。

预后

- 以每年 5% ～ 15% 的速度发展为阿尔茨海默病
  1. 进展为痴呆的危险因素包括存在血管危险因素、显著的认知障碍、抑郁和存在锥体外系征
- MCI 患者的死亡率是无 MCI 患者的 2 倍
- MCI 患者安置于养老院的风险增加 2 ～ 3 倍

转诊

如果累及的不仅是记忆，或者需要进一步评估特定的缺陷，可以考虑至记忆障碍专病医生处就诊。

重点和注意事项

专家点评

- MCI 患者通常会报告短期记忆问题，例如东西放错地方、记不住人名、找词困难、忘记日常任务、不能看书或不能跟随对话
- 当生活质量受到影响时，如财务决策问题和个人日常互动问题受影响时，MCI 成为临床相关问题
- 由于抑郁症在老年人中非常普遍，因此在诊断 MCI 之前应排除抑郁
- 在使用抗胆碱能药物前应仔细评估 MCI 的诊断

预防

MCI 患者应接受相关教育和咨询，以防止发展为痴呆。他们应该保持身体和精神活动，进行营养均衡的饮食，保持社交活动，减少生活压力，积极寻求血管危险因素的治疗。

患者及家庭教育

- MCI 患者通常记忆力差，新学到的信息迅速丢失
- 关于患者、家属和临床医生的更多信息，参见阿尔茨海默病协会（http://www.alzheimers.org）

第 8 章　神经认知障碍
Neurocognitive Disorders

Michael Friedman

刘晓英　译　刘晓英　审校

基本信息

定义

在美国精神病学协会的《精神障碍诊断和统计手册（第 5 版）》（*Diagnostic and Statistical Manual of Mental Disorders*，5th edition，DSM-5）中，神经认知障碍包括轻度和重度神经认知障碍及谵妄，以及在神经认知障碍分组下的各亚型。

神经认知障碍（neurocognitive disorders，NCD）的核心特征是认知功能缺陷。认知功能障碍是后天性的，而不是发育性的，因此表现为既往已获得的功能水平下降。NCD 根据已知或推测的导致认知减退的病因 / 病理进行分型。这些亚型可以通过临床特征来区分，如时间进程、体格检查结果和受影响的认知领域。同一时间段同一患者可能存在不止一个 NCD。

在重度和轻度 NCD 中，认知缺陷存在于一个或多个认知领域。最初的证据是基于知识渊博的患者或临床医生提出的担忧，然后反复被客观的标准化评估（如神经心理学测试）的结果所确认。在重度 NCD 中，认知缺陷干扰了日常生活的独立性；而在轻度 NCD 中，认知损害较为轻微，并不干扰日常生活的独立能力。

在 DSM-5 中，谵妄（急性脑病）被归入神经认知障碍的范畴。虽然它在认知功能上具有获得性缺陷的核心特征，但它作为一个不同于重度和轻度神经认知障碍的疾病在本书另一章节中单独讨论。在 DSM-5 中，DSM- Ⅳ术语“痴呆”（慢性脑病）被归为重度神经认知障碍，而 DSM- Ⅳ术语“遗忘”及其亚型被归入 DSM-5 中其他医学疾病导致的重度神经认知障碍。

一些较常见的 NCD 包括由阿尔茨海默病引起的重度和轻度 NCD、重度或轻度血管性 NCD，以及由路易体疾病引起的重度和轻度 NCD。

ICD-10CM 编码
F02.80　重度或轻度神经认知障碍，无行为障碍
F02.81　重度或轻度神经认知障碍，伴有行为障碍
DSM-5 编码
294.10　重度或轻度神经认知障碍，无行为障碍
294.11　重度或轻度神经认知障碍，伴有行为障碍

流行病学和人口统计学

患病率因神经认知障碍的病因和患者的年龄而异。在 60 岁以上患者中，最常见的神经认知障碍的患病率呈急剧上升趋势。65 岁时，重度 NCD 的总体患病率为 1% ～ 2%，85 岁时高达 30%。轻度 NCD 患病率变化较大，65 岁时为 2% ～ 10%，85 岁时为 5% ～ 25%。重度和轻度 NCD 的最大危险因素是年龄。女性与阿尔茨海默病导致的重度和轻度 NCD 患病率较高相关。

体格检查和临床表现

在 NCD 中受影响的神经认知领域包括：

- 复杂注意，包括持续注意、分散注意、选择性注意和处理速度
- 执行功能，如计划、决策、工作记忆和思维灵活性
- 学习和记忆，包括即刻记忆、近期记忆
- 语言表达和接收，包括单词回忆、语法和句法
- 感知运动技能，包括视觉构建、实践和感悟
- 社会认知，包括情感识别

相关的体格检查结果、病程和对治疗的反应取决于 NCD 的病因。情绪障碍、精神病和行为障碍被认为是与 NCD 相关的常见神经精神症状。情绪症状在 NCD 的早期很常见，例如阿尔茨海默病、路易体 NCD 和血管性 NCD。精神病，包括妄想和偏执，可能出现在各种疾病中，但更常见于轻至中度路易体 NCD 和中重度由阿尔茨海默病引起的 NCD。精神病、躁动和其他行为障碍导致住院率增加，进入辅助生活环境或疗养院的时间提前，并增加照护者的抑郁和痛苦水平。冷漠在 NCD 的早期表现出来，是由阿尔茨海默病引起的 NCD 最常见的神经精神症状。

按病因分类的相关体征和症状

（对于每一种病因，都符合重度或轻度神经认知障碍的标准。）

- **阿尔茨海默病导致的轻度或重度神经认知障碍：**隐匿性发作和逐渐进展，偶尔伴有短暂的高平台期。在疾病的早期，记忆、学习和执行功能的损害是突出的。在中至重度疾病，语言缺陷明显，并可能出现问题行为，包括烦躁、好斗和精神病。对照护者来说，冷漠、烦躁和精神病往往比认知缺陷带来的压力更大
- **轻度或重度额颞叶认知障碍：**行为和语言变异型的特征是人格变化、行为变化（包括去抑制）和（或）语言障碍的逐渐发展。行为变异型的患者可能会表现出自知力受损、社交不当行为、冷漠、言语过多或强迫行为。学习和记忆障碍可能在早期阶段不出现。目前已认识到 *C9orf72* 基因可导致遗传性额颞叶变性（frontotemporal degeneration，FTD）伴肌萎缩性侧索硬化症。FTD 的症状通常先于运动症状
- **轻度或重度路易体认知障碍：**认知能力下降发生在帕金森综合征运动症状出现之前或 1 年内。反复出现的、形态良好的、详细的视幻觉和类似谵妄的波动性认知障碍是其核心特征。情绪障碍、自主神经功能紊乱和快速眼动睡眠障碍都提示了这一诊断。伴有路易体的重度或轻度神经认知障碍的患者对于抗精神病药物敏感，这类药物往往会加重症状，应谨慎使用。伴有路易体的重度或轻度神经认知障碍患者，由于运动和自主神经损伤，其功能受损程度通常比预期的更加严重。伴有多灶性肌阵挛和幻视
- **轻度或重度帕金森病认知障碍：**帕金森病的发病先于重度神经认知功能减退的发病至少 1 年。冷漠、抑郁、幻觉和快速眼动睡眠障碍提示该诊断。非典型帕金森综合征表现为进行性核上性麻痹，可有早期姿势不稳和后退、核上性凝视麻痹、早期认知损害伴抑郁、冷漠和焦虑。皮质基底节变性是一种进行性不对称性运动障碍，伴有注意力缺陷、处理速度慢、极度僵硬、失语症、失用症和异己肢综合征
- **轻度或重度血管性神经认知障碍：**认知功能衰退的开始与一个或多个脑血管事件有关。该诊断由脑实质损伤的神经影像学证据支持，包括大血管梗死或出血、脑干外两个或多个腔隙性梗死或脑血管病引起的脑白质融合病变。患者通常表现为处理速度下降、复杂注意力和执行功能下降。症状描述为逐步下降和（或）波动下降。抑郁、冷漠很突出，性格变化

较常见

- **外伤性脑损伤（traumatic brain injury，TBI）所致轻度或重度认知障碍：**这种 NCD 在外伤性脑损伤发生后立即出现。TBI 可造成意识丧失、创伤后遗忘、定向障碍或神经系统症状（如癫痫发作或偏瘫）。认知表现可能是不固定的，可能包括复杂注意力下降、执行功能障碍或学习和记忆缺陷。相关表现包括情绪功能紊乱和人格改变。TBI 引起的严重或轻度 NCD 的特征因患者年龄、损伤的具体情况以及其他因素（如患者的发病前功能）而不同。慢性创伤性脑病可见于发生多次脑震荡的患者，从事某些运动或从事危险工作的个体可能发生多次脑震荡
- **化学成分或药物所致轻度或重度认知障碍：**一种超出中毒持续阶段和急性戒断阶段的神经认知障碍。酒精引起的 NCD 通常表现为记忆、学习和执行功能障碍。Wernicke 脑病是一种由维生素 B_1（硫胺素）缺乏引起的急性神经系统疾病，临床表现为脑病、动眼神经功能障碍和步态共济失调三联征。Korsakoff 综合征是 Wernicke 脑病的晚期表现，表现为密集的顺行性遗忘和虚构。MRI 可显示乳头体或丘脑背内侧核萎缩。重度或轻度 NCD 可由药物或药物组合引起，包括具有镇静和镇痛作用的药物和具有抗胆碱能作用的药物。应特别注意对任何重度或轻度 NCD 患者的药物审查，尤其是老年患者
- **HIV 感染所致轻度或重度认知障碍：**神经认知缺陷可表现为皮质下的模式，其执行功能明显受损，加工速度减慢，学习新信息困难
- **朊蛋白病所致轻度或重度认知障碍：**神经认知障碍发生迅速，如克雅病通常在 6 个月左右。在一些变异型，突出的精神病症状，如抑郁和焦虑，可能出现在神经认知缺陷之前。共济失调、肌阵挛、舞蹈症和突出的惊吓反射是典型表现
- **亨廷顿病所致轻度或重度认知障碍：**早期的显著变化表现在处理速度、组织和计划方面，而不是学习和记忆方面。行为改变、情绪变化、焦虑、强迫症症状、易怒和冷漠通常先于运动症状
- **其他疾病所致轻度或重度认知障碍：**许多疾病都会导致 NCD，例如结构性脑损伤，如原发性或继发性脑肿瘤、硬膜下血肿、正常压力性脑积水、缺氧、感染原因、内分泌疾病、

免疫紊乱和代谢疾病。疾病开始或恶化与认知缺陷发展之间的时间关联支持该诊断

Dx 诊断

鉴别诊断

通过患者、家属或其他知情者的详细病史，以及完整的体格检查、辅助检查（包括神经心理学测试和影像学检查）来评估病因。

实验室检查和影像学检查

- 详细的体格检查、神经心理学测试和神经影像学检查。在某些情况下，血清学和实验室检测，包括维生素 B_{12} 和促甲状腺激素（thyroid-stimulating hormone，TSH）水平，是有用的或诊断性的。在某些情况下，生物标志物和基因筛选试验是诊断性的。应特别注意排除重度和轻度 NCD 的潜在病因
- 阿尔茨海默病（AD）：详细的病史、体格检查和神经心理学测试通常都指向诊断。MRI 可显示海马和颞顶叶皮质萎缩。PET 扫描可显示颞顶区代谢低下。脑脊液中标志物包括总 tau 蛋白和磷酸化 tau 蛋白水平增高伴有 Aβ-42 水平降低。淀粉样蛋白 PET 扫描有诊断价值。APOE 检测可以检测到 APOE4，这是阿尔茨海默病发展的一个危险因素。对于早发性 AD，可以检测到常染色体显性遗传性突变的 *APP*、*PSEN1* 或 *PSEN2*
- 额颞叶疾病：对于早发行为或语言障碍的患者，磁共振成像或 CT 扫描可能显示额叶和（或）前颞叶或下颞叶相应部分的萎缩，无论是双侧的还是不对称的。功能成像可显示相应区域的低灌注。在家族性病例中，如检测到编码微管相关蛋白 tau 和颗粒体蛋白基因的基因突变，可以证实诊断
- 路易体病：睡眠研究可能有助于确认快速眼动睡眠行为障碍的诊断。核医学检查包括单光子发射计算机断层扫描（SPECT）或 PET，可能显示纹状体多巴胺转运体摄取降低
- 帕金森病：异常多巴胺转运体扫描有助于诊断
- 脑血管病：神经系统评估通常显示卒中或短暂性脑缺血发作（transient ischemic attack，TIA）病史。CT 或 MRI 可显示由脑血管疾病引起的脑实质损伤

- TBI：CT 或 MRI 可能显示有关的异常征象，如点状出血、弥漫性轴索损伤、硬膜下或蛛网膜下腔出血，或挫伤迹象
- 朊蛋白病：有相关临床表现（包括病程快速进展）的患者应怀疑朊蛋白病的可能性。MRI 可显示皮质下区灰质高信号，尤其是壳核和尾状核头。脑电图（EEG）显示周期性同步双相或三相复合波。脑脊液（cerebrospinal fluid，CSF）生物标志物包括 14-3-3、tau、S100 蛋白或神经元特异性烯醇化酶，虽然不是诊断性的，但具有提示性
- 亨廷顿病：对 4 号染色体上编码亨廷顿蛋白的基因中三核苷酸［胞嘧啶-腺嘌呤-鸟嘌呤（CAG）］重复扩增的遗传检测是诊断性的

Rx 治疗

- 初始治疗方案针对潜在病因
- 在某些病因引起的重度或轻度 NCD，如阿尔茨海默病引起的 NCD，需对记忆障碍进行治疗
- 急性和慢性治疗通常是支持治疗，旨在改善行为和可能存在的其他神经精神障碍
- 行为治疗应被视为大多数行为表现的第一道防线，尽管众所周知，在痴呆中对激越的管理是非常困难的。乙酰胆碱酯酶抑制剂和美金刚可以用来增强认知能力，曲唑酮可以治疗夜间激越。如果激越持续，可以尝试西酞普兰，同时注意 QTc 的潜在延长，或者尝试另一种选择性 5- 羟色胺再摄取抑制剂（selective serotonin reuptake inhibitor，SSRI）。如果在适当考虑并排除了潜在的不良反应［包括 QTc 延长、尖端扭转、锥体外系症状、精神抑制剂诱发的恶性综合征（neuroleptic malignant syndrome，NMS）和脑卒中］，排除了路易体痴呆，并计算了风险与收益之后，可以使用低剂量的非典型抗精神病药物如喹硫平，可能是有效的。最近，Nuedexta（右美沙芬 / 奎尼丁）已被试用，初步显示有益于激越和病理影响。对于大多数重度和轻度 NCD 的病因，尽管行为障碍的药物在急性情况下可能有短期疗效，在改善整体生活质量方面的作用有限
- 药物和认知行为治疗可能有助于治疗相关的精神症状，如情

绪障碍、精神病和焦虑症
- 患者安全，包括与驾驶、游荡和烹饪相关的风险，应在疾病发生的早期予以解决
- 家庭教育和支持有助于减少对技术性护理设施的需求，减少护理人员的压力和倦怠
- 促进恢复的认知康复可能会有所帮助
- 有监督的生活可以确保在进展性疾病的晚期得到适当的长期护理

相关内容

阿尔茨海默病（相关重点专题）
谵妄（相关重点专题）
人体免疫缺陷病毒（相关重点专题）
亨廷顿病（相关重点专题）
帕金森病（相关重点专题）
进行性核上性麻痹（相关重点专题）
创伤性脑损伤（相关重点专题）
Wernicke 综合征（相关重点专题）

推荐阅读

American Psychiatric Association: *Diagnostic and statistical manual of mental disorders*, ed 5, Arlington, VA, 2013, American Psychiatric Association.
Blazer DG, Wallace RB: Cognitive aging: what every geriatric psychiatrist should know, *Am J Geriatr Psychiatry* 24(9):776-781, 2016.
Borsje P et al: The course of neuropsychiatric symptoms in community-dwelling patients with dementia: a systematic review, *Int Psychogeriatr* 1-21, 2016.
Luck T et al: Prevalence of DSM-5 mild neurocognitive disorder in dementia-free older adults: results of the population-based LIFE-Adult-Study, *Am J Geriatr Psychiatry* 25(4):340-341, 2016.

第二篇

中枢神经系统感染

第 9 章 急性病毒性脑炎
Encephalitis, Acute Viral

Glenn G. Fort

何正兵 译 南勇 审校

基本信息

定义

急性病毒性脑炎是一种急性发热综合征，表现为脑膜受累，大脑、小脑或脑干功能紊乱。

同义词

虫媒病毒性脑炎
脑干脑炎
急性坏死性脑炎
拉斯马森（Rasmussen）脑炎
昏睡性脑炎

ICD-10CM 编码

A86 非特异性病毒性脑炎
A83.0 日本脑炎
A83.1 西方马脑炎
A83.2 东方马脑炎
A83.3 圣路易斯脑炎
A83.4 澳大利亚脑炎
A83.5 加利福尼亚脑炎
A83.8 其他蚊传病毒性脑炎
A83.9 蚊传病毒性脑炎，非特异性
A84.8 其他蜱传病毒性脑炎
A84.9 蜱传病毒性脑炎，非特异性
A85.0 肠病毒性脑炎
A85.1 腺病毒性脑炎

A85.2	虫媒病毒性脑炎，非特异性
A85.8	其他特异性病毒性脑炎
A92.31	西尼罗病毒性脑炎
B00.4	疱疹病毒性脑炎
B01.11	水痘性脑炎及脑脊髓炎
B02.0	带状疱疹性脑炎
B05.0	麻疹并发脑炎
B06.01	风疹性脑炎
B10.01	人类疱疹病毒 6 型脑炎
B10.09	其他人类疱疹病毒脑炎
B26.2	流行性腮腺炎病毒性脑炎
B94.1	病毒性脑炎后遗症
G04.00	急性播散性脑炎和脑脊髓炎，非特异性
G04.81	其他脑炎和脑脊髓炎
G04.90	脑炎和脑脊髓炎，非特异性
G05.3	其他疾病引起的脑炎及脑脊髓炎

流行病学与人口统计学

发病率（美国）：美国疾病预防控制中心（CDC）每年收到的病例报告约有 20 000 例。在 2016 年，有 2149 例感染西尼罗病毒，其中 106 例死亡。在美国，每年每 10 万人口中，大约有 7 位患者因脑炎而住院治疗。

发病高峰：任何年龄都会发病，但是儿童和老年人发病率可能更高。

流行病学（美国）：

- 虫媒病毒感染是通过蚊子传播的，因此当蚊子活跃的时候，尤其在夏秋，会导致感染。单纯疱疹病毒感染会在任何时间段发生
- 地理因素在其中也有一定作用。东方马脑炎更可能发生在美国东海岸，而西尼罗病毒传播到了美国 48 个州。在新英格兰北部以及加拿大，Powassan 病毒更为常见。在中西部偏北、大西洋中部以及东南部各州，La Crosse 病毒更常见

好发性别：发病无性别差异。

好发年龄：任何年龄。

遗传学：没有特定的遗传体质或者先天性倾向。

病因学

- 可以由大量病毒引起（表 9-1），单纯疱疹病毒是已发现的最常见的病毒
- 由蚊子传播的虫媒病毒包括：东方马脑炎病毒、西方马脑炎病毒、圣路易斯脑炎病毒、委内瑞拉马脑炎病毒、加利福尼亚脑炎病毒、日本乙型脑炎病毒、La Crosse 病毒、墨累山谷脑炎病毒以及西尼罗病毒。蜱传病毒性脑炎包括：俄罗斯春夏脑炎、Powassan 病毒脑炎，以及其他不知名病原体引起的脑炎
- 同样密切相关的病原体还包括：狂犬病病毒、巨细胞病毒（CMV）、EB 病毒、水痘-带状疱疹病毒、埃可病毒、流行性腮腺炎病毒、腺病毒、柯萨奇病毒、麻疹病毒以及疱疹病毒
- 脑膜脑炎：来自 HIV 的急性反转录病毒感染
- 在美国，最常见的已知病原体是单纯疱疹病毒、西尼罗病毒以及肠道病毒

体格检查和临床表现

- 病初，可有发热和脑膜刺激征表现
- 头痛和颈项强直
- 随后，可出现大脑皮质功能障碍的征象：嗜睡、昏迷、木僵、无力、癫痫发作、面肌无力以及脑干征象
- 小脑征：共济失调、眼球震颤、肌张力低下、肌阵挛、脑神经麻痹，以及腱反射异常
- 狂犬病患者：恐水症、焦虑、面部麻木、精神病、昏迷，或者构音障碍
- 很少出现运动障碍，如舞蹈症、偏侧投掷症或者肌张力障碍
- 既往曾有病毒感染的前驱疾病（这一发现并不一致）

表 9-1　脑炎（基于免疫力正常的患者以及美国病原体）

病原体	与脑炎关系	流行病学	临床表现及实验室特点	推荐检查及“不足”
病毒				
腺病毒	大部分是非循证医学数据，嗜神经能力尚不清楚	散发；儿童和免疫功能低下的人，具有最高风险	呼吸系统症状常见	来自呼吸系统、CSF 或脑组织的病毒培养或 PCR
东方马脑炎病毒	已证实有嗜神经性，但是不常见	美国近大西洋及港湾各州	从亚临床到暴发；死亡率 50% ～ 70%	血清学
肠道病毒（包括柯萨奇病毒和肠道病毒 71 型）	小儿脑炎最常见的原因	最高的发生率是在夏末及初秋，但是也可能全年都发生；肠道病毒 71 型感染已经在亚洲大规模暴发	无菌性脑膜炎最常见，脑炎也是如此；可能在手、足、口上出现皮疹；肠道病毒 71 型可能引起菱脑炎	最佳检测是 CSF 中 PCR，但并不总是敏感；为了增加检测的敏感度，增加血清或血浆、喉部 PCR，或者培养
EB 病毒	相对常见	在急性感染期间	急性感染期的传染性单核细胞增多症、小脑性共济失调、感知扭曲（爱丽丝漫游仙境综合征）	血清学和 CSF 中 PCR。警惕 PCR 假阳性结果（低水平的检测结果可能表明潜在感染），并且警惕假阴性结果（并不是所有病例都是 CSF 阳性）
Hendra 病毒	不太常见	在澳大利亚流行，与马接触有关	非特异性	与当地卫生部门或者 CDC 特殊病原体部门联系

续表

病原体	与脑炎关系	流行病学	临床表现及实验室特点	推荐检查及“不足”
丙型肝炎病毒	大部分是非循证医学数据；嗜神经性潜力尚不清楚，神经系统症状可能与血管炎有关	丙型肝炎血清学阳性患者		CSF 中 PCR
乙型疱疹病毒	已证实嗜神经性；罕见	通过旧域猕猴咬伤传播	咬伤处突然出现水疱，伴随神经系统症状，包括横贯性脊髓炎	小囊泡和 CSF 的培养和 PCR；与 CDC 联系
单纯疱疹病毒 1 型和 2 型	相对常见	HSV-1 型占脑炎的 5% ～ 10%，HSV-2 型出现在新生儿中，典型的激活性疾病	颞叶癫痫发作（失用症、哑嘴）、幻嗅、行为异常，儿童也会发生颞外病变	最佳检测 CSF 中 PCR，但是也会发生假阴性结果；如果强烈疑似 HSE，在 3 ～ 7 天内重复腰椎穿刺，并复查 HSV PCR 和鞘内抗体
人类疱疹病毒 -6	未知，尤其是难以解释 CSF 中 PCR 假阳性结果	幼儿（≤ 2 岁）或者免疫功能低下者，尤其是骨髓移植受体	可能与“蔷薇疹”有关	CSF 中 PCR。警惕由染色体整合以及潜在感染引起的假阳性结果
人类偏肺病毒	只有非循证医学数据	几乎只发生在儿童身上	经常伴有呼吸道症状	呼吸道 PCR（大多数 CSF 中 PCR 阴性）

续表

病原体	与脑炎关系	流行病学	临床表现及实验室特点	推荐检查及“不足”
人双埃可病毒	已证实有嗜神经性，但是发生率未知	< 3 岁儿童	在婴幼儿脑室周围白质的变化类似于缺氧缺血性脑病	双埃可病毒 PCR（肠道病毒 PCR 不会检测到）
流感病毒	嗜神经性不清楚；有相关数据支持流感相关脑病，但是不清楚是否支持脑炎且机制尚不清楚	出现神经系统并发症；在流感季节，偶有报道；日本和东南亚报告的病例较多	上呼吸道症状；可有双侧丘脑坏死	呼吸道培养、PCR，或者快速抗原检测；CSF 及大脑 PCR 不常表现为阳性
日本脑炎病毒	相对常见（但是仅在盛行地区）	蚊传播，脑炎最常见的世界性原因，盛行于整个亚洲；可通过疫苗预防	可见癫痫发作、帕金森症状、急性弛缓性麻痹。典型 MRI 显示丘脑及基底核病变	CSF 以及血清抗体检测
La Crosse 病毒	相对常见	蚊传播，盛行于美国东部及中西部地区，学龄儿童的发病率最高	从亚临床表现到癫痫发作及昏迷，症状各不相同	CSF 以及血清抗体
淋巴细胞性脉络丛脑膜炎病毒	罕见	秋冬季发病率最高，有啮齿类动物接触史	引起脑脊液糖过少的病毒之一	血清学检测

续表

病原体	与脑炎关系	流行病学	临床表现及实验室特点	推荐检查及“不足”
麻疹病毒	在经常使用疫苗的国家比较少见	可通过疫苗进行预防；感染后1～6个月麻疹包涵体脑炎发病；感染后5年以上，可进展为亚急性硬化性全脑炎（SSPE）	麻疹脑炎是非特异性的。SSPE为亚急性发作，伴有进行性痴呆、肌阵挛、癫痫发作，最终死亡。EEG改变通常是诊断性的	急性期：麻疹IgM；SSPE：在CSF和血清中进行麻疹IgG检测
流行性腮腺炎病毒	比较少见	可通过疫苗预防；曾经是脑炎-脑膜炎的主要原因，现在很少见	腮腺炎、睾丸炎、听力减退；引起脑脊液糖过少的病毒之一	血清学，咽拭子PCR，CSF培养或PCR
Murray山谷脑炎病毒	比较少见	在澳大利亚以及新几内亚岛的土著儿童中发病率最高	非特异性表现；病死率为15%～30%	血清学（可能与其他黄病毒存在交叉反应）
Nipah病毒	比较少见	盛行于东南亚；与猪接触史	肌阵挛、肌张力失常、肺炎	血清学（与CDC特殊病原体部门联系）
副流感病毒1～4型	嗜神经性未知；非循证医学数据	世界范围	与呼吸道症状有关	呼吸系统DFA或者PCR；CSF中PCR很少呈阳性
细小病毒B19	只有非循证医学数据	非广泛扩散的病例	与皮疹的关系不定	IgM抗体，CSF中PCR
Powassan病毒	比较少见	蜱传播；新英格兰、加拿大特有	非特异性	血清学

续表

病原体	与脑炎关系	流行病学	临床表现及实验室特点	推荐检查及“不足”
狂犬病病毒	在发达国家不常见；在非洲、亚洲、南美洲相对常见	可通过疫苗预防；最常见的媒介物是蝙蝠（咬伤经常不被注意到）；在发展中国家，犬是重要的根源；分布是世界范围性的	咬伤处感觉异常。严重型：狂犬病，亢奋、谵妄、自主神经功能不稳定、昏迷。麻痹型：上行性麻痹占30%。两种类型有时会重叠	死前需要多种检验与化验：抗体（血清，CSF），唾液或CSF PCR，颈部活检或CNS组织的IFA，与卫生部门协同检验
轮状病毒	与幼儿癫痫发作相关，但与脑炎的关系尚不清楚	通常发生于儿童，冬季；可通过疫苗进行预防	通常伴有腹泻	粪便抗原，CSF中PCR检测（CDC）
风疹病毒	在经常使用疫苗的国家不太常见	可通过疫苗预防	神经系统表现通常与皮疹和发热同时发生	血清学、CSF抗体
圣路易斯脑炎病毒	相对常见	蚊传播；美国西部特有，偶尔在美国中部或东部暴发；＞50岁的成年人发病率最高	震颤、癫痫发作、轻瘫、泌尿系统症状，SIADH，症状多种多样	血清学（与其他黄病毒存在交叉反应）
蜱传脑炎病毒	在受影响的地理区域相对常见	可通过疫苗预防；通过蜱或摄入未经消毒的牛奶传播；亚洲、欧洲、前苏联地区特有	从轻度轻瘫到急性弛缓性麻痹样乏力	血清学
牛痘病毒	比较少见	主要与疫苗接种有关	牛痘疹（局限性或扩散性）	CSF抗体，血清IgM（自然感染）

续表

病原体	与脑炎关系	流行病学	临床表现及实验室特点	推荐检查及“不足”
委内瑞拉马脑炎病毒	比较少见	中美洲和南美洲，有时在美国边境各州（得克萨斯州、亚利桑那州）	肌痛、咽炎、上呼吸道感染，表现不定	病毒培养（血液，口咽），CSF 抗体
水痘-带状疱疹病毒	相对常见	急性感染（水痘）或者再活化（带状疱疹）	水疱疹（扩散性或沿皮节分布），小脑性共济失调，大血管炎	皮损处 DFA 或 PCR，CSF PCR，血清 IgM（急性感染）
西方马脑炎病毒	比较少见	夏天以及初秋发病；美国西部和加拿大，中美洲和南美洲	非特异性	血清学
西尼罗病毒	相对常见	蚊传播；美国、欧洲流行性脑炎的新病因，盛行于中东；> 50 岁的成年人发病率最高；有记录通过器官和血液传播	乏力以及急性弛缓性麻痹、震颤、肌阵挛、帕金森特征；MRI 显示基底神经节以及丘脑病变	CSF IgM，血清 IgM 及 IgG，配对血清学检测（与西尼罗病毒及 SLE 交叉反应性）
细菌				
汉赛巴尔通体以及其他巴尔通体	相对常见	通常发生在猫抓伤或咬伤后	脑病伴有癫痫发作（通常是癫痫持续状态），周围淋巴结病；CSF 通常是寡细胞性	血清学（急性通常是诊断性的），淋巴结 PCR；CSF PCR 很少呈阳性

续表

病原体	与脑炎关系	流行病学	临床表现及实验室特点	推荐检查及“不足”
伯氏疏螺旋体	比较少见	蜱传感染；在美国，主要在新英格兰以及中大西洋各州的东部流行	面神经麻痹（通常是两侧的），脑膜炎，神经根炎；可能伴有游走性红斑疹，或者在其后发生	血清学（系列 EIA 以及蛋白质印迹），CSF 抗体指数，CSF PCR
衣原体	只有非循证医学数据	与鹦鹉热衣原体以及肺炎衣原体有关	通常与呼吸系统症状有关	鼻咽拭子，呼吸系统或 CSF PCR
贝纳柯克斯体	比较少见	动物接触史，尤其是胎盘以及羊膜液	类似流行性感冒的症状	血清学
埃立克体	相对常见	蜱传细菌分别引起人单核细胞埃立克体病（HME）和人粒细胞埃立克体病（HGE）；HME 是美国南部和中部所特有；HGE 是美国东北部和中西部所特有	出现急性发热和血凝；< 30% 的病例出现皮疹；白细胞减少、血小板减少和 LFT 升高是常见的表现	白细胞中的桑葚状包涵体，全血 PCR，血清学（血清转换可能发生在出现症状后几周）
肺炎支原体	是病例中最常见的已确定作用机制的病原体之一，但大多数是非循证医学数据	世界范围性的分布	呼吸道症状多种多样，但是肺炎少见；通常伴有白质病变，与 ADEM 一致	鼻咽拭子或呼吸道培养的 PCR，血清 IgM；CSF 中 PCR 很少呈阳性

续表

病原体	与脑炎关系	流行病学	临床表现及实验室特点	推荐检查及“不足”
结核分枝杆菌	相对常见	在发展中国家最常见；年龄非常小或非常年老的人或免疫力低下的人常见	亚急性基底部脑膜炎，腔隙性脑梗死，脑积水；CSF 经常伴有低葡萄糖、高蛋白浓度；通常与肺部表现相关	CSF AFB 涂片、培养和 PCR，呼吸道培养是高度特异性的
立氏立克次体	在受影响的地理区域是相对常见的	北美洲的蜱传播感染；美国东南部和中南部发病率最高	发热和头痛急性发作；85% 的病例在症状发生后 3 天开始出现瘀斑疹	血清学（血清转换可能发生在症状开始后的几周），皮疹的皮肤活检的 PCR 或者 IHC
梅毒螺旋体	罕见（尤其在儿科）	性传播疾病；早期疾病中的脑膜脑炎，晚期疾病中的进行性痴呆	表现多样化，包括颞叶病灶（类似 HSV）、麻痹性痴呆、精神病、痴呆	CSF VDRL（敏感但非特异），血清 RPR 与 FTA-ABS 确认
惠普尔养障体	罕见（尤其在儿科）		进行性亚急性脑病，咀嚼性肌肉障碍，不同的肠病表现，葡萄膜炎	CSF PCR，CSF 中的 PAS 阳性细胞，小肠活检
原虫				
棘阿米巴虫	比较少见，在免疫低下人群中更常见	世界范围，吸入风积土	亚急性、进行性	联系 CDC，寄生虫学检验

续表

病原体	与脑炎关系	流行病学	临床表现及实验室特点	推荐检查及“不足”
巴氏变形虫	比较少见	世界范围（但是大多数的病例报告出现在美国及南美洲），吸入风积土	以空间-增强病灶为特征的亚急性进行性疾病，常伴有脑神经麻痹和脑积水（类似于肺结核）	血清学（研究实验室），脑组织病理学，联系 CDC，寄生虫学检验
变形纤毛虫	比较少见	夏季；在微咸水或氯消毒不充分的游泳池中游泳或潜水	嗅觉丧失，进行性反应迟钝；CSF 表现类似于细菌性脑膜炎，但是无菌	温 CSF 的湿涂片上见流动的滋养体，脑组织病理学
鼠弓形虫	在常规寄主中少见	世界范围流行；猫是终宿主，但人类经常通过食用未煮熟的肉类和未清洗的农产品而感染		
蠕虫				
广州管圆线虫	世界范围内嗜酸性粒细胞增多性脑膜炎最常见的原因，在美国少见	在美国，路易斯安那州以及夏威夷；南太平洋、亚洲、澳大利亚以及加勒比地区	脑膜炎或者脑炎，CSF 中嗜酸性粒细胞增多；也与嗜酸细胞性肺炎有关	在组织中进行蠕虫的鉴别
贝氏蛔虫	比较少见	北美洲、欧洲以及亚洲；异食癖，尤其是在浣熊粪便附近	反应迟钝、昏迷；CSF 异常以及周围血嗜酸性粒细胞增多	CSF 以及血清抗体；联系 CDC，寄生虫学检验

续表

病原体	与脑炎关系	流行病学	临床表现及实验室特点	推荐检查及“不足”
棘颚口线虫	在受影响的地理区域相对常见	东南亚、南美洲及中美洲的某些地区；未煮熟的淡水鱼、鸡肉或者猪肉；也有食入青蛙或蛇的报告	嗜酸细胞性脑脊髓炎；因为幼虫寿命长，所以会导致 10 ～ 15 年的间歇性症状	在组织中进行蠕虫的鉴别
真菌				
球孢子菌	相对常见	美国西南部、墨西哥北部、中美洲以及南美洲地区	神经系统表现，更常见的是脑膜炎而不是脑炎；有时可见 CSF 嗜酸性粒细胞	CSF 真菌培养（但是需要报备实验室）；CSF 以及血清抗原和抗体检测。EDTA 热处理抗原增加 CSF 以及血清的敏感性
荚膜组织胞浆菌	相对常见	美国东部和中部，尤其在密西西比州、俄亥俄州以及密苏里河谷；生长在鸟以及蝙蝠的粪便上，尤其会在洞穴、谷仓或挖掘区发现	神经系统表现	CSF 真菌培养；CSF 以及血清抗原和抗体检测。EDTA 热处理抗原增加 CSF 以及血清的敏感性，尿抗原

续表

病原体	与脑炎关系	流行病学	临床表现及实验室特点	推荐检查及“不足”
皮炎芽生菌	相对常见	美国东南部、中部以及中西部；也包括加拿大、非洲以及印度	神经系统表现	CSF 真菌培养；CSF 以及血清抗原和抗体检测。EDTA 热处理抗原增加 CSF 以及血清的敏感性

ADEM，急性播散性脑脊髓炎；AFB，耐酸杆菌；CDC，美国疾病预防控制中心；CNS，中枢神经系统；CSF，脑脊液；DFA，直接荧光抗体试验；EDTA，乙二胺四乙酸；EEG，脑电图；EIA，酶免疫测定；FTA-ABS，荧光密螺旋体抗体吸收试验；HSV，单纯疱疹病毒；IFA，间接荧光抗体法；IHC，免疫组织化学；LFT，肝功能检验；MRI，磁共振成像；PAS，过碘酸希夫染色；PCR，聚合酶链反应；RPR，快速血浆反应素；SIADH，抗利尿激素分泌失调综合征；SLE，系统性红斑狼疮；SSPE，亚急性硬化性全脑炎；VDRL，性病研究实验室。

（Cherry JD et al：Feigin and Cherry’s pediatric infectious diseases，ed 8，Philadelphia，2019，Elsevier.）

Dx 诊断

鉴别诊断

- 细菌感染：脑脓肿、中毒性脑病、结核病（TB）
- 原虫感染
- 白塞综合征
- 狼疮脑炎
- 干燥综合征
- 多发性硬化
- 梅毒
- 隐球菌病
- 弓形虫病
- 布鲁杆菌病
- 白血病或淋巴瘤性脑膜炎
- 其他转移性肿瘤
- 莱姆病
- 猫抓病
- Vogt-Koyanagi-Harada 综合征
- Mollaret 脑膜炎

评估（框 9-1）

- 腰椎穿刺用来检查脑脊液细胞数增多，通常是淋巴细胞，尽管在初期可能观察到中性粒细胞增多
- 通常伴有脑脊液蛋白质升高
- 脑脊液中葡萄糖含量正常或偏高
- 在单纯疱疹病毒性脑炎中，可看到红细胞与黄变
- 表 9-2 描述了有关病毒性脑炎中脑脊液的选择性检查
- 脑电图异常显示颞区周期性高幅尖波以及复合慢波提示疱疹病毒性脑炎（图 9-1）
- CT 平扫和 MRI（图 9-2）可以显示额叶和颞叶的水肿及出血
- 病变累及颞叶提示单纯疱疹病毒性脑炎（图 9-3）
- 病变区为基底神经节与丘脑，一般见于东方马脑炎
- 西尼罗病毒性脑炎，MRI 可显示基底神经节、丘脑、颞叶正中结构、脑干以及小脑的异常改变

框 9-1 诊断流程

所有病例

CSF

- WBC 计数及分类，RBC 计数，蛋白质，葡萄糖
- 革兰氏染色以及细菌培养
- 单纯疱疹病毒 -1/2 PCR（如果可以，考虑增加 CSF 中 HSV IgG 和 IgM 检测）
- VZV PCR（灵敏度可能低；如果可以，考虑增加 CSF 中 VZV IgG 和 IgM 检测）
- 肠道病毒 PCR

血液 / 血清

- 常规血培养
- EB 病毒（EBV）抗体（如果急性感染呈阳性，检查 CSF 中 EBV 的 PCR 扩增结果）
- 保存急性期血清，并收集 10 ～ 14 天后的恢复期血清，以进行配对抗体检验

呼吸道，粪便

- 肠道病毒 PCR（呼吸道，粪便）
- 肠道病毒（粪便）

选择性病例

宿主因素

- 新生儿：单纯疱疹病毒 -2 PCR（CSF），皮肤囊泡、口腔、鼻咽、结膜以及直肠拭子（病毒培养）
- ≤ 3 岁：双埃可病毒 PCR（CSF 和呼吸道）
- 免疫功能不全者：巨细胞病毒、人类疱疹病毒 -6/7、JC 病毒，人类免疫缺陷病毒 PCR（CSF）

季节与暴露因素

- 夏 / 秋：西尼罗病毒（WNV）IgM（CSF、血清），WNV IgG（配对血清），以及其他在地理上相对应的可能的虫媒病毒
- 猫（尤其当患者伴有癫痫发作和 CSF 细胞数轻度升高）：巴尔通体抗体（血清）
- 动物咬伤暴露：狂犬病检测 [a]
- 啮齿类动物接触史：LCM 抗体（血清）
- 蜱和（或）野营接触：立克次体抗体（血清），嗜吞噬细胞无形体抗体（血清）
- 在半咸水中游泳或潜水：福氏耐格里原虫（水浸片）[a]
- 如果有性行为史：单纯疱疹病毒 -2（CSF PCR）

症状和体征

- 精神病表现或运动障碍：抗 NMDAR 抗体（CSF 和血清），以及腹部超声检查畸胎瘤
- 水疱疹：水痘带状疱疹病毒 PCR（CSF）
- 快速失代偿状态（尤其是有咬伤史或国外旅行史）：狂犬病检测 [a]
- 呼吸道（在流行性感冒期间）：流感病毒 PCR（呼吸道）
- 腹泻及癫痫发作（尤其是幼儿）：轮状病毒（检查粪便中的抗原），如果呈阳性则进行轮状病毒 PCR（CSF）

续框

实验室特点

- CSF 蛋白质 > 100 mg/dl 或者 CSF 葡萄糖少于外周葡萄糖的 2/3 和（或）淋巴细胞增多：
  1. 结核分枝杆菌：培养（CSF，呼吸道），进行 PPD，以及检查 IGRA，胸部 X 线片，真菌培养（CSF）
  2. 真菌［其特异类型取决于地理居住地和（或）疫区旅游史］：CSF 培养，以及检测抗体和抗原
  3. 阿米巴变形虫：联系卫生部门及 CDC 协助检测
- CSF 中嗜酸性粒细胞增多：浣熊贝利斯蛔线虫抗体旅居史
- 对于特定疾病，例如虫媒病毒、狂犬病以及其他疾病，考虑向公共卫生部咨询

CDC，美国疾病预防控制中心；CSF，脑脊液；HSV，单纯疱疹病毒；Ig，免疫球蛋白；IGRA，干扰素 γ 释放试验；LCM，淋巴细胞性脉络丛脑膜炎；NMDAR，N- 甲基 -D- 天冬氨酸受体；PCR，聚合酶链反应；PPD，纯蛋白衍化物；RBC，红细胞；VZV，水痘 - 带状疱疹病毒。

[a] 联系卫生部门协助检测。

（Cherry JD et al：Feigin and Cherry's pediatric infectious diseases，ed 8，Philadelphia，2019，Elsevier.）

- 在暴发期间，特定区域的疾病考虑虫媒病毒感染
- 从急性期到恢复期，中和抗体滴度增加，但是这对于重病患者常常没有帮助
- 单纯疱疹病毒性脑炎可通过聚合酶链反应（PCR）从脑脊液中扩增病毒 DNA
- 少见情况下，利用脑活检来辅助诊断；如果做活检的话，通常会获得脑组织的病毒培养
- 典型的疱疹性皮损提示疱疹病毒性脑炎的发生

表 9-2　病毒性脑炎的选择性检查

病原体 / 疾病	检测	注释
西尼罗病毒		
西尼罗病毒脑炎	CSF 中 IgM	对 CNS 侵袭性疾病或急性弛缓性麻痹的诊断
单纯疱疹病毒 1 型		
单纯疱疹病毒性脑炎	CSF 中 PCR； CSF- 血清抗体比值	在急性期是敏感且特异的； 在发作后 2 周到 3 个月有用
单纯疱疹病毒 2 型		
新生儿脑炎	CSF 中 PCR	确定性检查，高敏感性
复发性脑膜炎	CSF 中 PCR	在发病前 3 天内是敏感和特异的
水痘-带状疱疹病毒		
脑膜脑炎	CSF 中 PCR	联合临床表现和脊髓液发现，是确定性检查；敏感性不清楚
EB 病毒		
EBV 脑炎	CSF 中 PCR	通过病毒提示 CNS 侵袭
JC 病毒		
进行性多灶性白质脑病	CSF 中 PCR	可进行诊断，但是敏感性不高（70%）
巨细胞病毒		
CMV 脑室炎	CSF 中 PCR	敏感且特异

CMV，巨细胞病毒；CNS，中枢神经系统；CSF，脑脊液；EBV，EB 病毒；PCR，聚合酶链反应。

（From Goldman L，Schafer AI：Goldman's Cecil medicine，ed 24，Philadelphia，2011，Saunders.）

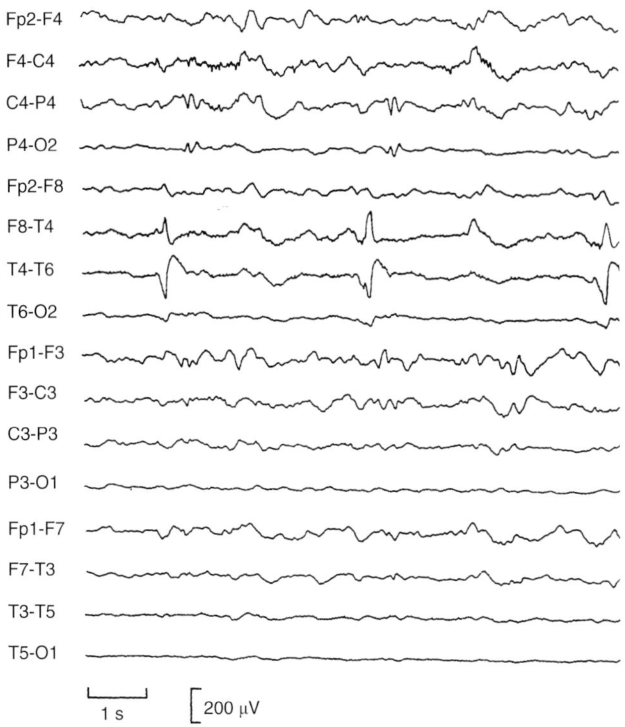

图 9-1　单纯疱疹病毒性脑炎患儿右颞区出现重复性复合波。(From Goetz CG, Pappert EJ: Textbook of clinical neurology, Philadelphia, 1999, Saunders.)

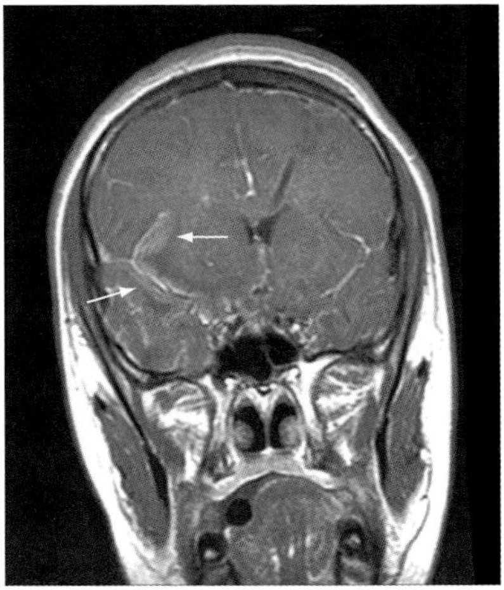

图 9-2　**患有单纯疱疹病毒性脑炎的青少年钆增强 T1 加权脑 MRI，**显示右岛叶皮质增强显影(箭头所示)。(From Swaiman KF et al: Swaiman's pediatric neurology, principles and practice, ed 6, Philadelphia, 2017, Elsevier.)

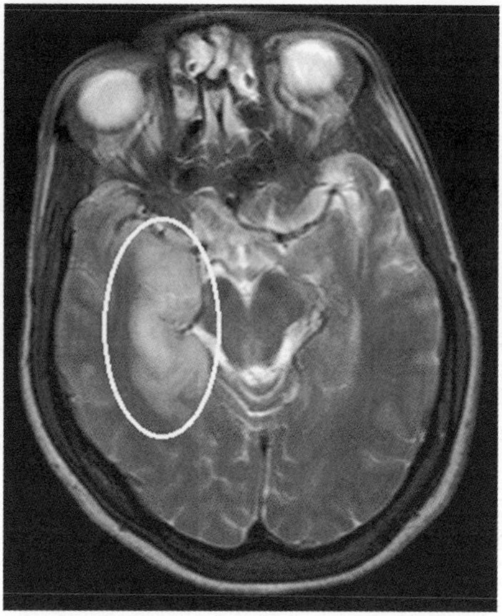

图 9-3 一位患有急性单纯疱疹病毒性脑炎的青年男性 MRI 轴位显影，提示右侧颞叶下回增强（圆圈部位）。如同本例一样，单纯疱疹病毒感染通常在颞叶和额叶下面引起出血性炎症。永久性颞叶损伤通常是双侧的，幸存者会遗留记忆损害（遗忘症）、复杂部分性癫痫发作以及 Klüver-Bucy 综合征。（From Kaufman DM et al：Kaufman's clinical neurology for psychiatrists，ed 8，Philadelphia，2017，Elsevier.）

- 在诊断虫媒病毒脑炎时：
  1. 在症状发生的最初几天，会检测出抗病毒 IgM，可通过 ELISA 定性和定量
  2. 很难从血液或 CSF 中找到相应病毒

实验室检查

- 除腰椎穿刺外，多数其他实验室检查是非特异性的
- 皮损处和尿液可能会培养得到单纯疱疹病毒和巨细胞病毒（CMV）

Rx 治疗

急性期常规治疗

- 支持治疗、反复评估和神经系统检查

- 对有生命危险或者有误吸风险的患者进行辅助通气
- 避免输注低张液体，使低钠血症风险减到最小
- 对患有癫痫的患者：在急救护理期，抗癫痫治疗以及定期复查
- 对于昏迷患者：
  1. 积极护理，避免压力性溃疡、肌肉挛缩，以及深静脉血栓（DVT）
  2. 密切关注体重、出入量，以及血清电解质水平
- 阿昔洛韦治疗单纯疱疹病毒性脑炎的总剂量为 30 mg/(kg · d) 静脉注射，每 8 h 一次，共 14 天
- 短期使用糖皮质激素以减轻脑水肿，并预防脑疝形成
- 对于疑似狂犬病的患者：
  1. 应注射人狂犬病免疫球蛋白（human rabies immune globulin，HRIG），剂量是 20 U/kg
  2. 狂犬病疫苗可以刺激主动免疫反应，它是在人类二倍体细胞系（HDCV）上生长的，所需接种次数已减少到 5 次
  3. 如果疑似动物是犬或者猫，并且可以被找到，则密切观察 10 天，关注有无狂犬病行为；动物发生任何重大疾病后，应该立刻人道地将动物宰杀并将大脑送至当地或州卫生部门进行狂犬病的病理和免疫学检测。如果可能的话，任何疑似携带狂犬病毒的野生动物都应该被人道地宰杀，并立即提交用于狂犬病检测
  4. 如果发现相应的迹象，应该对动物实施安乐死，并检查它的大脑是否有狂犬病征象
- 对于多数其他病毒病原体，无特定的药物治疗

慢性期治疗

一些患者可能会遗留永久的神经系统后遗症；这些患者将会受益于强化康复计划，包括物理治疗、职业治疗以及言语治疗。

处理

- 任何原因引起的疑似脑炎患者，都应入院接受初步诊断性检查和特殊治疗（如果可能的话）
- 对于因脑炎引起的严重神经系统后遗症（如记忆缺陷、抑郁症、思考困难、运动障碍）患者，应进行长期治疗，患者可受益于康复服务、家庭护理或者养老院护理

转诊

- 神经科医生应做初步检查和治疗
- 传染病专家提出诊断及治疗计划
- 康复治疗提供长期评估及康复服务

重点和注意事项

- 西尼罗病毒脑炎主要发生在大于 65 岁的老年患者身上
- 狂犬病可能在与患狂犬病的动物接触几个月后发生，并且暴露对象（特别是蝙蝠狂犬病）可能看起来微不足道，甚至不明显
- 对于某些形式的病毒性脑炎，实验性治疗（如免疫血浆、利巴韦林、干扰素）是值得考虑的，对于有希望的实验性治疗，应尽早就可采取的治疗措施进行专家咨询

相关内容

狂犬病（相关重点专题）

西尼罗病毒感染（相关重点专题）

推荐阅读

Denizot M et al: Encephalitis due to emerging viruses: CNS innate immunity and potential therapeutic targets, *J Infect* 65(1):1-16, 2012.

Gaensbauer JT et al: Neuroinvasive arboviral disease in the United States: 2003-2012, *Pediatrics* 134:e642-e650, 2014.

Lim SM et al: West Nile virus: immunity and pathogenesis, *Viruses* 3(6):811-828, 2011.

Long SS: Encephalitis diagnosis and management in the real world, *Adv Exp Med Biol* 697:153-173, 2011.

Rozenburg F: Acute viral encephalitis, *Handb Clin Neurol* 112:1171-1181, 2013.

Tyler KL: Acute viral encephalitis, *N Engl J Med* 379(6):557-566, 2018.

第 10 章　病毒性脑膜炎
Meningitis, Viral

Glenn G. Fort

安荣成　译　南勇　审校

基本信息

定义

病毒性脑膜炎（viral meningitis）是一种具有脑膜刺激症状和体征的急性发热性疾病，通常伴有脑脊液淋巴细胞计数增多，脑脊液细菌染色和培养结果阴性。

同义词

无菌性脑膜炎

病毒性脑膜炎

ICD-10CM 编码

A87.8　其他病毒性脑膜炎

A87.9　病毒性脑膜炎，非特异性

流行病学和人口统计学（表 10-1）

发病率（美国）： 11/10 万，导致每年 26 000 ～ 42 000 人住院治疗。

好发性别： 男性＝女性。

遗传学： 与体液免疫异常和丙种球蛋白缺乏血症的患者较难清除病毒有关。

体格检查和临床表现

- 发热
- 头痛
- 颈项强直
- 畏光
- 肌痛

表 10-1 急性病毒性脑膜炎的流行病学

流行病学因素 *				
季节	患者年龄	患者性别	危险因素	病原体
夏秋季	婴儿	—	感染的母亲	柯萨奇病毒 B
	1 ～ 15	—	游泳池，封闭的社区	肠道病毒
			地理区域：美国东南部，加利福尼亚州	加利福尼亚血清组病毒
冬季	1 ～ 15	—	校园内暴露	水痘病毒，
		男：女		麻疹病毒，
		3：1		腮腺炎病毒
	16 ～ 21	—	大学内暴露	麻疹病毒
		男：女		腮腺炎病毒
		3：1		EB 病毒（单核细胞增多症）
	任何年龄	—	小鼠、大鼠、仓鼠	淋巴细胞性脉络丛脑膜炎病毒
	成人	—	水痘带状疱疹	水痘带状疱疹病毒
任何季节	任何年龄	—	免疫力低下	腺病毒
		—	获得性免疫缺陷综合征	人类免疫缺陷病毒

* 流行病学因素是提示性的，但不应用于个别病例的排除诊断。

（From Gorbach SI：*Infectious diseases*，ed 2，Philadelphia，1998，WB Saunders.）

- 呕吐
- 皮疹

病因学

- 肠道病毒：占所有病例的 85% ～ 95%。最常见的是柯萨奇病毒和埃可病毒
- 双埃可病毒（Parechoviruses）
- 腮腺炎病毒
- 麻疹
- 蚊子传播的虫媒病毒：东方马脑炎病毒、西尼罗病毒、圣路易斯脑炎病毒
- 疱疹病毒：HSV-1、HSV-2、VZV、HHV-6 和 HHV-7
- 急性 HIV
- 淋巴细胞性脉络丛脑膜炎病毒

- 腺病毒
- 巨细胞病毒（cytomegalovirus，CMV）和 EB 病毒
- 其他节肢动物传播的病毒：Powassan 病毒
- 流感病毒 A 型和 B 型
- 框 10-1 总结了与无菌性脑膜炎相关的病因和因素

Dx 诊断

诊断方法类似于细菌性脑膜炎的诊断方法（参阅“细菌性脑膜炎”），最重要的是通过评估 CSF 排除细菌性脑膜炎。临床表现可能类似于细菌感染的脑膜炎。

鉴别诊断

- 细菌性脑膜炎
- 继发于莱姆病、结核病（TB）、梅毒、阿米巴病、钩端螺旋体病的脑膜炎
- 立克次体疾病：落基山斑疹热
- 偏头痛
- 既往药物治疗
- 系统性红斑狼疮
- 急性单核细胞增多症（EB 病毒感染）
- 癫痫
- 癌性脑膜炎

评估

脑脊液检查：

- 通常显示脑脊液细胞数增多
- 淋巴细胞占优势（中性粒细胞在早期占优势）
- 脑脊液开放压：200 ～ 250 mmH_2O（≤ 250 mmH_2O）
- WBC：100 ～ 1000/mm^3
- 脑脊液蛋白质升高（＜ 200 mg/dl）
- 脑脊液糖定量轻度下降或正常（＞ 45 mg/dl）
- 革兰氏染色、培养、对流免疫电泳（CIE）、乳胶凝集试验结果均阴性
- 病毒培养或血清学检测可诊断
- HSV 或肠病毒的聚合酶链反应（PCR）（如果怀疑是细菌性脑

框 10-1　与无菌性脑膜炎相关的病原体、因素和疾病

病毒

- 腺病毒（1、2、3、5、6、7、12、14、32）
- 虫媒病毒（在美国：西尼罗病毒、圣路易斯脑炎病毒、科罗拉多蜱热、东方马脑炎病毒、西方马脑炎病毒、委内瑞拉马脑炎病毒和波瓦桑病毒）[a]
- 冠状病毒
- 巨细胞病毒
- 脑心肌炎病毒
- 肠道病毒（埃可病毒、柯萨奇病毒 A 和 B、脊髓灰质炎病毒、肠道病毒）
- EB 病毒
- 亨德拉和尼帕病毒
- 1 型单纯疱疹病毒
- 2 型单纯疱疹病毒
- 人疱疹病毒 6 型
- 人疱疹病毒 7 型
- 人类免疫缺陷型病毒（HIV-1）
- 人副肠孤病毒
- 人 T 细胞嗜淋巴细胞病毒（HTLV-1）
- 流感病毒 A 和 B
- 淋巴细胞脉络丛脑膜炎病毒
- 麻疹病毒
- 腮腺炎病毒
- 副流感病毒
- 副肠孤病毒
- 细小病毒 B19
- 鼻病毒
- 轮状病毒
- 风疹病毒
- 水痘带状疱疹病毒
- 天花病毒

细菌

- 不典型分枝杆菌
- 汉氏巴尔通体
- 疏螺旋体属（回归热）
- 伯氏疏螺旋体（莱姆病）
- 布鲁菌属
- 钩端螺旋体属（钩端螺旋体病）
- 结核分枝杆菌
- 诺卡菌属（诺卡菌病）

续框

化脓性：部分治疗
- 梅毒螺旋体（梅毒）

立克次体
- 嗜吞噬细胞无形体
- 伯氏考克斯体
- 沙菲埃立克体
- 立氏立克次体（落基山斑疹热）
- 普氏立克次体（斑疹伤寒）

支原体
- 人型支原体
- 肺炎支原体

衣原体
- 肺炎衣原体
- 鹦鹉热衣原体

脲原体
- 解脲支原体

真菌
- 皮炎芽生菌
- 念珠菌属
- 粗球孢子菌
- 新型隐球菌
- 荚膜组织胞浆菌
- 其他：枝顶孢属、链格孢属、曲霉属、头状芽生裂殖菌、头孢菌属、枝孢菌属、夏威夷德雷克氏菌、镰刀菌属、拟青霉属、巴西副球孢子菌、马尔尼菲青霉菌、皮肤暗丝孢霉菌、伯氏足肿菌、申克孢子丝菌、白吉利毛孢子菌、黑粉菌属、接合菌属

寄生虫（嗜酸性脑膜炎）
- 吸虫：卫氏肺吸虫、血吸虫、片形吸虫
- 蛔虫：广州管圆线虫、棘颚口线虫、浣熊贝利斯蛔虫、粪类圆线虫、旋毛虫、犬弓蛔虫
- 绦虫：囊尾蚴病
- 原生动物和自由生活的变形虫（非嗜酸性脑膜炎）
- 棘阿米巴
- 福氏耐格里阿米巴
- 弓形虫（弓形虫病）

疫苗相关
- 麻疹
- 腮腺炎
- 脊髓灰质炎
- 狂犬病

续框

- 牛痘

脑膜周围感染

恶性肿瘤

- 中枢神经系统肿瘤
- 白血病

免疫相关疾病

- 白塞综合征
- 红斑狼疮
- 结节病

药物

- 抗菌剂（如甲氧苄啶-磺胺甲噁唑）
- 鞘内注射（如造影剂、抗生素）
- 非甾体抗炎药
- 其他药物

其他因素

- 表皮样、皮样、其他囊肿
- 异物（如分流）
- 重金属中毒
- 川崎病

[a] 在世界其他地区，许多其他虫媒病毒很重要。

（From Cherry JD et al: Feigin and Cherry's textbook of pediatric infectious diseases, ed 8, Philadelphia, 2019, Elsevier.）

膜炎，可以缩短抗生素治疗和住院的时间）；提供多重或基于小组的 PCR 测试，可在单个 CSF 样品中同时测试多种病毒和细菌

- 脑脊液中的抗体检测可诊断西尼罗病毒性脑膜炎

实验室检查

全血细胞计数及分类、血培养，及脑脊液检查（详见“评估”）。

影像学检查

CT 或 MRI：如果脑组织水肿，可有局灶性神经系统改变

Rx 治疗

- 没有针对大多数病毒的特异性抗病毒治疗。治疗应为支持性治疗，除非检测到单纯疱疹病毒（HSV），此时可静脉滴注阿昔洛韦：成人 10 mg/kg，每 8 h 一次，持续 14 ～ 21 天；大于 12 岁儿童，最高可应用至 20 mg/kg，每 8 h 一次
- 在脑脊液培养排除细菌性脑膜炎之前，可以经验性使用抗生素

处理

病毒性脑膜炎大多数无并发症，可以消退；然而，在初始症状发作后 2 ～ 3 周，可能出现复发性头痛、肌痛和肌无力等。

! 重点和注意事项

- 肠道病毒是引起病毒性脑膜炎最常见的原因，肠道病毒通过粪-口途径传播，而较少通过呼吸道传播。在夏季和秋季较为常见。从 2000—2005 年，最常见的血清型为柯萨奇病毒 A9、B5 和 B1 型，及埃可病毒 6、9、13、18 和 30 型
- 单纯疱疹病毒 2 型（HSV-2）是引起脑膜炎初次发作的原因，同时也是引起淋巴细胞性脑膜炎复发的原因。HSV-2 脑膜炎通常没有生殖器疱疹病史或生殖器症状。复发性无菌性脑膜炎，又称莫拉雷特（Mollaret）病，主要是由 HSV-2 感染引起。

相关内容

脑膜炎，细菌性（相关重点专题）

推荐阅读

McGill F et al: Viral meningitis: current issues in diagnosis and treatment, *Curr Opin Infect Dis* 30:248-256, 2017.

Renaud C, Harrison CJ: Human parechovirus 3: the most common viral cause of meningoencephalitis in young infants, *Infect Dis Clin North Am* 29(3):415-428, 2015.

Swanson PA 2nd, McGavern DB: Viral diseases of the central nervous system, *Curr Opin Virol* 11:44-54, 2015.

Tuppeny M: Viral meningitis and encephalitis, *Crit Care Nurs Clin North Am* 25(3):363-380, 2013.

第 11 章　细菌性脑膜炎
Meningitis，Bacterial

Glenn G. Fort

欧英炜　译　南勇　审校

基本信息

定义

细菌性脑膜炎是由蛛网膜下腔和脑室内细菌引起的脑膜炎，可伴有颅内压增高、脑脊液（CSF）细胞增多或白细胞增多，引起一系列神经系统后遗症和神经系统异常。

同义词

脊髓性脑膜炎
细菌性脑膜炎

ICD-10CM 编码
G00.9　细菌性脑膜炎，非特异性
G00.8　其他细菌性脑膜炎
G01　在细菌性疾病其他分类中的脑膜炎

流行病学和人口统计学

发病率（美国）：1.3/10 万～ 2.0/10 万。全球每年有 120 万病例，每年有 13.5 万例死亡。20 世纪 90 年代初，随着 b 型流感嗜血杆菌（Hib）疫苗的引进，以及 2000 年肺炎球菌结合疫苗的引进，美国细菌性脑膜炎的发病率急剧下降。

好发性别：男性＝女性。

好发年龄：所有年龄，从新生儿到老年人。

体格检查和临床表现

- 发热
- 头痛
- 颈部僵硬、颈项强直、脑膜刺激征
- 精神状态改变，昏睡

- 呕吐、恶心
- 畏光
- 癫痫
- 昏迷；嗜睡、木僵
- 皮疹：与脑膜炎球菌感染相关的瘀点和紫癜性病变（图 11-1），暴发性紫癜
- 肌痛
- 脑神经异常（单侧）
- 视盘水肿
- 瞳孔增大、无反应
- 姿态：去皮质强直或去大脑强直
- 成人脑膜炎的 Kernig 征和 Brudzinski 征（图 11-2）体格检查结果通常出现在病程后期，可能对早期诊断脑膜炎没有帮助

病因学

脑膜炎的细菌病因学取决于患者的年龄。目前对于儿童和成人来说，脑膜炎奈瑟菌比流感嗜血杆菌更常见，仍是细菌性脑膜炎的主要病因，而链球菌（肺炎链球菌）仍然是社区获得性细菌性脑膜炎的常见病因。30% 以上的脑膜炎患者（通常发生在婴儿和 6 岁以下儿童）由流感嗜血杆菌引起。它与鼻窦炎、中耳炎有关。

- 新生儿：B 组链球菌、革兰氏阴性杆菌（如大肠埃希菌）、单核细胞性李斯特菌

扫二维码看彩图

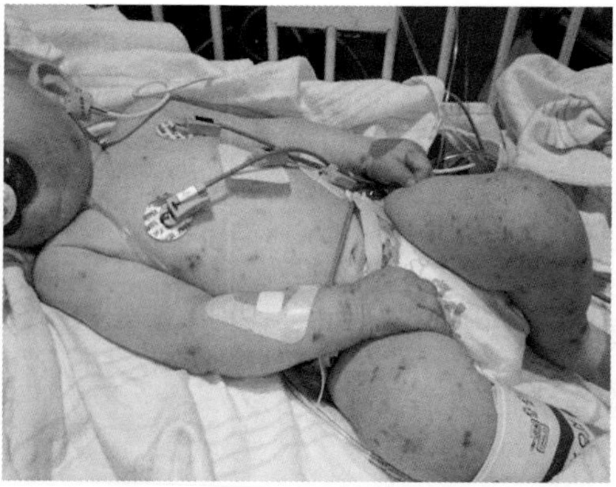

图 11-1 （扫二维码看彩图）患有脑膜炎球菌血症的幼童，躯干和四肢可见紫癜性病变。（From Cherry JD et al：Feigin and Cherry's textbook of pediatric infectious diseases，ed 8，Philadelphia，2019，Elsevier.）

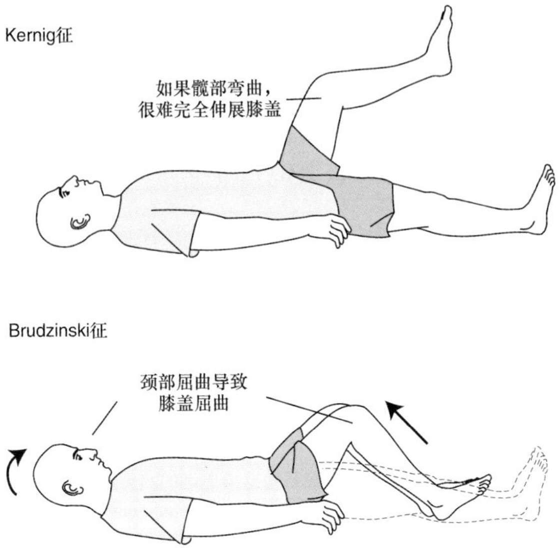
Kernig征
如果髋部弯曲，
很难完全伸展膝盖
Brudzinski征
颈部屈曲导致
膝盖屈曲

图 11-2　Kernig 征和 Brudzinski 征。在 Kernig 征中（上图），当膝盖和髋部第一次弯曲时（患者的左腿），患者膝盖难以完全伸展，然而当髋部伸展时（患者的右腿），膝盖可正常伸展。在 Brudzinski 征中（下），患者颈部的弯曲会导致髋部和膝盖弯曲，将双腿拉向胸部。（From McGee S：Evidence-based physical diagnosis，ed 4，Philadelphia，2018，Elsevier.）

- ≥ 1 个月和< 3 个月的婴儿：B 组链球菌（40%）、革兰氏阴性杆菌（30%）、肺炎链球菌（14%）和脑膜炎奈瑟菌（12%）
- ≥ 3 个月和< 3 岁的婴幼儿：
  1. 肺炎链球菌（45%）
  2. 脑膜炎奈瑟菌（34%）
  3. 无乳链球菌（B 组链球菌）（11%）
  4. 流感嗜血杆菌
  5. 大肠埃希菌
- ≥ 3 岁和< 10 岁：
  1. 肺炎链球菌（47%）
  2. 脑膜炎奈瑟菌（32%）
- ≥ 10 岁和< 19 岁
  1. 脑膜炎奈瑟菌（55%）
  2. 肺炎链球菌
- 成人：肺炎链球菌、脑膜炎奈瑟菌和无乳链球菌（成人第三

大常见病因）
- 单核细胞性李斯特菌在普通人群中并不常见，但常见于老年人和细胞免疫缺陷人群
- HIV 感染者（AIDS）发生侵袭性脑膜炎球菌疾病（invasive meningococcal disease，IMD）的风险增加

Dx 诊断

诊断方法基于患者的表现和体格检查（图 11-3）。应尽早进行腰椎穿刺。如果患者处于昏迷状态或有局灶性神经功能缺损、瞳孔异常或视盘水肿，诊断的关键因素是脑脊液评估和 CT 扫描或 MRI。表 11-1 描述了疑似中枢神经系统感染患者的脑脊液检测。

表 11-1 疑似中枢神经系统感染患者的脑脊液检测

常规检测
白细胞计数与分类
红细胞计数[a]
葡萄糖浓度[b]
蛋白质浓度
革兰氏染色
细菌培养
根据临床怀疑情况选择特定的检查
病毒培养[c]
抗酸杆菌涂片和培养
性病研究实验室（VDRL）
墨汁染色
隐球菌多糖抗原
真菌培养
抗体检测（IgM 或 IgG，或二者皆有）[d]
核酸扩增检测（如聚合酶链反应）[e]
细胞学[f]
流式细胞术

[a] 应在第一个和最后一个管检查；在有创伤性穿刺的患者中，随着脑脊液（CSF）的持续流动，红细胞的数量应该会减少。关于脑脊液红细胞和白细胞数量是否与创伤性穿刺时相一致的公式，请参阅正文。
[b] 与腰椎穿刺前采集的血糖进行比较。
[c] 病毒培养的产量可能很低。
[d] 可能对脑膜炎和脑炎的特殊原因有用。
[e] 主要用于病毒性脑炎和慢性脑膜炎的病因。
[f] 怀疑为恶性肿瘤的患者。
（From Bennett JE，Dolin R，Blaser MJ：Mandell，Douglas，and Bennett's principles and practice of infectious diseases，ed 8，Philadelphia，2015，Saunders.）

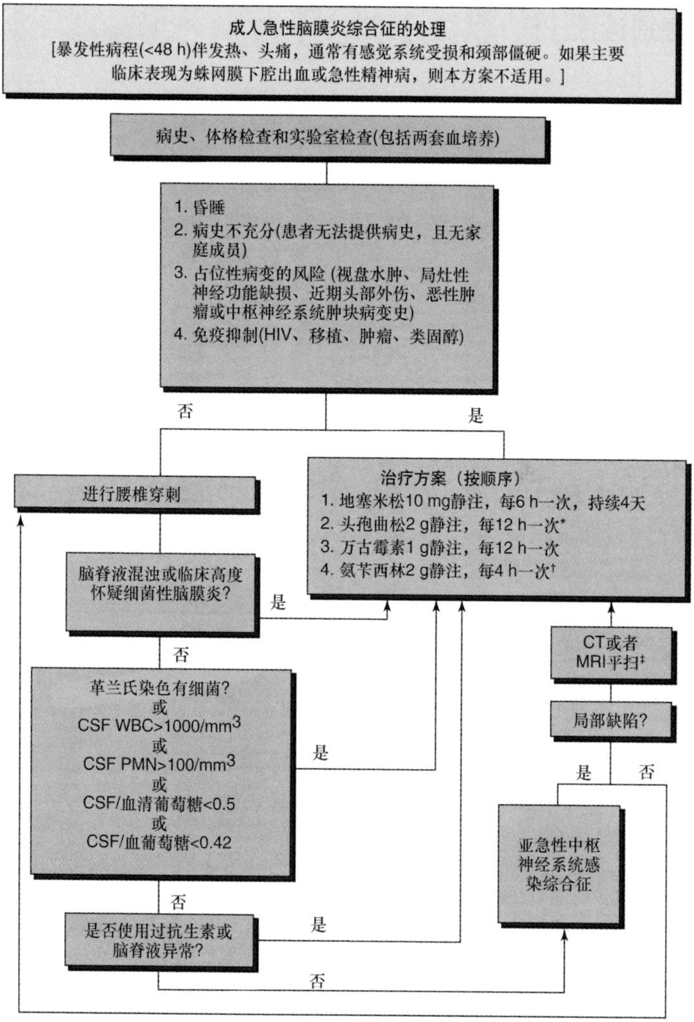

图 11-3　成人急性脑膜炎综合征患者的管理流程

* 头孢菌素严重过敏，可考虑美罗培南或莫西沙星。

† 对于有酗酒史、器官移植史、恶性肿瘤史、妊娠史或年龄大于 50 岁的患者，可使用氨苄西林。青霉素过敏患者，可使用甲氧苄啶-磺胺甲噁唑。

‡ 如果患者患有或怀疑患有人类免疫缺陷病毒（HIV）感染，在能做 MRI 的情况下，考虑先迅速获得 MRI 结果。

CSF，脑脊液；CT，计算机断层扫描；MRI，磁共振成像；PMN，多形核白细胞；WBC，白细胞。

（From Vincent JL et al：Textbook of critical care，ed 6，Philadelphia，2011，Saunders.）

鉴别诊断（框 11-1）

- 心内膜炎、菌血症
- 颅内肿瘤
- 莱姆病
- 脑脓肿
- 经部分治疗的细菌性脑膜炎
- 药物
- 系统性红斑狼疮
- 癫痫
- 急性单核细胞增多症
- 其他传染性脑膜炎
- 抗精神病药物恶性综合征
- 硬膜下积脓
- 蛛网膜下腔出血（表 11-2）
- 落基山斑疹热

框 11-1　脑膜炎球菌血症鉴别诊断

感染性疾病
- 落基山斑疹热
- 埃立克体病
- 肺炎链球菌性脓毒症
- b 型流感嗜血杆菌性脓毒症
- A 组链球菌脓毒症
- 金黄色葡萄球菌脓毒症
- 其他伴有弥散性血管内凝血的细菌性脓毒症（如肠源性革兰氏阴性菌）
- 感染性心内膜炎
- 淋球菌血症
- 鼠咬热
- 斑疹伤寒
- 二期梅毒

非感染性疾病
- 过敏性紫癜
- 婴儿急性出血性水肿
- 特发性血小板减少性紫癜
- 胶原血管病
- 肿瘤形成

（From Cherry JD et al：Feigin and Cherry's textbook of pediatric infectious diseases，ed 8，Philadelphia，2019，Elsevier.）

表 11-2　急性细菌性脑膜炎和蛛网膜下腔出血

表现	发生率（%）
急性细菌性脑膜炎	
颈部僵硬	84
发热	66 ～ 97
精神状态改变	55 ～ 95
Kernig 征或 Brudzinski 征	61
局灶神经系统体征	9 ～ 37
癫痫	5 ～ 28
瘀点性皮疹	3 ～ 52
蛛网膜下腔出血	
颈部僵硬	21 ～ 86
癫痫	7 ～ 32
精神状态改变	29 ～ 64
局灶神经系统表现	10 ～ 36
发热	6
视网膜前出血	4

诊断标准：对于脑膜炎，脑脊液细胞增多和微生物学或尸检数据支持细菌性脑膜炎；对于蛛网膜下腔出血，CT 或腰椎穿刺提供支持。

（From McGee，S：Evidence-based physical diagnosis，ed 4，Philadelphia，2018，Elsevier.）

评估

脑脊液检查（表 11-3）：

- 初始压力＞ 100 ～ 200 mmH_2O
- WBC 通常＞ 1000/mm^3
- 中性粒细胞占比＞ 80%
- 脑脊液细胞革兰氏染色：60% ～ 90% 的患者呈阳性
- 脑脊液蛋白质：＞ 50 mg/dl
- 脑脊液葡萄糖含量：＜ 40 mg/dl
- 培养：65% ～ 90% 的患者为阳性
- 多重聚合酶链反应（PCR）检测肺炎链球菌、流感嗜血杆菌、脑膜炎奈瑟菌和单核细胞性李斯特菌的灵敏度为 100%，特异度为 98%

表 11-3　在特定感染原因的脑膜炎患者中典型的脑脊液表现

脑膜炎病因	白细胞计数（/mm³）	主要细胞类型	葡萄糖（mg/dl）	蛋白质（mg/ml）
病毒	50～1000	单核细胞[a]	＞45	＜200
细菌	1000～5000[b]	中性粒细胞[c]	＜40[d]	100～500
结核	50～300	单核细胞[e]	＜45	50～300
隐球菌	20～500[f]	单核细胞	＜40	＞45

[a] 可能在早期表现为中性粒细胞。
[b] 范围从＜100 到＞10 000 细胞 /mm³。
[c] 约 10% 的患者以脑脊液淋巴细胞为主。
[d] 总应与同时的血糖进行比较，在大多数病例脑脊液与血葡萄糖比值≤ 0.4。
[e] 可能会出现“治疗悖论”，即在抗结核治疗期间，单核细胞的优势变为嗜中性粒细胞。
[f] 75% 以上的获得性免疫缺陷综合征患者细胞数＜20/mm³。
（From Bennett JE，Dolin R，Blaser MJ：Mandell，Douglas，and Bennett’s principles and practice of infectious diseases，ed 8，Philadelphia，2015，Saunders.）

实验室检查

血培养、白细胞分型、脑脊液检查（见“评估”）。

影像学检查

- 美国感染病学会指南建议，有以下症状的患者在腰椎穿刺前应进行脑 CT 检查：
  1. 临床高度怀疑为蛛网膜下腔出血
  2. 新的局灶性神经功能缺陷
  3. 视盘水肿
  4. 1 周内有癫痫发作
  5. 精神状态改变
  6. 中枢神经系统疾病病史（如肿瘤、卒中）
  7. 免疫缺陷
  8. 60 岁及以上

Rx 治疗

如果患者在腰椎穿刺时有化脓性脑脊液流出，或形状有脓性改变，或有弥散性血管内凝血（DIC）或脓毒症的迹象，尽管革兰氏染色和培养结果未出来，经验性静脉抗生素治疗（表 11-4）是必要的。在开始抗生素治疗之前，应尽量获得血液和脑脊液培养。但如果无

表 11-4　成人疑似细菌性脑膜炎的经验性治疗[a, 1, 2, 3, 4]

需要考虑的宿主因素	年龄＞ 50 岁？单核细胞性李斯特菌和需氧革兰氏阴性杆菌的风险 免疫抑制？包括宿主缺陷（如 HIV、酒精中毒、淋巴瘤）和治疗相关（如移植后、皮质类固醇） 卫生保健相关？包括外伤、神经外科手术后、分流术或脑室造口术相关 危及生命的青霉素或 β- 内酰胺过敏？氨曲南或氟喹诺酮替代革兰氏阴性杆菌；甲氧苄啶-磺胺甲噁唑是治疗单核细胞性李斯特菌的替代药物		
宿主	**可能的病原体**	**经验性治疗**	**其他需考虑的治疗**
年龄在 15 ～ 50 岁，无免疫抑制	肺炎链球菌，脑膜炎奈瑟菌，B 组溶血链球菌	万古霉素＋第三代头孢菌素[b]	地塞米松辅助治疗 如果肺炎链球菌的头孢菌素耐药率高，考虑利福平
年龄≥ 50 岁，无免疫抑制	肺炎链球菌，脑膜炎奈瑟菌，B 组溶血链球菌，单核细胞性李斯特菌，厌氧革兰氏阴性杆菌	万古霉素＋氨苄西林＋第三代头孢菌素[b]	地塞米松辅助治疗 如果肺炎链球菌的头孢菌素耐药率高，考虑利福平
免疫抑制状态	肺炎链球菌，脑膜炎奈瑟菌，B 组溶血链球菌，单核细胞性李斯特菌，金黄色葡萄球菌，需氧革兰氏阴性杆菌（包括铜绿假单胞菌）	万古霉素＋氨苄西林＋头孢吡肟或美罗培南[c]	地塞米松辅助治疗 如果肺炎链球菌的头孢菌素耐药率高，考虑利福平
医疗保健相关：创伤、神经外科手术后，或分流相关[c]	金黄色葡萄球菌，凝固酶阴性葡萄球菌，需氧革兰氏阴性杆菌（包括铜绿假单胞菌）	万古霉素＋头孢他啶或头孢吡肟或美罗培南[c]	地塞米松不提倡 考虑使用利福平治疗葡萄球菌 对分流术或脑室造口术相关感染，考虑进行鞘内治疗

续表

医疗保健相关：颅底骨折	肺炎链球菌，流感嗜血杆菌，A 组溶血链球菌	万古霉素＋第三代头孢菌素[b]	地塞米松辅助治疗 如果肺炎链球菌的头孢菌素耐药率高，考虑利福平

[a] 15 岁以上。

[b] 第三代头孢菌素：头孢曲松 2 g 每 12 h 一次，或头孢噻肟 2 g 每 4 ～ 6 h 一次。

[c] 其他药物的给药剂量（针对肾功能不全的改良方案）：万古霉素的最低剂量为 15 ～ 20 μg/ml；氨苄西林 2 g 每 4 h 一次；头孢他啶 2 g 每 8 h 一次；头孢吡肟 2 g 每 8 h 一次；美罗培南 2 g 每 8 h 一次。

HIV，人类免疫缺陷病毒。

[1] van de Beek D et al：Community-acquired bacterial meningitis，Nat Rev Dis Primers 2，16074，1-20，2016.

[2] Thigpen MC et al：for the Emerging Infections Programs Network：Bacterial meningitis in the United States，1998—2007，N Engl J Med 364（21）：2016-2025，2011.

[3] Tunkel AR et al：Practice guidelines for the management of bacterial meningitis，Clin Infect Dis 39（9）：1267-1284，2004.

[4] Tunkel AR et al：2017 Infectious Diseases Society of America's Clinical Practice Guidelines for healthcare-associated ventriculitis and meningitis，Clin Infect Dis 64（6）：e34-e65，2017.

（From Parrillo JE，Dellinger RP：Critical care medicine，principles of diagnosis and management in the adult，ed 5，Philadelphia，2019，Elsevier.）

法获得，不要拖延治疗。CT 扫描（见“影像学检查”的适应证）不应延误经验性抗生素治疗。革兰氏染色培养后的治疗建议如下：

- 新生儿：氨苄西林 200 ~ 400 mg/（kg · d），每 6 ~ 8 h 一次，联合庆大霉素 7.5 mg/kg 静注，分 3 次给药，联合第三代头孢菌素——头孢噻肟或头孢曲松
- 1 ~ 23 个月幼儿：万古霉素 60 mg/（kg · d）静注（最多 4 g/d）分 4 次给药，联合第三代头孢菌素——头孢曲松 100 mg/kg（最大剂量 4 g/d），分 1 或 2 次给药，或头孢噻肟 300 mg/（kg · d）静注（最大剂量 12 g/d），分 3 或 4 次给药
- 儿童：万古霉素 60 mg/（kg · d）静注（最大剂量 4 g/d），分 4 次给药，联合第三代头孢菌素——头孢曲松 100 mg/（kg · d）静注（最大剂量 4 g/d）或头孢噻肟 300 mg/（kg · d）静注（最大剂量 12 g/d），分 3 或 4 次给药
- 成人：万古霉素 15 ~ 20 mg/kg 静注，每 8 ~ 12 h 一次，联合第三代头孢菌素——头孢曲松 2 g 静注每 12 h 一次，或头孢噻肟 2 g 静注每 4 ~ 6 h 一次。50 岁以上成年人加用氨苄西林 2 g 静注每 4 h 一次以覆盖李斯特菌
- 免疫缺陷患者：万古霉素＋氨苄西林＋头孢吡肟 2 g 静注每 8 h 一次以覆盖假单胞菌或美罗培南 2 g 静注每 8 h 一次（对成人而言）同样覆盖假单胞菌

糖皮质激素在成人中的使用：

- 发达国家中已知或疑似细菌性脑膜炎的成人应在最初 4 天使用地塞米松 0.15 mg/kg 每 6 h 一次进行治疗。对肺炎球菌性脑膜炎患者进行辅助治疗后，死亡率和神经系统后遗症（听力丧失等）发生率均有所下降，但对其他病原体没有影响。地塞米松的益处在 HIV 高患病率及营养不良或临床表现迟发的发展中国家尚不清楚
- 如果在第 1 次抗生素使用同时或之前加用地塞米松每次 0.15 mg/kg，每 6 h 一次，持续 2 ~ 4 天，对于 Hib 脑膜炎患儿也有益处。对于疑似或肺炎球菌性或脑膜炎球菌性脑膜炎的患儿，糖皮质激素预防神经系统后遗症的功效并不清楚，其风险和收益因人而异

处理

细菌性脑膜炎是一种需要上报给当地卫生部门的疾病。对于疑

似或确诊脑膜炎奈瑟菌感染的患者，在治疗的最初 24 h 应采取飞沫预防措施。

转诊

- 如果细菌性脑膜炎后出现持续神经系统后遗症，应至神经科医生处就诊
- 如果患者复发细菌性脑膜炎，应请传染病医生会诊；此类患者应接受解剖检查（脑脊液硬膜渗漏）或免疫缺陷检查（补体缺陷、脾功能低下、免疫球蛋白缺乏）

重点和注意事项

专家点评

- 细菌性脑膜炎患者通常需要 ICU 护理，以处理明显的并发症，或监测病程中可能出现的任何并发症。ICU 住院标准汇总见表 11-5
- 院内细菌性脑膜炎可由侵入性操作（如放置脑室导管、腰椎穿刺、开颅、脊髓麻醉）引起。治疗这些不同种类的微生物需要经验性的抗菌治疗，即万古霉素加头孢吡肟、头孢他啶或美罗培南。对于颅底骨折，需要有效的经验性抗菌治疗，包括万古霉素加第三代头孢菌素
- 脑脊液白细胞假阳性升高，其中血细胞计数可在创伤性腰椎穿刺后发现，或患者颅内或蛛网膜下腔出血后，红细胞和白细胞被引入蛛网膜下腔。在这些情况下，下面的公式应该被用作存在脑脊液红细胞时真实白细胞计数的修正因子：

$$\text{调整后脑脊液中的白细胞}=\text{CSF 中实际 WBC 数量}-\frac{\text{血液中白细胞数量}\times\text{脑脊液中红细胞数量}}{\text{血液中红细胞数量}}$$

在上述计算公式中，减去的量是预测的脑脊液白细胞数量（假设所有脑脊液白细胞都是由血液污染造成的结果）[①]

- 可以通过对密切接触者（家庭成员和任何接触口腔分泌物的

① Bennett JE et al：Mandell，Douglas and Bennett's principles and practice of infectious diseases，ed 8，Philadelphia，2015，Saunders，p 1093.

表 11-5　细菌性脑膜炎需要 ICU 监护和管理的主要并发症[1,2,3,4,5]

并发症类型	病因，患病率	管理策略
神经系统并发症		
颅内压增高	脑水肿，6% ～ 10%	策略：渗透利尿，颅内压监测，床头抬高，预防性腰椎引流 甘油和低体温没有益处，可能导致更高的死亡率
脑积水	交通性脑积水，3% ～ 8% 梗阻性脑积水罕见	反复腰椎穿刺，腰椎引流，脑室造瘘
局灶神经系统缺陷	动脉梗死或血管炎，10% ～ 15% 静脉梗死，3% ～ 5% 听力损失，14% ～ 30% 脑神经缺陷，尤其是第Ⅷ对脑神经，15% ～ 30% 出血，＜ 1% 脑脓肿，硬膜下积脓＜ 1%	影像学检查寻找颅内局灶性并发症 对疑似肺炎球菌性脑膜炎给予地塞米松，以降低听力损失的风险
癫痫	多种病因，14% ～ 33%	连续 EEG 监测，抗癫痫药 预防性抗癫痫药物不推荐使用
躁动	常见	谨慎镇静
其他并发症		
低钠血症	高达 25% ～ 30%	高渗盐溶液？ 低钠血症的存在并不影响结果
败血症和心肺衰竭	38%	血流动力学支持，机械通气
肺炎	17%，肺炎链球菌最常见	通气支持

EEG，脑电图。

[1] van de Beek D et al：Community-acquired bacterial meningitis，Nat Rev Dis Primers 2（16074）：1-20，2016.

[2] Bijlsma MW et al：Community-acquired bacterial meningitis in adults in the Netherlands，2006—2014：a prospective cohort study，Lancet Infect Dis 16（3）：339-347，2016.

[3] Durand ML et al：Acute bacterial meningitis in adults：review of 493 episodes，N Engl J Med 328（1）：21-28，1993.

[4] Tunkel AR et al：Practice guidelines for the management of bacterial meningitis，Clin Infect Dis 39（9）：1267-1284，2004.

[5] Brouwer MC et al：What's new in bacterial meningitis，Intensive Care Med 42（3）：415-417，2016.

（From Parrillo JE，Dellinger RP：Critical care medicine，principles of diagnosis and management in the adult，ed 5，Philadelphia，2019，Elsevier.）

人）进行药物预防来预防脑膜炎

- 对于年龄大于 12 岁的患者，有效的药物是利福平 10 mg/kg 口服 2 次 / 日，连用 2 天，或头孢曲松 250 mg 肌注单次给药，12 岁或更小的患者使用 125 mg 肌注
- 预防奈瑟菌脑膜炎的环丙沙星 500 mg 可用于不能耐受利福平的 18 岁以上患者，以消除咽部定植
- 脑膜炎疫苗：针对血清型 A、C、Y、W-135 荚膜多糖的蛋白结合疫苗可用于成人（55 岁以下）和 2 岁以上儿童
- 现已有针对 B 型奈瑟菌脑膜炎（MenB）的两种新疫苗：Bexsero 和 Trumenba
- 植入人工耳蜗的儿童患细菌性脑膜炎的风险增加
- 使用依库珠单抗（Soliris）的患者极易患侵袭性脑膜炎球菌疾病，应接种 Menactra 和 MenB 疫苗，并且可能还需要终生抗生素预防

相关内容

病毒性脑膜炎（相关重点专题）

脑膜炎，真菌（相关重点专题）

推荐阅读

Bamberger DM: Diagnosis, initial management, and prevention of meningitis, *Am Fam Physician* 82(12):1491-1498, 2010.

Bhimraj A: Acute community-acquired bacterial meningitis in adults: an evidence-based review, *Cleve Clin J Med* 79:393, 2012.

Brouwer MC et al: Corticosteroids for acute bacterial meningitis, *Cochrane Database Syst Rev* (9):CD004405, 2015.

Kim KS: Acute bacterial meningitis in infants and children, *Lancet Infect Dis* 10:32-42, 2010.

McGill F et al: Acute bacterial meningitis in adults, *Lancet* 388:3036-3047, 2016.

Miller L et al: Elevated risk for invasive meningococcal disease among persons with HIV, *Ann Intern Med* 160:30-37, 2014.

van de Beek D et al: Nosocomial bacterial meningitis, *N Engl J Med* 362:146-154, 2010.

第 12 章　真菌性脑膜炎

Meningitis，Fungal

Glenn G. Fort

何正兵　译　胡晶晶　童瑾　审校

基本信息

定义

真菌性脑膜炎是脑膜和（或）中枢神经系统的感染，通常是亚急性而非急性，由各种不同的真菌或霉菌引起。在美国，最常见的原因是新型隐球菌以及粗球孢子菌脑膜炎，但是，最近在美国的多个州暴发了中枢神经系统真菌感染以及脓毒性关节炎，主要是由喙状明脐菌引起，其通过硬膜外注射或者椎旁注射由同一家药房生产的甲泼尼龙进行传播，如表 12-1 所示。本章涵盖了这次暴发。也可以在关于隐球菌病以及球孢子菌病的章节看到。

表 12-1　真菌病是真菌性脑膜炎的病因

新型隐球菌和格特隐球菌
粗球孢子菌
荚膜组织胞浆菌
白念珠菌以及其他念珠菌属
申克孢子丝菌
皮炎芽生菌
霉菌：足放线病菌、曲霉菌
含有黑色素的暗细胞壁的霉菌：许多菌种，包括
着色芽生菌（Cladophialophora）
外瓶霉菌种
喙状明脐菌

同义词

中枢神经系统的真菌感染

真菌性脑膜炎

ICD-10CM 编码

B37.5 ＋　念珠菌性脑膜炎

B38.4 ＋　球孢子菌病脑膜炎

B39.3　播散性荚膜组织胞浆菌病

B40.7　播散性芽生菌病

B45.1　脑隐球菌病

B46.1　鼻脑毛真菌病

B47.7　播散性孢子丝菌病

B49　未特指的真菌病

流行病学与人口统计学

- 在 2012 年 9 月开始暴发
- 截至 2013 年 10 月，共有 751 个病例，其中 64 例死亡，没有新增病例
- 已有 20 个州报告了病例，但密歇根州、田纳西州以及印第安纳州的病例最多
- 大约 14 000 名患者注射了可能被真菌污染的甲泼尼龙

发病率：据计算，可能的总发病率为每 100 人中 4.4 例。

好发性别和年龄：

- 受感染患者的年龄中位数为 64 岁（范围为 16 ～ 92 岁）
- 女性占病例的 60%

发病高峰：在接受被真菌污染的甲泼尼龙硬膜外注射或者椎旁注射的 6 周内发生，但在 3 个月后才发现病例。

危险因素：这次暴发的来源是同一药房（新英格兰化合物中心）。在三批未开封的不含防腐剂的甲泼尼龙中，有两批被检测出来有喙状明脐菌。

- 17 000 瓶药物可能受到污染
- 23 个州的 75 个卫生机构（医院和门诊治疗中心）收到了带有该批次的药瓶，这些批次随后被召回
- 感染只能通过注射类固醇获得，不会在人与人之间传播
- 最终，该公司生产的所有产品被召回，该公司关闭
- 污染被认为是由于生产过程中缺乏无菌控制而发生的
- 在其中一批召回的 321 瓶中，有 83 瓶可见到墨绿色物质

体格检查与临床表现

大多数患者在注射后 1 ～ 4 周表现出来。

- 脑膜炎、脑卒中，以及注射部位感染
  1. 脑膜炎：新发或加重的头痛、颈项强直、畏光
  2. 脑卒中：神经功能缺损，伴有肌无力、言语不清、眩晕、共济失调或复视。脑卒中通常累及后循环，引起基底动脉卒中
  3. 注射部位感染：硬膜外脓肿、蛛网膜炎、椎间盘炎、脊椎骨髓炎，或者持续性背痛
  4. 外周关节感染：35 名患者因使用受污染批次的类固醇关节注射而只出现外周关节感染
- 发病机制：类固醇本身可能损害宿主的局部防御，促进真菌感染进入中枢神经系统。真菌进入脑脊液（CSF）并向上扩散至基底池，然后侵入基底动脉
- 发热不是一个持续性的症状
- 部分患者在 MRI 检查中发现注射部位感染，但未出现临床症状

病因学

- 只有大约 1/3 的临床病例有已证实的培养结果
- 据文献记录，约 30% 的临床病例的病因是喙状明脐菌
  1. 暗色孢科真菌的一部分（黑色素引起的色素沉着）
  2. 存在于土壤和部分活的或死的植物体中
  3. 对伏立康唑和两性霉素 B 敏感，但对氟康唑耐药
- 已在患者中分离出 13 种其他霉菌属，包括曲霉菌属、链格孢属、分枝孢子菌属、青霉属和其他菌属
- 从受污染的药剂瓶中分离出四种不同类型的霉菌

Dx 诊断

鉴别诊断

- 脑膜炎：细菌性、病毒性或分枝杆菌性病原体
- 脑卒中：心源性脑卒中、出血性脑卒中
- 中枢神经系统肿瘤
- 细菌性病原体引起的硬膜外脓肿
- 细菌性骨髓炎

评估

- 临床标本的阴性培养结果不能排除感染可能
- 如果有疑似病例，应与当地卫生部门联系

实验室检查

- 脑脊液（CSF）：如果疑似脑膜炎，要进行腰椎穿刺（lumbar puncture，LP），获得 10 ～ 20 ml CSF
  1. 常规检查：革兰氏染色、培养、细胞计数、蛋白质、葡萄糖
  2. 至少 10 ml 用于真菌培养，并且至少培养 2 周
  3. 把未用的 CSF 送到 CDC 用于喙状明脐菌的聚合酶链反应（PCR）
  4. 表 12-2 总结了真菌性 CSF 的特点
- 其他检查：常规全血细胞计数及分类，血尿素氮（BUN）和肌酐（CR），肝功能检查

影像学检查

通过 MRI 或 MRI/MRA 或 CT 进行神经系统成像，可以检测到：

- 脑梗死或脑卒中
- 后循环的大血管受累
- 硬脑膜及软脑膜增强
- 蛛网膜炎
- 脊柱骨髓炎及椎间盘炎
- 硬膜外脓肿

Rx 治疗

针对 CNS 真菌感染，有四项基本管理原则：早期诊断、抗真菌治疗、神经外科评估与干预、免疫功能损害的处理。

急性期常规治疗

急性期治疗将取决于感染部位及严重程度：

- 脑膜炎：包含或者不包含两性霉素 B 脂质体的伏立康唑
  1. 伏立康唑：对于严重病例，6 mg/kg 静注每 12 h 一次，或对于轻症病例口服治疗，对 CSF 具有良好的渗透性；副作用包括色觉改变或幻觉
  2. 两性霉素 B 脂质体（AmBisome）：7.5 mg/kg 静注每 24 h

表 12-2 真菌性脑脊液特征

微生物	白细胞	蛋白质	葡萄糖	涂片	血清学	培养
芽生菌属 Blastomyces	多变，可达 15 000/mm^3，主要为多形核白细胞或淋巴细胞	升高到 300 mg/dl	正常或偏低	涂片上少见	没有好的血清学检验	CSF 培养很少呈阳性；脑室穿刺阳性率增加
念珠菌属 Candida	平均 600/mm^3，可多达 1900/mm^3，主要是多形核白细胞或淋巴细胞	升高	正常或偏低	涂片上 40% 呈阳性	血清学无帮助	CSF 培养有帮助
球孢子菌属 Coccidioides	100 ～ 750 WBC，大部分是淋巴细胞	150 ～ 2000 mg/dl	21% ～ 62% 血清学阳性	涂片上少见	CSF CF 抗体阳性率 75% ～ 95%	CSF 培养阳性率 33% ～ 60%
隐球菌属 Cryptococcus	40 ～ 400 WBC，大部分是淋巴细胞	高	低	印度墨汁染色阳性率 25% ～ 50%	CSF 及血清隐球菌抗原阳性率 85% ～ 90%	CSF 培养阳性率 75%
组织胞浆菌属 Histoplasma	0 ～ 300 WBC，主要是淋巴细胞或多形核白细胞；大多数在（11 ～ 101）/mm^3	通常升高，但也可能正常	通常低（< 40 mg/dl）至正常	涂片上少见	尿、血、CSF 多糖抗原阳性率 61%	CSF 培养阳性率 27% ～ 65%

CF，补体结合；CSF，脑脊液；WBC，白细胞。

（From Cherry JD et al：Feigin and Cherry's textbook of pediatric infectious diseases，ed 8，Philadelphia，2019，Elsevier.）

一次，对于最严重的病例或单用伏立康唑无效或复发的患者，可加入伏立康唑中使用。可引起肾毒性，可通过在服药前给予 1 L 生理盐水静注来改善

- 注射部位感染：硬膜外脓肿、椎间盘炎、脊柱骨髓炎等
  1. 伏立康唑：6 mg/kg 每 12 h 一次，静注还是口服取决于临床表现，并且可以考虑添加两性霉素 B 脂质体 5 ～ 6 mg/kg 静注每 24 h 一次

慢性期治疗

- 脑膜炎：脑膜炎治疗应持续至少 3 个月，但脑卒中或严重的中枢神经系统疾病可能需要 6 个月至 1 年。监测肝功能，并在治疗第 5 天检测伏立康唑谷浓度，浓度应为 2 ～ 5 μg/ml。监测伏立康唑的神经系统不良反应。对于使用两性霉素 B 脂质体的患者，需要经常监测肾功能和电解质（K^+）
- 注射部位感染：治疗应该持续至少 3 ～ 6 个月

预后

死亡率约为 8.8%，最高的危险因素是发生脑卒中。

转诊

- 传染病医生给予初步指导和长期抗真菌治疗
- 神经病学家进行评估和诊断
- 神经放射科医生进行 MRI/MRA 解读

重点和注意事项

患者及家庭教育

这种真菌病是通过被污染的类固醇注射传播的，不会在人与人之间传播，因此不具有传染性。

相关内容

侵袭性念珠菌病（相关重点专题）
隐球菌病（相关重点专题）
球孢子菌病（相关重点专题）
细菌性脑膜炎（相关重点专题）
病毒性脑膜炎（相关重点专题）

推荐阅读

Abbas KM et al: Clinical response, outbreak investigation, and epidemiology of the fungal meningitis epidemic in the United States: systematic review, *Disaster Med Public Health Prep* 10(1):145-152, 2016.

Kauffman CA et al: Fungal infections associated with contaminated methylprednisolone injections, *N Engl J Med* 386:2495-2500, 2013.

McCarthy M et al: Mold infections of the central nervous system, *N Engl J Med* 371:150-160, 2014.

Pettit AC et al: The index case for the fungal meningitis outbreak in the United States, *N Engl J Med* 367:2119-2125, 2012.

Ritter JM et al: Exserohilum infections associated with contaminated steroid injections: a clinicopathologic review of 40 cases, *Am J Pathol* 183(3):881-892, 2013.

Smith RM et al: Fungal infections associated with contaminated methylprednisolone injections, *N Engl J Med* 369:1598-1609, 2013.

第 13 章　克雅病
Creutzfeldt-Jakob disease

Arun Swaminathan，Sachin Kedar

刘晓英　译　刘晓英　审校

基本信息

定义

克雅病（Creutzfeldt-Jakob disease，CJD）是由一种被称为朊病毒的传染性蛋白病原体引起的进行性、致命性、痴呆性神经疾病。

同义词

传染性海绵状脑病

朊病毒病

CJD

其他朊蛋白病

致命性家族性失眠

Gerstmann-Sträussler-Scheinker 综合征（GSS）

牛海绵状脑病（“疯牛病”）

库鲁病

ICD-10CM 编码

A81.00　克雅病，非特异性

流行病学和人口统计学

- 发病率每年 1/100 万
- 年龄高发期为 60 岁（范围 16 ～ 82 岁）；散发病例多见于老年人群，变异亚型多见于年轻患者
- 是快速进展性痴呆的最常见病因，起病 1 年内死亡
- 5% ～ 10% 患者为家族性 CJD，其余为散发型 CJD；医源性 CJD［角膜或肝移植、硬脑膜异体移植、人垂体提取物、血液或血液制品输注、重复使用的医疗设备，如脑电图（EEG）

深部电极］非常罕见，约 1%；变异性 CJD 是由于摄入携带朊病毒的牛肉所引起，在英国更为常见，但加拿大、法国、沙特阿拉伯和美国也有病例报道

体格检查和临床表现

- 认知缺陷：存在认知障碍的患者（痴呆——记忆力丧失、行为异常、大脑皮质功能受损），通常为亚急性快速进展性脑病或痴呆。大约 1/3 的患者可能会出现前驱症状，如疲劳、抑郁、体重减轻、睡眠和食欲紊乱。早期以幻觉、妄想和躁动为特征
- 超过 80% 的患者会出现肌阵挛——全身性的，因惊吓而诱发
- 50% 以上的患者可见锥体束征（无力）、小脑征（笨拙）和锥体外系表现（帕金森病表现）
- 较少见的特征包括皮质视功能障碍、异常眼球运动、前庭功能障碍、感觉障碍、自主神经功能紊乱、下运动神经元体征和癫痫发作

病因学

小的感染性蛋白颗粒（朊病毒）：非感染性朊病毒蛋白（prion protein，PrP）是一种存在于神经元表面的细胞蛋白。正常功能未知。这种正常蛋白被感染性朊病毒蛋白转化为抗蛋白酶的感染性病原体。

- 人 20 号染色体上发现正常朊病毒蛋白基因（*PRNP*）
- PRNP 第 129 位密码子上甲硫氨酸和缬氨酸的分布决定了 CJD 的 6 种临床表型

Dx 诊断

- 确诊 CJD：进行性痴呆患者，神经病理证实为海绵状脑病
- 很可能的 CJD：有快速进行性痴呆病史（＜2 年），典型脑电图表现，至少有以下 2 种临床特征：肌阵挛、视觉或小脑功能障碍、锥体或锥体外系特征、无动性缄默症
- 可能的 CJD：与很可能的 CJD 相同，没有典型脑电图表现

鉴别诊断

- 其他进行性痴呆（阿尔茨海默病、额颞叶痴呆、路易体痴呆和血管性痴呆）

- 感染性疾病（病毒、HIV、真菌、结核病、Whipple 病）
- 炎性或自身免疫性疾病［中枢神经系统血管炎、自身免疫性脑炎、桥本脑病、亚急性硬化性全脑炎（subacute sclerosing panencephalitis，SSPE）］
- 代谢（维生素缺乏、内分泌）
- 肿瘤（中枢神经系统淋巴瘤、脑胶质瘤病、副肿瘤性脑炎）
- 其他情况、中毒（重金属中毒）

评估

- 评估痴呆的可治性病因（见“阿尔茨海默病”一章）
- 脑活检是诊断的金标准，但由于没有治疗或治愈且存在医源性传播的潜在风险，因此可能无法进行
- 腰椎穿刺脑脊液分析是否存在 14-3-3 蛋白或人类朊病毒蛋白（PrP^{Sc}）
- 美国神经病学学会最近发布的指南指出，临床医生应为快速进展性痴呆、强烈怀疑散发性 CJD 和不确定诊断（预测可能性为 20% ～ 90%）患者预约 14-3-3 蛋白检测。由于它也存在于其他慢性非炎症性痴呆症中，该检测有很高的假阳性和假阴性率

实验室检查

- 在快速进展性痴呆患者的脑电图上出现周期性尖波复合波，敏感性为 67%，特异性为 86%
- 在可能或很可能的 CJD 病例中，脑脊液检测出 14-3-3 蛋白有 95% 的阳性预测价值，未检测到 14-3-3 蛋白有 92% 的阴性预测价值。检测脑脊液中存在 PrP^{Sc} 据报道敏感性为 83%，特异性为 100%。反复检测 14-3-3 蛋白增加了阳性结果的概率。脑脊液中的烯醇化酶和新蝶呤是可能具有辅助诊断价值的非特异性标志物
- 最近的报告表明，使用 RT-QuIC（一种超灵敏的多孔板荧光分析法检测 PrP^{CJD}）通过检测鼻拭子（嗅黏膜），可用于确诊 CJD
- PRP^{Sc} 也可以从变异性 CJD 患者的尿液样本中检测到
- 作为 CDC 的报告中心，Case Western Reserve 大学的国家朊病毒疾病病理监测中心免费进行特定的诊断测试

影像学检查

MRI 扫描是诊断 CJD 最敏感的工具之一。它可以显示基底节和（或）大脑皮质的弥散受限区域。磁共振弥散加权成像对快速进展性痴呆的敏感性为 92.3%，特异性为 93.8%。T2 加权成像显示约 82% 的患者豆状核内有轻度增高信号。

Rx 治疗

非药物治疗

全职护理人员或疗养院：社会工作有助于临终讨论、家庭咨询和优化适当的家庭服务。正确处理医疗设备，避免来自这些患者的器官移植，可以防止疾病的传播。

急性期常规治疗

目前无治疗方法。

慢性期治疗

目前无治疗方法。

预后

该病是致命的。平均病程为 8 个月（范围为 1 ～ 130 个月）。1/7 的患者存活至 1 年，1/30 的患者存活至 2 年。发病年龄较小的患者和女性患者生存情况稍好。生存时间长的病例可能是误诊，由于同时存在诸如早于 CJD 发病的阿尔茨海默病痴呆所致。

转诊

- 神经科相关领域医生评估快速进展性痴呆症
- 社会工作者

！重点和注意事项

专家点评

- 对于不明原因的快速进展性痴呆症患者，应考虑 CJD 的可能
- 暴露于人或动物神经组织会增加进展性痴呆患者罹患 CJD 的概率

- 人类相关疾病：库鲁病、致命性家族性失眠、Gerstmann-Sträussler-Scheinker 综合征、新型变异性 CJD
- 动物相关疾病：羊瘙痒症、牛海绵状脑病（疯牛病）

推荐阅读

Atarashi R et al: Ultrasensitive human prion detection in cerebrospinal fluid by real-time quaking-induced conversion, *Nat Med* 17:175, 2011.

Maheshwari A et al: Recent US case of variant Creutzfeldt-Jakob disease—global implications, *Emerg Infect Dis* 21(5):750-759, 2015.

Matsui Y et al: Development of an ultra-rapid diagnostic method based on heart-type fatty acid binding protein levels in the CSF of CJD patients, *Cell Mol Neurobiol* 30(7):991-999, 2010.

Moda F et al: Prions in the urine of patients with variant Creutzfeldt-Jakob disease, *N Engl J Med* 371:530-539, 2014.

Orru CD et al: A test for Creutzfeldt-Jakob disease using nasal brushings, *N Engl J Med* 371:519-529, 2014.

Torres M et al: Altered prion protein expression pattern in CSF as a biomarker for Creutzfeldt-Jakob disease, *PLoS One* 7(4):e36159, 2012.

第三篇

周围神经疾病

第 14 章　拉姆齐・亨特综合征
Ramsay Hunt Syndrome

Glenn G. Fort

刘晓英　译　刘晓英　审校

基本信息

定义

拉姆齐・亨特综合征是一种局限性带状疱疹感染，累及第Ⅶ对脑神经和膝状神经节，导致听力丧失、眩晕和面神经麻痹。

同义词

耳带状疱疹

膝状疱疹

疱疹性膝状神经节炎

ICD-10CM 编码

B02.21　疱疹后膝状神经节炎

流行病学和人口统计学

好发性别：性别分布均等。

好发年龄：

- 随着年龄增长越来越常见
- 儿童期较少见

体格检查和临床表现

- 特征性水疱：
  1. 在耳廓
  2. 外耳道内（图 14-1）
  3. 沿面神经（第Ⅶ对脑神经）分布，偶尔也可累及邻近的脑神经，如第Ⅴ、Ⅸ、Ⅹ对脑神经
- 受累侧面瘫
- 听觉症状包括轻度至重度耳鸣、耳聋、眩晕和眼球震颤

扫二维码看
彩图

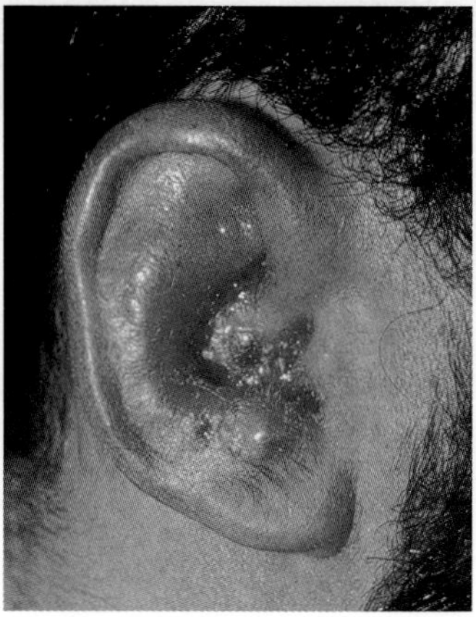

图 14-1 （扫二维码看彩图）在拉姆齐·亨特综合征中，膝状神经节带状疱疹导致耳朵（如图所示）和鼓膜上出现水疱。第Ⅶ和第Ⅷ对脑神经功能可能受到影响。[From White GM, Cox NH（eds）: Diseases of the skin：color atlas and text，ed 2，St Louis，2006，Mosby.]

病因学

- 原发性水痘后，水痘-带状疱疹病毒潜伏感染的再激活
- 膝状神经节的疱疹感染被认为是该综合征的原因

Dx 诊断

- 通常通过识别先前描述的临床特征来进行诊断
- 从活动性水疱中提取的样本进行病毒培养和（或）显微镜检查

鉴别诊断

- 单纯疱疹
- 外耳炎
- 脓疱病
- 肠道病毒感染
- 吉兰-巴雷综合征
- 其他病因的贝尔麻痹，如莱姆病
- 听神经瘤（在皮肤病变出现前）

评估

如果诊断有疑问，需确认水痘-带状疱疹病毒感染。

实验室检查

- 一般不需要
- 水疱液体标本和水疱基底刮片的病毒培养

- Tzanck 制剂，可显示多核巨细胞，但敏感性低
- 刮片的直接荧光染色

影像学检查

在水疱出现前 MRI 可显示面神经和前庭蜗神经增强。

Rx 治疗

急性期常规治疗

- 皮质类固醇的使用存在争议
- 阿昔洛韦（一天 1 次，每次口服 800 mg，连用 10 天）、泛昔洛韦（一天 3 次，每次 500 mg，连用 7 天）或伐昔洛韦（每次 1 g，每 8 h 一次，连用 7 天）可加速愈合
- 某些作者建议使用泼尼松（每天 1 次，每次口服 60 mg，持续 7 天，或采用逐渐减量方案，40 mg 口服持续 2 天，30 mg 持续 7 天，然后逐渐减少剂量），但使用仍存在争议
- 应按指示使用止痛药

慢性期治疗

- 度洛西汀和阿米替林对疱疹后疼痛有效
- 其他治疗疱疹后疼痛的药物包括加巴喷丁和普瑞巴林
- 偶尔可能需要麻醉性镇痛药

预后

很少复发。

转诊

转诊至耳鼻喉科医生：持续性面神经麻痹患者可能需要进行面神经减压术。

! 重点和注意事项

为了防止带状疱疹的复发，建议使用带状疱疹疫苗。带状疱疹重组疫苗，佐剂（SHINGRX）2 次给药后 90% 有效，可用于 50 岁以上的人。

专家点评

在以下人群中，需要考虑免疫缺陷状态，特别是 HIV 感染：

- 年轻患者
- 严重病例
- 有特定危险行为的患者

相关内容

带状疱疹（相关重点专题）

推荐阅读

Chodkiewicz HM et al: Ramsey Hunt syndrome revisited, *Cutis* 91(4):181-184, 2013.

De Ru JA, van Benthem PP: Combination therapy is preferable for patients with Ramsay Hunt syndrome, *Otol Neurotol* 32:852-855, 2011.

Jeon Y, Lee H: Ramsey Hunt syndrome, *J Dent Anesth Pain Med* 18:333-337, 2018.

Kansu L, Yilmaz I: Herpes zoster oticus (Ramsay Hunt syndrome) in children: case report and literature review, *Int J Pediatr Otorhinolaryngol* 76:772-776, 2012.

第 15 章　脊髓痨

Tabes Dorsalis

Joseph S. Kass

刘晓英　译　刘晓英　审校

基本信息

定义

脊髓痨是一种影响脊髓背柱和周围神经的晚期神经梅毒，其特征是阵发性疼痛（尤其是腹部和腿部）、感觉性共济失调、正常肌力、自主神经功能障碍，以及阿罗瞳孔。

同义词

脊髓后索硬化

脊髓痨性神经梅毒

梅毒性脊髓神经病

神经梅毒

ICD-10CM 编码

A52.11　脊髓痨

流行病学和人口统计学

发病率（在美国）： 罕见，但随着 HIV 感染（AIDS）的增加而增加。

发病高峰： 初次感染后 15 ～ 20 年。

患病率（在美国）： 罕见，HIV（AIDS）流行区相对多一些。10% 未经治疗的梅毒患者发展为神经梅毒，其中 2% ～ 5% 的患者可能会发展为脊髓痨。与抗生素出现前相比，脊髓痨的相对患病率降低。这可能是唯一被抗生素时代改变的神经梅毒的临床表现。

好发性别： 男性。

体格检查和临床表现

- 阿罗瞳孔很常见。瞳孔对光反射消失，但调节反射良好（瞳

孔对光调节反射分离）
- 脚踝位置觉和振动觉缺失（宽基步态、无法在黑暗中行走、感觉性共济失调）
- 深部痛觉丧失，导致足深部溃疡
- 退行性关节病（图 15-1），尤其是膝部，由严重神经病引起（Charcot 关节）
- 腿部肌力正常，反射消失
- 腿部电击痛
- 严重间歇性内脏痛，如胃肠道和喉部（内脏危象）
- 自主神经功能障碍（由于括约肌功能障碍导致尿失禁和大便失禁）

病因学

感染性疾病（梅毒螺旋体）。神经梅毒的发生是由于密螺旋体对血脑屏障的穿透和对邻近神经组织的破坏，有时还伴有脑膜血管疾病引起的脑梗死。

Dx 诊断

鉴别诊断

- 维生素 B_{12} 缺乏（亚急性脊髓联合变性）
- 维生素 E 缺乏
- 慢性氧化亚氮（笑气）滥用
- 脊髓肿瘤（累及脊髓圆锥）

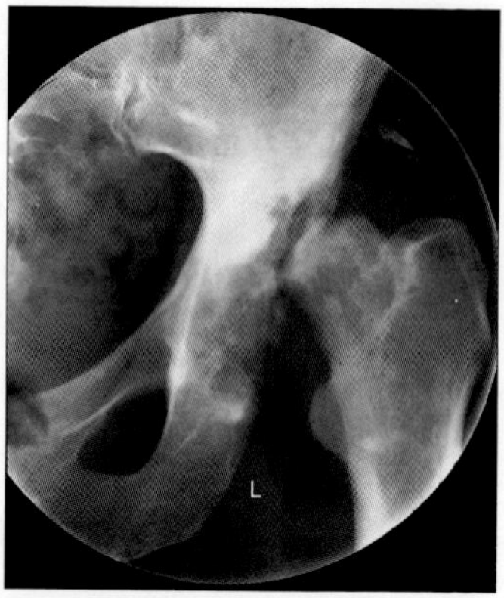

图 15-1 继发于脊髓痨的神经性髋关节炎。（Courtesy Dr. I. Watt. From Hochberg MC et al：Rheumatology，ed 5，St Louis，2011，Mosby.）

- 莱姆病

评估

详细的病史和彻底的神经系统查体。

实验室检查

- 腰椎穿刺：神经梅毒的诊断需要脑脊液中单个核细胞数增多达 20 WBC/μL 以上或性病研究实验室（Venereal Disease Research Laboratory，VDRL）阳性或鞘内苍白密螺旋体抗体指数阳性。脑脊液细胞增多在 HIV 相关脑膜炎患者中的特异性较低
- 血清 RPR 假阳性可能发生在莱姆病、非性病密螺旋体病、生殖器单纯疱疹、妊娠、系统性红斑狼疮、酒精性肝硬化、硬皮病和混合性结缔组织病
- 所有梅毒患者都应接受 HIV 检测
- HIV 阳性患者罹患神经梅毒的风险增加。检测 HIV 阳性患者神经梅毒的一个新进展是使用 B 细胞趋化因子（CXC motif）配体 13 作为 CSF 标志物

影像学检查

如果诊断经临床和血清学确诊，则不需要影像学检查。

Rx 治疗

急性期常规治疗

- CDC 指南：水溶性青霉素注射粉剂每天 1800 万～ 2400 万单位，每 4 h 静脉注射 300 万～ 400 万单位，连续输注 10 ～ 14 天；如果可以确保依从性，每天肌内注射普鲁卡因青霉素 240 万单位，加上丙磺舒每次口服 500 mg，每天 4 次，共 10 ～ 14 天
- 如果患者对青霉素过敏，可对青霉素脱敏或咨询传染病专科
- 治疗后很多神经系统症状仍持续存在，如退行性神经病性关节病、电击痛

慢性期治疗

- 理疗

- 止痛药、卡马西平、加巴喷丁或类固醇可能有助于减轻电击痛
- 支持性护理（轮椅、如厕问题等）

处理

- 需要密切随访。建议每隔 6 个月复查腰椎穿刺，直到脑脊液细胞增多恢复正常。如果 6 个月细胞增多没有恢复正常或 2 年后脑脊液仍不正常，则重复治疗。治疗有效的血清学标准是 VDRL 滴度在 6 ～ 12 个月下降 4 倍或更多
- 再进一步治疗的指征：如果滴度增加 4 倍，或者滴度＞ 1 ∶ 32 未能在 6 ～ 12 个月内降低至少 4 倍

转诊

- 中度病例行关节置换术
- 青霉素过敏患者进行感染病专科咨询

重点和注意事项

专家点评

- 对于所有伴发脊髓功能障碍和周围神经病的进展性神经精神障碍患者，均应考虑该诊断
- 青霉素不能改善晚期神经梅毒的症状，但通常能够阻止其进展

相关内容

梅毒（相关重点专题）

推荐阅读

Marra CM et al: CXCL13 as a cerebrospinal fluid marker for neurosyphilis in HIV-infected patients with syphilis, *Sex Transm Dis* 37(5):283-287, 2010.

Mattei PL et al: Syphilis: a reemerging infection, *Am Fam Physician* 86(5):433-440, 2012.

Ropper AH: Neurosyphilis, *N Engl J Med* 381:1358-1363, 2019.

第 16 章　坐骨神经痛
Sciatica

Samantha Ni，Mark F. Brady

刘岗　译　南勇　审校

基本信息

定义

坐骨神经痛是指沿坐骨神经分布而下行传导到小腿部的神经痛，常单侧发生。疼痛为锐痛或酸痛，通常由臀部向腿的后方、外侧或前部放射，具体放射部位取决于神经根受压迫的部位。

同义词

双侧坐骨神经痛
深部臀肌综合征
臀部痛风
坐骨神经痛（ischialgia）
腰痛伴左侧坐骨神经痛
腰痛伴右侧坐骨神经痛
腰痛——坐骨神经痛
伴坐骨神经痛的腰痛
腰神经根痛
腰神经根病（lumbar radiculopathy，LBP）——坐骨神经痛
神经病——坐骨神经
右侧坐骨神经痛
坐骨神经功能障碍
坐骨神经炎

ICD-10CM 编码

G57.00　坐骨神经损害，未明确哪侧下肢
G57.01　坐骨神经损害，右下肢病变
G57.02　坐骨神经损害，左下肢病变
M54.30　坐骨神经痛，未明确哪侧

M54.31　右侧坐骨神经痛
M54.32　左侧坐骨神经痛
M54.40　腰痛伴坐骨神经痛，未明确哪侧
M54.41　腰痛伴右侧坐骨神经痛
M54.42　腰痛伴左侧坐骨神经痛
M54.5　腰痛
M54.9　未明确部位的背痛
M62.838　其他肌肉痉挛

流行病学和人口统计学

发病率: 很少有研究确定坐骨神经痛的发病率。然而,5% ~ 10% 的腰痛患者有坐骨神经痛，有记录的最高发病率为 40%。

发病高峰: 30 ~ 64 岁。

患病率: 普通人群中椎间盘相关坐骨神经痛的年患病率估计为 2.2%。

危险因素:

- 危险随身高增加而增加
- 吸烟
- 糖尿病
- 肥胖
- 久坐和静止的生活方式
- 职业因素:
  1. 剧烈的体力活动（例如，在弯腰和扭腰的同时频繁地举起重物）
  2. 驾驶

体格检查和临床表现

- 一侧腿痛大于腰痛
- 疼痛放射至足部或脚趾
- 麻木和感觉异常的分布区域相同
- 直腿抬高试验导致更多腿部疼痛
- 限于单一神经根的局限性神经病

病因学

- 坐骨神经痛通常是由 L4 ~ L5、L5 ~ S1 腰椎间盘突出引起，

少数由 L3 ～ L4 腰椎间盘突出引起

- 其他病因包括腰椎椎管狭窄、关节突关节骨关节炎或其他关节病、脊髓感染或肿瘤、骶髂关节功能障碍、退行性椎间盘疾病或峡部裂性脊椎滑脱

Dx 诊断

鉴别诊断

- 非特异性腰痛
- 梨状肌综合征
- 肌肉问题（扭伤、痉挛）
- 血管问题（跛行、筋膜室综合征）
- 慢性水肿
- 腰痛的鉴别诊断（见框 16-1）

框 16-1　腰痛的鉴别诊断

局部和常见的
单纯性的肌肉骨骼背痛
椎间盘突出
椎管狭窄
脊椎滑脱
骨关节炎
骨折

局部的和不常见的
感染
脊柱炎
硬膜外脓肿
椎间盘炎
带状疱疹
恶性肿瘤
转移性
　乳腺
　肺
　前列腺
　肾、甲状腺、结肠（少见）
原发性
　多发性骨髓瘤
　淋巴瘤
　白血病
　原发脊髓或硬膜外肿瘤
　骨样骨瘤
　其他原发性骨肿瘤
儿科
脊柱滑脱、椎弓峡部裂
严重脊柱侧凸
舒尔曼病
风湿病
强直性脊柱炎
银屑病关节炎
风湿性多肌痛
Reiter 综合征
血管病
脊髓动静脉畸形
硬膜外血肿
危及生命的牵涉痛
腹主动脉瘤
胃肠系统
胆道疾病
胰腺炎
消化性溃疡病
憩室炎
泌尿生殖系统
肾绞痛
肾盂肾炎

续框

前列腺炎	卵巢囊肿
膀胱炎	卵巢扭转
妇科系统	**血液系统**
痛经	镰状细胞危象
自然流产	**功能性**
宫缩	躯体化障碍
异位妊娠	抑郁症
盆腔炎性疾病	纤维织炎
子宫内膜异位症	装病

(From Marx JA et al：Rosen's emergency medicine，ed 8，Philadelphia，2014，Saunders.)

评估

询问病史和体格检查是评价坐骨神经痛的重要环节。引起腰痛的病史线索总结于表 16-1。出现了可能提示马尾神经或脊柱感染的危险信号则要求紧急检查。治疗腰痛的流程参见图 16-1。

表 16-1 腰痛病因的病史线索

患者问题	可能的诊断
背痛会放射到膝盖以下吗?	神经根病，可能是椎间盘突出
是否走路疼得更厉害，弯腰坐着感觉更好?	椎管狭窄
是否有早上背部僵硬，随着锻炼会有所改善?	强直性脊柱炎
你超过 50 岁了吗?	骨质疏松性骨折、脊柱恶性肿瘤
近期是否有钝性创伤的病史	骨折
你是否长期服用皮质类固醇?	骨折、脊柱感染
你有癌症病史吗?	脊柱转移性恶性肿瘤
你的疼痛在休息时持续吗?	脊柱恶性肿瘤、脊柱感染
是否持续疼痛超过 6 周?	脊柱恶性肿瘤
有没有不明原因的体重减轻?	脊柱恶性肿瘤
晚上疼得更厉害吗?	脊柱恶性肿瘤、脊柱感染
你是否有免疫缺陷（如 HIV 感染、酗酒、糖尿病）?	脊髓感染
你发热或发冷吗?	脊髓感染
你双腿疼痛、无力或麻木吗?	马尾综合征
你有大小便控制问题吗?	马尾综合征

(From Marx JA et al：Rosen's emergency medicine，ed 8，Philadelphia，2014，Saunders.)

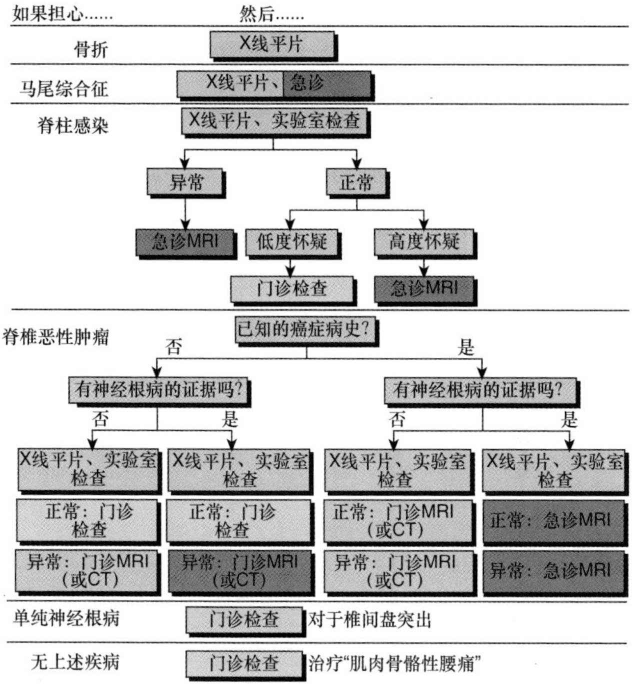

图 16-1　腰痛治疗流程。患者的病史可能与不止一种危险信号诊断有关。CT，计算机断层扫描；MRI，磁共振成像。（From Marx JA et al：Rosen's emergency medicine，ed 8，Philadelphia，2014，Saunders.）

询问病史

- 疼痛严重程度
- 疼痛持续时间
- 咳嗽、运动或休息对疼痛的影响
- 主诉腿部放射性疼痛遵循皮区分布的模式
- 腰痛，但没有腿痛严重
- 疼痛通常辐射到膝盖以下，进入足部
- 用于定位疼痛来源的皮区分布
- 感觉症状

体检：神经病学查体

- 肌节
- 反射（L4 ～ S3）
- 感觉（皮节；参见图 16-2）

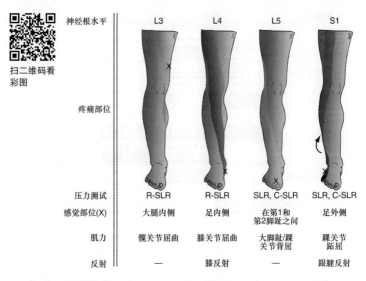

扫二维码看彩图

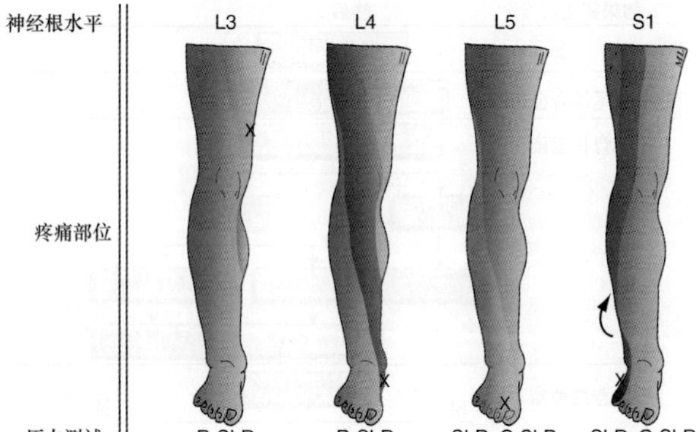

压力测试	R-SLR	R-SLR	SLR, C-SLR	SLR, C-SLR
感觉部位(X)	大腿内侧	足内侧	在第1和第2脚趾之间	足外侧
肌力	髋关节屈曲	膝关节屈曲	大脚趾/踝关节背屈	踝关节跖屈
反射	—	膝反射	—	跟腱反射

图 16-2 （扫二维码看彩图）L3 ～ S1 神经根病的体检结果。“X”标记了测试每个神经根感觉分布的理想位置。C-SLR，交叉直腿抬高；R-SLR，反向直腿抬高；SLR，直腿抬高。（From Marx JA et al：Rosen’s emergency medicine，ed 8，Philadelphia，2014，Saunders.）

腰椎活动度评估：神经张力测试（优选坐姿下进行）

- 直腿抬高检查
- 反向直腿抬高检查
- Bragard 检查（直腿抬高加强试验）
- 交叉直腿抬高检查
- Slump 试验（松垮试验）
- 股神经牵拉试验

主要检查：

- 腰椎侧弯
- 髋关节屈曲
- Lasegue 检查（直腿抬高试验）
- Bechterew 试验
- Fajersztajn 检查（健侧直腿抬高试验）
- 膝盖伸展

次要检查：

- 屈颈

- 脊柱屈曲
- 髋关节内旋
- 髋关节内收
- 大脚趾背屈
- 升高的鞘内压或椎间盘内压

实验室检查

没有实验室检查可以明确识别坐骨神经痛，这是一种临床诊断。

- 偶尔有实验室检测［如全血细胞计数（complete blood count，CBC）］可能会提示感染、某些癌性贫血或坐骨神经痛其他不寻常的原因
- 红细胞沉降率升高可能提示身体某处有炎症
- 如果尿液分析显示尿液中有血，可能提示肾结石。如果尿液中有细菌和白细胞，则提示感染

影像学检查

- 如果疼痛不能自行缓解，可以对脊柱进行 CT 或 MRI 扫描以评估其他原因
- 如果患者有癌症史、HIV 感染史、静脉药物使用史或长期服用类固醇，建议进行影像学检查或骨骼扫描
- 肌电图（EMG）
- 脊椎 X 线片可检查是否因骨过度生长而压迫神经

Rx 治疗

- 坐骨神经痛的治疗方法是活动调节和止痛药
- 处方强度的非甾体抗炎药，如美洛昔康和双氯芬酸
- 止痛药，如对乙酰氨基酚
- 肌肉松弛剂，如环苯扎林和替扎尼定
- 皮质类固醇
- 神经止痛药（如加巴喷丁）
- 如果疼痛严重，且先前的措施没有缓解，则可短时间使用麻醉性镇痛药物

非药物治疗

- 如果疼痛持续，CT 和 MRI 显示椎间盘或骨骼存在解剖问题，

并且所有其他治疗方法都无效，可以建议进行背部手术。在最近一项涉及持续 4 个月以上、由腰椎间盘突出引起的坐骨神经痛患者的试验[①]中，就随访 6 个月时的疼痛强度而言，显微椎间盘切除术优于非手术治疗

- 每隔 2 h 冰敷或加热患区 20 min
- 物理治疗
- 针灸、松弛术
- 硬膜外注射
- 运动疗法，包括步行、瑜伽、普拉提
- 降低神经根压力
- 不推荐卧床休息

急性期常规治疗

- 对乙酰氨基酚治疗轻微痛
- 处方强度的非甾体抗炎药，如美洛昔康和双氯芬酸用于中度疼痛。肌肉松弛剂（如环苯扎林和替扎尼定）也经常使用，但疗效值得怀疑，在老年患者中也是禁忌的
- 处方中也经常使用加巴喷丁或普瑞巴林，但未能显示腿部疼痛强度减轻或结果改善

慢性期治疗

如果疼痛严重，并且没有通过先前的措施缓解，那么可以考虑短期服用麻醉性镇痛药物，尽管医学界由于相关的发病率和死亡率而越来越不接受长期使用阿片类药物。

补充和替代疗法

- 针灸
- 脊柱推拿术或脊椎按摩治疗技术
- 物理治疗

处理

门诊检查和评估，包括：

- 检查可能提示恶性肿瘤、骨质疏松性骨折、感染或马尾神经

① Bailey CS et al，Surgery versus conservative care for persistent sciatica lasting 4 to 12 months，N Engl J Med 382（12）：1093-1102，2020.

综合征的危险信号
- 记录病史，以确定部位、严重程度、力量丧失、感觉、持续时间、病程，以及咳嗽、休息或运动对疾病的影响
- 包括直腿抬高试验在内的体格检查
- 如果有危险信号，则进行影像学或实验室诊断检查
- 按需开药

转诊

- 骨科医生
- 疼痛管理
- 物理治疗师
- 如出现马尾神经综合征或急性重度瘫痪或数天内出现进行性瘫痪，应立即就诊于神经外科医生处
- 对于顽固性神经根性疼痛（对吗啡无效）或 6 ～ 8 周保守治疗后疼痛仍未减轻的病例，请至神经科医生、神经外科医生或骨科医生处就诊并考虑手术

重点和注意事项

专家点评

- 大多数人坐骨神经痛完全康复，而且通常不需要治疗，但它也可能会导致神经损伤。如果患肢失去知觉或无力，或出现肠或膀胱功能丧失，就应该立即就医，因为这可能提示马尾或硬膜外脓肿
- 坐骨神经痛确实有复发的趋势
- 不推荐卧床休息

预防

- 定期锻炼
- 坐位时保持正确的姿势
- 用好自身的身体力学

相关内容

腰椎间盘综合征（相关重点专题）
梨状肌综合征（相关重点专题）

推荐阅读

Deyo R, Mirza SK: Herniated lumbar intervertebral disk, *N Engl J Med* 374:1763-1772, 2016.

Koes BW et al: Diagnosis and treatment of sciatica, *BMJ* 334:1313-1317, 2007.

Mathieson S et al: Trial of pregabalin for acute and chronic sciatica, *N Engl J Med* 376:111-120, 2017.

Miller KJ: Physical assessment of lower extremity radiculopathy and sciatica, *J Chiroprac Med* 6:75-82, 2007.

Ropper AH, Zafonte RD: Sciatica, *N Engl J Med* 372:1240-1248, 2015.

Visser LH et al: Sciatica-like symptoms and the sacroiliac joint: clinical features and differential diagnosis, *Eur Spine J* 22:1657-1664, 2013.

第 17 章 三叉神经痛
Trigeminal Neuralgia

Jonathan H. Smith

刘晓英 译 刘晓英 审校

基本信息

定义

三叉神经痛是一种强烈的、通常是单侧的、阵发性的刺痛，发生在三叉神经（第Ⅴ对脑神经）的感觉分布区。

同义词

抽痛（“疼痛性抽动 / 痉挛”）

ICD-10CM 编码

G50.0 三叉神经痛

流行病学和人口统计学

发病率：4/10 万。

发病高峰：发病率随年龄增长而增加，高峰出现在 67 岁；90% 的患者发病年龄在 40 岁以后。

患病率：155/100 万。

好发性别和年龄：男：女比例是 1：1.5。

危险因素：大多数病例是特发性的，年龄和多发性硬化是危险因素。

体格检查和临床表现

- 患者出现阵发性单侧面部疼痛，通常描述为电击样、刺痛或触电样（图 17-1）
- 疼痛可能是自发的，也可能是由触摸、气流或者刮胡子、吃饭、刷牙等动作引起
- 在严重的情况下，疼痛伴发面肌痉挛
- 疼痛通常出现在三叉神经的第二支（V2，上颌支）和第三支（V3，下颌支）分布区

- 疼痛很少持续超过数秒至 1 min
- 通常没有感觉缺失或运动障碍

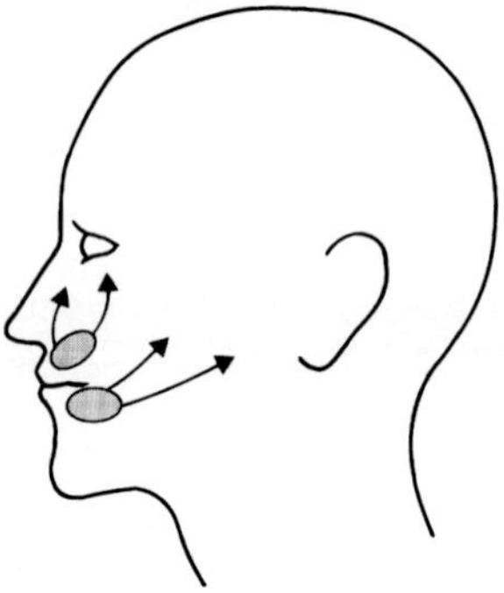

图 17-1　三叉神经痛。疼痛的两个最常见的来源和辐射部位是：口-耳和鼻-眶。疼痛通常开始于周围区域，并向图示方向放射

病因学

- 特发性或“典型”：原因不明，可能是脑桥附近有一根异常的动脉或静脉压迫第 V 对脑神经所致。但神经血管接触也经常出现在无症状个体的影像学检查中
- 继发性：占 15% 的病例；由非血管性病变引起，如多发性硬化的脱髓鞘斑块或脑桥附近肿瘤压迫所致
- 框 17-1 总结了三叉神经痛的病因

框 17-1　三叉神经痛的原因

典型

动脉或静脉所致的神经血管压迫

症状性

囊状动脉瘤

动静脉畸形

小脑脑桥角处肿瘤或占位性病变：

- 前庭神经鞘瘤
- 脑膜瘤
- 表皮样瘤

原发性脱髓鞘疾病：

- 多发性硬化
- Charcot-Marie-Tooth 病（CMT）（少见）

浸润性疾病：

- 三叉神经淀粉样瘤

非脱髓鞘病变

- 脑干小梗死或血管瘤

家族性

（Modified from Adams JG et al：Emergency medicine，clinical essentials，ed 2，Philadelphia，2013，Elsevier）

Dx 诊断

鉴别诊断

- 三叉神经病变
- 原发性刺痛性头痛
- 持续短暂的单侧神经痛样头痛伴结膜充血和流泪（short-lasting unilateral neuralgiform headache with conjunctival injection and tearing，SUNCT）
- 疱疹后神经痛
- 舌咽神经痛
- 牙痛

评估

三叉神经痛是一种临床诊断（见上文）。

影像学检查

对于有非典型症状（感觉丧失、双侧症状）的年轻患者（< 40 岁），应考虑进行神经影像学检查（头颅 MRI 增强）。磁共振成像有助于识别潜在的压迫或脱髓鞘病因。它检测到 15% 患者的非血管性结构病变。头颅 MRI 有助于鉴别三叉神经与小脑上动脉之间的神经血管接触。

Rx 治疗

药物治疗

- 卡马西平，初始治疗建议每日 400 ～ 800 mg，分 2 ～ 3 次给药。根据疼痛情况可以每 3 天增加 100 ～ 200 mg，最高每日 1200 mg 分为 2 ～ 3 次给药。由于东亚裔患者使用卡马西平出现 Stevens-Johnson 综合征的风险很高，治疗前必须先送检 HLA 表型
- 如果卡马西平的不良反应不能耐受，可使用奥卡西平。其他药物包括 A 型肉毒杆菌毒素、利多卡因、巴氯芬、苯妥英钠、加巴喷丁、氯硝西泮、拉莫三嗪和左乙拉西坦
- 如果一种药物部分有效，在选择二线干预前可尝试联合治疗

- 三叉神经痛可出现自发性缓解，因此，如果患者无疼痛，则应考虑周期性药物减量
- 对于老年患者，应谨慎使用和加量上述药物。对于育龄期妇女，在开始使用抗癫痫药物时，也应谨慎对待、详细询问

非药物治疗

顽固性疼痛患者最终需要二线干预，如微血管减压术、选择性神经纤维切断术（神经根切断术）、甘油注射、热凝、化学消融术或伽玛刀放射外科手术。微血管减压术是唯一可用的非破坏性手术，对 75% 的患者有效，并观察到长期受益。

预后

- 大多数患者对最初的药物治疗有反应。可出现自然缓解
- 药物治疗最终对 30% ～ 50% 的患者无效

转诊

如果对诊断不确定或者保守治疗效果不佳，至有相关疾病治疗经验的神经科专家处就诊是合适的。

重点和注意事项

对于患有三叉神经痛的年轻患者，应考虑继发因素，如多发性硬化，并对头部进行 MRI 检查。对于继发性三叉神经痛，首先需解决潜在的继发因素。

推荐阅读

Maarbjerg S et al: Significance of neurovascular contact in classical trigeminal neuralgia, *Brain* 138:311-319, 2015.

Yang F et al: Efficacy of 8 different drug treatments for patients with trigeminal neuralgia: a network meta-analysis, *Clin J Pain* 34:686-690, 2018.

第 18 章　视神经炎 Optic Neuritis

Sachin Kedar，Corey Goldsmith

刘晓英　译　刘晓英　审校

基本信息

定义

视神经炎（optic neuritis，ON）是视神经的炎症，导致视觉功能受损。

同义词

视盘炎

球后神经炎

ICD-10CM 编码

H46.8　其他视神经炎

H46.9　未指定的视神经炎

流行病学和人口统计学

发病率（在美国）：每年 1/10 万～ 5/10 万；发病率根据多发性硬化（MS）的发病率而变化。视神经炎影响 1% ～ 5% 的神经系统结节病患者。

患病率（在美国）：多发性硬化患者常见。

好发性别：女：男比例为 1.8：1。

发病高峰：20 ～ 49 岁，平均 30 岁。

遗传学：未知。如果是由多发性硬化引发，它更常见于某些人类淋巴细胞抗原（human lymphocyte antigen，HLA）血型的患者和受累同胞的同卵双胞胎。

体格检查和临床表现

- 表现为急性或亚急性（数天）视力丧失，常伴有眼周触痛，随眼球运动而加重

- **Marcus-Gunn 瞳孔**［相对性传入性瞳孔障碍（relative afferent pupillary defect，RAPD）］：直接和间接光反射是正常的；但是，当手电筒从一只眼睛转到另一只眼睛时，受影响眼睛的瞳孔遇到直射光扩大
- 视力下降
- 单侧视野异常，常为中心暗点（图 18-1）
- 色彩去饱和，红色最常受到影响
- 66% 的病例眼底检查正常，33% 的病例出现视盘水肿。其他异常包括葡萄膜炎或静脉周围炎。在神经系统结节病中，视神经头（视盘）可能表现为肉芽肿性浸润的肿块状外观，并可能伴有玻璃体炎（图 18-2）
- 可能有运动或光诱导的幻视（闪光持续 1 ～ 2 s）
- 乌托夫征（Uhthoff sign）现象（良性运动或热导致视力下降）在部分患者中可见。在明亮的阳光下，视力也可能恶化

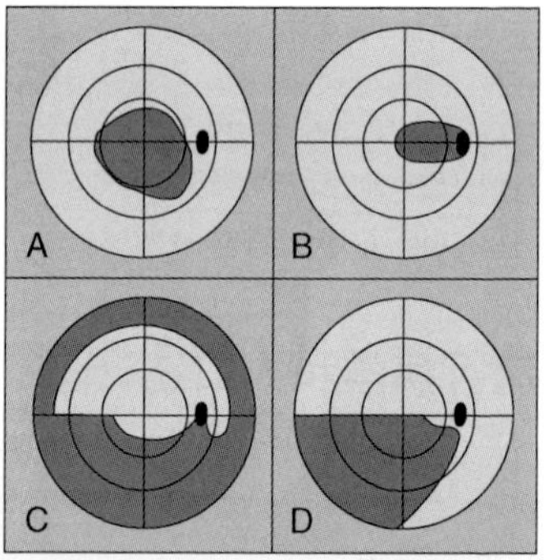

图 18-1 （扫本章二维码看彩图）视神经炎视野缺损。A. 中央暗点。**B.** 中心盲点暗点。**C.** 神经纤维束。**D.** 水平视野缺损。（From Kanski JJ，Bowling B：Clinical ophthalmology：a systematic approach，ed 7，Philadelphia，2010，WB Saunders.）

扫本章二维码看彩图

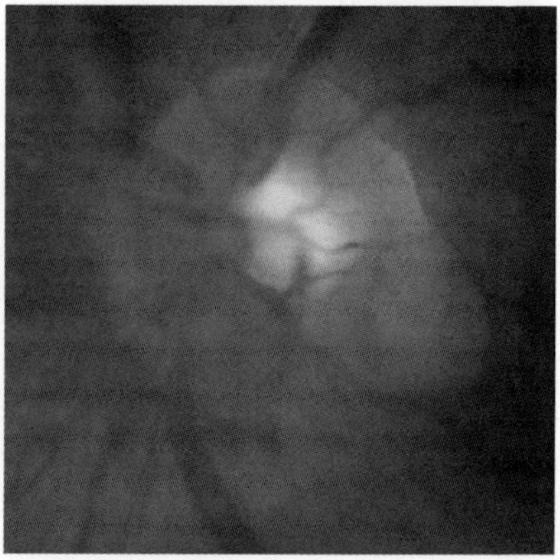

图 18-2 （扫本章二维码看彩图）视神经头的结节病性肉芽肿伴玻璃体混浊。（From Bowling B：Kanski's clinical ophthalmology，a systemic approach，ed 8，Philadelphia，2016，Elsevier.）

- 随着时间的推移，视盘可能萎缩并变得苍白

病因学

与感染或自身免疫性疾病（如胶原血管疾病、肉芽肿性疾病、多发性硬化或视神经脊髓炎）相关的炎症反应。

Dx 诊断

年轻患者有急性单眼视力丧失伴眼球运动时眶后疼痛和 RAPD 持续超过 24 h，可临床确立诊断。临床检查无其他眼眶或眼部病变。

鉴别诊断

视神经炎的鉴别诊断如下：

- 炎症：MS、视神经脊髓炎谱系疾病（NMOSD）、结节病、狼疮、干燥综合征、白塞病、感染后、疫苗接种后、视神经视网膜炎、急性播散性脑脊髓炎、副肿瘤、自身免疫性视神经病
- 感染：梅毒、结核病、莱姆病、巴尔通体、HIV、巨细胞病毒（cytomegalovirus，CMV）、疱疹、蠕虫、水痘、Q 热、眼眶周围感染、弓蛔虫属
- 缺血性：前部和后部缺血性视神经病、糖尿病性视盘病变、中心视网膜动脉或静脉分支阻塞
- 药物和毒素：砷、甲醇、乙胺丁醇、环孢素等
- 线粒体：Leber 遗传性视神经病，其他线粒体病

评估

彻底的神经系统检查，以及扩大的检眼镜检查。

实验室检查

急性视神经炎是一种临床诊断，其典型特征是：年轻人急性、疼痛性单侧视力丧失伴有 RAPD，无其他明显原因，如外伤。在非典型病例中，可考虑进行其他检查。

- CBC、抗核抗体（antinuclear antibody，ANA）、ACE、红细胞沉降率（erythrocyte sedimentation rate，ESR）
- 考虑 HIV 抗体、莱姆病滴度、快速血浆反应素（rapid plasma reagin，RPR）、其他自身免疫性或感染性原因

- 双侧或复发性视神经炎（ON）：视神经脊髓炎（neuromyelitis optica，NMO）免疫球蛋白（IgG）、髓鞘少突胶质细胞糖蛋白（MOG）-IgG、副肿瘤性 CRMP-5-IgG

影像学检查

- 对脑进行增强 MRI 以评估发生多发性硬化的风险。经常可以看到视神经的增强。如果患者表现出非典型特征，可能需要使用脂肪抑制序列的薄层切片进行磁共振成像（图 18-3）
- 考虑用光学相干断层摄影术对视神经萎缩进行客观地纵向追踪

Rx 治疗

非药物治疗

向患者明确表示，在大部分典型的视神经炎病例中，视力几乎可以完全恢复。

急性期治疗

如果视力明显下降，症状不典型，或者如果有 MRI 异常特征（MS 的高风险），则给予治疗。治疗方法为每 6 h 静脉注射甲泼尼龙 250 mg（或每天静脉注射 1 g），连续 3 天，然后改成口服泼尼松 11 天并逐渐减量。NMOSD 引起的视神经炎通常更严重，预后更差，因此可以考虑血浆置换。

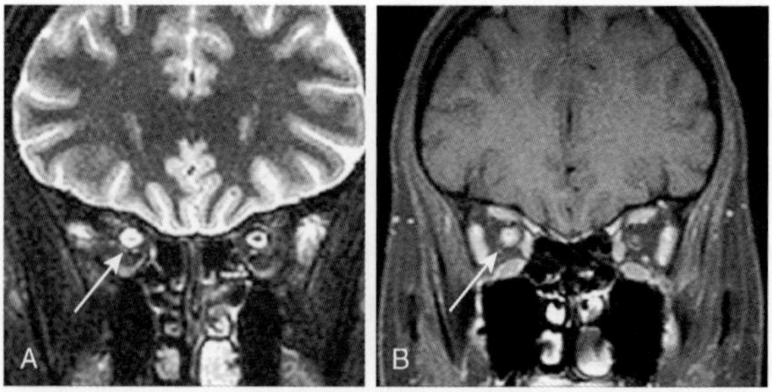

图 18-3　右视神经炎。冠状位脂肪抑制 T2 加权快速自旋回波（**A**）和脂肪抑制 T1 加权增强 MRI。右视神经高信号，伴弥漫性增强（箭头示）（**B**）。（From Grant LA：Grainger & Allison's diagnostic radiology essentials，ed 2，Philadelphia，2019，Elsevier.）

慢性期治疗

取决于根本原因。当发生多发性硬化或视神经脊髓炎谱系疾病的风险增加时，进行疾病修正治疗。参见主题“多发性硬化”。

处理

最常见的情况是在第 1 周结束时视力最差，接下来几个月会恢复。在视神经炎治疗试验（Optic Neuritis Treatment Trial，ONTT）中，90% 的患者在 1 年时视力达到 20/40 或更好，3% 的患者视力为 20/200 或更差。在最初的 20/200 或更差的病例中，在 6 个月时只有 5% 的病例留在该组。

转诊

- 神经科医生检查其他神经系统症状，并评估发生多发性硬化的风险。在视神经炎治疗试验（ONTT）中，MS ＞ 15 年的风险在磁共振病灶≥ 1 者为 72%，而磁共振正常者为 25%
- 当症状不典型或缓慢进展时就诊于眼科医师；当出现其他眼部病变时，或者如果视力恶化或几周后没有改善，或疼痛严重时，应紧急就诊

重点和注意事项

- 双侧视神经炎提示全身炎症性疾病、感染、NMOSD 或副肿瘤，但也可能发生于 MS
- 伴有严重头痛或复视的急性双侧视力丧失应关注垂体卒中和（或）巨细胞动脉炎

相关内容

特发性颅内高压（相关重点专题）

多发性硬化（相关重点专题）

第 19 章　贝尔麻痹
Bell Palsy

Alexandra Buffie，Joseph S. Kass，John Sladky

刘晓英　译　刘晓英　审校

基本信息

定义

急性周围面神经（第Ⅶ对脑神经）麻痹

同义词

特发性面瘫

面神经麻痹

ICD-10CM 编码

G51.0　贝尔麻痹

流行病学和人口统计学

发病率：每 10 万人中有 20 ～ 30 例。

发病高峰：70 岁以下患者和怀孕女性，尤其是在妊娠晚期和产后第 1 周。

好发性别和年龄：性别无差异。平均年龄是 40 岁。

危险因素：糖尿病和妊娠。

体格检查和临床表现

- 出现急性或亚急性（数小时至数天）单侧面瘫的患者，在第 3 周肌无力症状达顶峰。临床表现取决于面神经损伤的部位和相关分支的受累情况（图 19-1）。1/3 的患者表现为不完全瘫痪，其余 2/3 患者表现为完全瘫痪。发病 6 个月内通常可以恢复
- 患者还可能出现舌前 2/3 的味觉变化和（或）泪腺和唾液腺的分泌改变

病因学

大多数病例被认为是继发于病毒感染或免疫损伤。单纯疱疹病

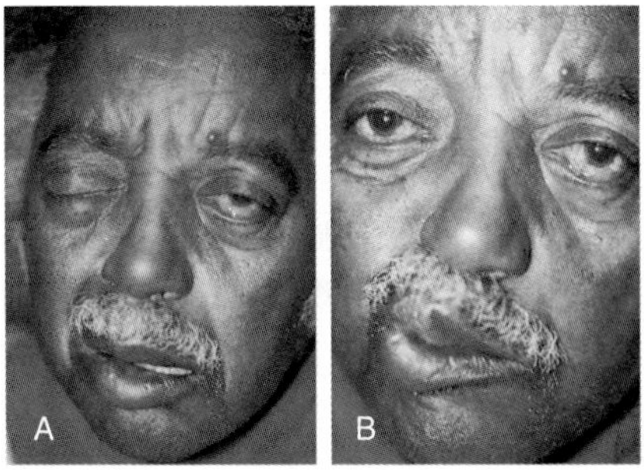

图 19-1　面神经损伤患者。A. 患者左眼闭合困难，左嘴角下垂。**B.** 后者在患者嘴唇试图撅起时更为明显。（From Haines DE：Fundamental neuroscience for basic and clinical applications，ed 3，Philadelphia，2006，Churchill Livingstone.）

毒被认为是最常见的病毒病原体，其次是带状疱疹病毒。其他感染病因包括 EB 病毒、巨细胞病毒、腺病毒、风疹和腮腺炎。

Dx 诊断

鉴别诊断

- 皮质卒中：卒中患者额纹和眶周肌肉不受影响，因为面上部由双侧神经支配
- 脑干卒中：由于卒中影响第七对脑神经的神经核或束，导致上、下面部表情肌同侧无力
- 莱姆病：面神经麻痹是最常见的莱姆病相关的脑神经病变。在莱姆病脑膜炎中，面神经麻痹可能是单侧或双侧受累
- 艾滋病
- Ramsay-Hunt 综合征：与同侧耳部带状疱疹相关的面神经麻痹
- 腮腺肿瘤
- 外伤 / 颞骨骨折
- 脑膜相关疾病
  1. 感染性：莱姆病、艾滋病、梅毒、麻风病、结核性脑膜炎、真菌性脑膜炎
  2. 炎性：结节病、Sjögren 综合征、吉兰–巴雷综合征及其变异型
  3. 软脑膜癌病或淋巴瘤病：最常见的是乳腺癌、肺癌和淋巴瘤
- Möbius 综合征

- Melkersson-Rosenthal 综合征

评估

- 贝尔麻痹是临床诊断
- 对于诊断不明的、第七对脑神经完全损伤、除第七对脑神经损伤外有神经功能紊乱、难以恢复的患者，可能需要进行额外的检查

实验室检查

通常不建议进行实验室检查。但是，如果对 Bell 麻痹的诊断有疑问（例如，双侧面神经麻痹，考虑继发病因），则考虑进行以下检查：

- 莱姆病抗体，然后对阳性病例进行 Western blot 确认。考虑腰椎穿刺用于莱姆病的脑脊液分析
- ACE 水平
- 糖化血红蛋白（HbA1c）
- HIV
- 脑脊液中的 RPR 和 VDRL
- ESR

电生理检查

在症状出现后 2 周进行电生理检测，以评估运动单元的完整性和神经损伤的程度。面部运动反应在受伤后的前 3 天内保持正常，然后根据病变的严重程度迅速降低。10 天后进行面部运动检测，并与对侧进行比较。在电生理检测中，运动反应达未受影响侧振幅的 10%，对应于 90% 的运动轴突变性。一项研究发现，当达到这个临界值时，患者的恢复很差。

影像学检查

影像学检查通常不需要。

- 在某些情况下，例如上运动神经元受累（额纹存在）而面神经的颞支不受影响，需完善脑部磁共振成像（MRI）
- 当出现其他脑神经麻痹或怀疑有脑膜病变时，可使用钆增强脑部 MRI 检查
- 在外伤或完全性面神经麻痹，外科医生考虑减压的情况下完善颞骨 CT

Rx 治疗

非药物治疗

- 确保大多数患者将完全康复，并且患者没有卒中
- 眼罩用于防止角膜干燥或磨损及随后的溃疡。患者可以在晚上用 Lacri-Lube（克润）保护眼睛，白天用人造眼泪保护眼睛
- 与非针刺性针灸治疗相比，针刺针灸和强烈刺激可以改善贝尔麻痹后的恢复

急性期常规治疗

- 72 h 内开始使用皮质类固醇对大多数患者的恢复有促进作用。单纯的抗病毒治疗没有益处
  1. 两个高质量的随机试验比较了早期（< 72 h）单独使用糖皮质激素治疗、单独抗病毒治疗和联合疗法治疗贝尔麻痹的疗效。单独使用糖皮质激素是有效的，而抗病毒治疗无论是单独使用还是与糖皮质激素联合治疗都没有益处
  2. 最大的一个研究比较了以下治疗：①每天 60 mg 的泼尼松龙；② 1000 mg 伐昔洛韦，每天 3 次，持续 1 周；③联合治疗；④安慰剂。所有干预措施均在就诊后 72 h 内实施
  3. 随访 1 年，发现单用泼尼松龙治疗组的恢复时间最短。伐昔洛韦单药治疗的疗效与安慰剂组无差异，联合治疗也没有增加疗效
- 治疗指南建议使用泼尼松，每天 60 ～ 80 mg，持续 1 周
  1. 尽管缺乏强有力的临床证据，一些作者仍建议对严重病例（即 House-Brackmann 分级系统中的Ⅳ级或更高级别）使用伐昔洛韦（1000 mg，每天 3 次，持续 1 周）
- 目前不推荐进行手术减压
  1. 2001 年美国神经病学学会临床试验得出结论：没有足够的证据推荐贝尔麻痹的手术减压
  2. 2011 年 Cochrane 系统回顾了另外两个研究，再次提出关于贝尔麻痹手术减压的证据不足，进一步证实了这一结论
- 图 19-2 描述了贝尔麻痹患者的治疗策略

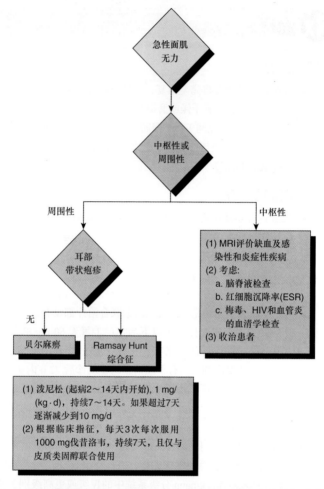

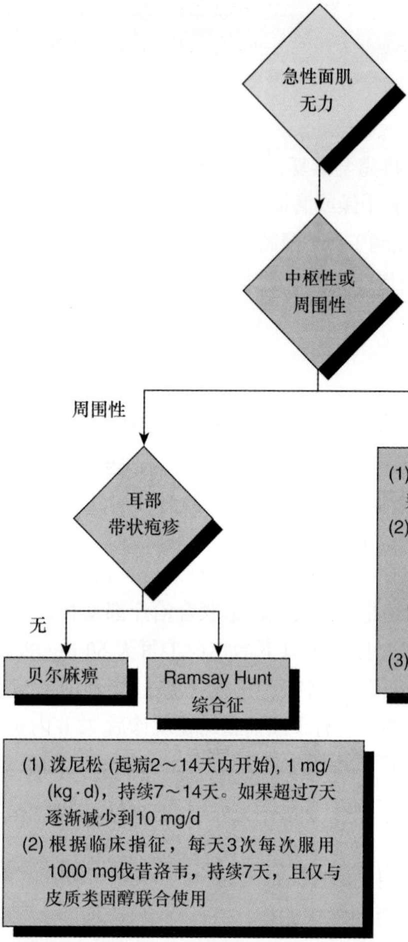

图 19-2　贝尔麻痹患者的治疗策略。CSF，脑脊液；ESR，红细胞沉降率；HIV，人类免疫缺陷病毒；MRI，磁共振成像。（Modified from Adams JG et al：Emergency medicine，clinical essentials，ed 2，St Louis，2013，Elsevier.）

慢性期治疗

肉毒杆菌毒素可用于半侧面部痉挛的情况，可能会导致贝尔麻痹恢复。

预后

- 70% ～ 90% 的贝尔麻痹患者在数周内完全康复

- 85% 的患者在 3 周后恢复。如果在这段时间内恢复，预后良好
- 13% 的患者有轻微后遗症，16% 有残留肌无力、联动运动或挛缩
- 复发率为 7%，平均复发时间为 10 年

转诊

- 如果临床诊断有疑问，至神经科相关领域专家处就诊
- 如果担心角膜擦伤或溃疡，眼科就诊

重点和注意事项

专家点评

- 评估额头的皱纹（图 19-3）。如果出现在受累侧，确保面部肌肉无力不是中枢性的
- 评估闭眼强度。贝尔麻痹患者同侧眼球闭合困难，而中枢性病变患者双侧闭眼强度相等
- 评估其他脑神经缺损或长束征，因为第Ⅶ对脑神经的脑干分支病变可显示周围性面肌无力

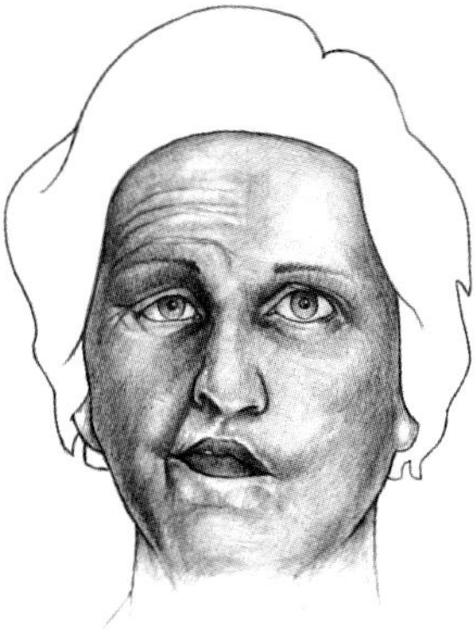

图 19-3　贝尔麻痹。贝尔麻痹（面神经麻痹）的患者会表现为额纹消失、眼裂增大（眼睑闭合无力）、鼻唇沟变浅、嘴角下垂。（From Remmel KS et al: Handbook of symptom-oriented neurology, ed 3, St Louis, 2002, Mosby.）

推荐阅读

Albers JR, Tamang S: Common questions about Bell palsy, *Am Fam Phys* 89(3):209-212, 2014.

Lee HY et al: Steroid antiviral treatment improves the recovery rate in patients with severe Bell's palsy, *Am J Med* 126:336-341, 2013.

第 20 章　腕管综合征
Carpal Tunnel Syndrome

Shashank Dwivedi，Manuel F. DaSilva
刘晓英　译　刘晓英　审校

基本信息

定义

腕管综合征（carpal tunnel syndrome，CTS）是正中神经在腕关节腕横韧带下方的压迫性神经病变（图 20-1 和图 20-2）。它是最常见的卡压性神经病。

同义词

CTS

ICD-10 编码

G56.0　腕管综合征，未指明上肢

G56.01　腕管综合征，右上肢

G56.02　腕管综合征，左上肢

流行病学和人口统计学

发病率： 占一般人群 3.8%（最常见的卡压性神经病）。

好发年龄： 30 ～ 60 岁。

好发性别： 女性患者是男性的 2 ～ 5 倍。

体格检查和临床表现

- 疼痛，第 1、2、3 手指和第 4 手指外侧半感觉异常，夜间更严重，常见因疼痛和感觉异常而从睡眠中醒来
- **手腕上的 Tinel 征（图 20-3）：** 轻敲手腕掌侧面的正中神经，产生从手腕辐射到手的刺痛感
- **Phalen 征（图 20-4）：** 1 min 轻微屈曲腕关节后症状再现
- 腕压迫（Durkan）试验：患者腕管直接压迫 30 s 可引起症状
- 长期存在拇指外展和对掌无力的患者有鱼际肌萎缩
- 在多达 65% 的患者中，可能表现为双侧受累

扫本章二维码看彩图

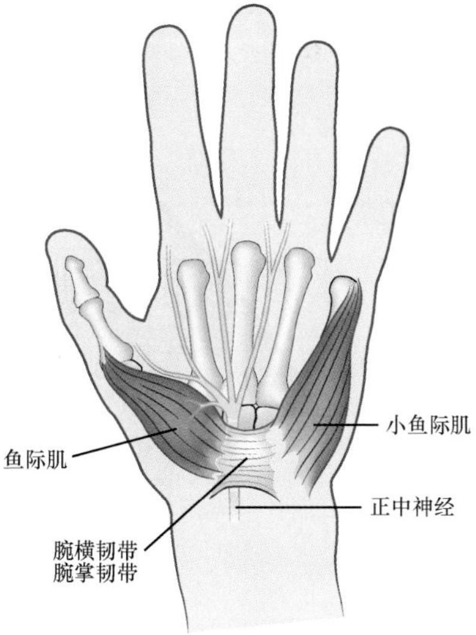

A

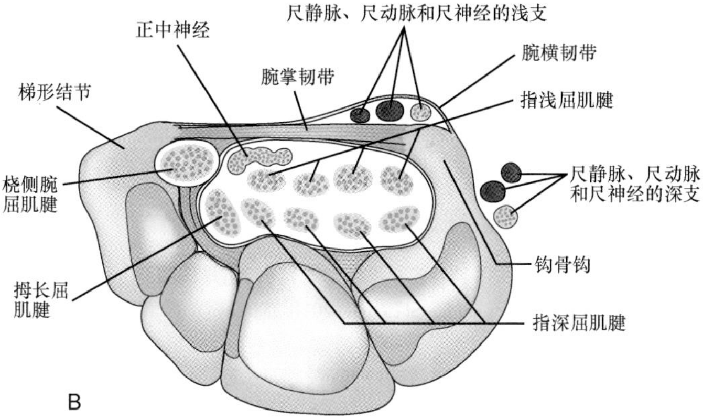

B

图 20-1（扫本章二维码看彩图）腕管综合征的解剖学基础。**A.** 正中神经与屈肌支持带之间的关系概览。**B.** 远侧腕骨列的横截面图，显示腕管结构。（Redrawing based on an illustration by Li-Guo Liang，in Yu HL et al：Atlas of hand anatomy and clinical implications，Philadelphia，2004，Mosby. From Auerbach P：Wilderness medicine，ed 5，Philadelphia，2007，Mosby.）

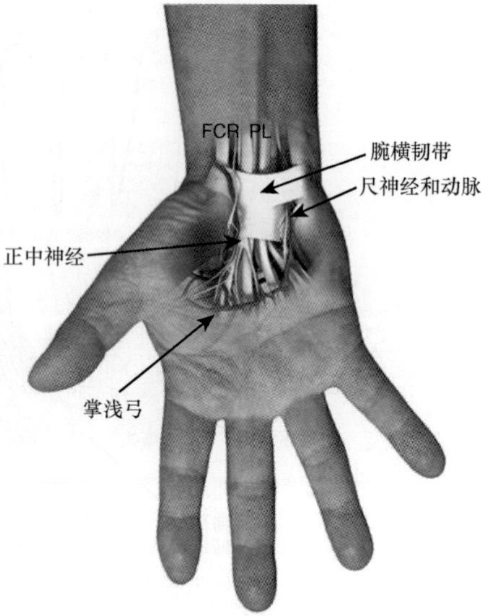

图 20-2 （扫本章二维码看彩图）腕管解剖。（Original artwork by Manuel F. DaSilva，MD）

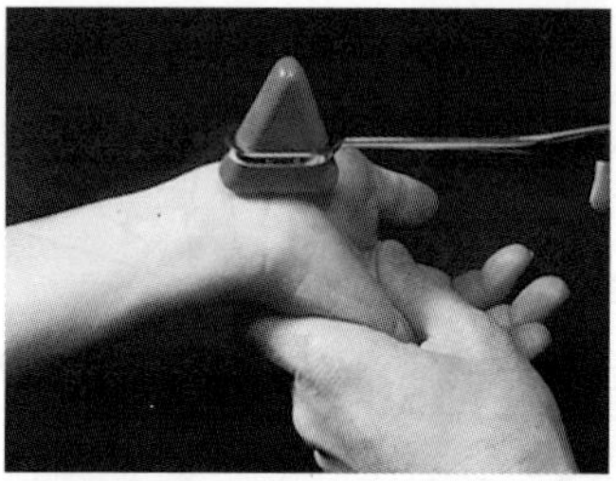

图 20-3 Tinel 征。腕关节伸直，在腕横韧带上方和近端轻叩。（From Hochberg MC et al：Rheumatology，ed 5，St Louis，2011，Mosby.）

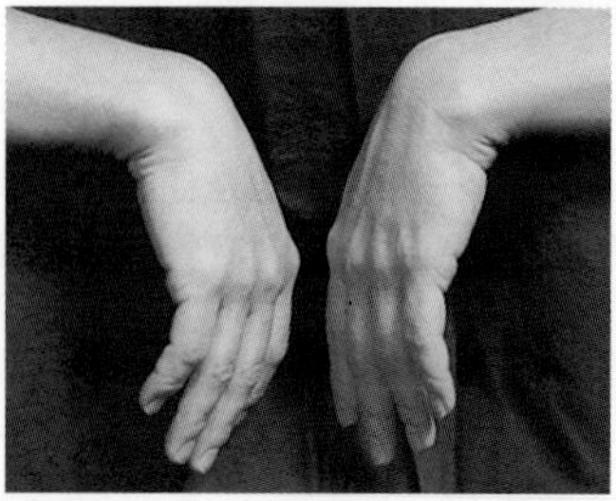

图 20-4 屈腕（手腕屈曲）试验。手腕保持非强迫屈曲位 30 ～ 60 s，患者会出现阳性结果或症状恶化。（From Hochberg MC et al：Rheumatology，ed 5，St Louis，2011，Mosby.）

病因学

- 在大多数情况下是由于腕管内压力增加导致神经缺血所致
- 通常与糖尿病、肥胖、女性、高龄、怀孕、甲状腺功能减退、风湿性疾病、自身免疫性疾病有关
- 从事反复拉紧动作的特殊职业，或与工作相关的过度使用手腕
- 也可能由于肿块占位性病变（腱鞘炎、痛风、腱鞘囊肿）或由于外伤（桡骨远端骨折、月骨周围和月骨脱位等）产生

Dx 诊断

鉴别诊断

- 颈神经根病
- 慢性肌腱炎
- 旋前圆肌综合征
- 骨间前综合征
- 复杂区域疼痛综合征
- 臂丛神经病，胸廓出口综合征
- 多发性神经病
- 其他卡压性神经病
- 腕外伤
- 血管疾病（雷诺综合征）
- 颈脊髓病

影像学检查

腕管综合征是一种临床诊断，但影像学可能有助于在不确定的情况下进行检查。越来越多的证据表明，诊断性超声可能几乎和神经传导速度检测一样敏感，并可能有助于确定神经压迫的结构性原因。X 线或磁共振成像（MRI）可能有助于排除其他疾病。

电生理检查

神经传导速度检测（nerve conduction velocity tests，NCS）显示腕管部位感觉神经传导受损，可根据正中神经卡压的严重程度来指导治疗。肌电图可显示主动失神经肌肉电位。NCS 和肌电图对 CTS 的特异性＞95%，敏感性＞85%。

Rx 治疗

急性期常规治疗

- 调整活动和人体工程学优化（桌子、键盘）
- 夜间手腕夹板是有效的
- 没有证据表明非甾体抗炎药（NSAID）有效
- 于手腕皱褶处近端的掌长肌腱尺侧行腕管注射皮质类固醇（图 20-5 和图 20-6）：可在触诊引导下或在超声引导下完成。

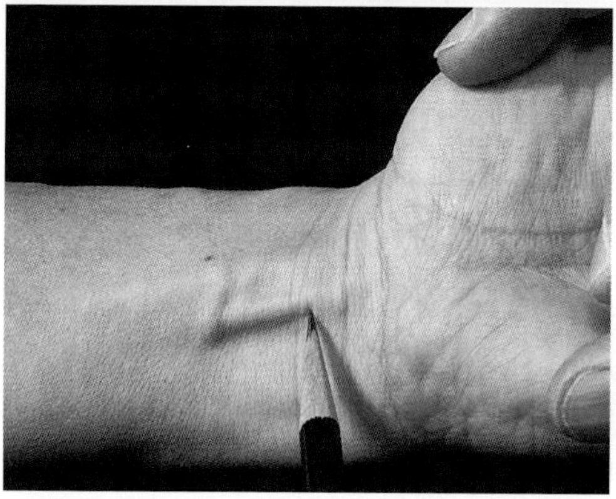

图 20-5 （扫本章二维码看彩图）掌长肌腱。铅笔尖识别掌长肌的肌腱，这是确定腕管综合征注射部位的重要标志。桡侧腕屈肌肌腱仅在掌长肌腱桡侧可见。（From Hochberg MC et al：Rheumatology，ed 5，St Louis，2011，Mosby.）

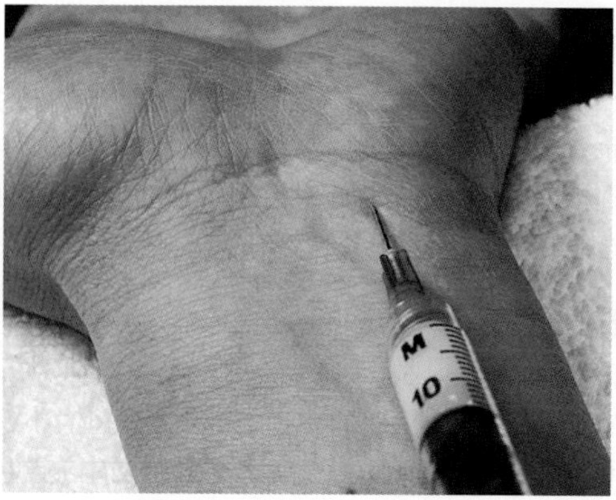

图 20-6 （扫本章二维码看彩图）腕管注射。于手腕褶痕的近端和掌长肌腱的尺侧进针。（From Hochberg MC et al：Rheumatology，ed 5，St Louis，2011，Mosby.）

在不同的临床研究中，注射虽然是暂时的，但提高了患者的满意度，改善了临床症状
- 可选用低剂量口服皮质类固醇，但通常无效
- 超声波治疗（物理疗法）具有短期益处
- 如果非手术治疗无反应，腕管松解

预后

临床过程可能有缓解和加重。有些可能会从间歇性到持续的感觉不适（麻木、刺痛、感觉异常），然后发展为运动症状。怀孕期间，症状通常在分娩数周后自然消失。

转诊

如果保守治疗失败，需要进行手术治疗。手术（腕横韧带切开）是通过开放、内镜或小切口技术进行的，远期效果良好。腕管松解术是最常见的手术之一，每年大约进行 40 万例。在某些研究中，复发率和并发症发生率从 3% ～ 19% 不等，其中多达 12% 的患者需要重新做手术。

重点和注意事项

- 腕管综合征的感觉改变不累及鱼际肌。这种特殊情况的发生是因为正中神经的掌侧感觉皮支通过腕管浅层出现在手腕的近端
- 重复使用手或手腕以及工作场所等因素在腕管综合征发展中的作用仍然存在争议
- 最近，Mayo 诊所进行了 5% 葡萄糖（D_5W）超声引导下神经周围注射治疗（perineural injection therapy，PIT）的临床试验，显示对于轻至中度 CTS 患者的治疗效果很好①

推荐阅读

Billakota S, Hobson-Webb LD: Standard median nerve ultrasound in carpal tunnel syndrome: a retrospective review of 1021 cases, *Clin Neurophysiol Pract* 15(2):188-191, 2017.

---

① Wu YT et al：Six-month efficacy of perneural dextrose for carpal tunnel syndrome：a prospective，randomized，double-blind，controlled trial，Mayo Clin Proc 92（8）：1179-1189，2017.

Burton CL et al: Clinical course and prognostic factors in conservatively managed carpal tunnel syndrome: a systematic review, *Arch Phys Med Rehabil* 97(5):836-852, 2016.

Fowler JR et al: Comparison of ultrasound and electrodiagnostic testing for diagnosis of carpal tunnel syndrome: study using a validated clinical tool as the reference standard, *J Bone Joint Surg Am* 96(17):e148, 2014.

Ghasemi-Esfe AR et al: Combination of high-resolution and color Doppler ultrasound in diagnosis of carpal tunnel syndrome, *Acta Radiol* 52(2):191-197, 2011.

Huisstede BM et al: Carpal tunnel syndrome. Part I: effectiveness of nonsurgical treatments—a systematic review, *Arch Phys Med Rehabil* 91(7):981, 2010.

Huisstede BM et al: Carpal tunnel syndrome. Part II: effectiveness of surgical treatments—a systematic review, *Arch Phys Med Rehabil* 91(7):1005, 2010.

Kang HJ et al: Carpal tunnel syndrome caused by space occupying lesions, *Yonsei Med J* 50(2):257-261, 2009.

Meems M et al: Prevalence, course and determinants of carpal tunnel syndrome symptoms during pregnancy: a prospective study, *BJOG* 122(8):1112-1118, 2015.

Meroni R et al: Distal pain and carpal tunnel syndrome diagnosis among cashiers: a longitudinal study, *Int Arch Occup Environ Health* 20:1-6, 2017.

Nakamichi K et al: Percutaneous carpal tunnel release compared with mini-open release using ultrasonographic guidance for both techniques, *J Hand Surg Am* 35(3):437, 2010.

Stütz N et al: Revision surgery after carpal tunnel release--analysis of the pathology in 200 cases during a 2 year period, *J Hand Surg Br* 31(1):68-71, 2006.

Ting BL et al: Median nerve ultrasonography measurements correlate with electrodiagnostic carpal tunnel syndrome severity, *J Am Acad Orthop Surg* 27(1):e17-e23, 2019.

Wessel LE et al: Sonographic findings are associated with carpal tunnel symptom severity, *Hand Surg Am* S0363- 5023(17):31113-31119, 2018.

第 21 章 感觉异常性股痛
Meralgia Paresthetica

Jacob Modest

刘岗 译 南勇 张自艳 审校

基本信息

定义

感觉异常性股痛是一种由于股外侧皮神经受压而在大腿前外侧出现疼痛和（或）感觉障碍的疾病。

同义词

股外侧皮神经卡压

Bernhardt-Roth 综合征

紧身裤综合征：因青少年穿紧身裤人数增加而得名

ICD-10CM 编码

G57.1 感觉异常性股痛

流行病学和人口统计学

发病率：男女发病率相似，是下肢最常见的单神经病之一。

发病高峰：确诊时平均年龄 50 岁。

危险因素：肥胖、糖尿病和高龄是最常见的相关疾病。其他危险因素包括腹围过大、腰带和腰部衣服过紧、怀孕以及腹股沟韧带附近的瘢痕组织。在手术中，由于体位不当造成的医源性损伤或压迫也是导致感觉异常性股痛的重要原因。机动车事故中安全带造成的损伤是一种不太常见但公认的原因。长时间的腿部锻炼（如长时间骑车或步行）会增加腹股沟韧带的张力，也可能会对神经造成压迫。两侧腿长短不一也会导致一侧髋关节过度伸展，从而导致症状。减肥或衰老也可能会去除覆盖在神经上面的保护性脂肪层，这样内衣、腰带或其他衣服就可能会挤压神经。其他罕见的危险因素包括腹水、子宫内膜异位症和盆腔肿块（肿瘤、出血或脓肿），这些都可能导致神经压迫。

体格检查和临床表现

患者可能会出现麻木、刺痛、灼痛或大腿外侧区域感觉减退，这些症状通常是逐渐出现的。有时患者在讨论不适时会摩擦受影响的部位。由于股外侧皮神经只有感觉纤维，因此不影响运动。改变体位可能会减轻疼痛，走路或站立往往会加重症状。然而，如果原因是外在压迫，比如腰带过紧，久坐可能会加剧症状。有时会出现臀部疼痛或腹股沟区疼痛，疼痛可能会放射到胸廓、腹股沟、大腿和膝盖。通常情况下，疼痛区域对轻微的触摸比对坚硬的压力更敏感，也可能会出现对热的过度敏感。症状通常是单侧的，但高达20%的病例中可能是双侧的。髂前上棘以下的深度触诊（骨盆压迫试验）通常会重现症状。

病因学

感觉异常性股痛的主要原因是股外侧皮神经卡压（图21-1），因为它从腹股沟韧带下通过（图21-2）。然而，它也可以在腰骶丛、腹腔或大腿的皮下组织中被卡压。

Dx 诊断

诊断主要基于疼痛的独特描述和其典型部位；检查时受累区域出现感觉异常，而在患肢的小腿没有神经异常。感觉丧失的部位通常可以在大腿前部清楚地划分出来。

虽然主要应该是临床诊断，但研究表明超声引导下的诊断也是成功的，可显示股外侧皮神经的低回声和肿胀。

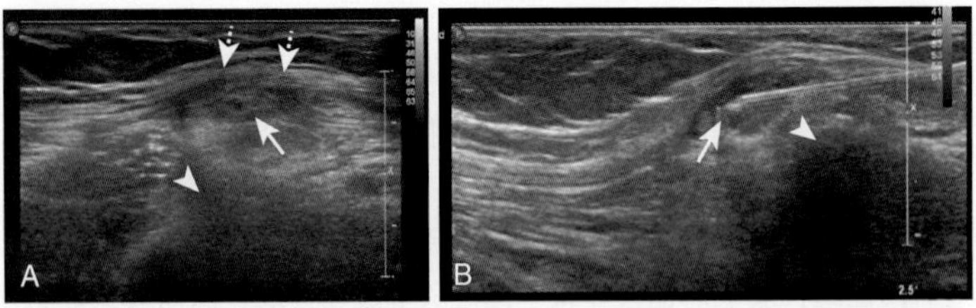

图21-1 股外侧皮神经的瘢痕形成导致感觉异常性股痛。A. 在髂前上棘水平的超声成像（无尾箭头）显示股外侧皮神经（虚线箭头）被瘢痕组织包围（实线箭头）。**B.** 超声成像显示注射类固醇和麻醉剂，针尖在瘢痕内（实线箭头）。（From Pope TL et al：Musculoskeletal imaging，ed 2，Philadelphia，2014，WB Saunders.）

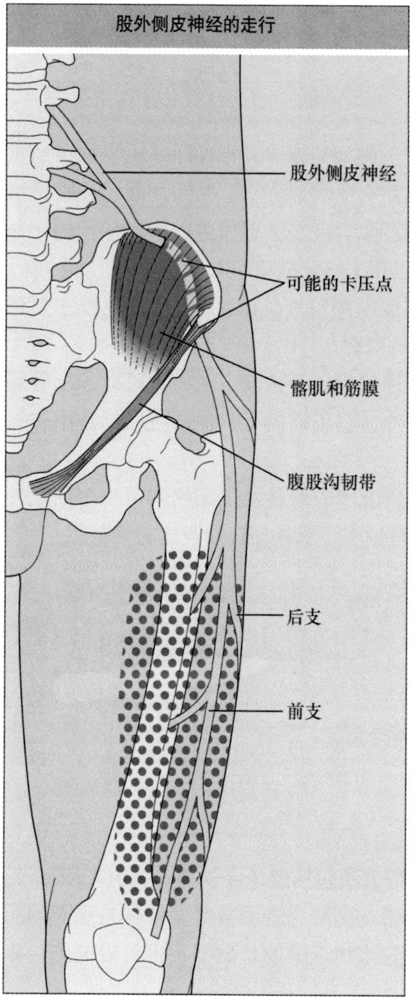

扫二维码看彩图

图 21-2（扫二维码看彩图）股外侧皮神经在腹股沟韧带下方和髂前上棘内侧走行，可以看出股外侧皮神经被卡压的可能部位。（From Hochberg MC：Rheumatology，ed 7，Philadelphia，2019，Elsevier.）

鉴别诊断

腰椎神经根病、血管炎性神经病。

评估

通常，除了进行全面的神经系统检查外，不需要其他检查用于诊断。应检查整个下肢。通常在大腿前外侧会出现椭圆形的轻触和针刺检查异常的区域。直腿抬高测试中不会出现异常情况，也不应有提示髋、后背或骶髂关节受累的发现。运动强度和深腱反射应正常。有时，精确的诊断可能需要腹部和（或）骨盆检查以排除这些区域的问题。

影像学和其他检查

- 髋部或骨盆 X 线片对于典型的感觉异常性股痛患者来说通常是不必要的。如果患者发现椎管狭窄、椎间盘问题或腰椎滑脱，可以考虑行腰椎影像学检查。更先进的影像学检查（如 CT 或 MRI 扫描）可以用来排除软组织来源的疾病（如肿瘤）
- 很少需要神经传导和肌电图检查（EMG）。这些检查主要用于排除神经根病或腰丛问题
- 超声成像最近成为一种替代性的诊断方法，它可以显示肿胀和低回声的神经。此外，它还提供了一种通过引导注射进行即时治疗干预的手段
- 无论有没有超声引导，麻醉时的神经阻滞偶尔可以阻断股外侧皮神经。疼痛的缓解证实了感觉异常性股痛的诊断

Rx 治疗

非药物治疗

许多患者的症状会突然自发消失。

急性期常规治疗

- 让患者安心是至关重要的
- 减少神经受压或压迫的方法包括避免穿紧身衣、内衣和腰带。建议穿吊带而不是腰带。肥胖患者的减肥，特别是腹部的减肥也很重要。用校正鞋来纠正腿的长短不一也可以起到治疗作用

慢性期治疗

- 虽然是保守治疗，但 1 ～ 2 个月后症状仍持续，则可能需要通过复查受影响的区域、重复询问病史以及可能的其他检查来证实感觉异常性股痛的诊断
- 加巴喷丁、阿米替林、苯妥英和卡马西平在减轻相关的神经性疼痛方面可能有益。然而，在大多数患者中它们是无用的
- 利多卡因贴片和二氧化钛贴片可以作为更难治病例的额外治

疗方式

- 物理疗法，包括拉伸和按摩、湿热和低强度超声透入疗法，可以在疼痛管理中发挥重要作用
- 可以咨询麻醉专家或介入放射科医师以进行局部神经阻滞。糖皮质激素或局部麻醉剂或两者的混合物，可以注射到适当的区域进行临时的疼痛缓解
- 最近的一项小样本病例系列显示，超声引导下用 50% 酒精的神经毁损术可用于难治性感觉异常性股痛，以减轻疼痛，并有助于避免外科治疗
- 手术治疗（无论是减压、神经去除或神经切断）为难治性患者的治疗提供了一种手段。手术效果良好的预测指标包括术前异常 EMG 以及行股外侧皮神经阻滞后症状立即缓解
- 有几篇报道提到了射频神经消融术在治疗这种疾病中的作用，但这一点还没有得到充分的研究

处理

在大多数患者中，这是一种自限性、非威胁性疾病。保守措施足以满足 90% 以上的患者，但症状复发很常见。

转诊

- 患有感觉异常性股痛的患者通常可以由神经科医师轻松治疗
- 难治性病例可能需要就诊于麻醉科医生、介入放射科医生或神经外科医生

推荐阅读

Ahmed A et al: Ultrasound-guided alcohol neurolysis of lateral femoral cutaneous nerve for intractable meralgia paresthetica: a case series, *Br J Pain* 10(4):232-237, 2016.

Grossman MG, Ducey SA, Nadler SS, Levy AS: Meralgia paresthetica: diagnosis and treatment, *J Am Acad Orthop Surg* 9(5):336-344, 2001.

Khalil N et al: Treatment for meralgia paresthetica, *Cochrane Database Syst Rev* 12:CD004159, 2012.

Morimoto D et al: Deep decompression of the lateral femoral cutaneous nerve under local anesthesia, *World Neurosurgery*, July 11, 2018.

Onat SS et al: Ultrasound guided diagnosis and treatment of meralgia paresthetica, *Pain Physician* 19:E667-E669, 2016.

Parisi TJ et al: Meralgia paresthetica: relation to obesity, advanced age, and diabetes mellitus, *Neurology* 77(16):1538-1542, 2011.

第 22 章　吉兰 – 巴雷综合征
Guillain-Barr Syndrome

Divya Singhal
欧英炜　译　南勇　审校

基本信息

定义

吉兰–巴雷综合征（Guillain-Barr syndrome，GBS）是一种急性免疫介导的多发性神经根神经病（影响神经根和周围神经），主要累及运动。它是西半球乃至世界范围内急性弛缓性瘫痪的最常见原因。根据定义，患者临床肌无力最高峰发生在疾病发作的4周内。

同义词

急性炎性脱髓鞘性多发性神经根神经病（acute inflammatory demyelinating polyradiculoneuropathy，AIDP）
急性多发性神经病
上行性麻痹
GBS
感染后多发性神经炎

ICD-10CM 编码
G61.0　吉兰–巴雷综合征

流行病学和人口统计学

发病率：每年每 10 万人中有 0.6 ~ 1.9 例，无地域差异。发病率随年龄相应增加。在青春期末至成年早期发病率稍有增高。男性发病较女性稍多（1.25∶1）。

易感因素：病毒（HIV、CMV、EBV、流感病毒）和细菌（空肠弯曲杆菌、肺炎支原体）感染，全身性疾病（霍奇金淋巴瘤，免疫接种）。GBS 发生的主要前驱疾病在框 22-1 中有描述。

框 22-1　吉兰–巴雷综合征（GBS）的主要前驱疾病或事件

常见	狂犬病疫苗
上呼吸道感染	破伤风类毒素
空肠弯曲杆菌肠炎	卡介苗免疫
巨细胞病毒感染	结节病
EB 病毒感染	系统性红斑狼疮
甲型肝炎病毒感染	淋巴瘤
乙型肝炎病毒感染	创伤
丙型肝炎病毒感染	手术
HIV 感染	**有待商榷的**
不常见	乙型肝炎疫苗
肺炎支原体感染	流感疫苗
流感嗜血杆菌感染	高热
黄疸出血型钩端螺旋体感染	硬膜外麻醉
沙门菌病	

（From Vincent JL et al：Textbook of critical care，ed 6，Philadelphia，2011，Saunders.）

病因学

- 目前病因未知，但认为其是由感染引起的异常免疫反应引起
- 研究发现在发病之前的 1 ～ 4 周有前驱感染性疾病。最常见的前驱感染是空肠弯曲杆菌感染（与 30% 的 GBS 病例和 20% 的 Miller Fisher 综合征病例有关）
- 体液和细胞介导的针对周围神经髓鞘、施万细胞的免疫攻击，有时伴原发性轴索受累

体格检查和临床表现

- 对称性肌无力，通常最先累及近端肌肉，随后累及近端和远端肌肉；行走、从椅子上站起或爬楼梯均会表现出困难（见框 22-2）
- 双侧反射减低或缺失
- 轻到中度的手套–袜套样感觉异常、感觉迟钝或麻木，或者背部疼痛
- 疼痛（由后神经根受累引起）可能很明显
- 自主神经功能异常（缓慢性心律失常或快速性心律失常，低血压或高血压）
- 呼吸功能不全（由延髓麻痹或肋间肌无力引起）
- 面部轻瘫、眼肌麻痹、吞咽困难（继发于脑神经受累）

框 22-2　提示吉兰-巴雷综合征的表现

症状相对对称
轻微的感觉体征和症状
脑神经受累
自主神经功能障碍
起病时无发热
脑脊液细胞-蛋白分离
典型的电生理诊断表现
病情在数天或数周内进展
在病情停止进展 2 ～ 4 周后开始恢复

（From Adams JG：Emergency medicine：clinical essentials，Philadelphia，2013，Saunders.）

- 基于临床干预和电生理结果，GBS 包括几种临床类型：
  1. AIDP（欧洲和北美最常见的形式）
  2. 急性运动轴索性神经病（acute motor axonal neuropathy，AMAN；中国和日本最普遍的形式）
  3. 急性运动和感觉轴索性神经病（acute motor and sensory axonal neuropathy，AMSAN；感觉受累较重，与更严重的临床病程和较差的预后相关）
  4. Miller Fisher 综合征（MFS；眼肌麻痹、共济失调和反射消失三联症）
  5. 急性自主神经功能减退（副交感和交感神经功能迅速发生衰竭，无运动或感觉受累）
  6. 局部变异型（如咽-颈-臂 -GBS，纯共济失调 GBS）

Dx 诊断

鉴别诊断

- 中毒性周围神经病：重金属中毒［铅（小红细胞性贫血）、铊（脱发）、砷（通常伴有急性胃肠疾病）］、药物（长春新碱、双硫仑）、有机磷中毒、六碳类药物［胶嗅神经病（glue sniffer's neuropathy）］
- 非中毒性周围神经病：急性间歇性卟啉症、暴发性血管炎性多神经病、传染性（脊髓灰质炎、白喉、莱姆病、西尼罗病毒）、蜱瘫痪
- 神经肌肉接头障碍：重症肌无力、肉毒杆菌毒素、蛇毒

- 药物引起的肌病，如多发性肌炎和急性坏死性肌病
- 代谢紊乱，如高镁血症、低钾血症、低磷血症
- 急性中枢神经系统疾病，如基底动脉血栓合并脑干梗死、脑干脑脊髓炎、横贯性脊髓炎或脊髓受压
- 转换障碍
- 诈病
- 表 22-1 区分了急性神经肌肉无力的临床模式

评估

- 根据临床病史、查体和实验室检查排除其他原因
- 腰椎穿刺（在疾病的最初 1 ～ 2 周可能是正常的）。典型表现包括在 80% ～ 90% 的患者中 CSF 蛋白质升高，而单核白细胞较少（蛋白-细胞分离）。在与 HIV 血清转化相关的病例中，CSF 细胞计数升高是一个预期的特征
- 疾病的最初 10 ～ 14 天，肌电图（EMG）或神经传导检查（NCS）可能是正常的。最早的电生理诊断异常表现是 H- 反射延长或消失。在两个或多个运动神经中出现脱髓鞘的 NCS 证据（远端潜伏期延长、传导速度减慢、传导阻滞、时间分散和 F 波延长）证实了在适当的临床情况下可进行 AIDP 的诊断

实验室检查

- CBC 可能提示早期白细胞增多伴核左移。同时应对电解质进行检测，以排除肌无力的新陈代谢病因
- 重金属检测；尿卟啉筛查；肌酸激酶检测；HIV 检测，包括 HIV 血清转化检测，尤其在 CSF 表现出淋巴细胞增多的情况下。如果诊断不确定，则可进行有或无增强的脑和脊髓 MRI。在 GBS 中，腰骶椎的钆增强 MRI 可表现出神经根的增强
- 多达 90% 的 MFS 患者可能存在针对神经节苷脂 GQ1b 的抗体。抗神经节苷脂 GM1 的 IgG 抗体可能与 AMAN 相关。通常，没有与 AIDP 相关的抗神经节苷脂抗体
- 在模棱两可的病例中，尤其如果担心可能有周围神经血管炎时，神经活检可能有助于确诊 GBS。感觉神经活检表现为节段性脱髓鞘，单核细胞和 T 细胞浸润到神经内膜。轴索丢失常见于 GBS 的感觉神经活检标本中

表 22-1　急性神经肌肉无力的临床表现形式

病因	脑神经受累	肢体无力	反射	感觉障碍	自主神经改变
吉兰-巴雷综合征	常见，双侧面瘫	远端（上行性）	丧失	常见	可能（20%）
Miller Fisher 综合征	特征：眼肌麻痹	特征可变：共济失调	丧失	很少见	很少见
重症肌无力	常见，上睑下垂，面神经、动眼神经受累	近端（大腿和肩）	正常	存在	存在
肉毒杆菌毒素中毒	对称性复视、上睑下垂、构音障碍、吞咽困难	下行性	丧失或减弱	无	有（如肠梗阻、瞳孔放大、唾液分泌减少、尿潴留）
有机磷中毒	延髓功能丧失、构音障碍、吞咽困难	弥散性	减弱	迟发	有（如心动过缓、流涎、支气管黏液溢、泪腺分泌过多、腹泻，瞳孔缩小引起视物模糊）
脑干损伤	常见，眼球运动受累	交叉瘫（面部或肢体）	增强	常见	很少见
脊髓损伤	无	四肢轻瘫或下肢轻瘫	先减弱，后出现增强	损伤平面以下丢失	如果有，在胸廓平面以上

（From Parrillo JE，Dellinger RP：Critical care medicine：principles of diagnosis and management in the adult，ed 5，Philadelphia，2019，Elsevier.）

Rx 治疗

非药物治疗

- 由于呼吸衰竭是 GBS 的主要并发症，因此应密切监测呼吸功能（频繁测量肺活量、负力吸气和潮气量）和肺部洁净功能
- 加强翻身以最大程度地减少褥疮的形成
- 用抗血栓袜预防静脉血栓栓塞，作为药物预防静脉血栓栓塞的补充
- 为患者和家人提供情感支持和社会咨询
- 止痛治疗
- 心电监测以发现心律失常
- 一旦患者病情稳定并能够活动，便进行物理和职业治疗
- 避免使用可能加重重症肌无力或干扰神经肌肉传递的药物

急性期常规治疗

- 选项 1：静脉注射免疫球蛋白［IVIG；0.4 g/（kg · d），持续 5 天］。输注前务必检查血清 IgA 水平，以防止 IgA 缺乏症患者出现过敏反应
- 选项 2：在症状出现后的 7 天内开始进行早期治疗性血浆交换（therapeutic plasma exchange，TPE）或血浆置换：200 ～ 250 ml/kg，隔天 1 次，超过 5 次。这有助于减少快速进展患者的机械通气需求，并提高恢复率。患有心血管疾病（近期心肌梗死、不稳定型心绞痛）、活动期脓毒症和自主神经功能障碍的患者禁用
- 两种疗法均同样有效，并且可以将恢复时间缩短 50%。将 IVIG 与血浆置换相结合并没有证明有任何好处。禁止使用糖皮质激素
- 如果 FVC ＜ 12 ～ 15 ml/kg，肺活量迅速下降或＜ 1000 ml，负力吸气＜ 20 cmH_2O，PaO_2 ＜ 70，或患者排痰、吸气较困难，则可能需要机械通气

慢性期治疗

- 10% ～ 20% 的患者可能需要通气支持。足够的液体和电解质支持及营养是必要的，尤其是在自主神经功能障碍或延髓功

能异常的患者中
- 积极的护理，以防止褥疮、感染、粪便嵌塞和压迫性神经麻痹
- 监测和治疗自主神经功能障碍（缓慢性心律失常或快速性心律失常、直立性低血压、系统性高血压）
- 用低剂量的三环类药物、加巴喷丁等治疗背痛和感觉障碍。阿片类药物可在短期内谨慎使用，但可能加重自主神经功能障碍
- 对于行动不便和无法行走的患者，应使用如肝素（5000 U，皮下注射，每 12 h 一次）或依诺肝素（每天 40 mg，皮下注射）等药物预防静脉血栓栓塞
- 接受呼吸机支持治疗的患者应预防压力性溃疡
- 物理和职业疗法康复，包括辅助设备

预后

- 全球的死亡率为 5% ～ 10%。死亡原因包括心脏骤停、肺栓塞和暴发性感染。最近的一项研究显示 62% 的患者完全恢复运动，14% 有轻度肌无力，9% 有中度肌无力，4% 的患者卧床或接受通气治疗，8% 在 1 年左右死亡。另一项研究表明，大约 33% 的患者在 1 年时没有任何感觉症状，而 67% 的患者下肢残留感觉丧失，36% 的患者上肢残留感觉丧失。大约 32% 的患者不得不更换工作，30% 的患者无法像患病前那样进行日常活动，52% 的患者在 GBS 发病 1 年后不得不改变其休闲活动。过度疲劳是 GBS 恢复期患者的常见主诉。可以通过运动疗法（如自行车运动训练）进行治疗
- 恢复不良的预测指标（1 年时无法独立行走）：年龄＞ 60 岁，前驱有腹泻病史，近期 CMV 感染，病情暴发或快速进展，通气依赖，运动幅度降低（＜ 20% 正常值）或 NCS 无神经兴奋表现。预后也可能受到治疗并发症的影响
- GBS 通常是单相疾病。完全康复后，＜ 5% 的患者可能会复发

转诊

- 至神经内科相关领域专家处进行诊断和治疗
- ICU 进行肺部及重症监护
- 需要长期通气支持的患者建议至耳鼻喉科或普外科行气管切开术

- 对于长时间无法经口获得营养的患者，可至胃肠科行经皮内镜胃造口术

重点和注意事项

- GBS 是急性弛缓性瘫痪的最常见原因
- 对于所有疑似 GBS 的患者，使用呼吸力学（FVC 和 NIF）密切监测通气功能至关重要
- 糖皮质激素不适用于 GBS 患者，甚至可能减慢恢复速度

患者及家属教育

患者教育信息可从吉兰–巴雷综合征国际基金会获得［The Holly Building，104 1/2 Forrest Avenue，Narberth，PA 19072；电话：(610) 667-0131；传真：(610) 667-7036；免费电话：(866) 224-3301；电子邮件：info@gbs-cidp.org］。

推荐阅读

Dimachkie MM et al: Guillain-Barré syndrome, *Curr Treat Options Neurol* 15(3):338-349, 2013.

Fujimura H: The Guillain-Barré syndrome, *Handb Clin Neurol* 115:383-402, 2013.

González-Suárez I et al: Guillain-Barré syndrome: natural history and prognostic factors: a retrospective review of 106 cases, *BMC Neurol* 13(1):95, 2013.

Yuki N, Hans-Peter H et al: Guillain-Barré syndrome, *N Engl J Med* 366:2294-3011, 2012.

第 23 章　慢性炎性脱髓鞘性多发性神经病
Chronic inflammatory demyelinating Polyneuropathy

Chloe Mander Nunneley，Joseph S. Kass，John Sladky
刘晓英　译　刘晓英　审校

基本信息

定义

慢性炎性脱髓鞘性多发性神经病（chronic inflammatory demyelinating polyneuropathy，CIDP）是一种慢性自身免疫性神经病，表现为近端和远端对称性无力，伴有感觉丧失和反射减弱或缺失。根据定义，症状在发病后 8 周达到峰值。

同义词

慢性炎性脱髓鞘性多发性神经根神经病

CIDP

ICD-10CM 编码

G61.81　慢性炎性脱髓鞘性多发性神经炎

流行病学和人口统计学

患病率：儿童 0.5/10 万，成人 1/10 万～2/10 万。

性别差异：男性略高。

危险因素：它与某些全身性疾病有关（见下文“鉴别诊断”内容），但这种联系尚不清楚。

体格检查和临床表现

- 近端和远端肌肉对称性无力，在至少 8 周后达到峰值；少数患者可能出现急性发作，病程可能是复发或进行性
- 感觉障碍伴远端感觉异常，平衡不良和（或）本体感觉受损
- 深腱反射减弱或缺失

- 少数患者面部、口咽和眼部受累
- 与吉兰-巴雷综合征相比，很少发生自主神经功能障碍

病因学

免疫介导性疾病是由细胞介导的免疫反应和针对不完全特异性外周神经抗原的体液免疫反应相互作用而产生的。尽管没有传染性疾病与该病的发生有直接关系，仍可能与先前的疾病有关联。

Dx 诊断

对于 CIDP 的诊断标准，目前尚无普遍共识。三个最广泛使用的标准是美国神经病学学会（AAN）诊断标准、Saperstein 诊断标准和炎性神经病病因和治疗（INCAT）诊断标准。表 23-1 总结了三个标准的差异。值得注意的是：

- AAN 和 INCAT 标准是最不严格的临床标准，只要求对一只肢体的运动和感觉功能进行电生理评估。Saperstein 标准更为严格，要求近端和远端对称性肌无力。因此，远端获得性脱髓鞘性对称性神经病（distal acquired demyelinating symmetric neuropathy，DADS）患者可以满足 AAN 和 INCAT 的 CIDP 标准
- 三个标准都需要进行脑脊液分析来评估蛋白-细胞分离
- 三个标准都要求具备神经传导检查中明显的脱髓鞘特征，包括延长的远端潜伏期和 F 波、传导速度减慢、至少一条神经显示部分传导阻滞，这是获得性脱髓鞘的特征
- INCAT 标准不要求神经活检

鉴别诊断

- 其他脱髓鞘性神经病，如：
  1. 远端获得性脱髓鞘性对称性神经病（DADS）
  2. 多灶性运动神经病（multifocal motor neuropathy，MMN）
  3. 多灶性获得性脱髓鞘性感觉和运动神经病（multifocal acquired demyelinating sensory and motor neuropathy，MADSAM；Lewis-Sumner 综合征）
- 遗传性神经病：Charcot-Marie-Tooth 病亚型
- 糖尿病、尿毒症引起的代谢性神经病
- 副肿瘤和肿瘤性神经病：淋巴瘤和癌症

表 23-1　诊断标准

特征	美国神经病学学会（AAN）标准	Saperstein 标准	炎性神经病病因和治疗标准
临床累及	运动功能障碍，感觉功能障碍 > 1 个肢体或 2 个肢体	主要：对称性近端和远端无力； 次要：完全对称的远端无力或感觉丧失	进行性或复发性运动和感觉功能障碍 > 1 个肢体
病程	≥ 2 个月	≥ 2 个月	≥ 2 个月
反射	减弱或消失	减弱或消失	减弱或消失
电生理检查	以下 4 项标准中任意 3 项：≥ 1 条运动神经部分传导阻滞，≥ 2 条运动神经传导速度减慢，≥ 2 条运动神经远端潜伏期延长，或 ≥ 2 条运动神经 F 波延长	4 个 AAN 电诊断标准中的 2 个	≥ 2 条运动神经部分传导阻滞，1 条其他神经传导速度异常或远端潜伏期或 F 波潜伏期异常；或在没有部分传导阻滞的情况下，3 条运动神经出现传导速度异常、远端潜伏期或 F 波潜伏期异常；或电诊断异常提示 2 条神经脱髓鞘和组织学证据提示脱髓鞘
CSF 分析	白细胞计数 < 10，CSF VDRL 阴性，且蛋白质升高（支持性证据）	蛋白质 > 45，白细胞 < 10（支持性证据）	推荐 CSF 分析，但不是强制要求
活检	脱髓鞘和髓鞘再生的证据	脱髓鞘的主要特征；炎症（非必需）	非强制性（除非只有 2 条运动神经出现电诊断检查异常）

CSF，脑脊液；CSF VDRL，神经梅毒试验；WBC，白细胞

- 与单克隆免疫球蛋白病相关的神经病：
  1. 多发性神经病、器官肿大、内分泌病、单克隆免疫球蛋白病和皮肤变化（polyneuropathy，organomegaly，endocrinopathy，monoclonal gammopathy，and skin changes，POEMS）综合征
  2. 多发性骨髓瘤
  3. 未知意义的单克隆免疫球蛋白病（monoclonal gammopathy of undetermined significance，MGUS）
  4. 瓦尔登斯特伦（Waldenström）巨球蛋白血症
- 与感染性疾病相关的神经病：HIV 和麻风病
- 与全身炎症性或免疫介导性疾病相关的神经病：
  1. 结节病
  2. 淀粉样变性
  3. 血管炎：结节性多动脉炎（PAN）、白塞综合征、干燥综合征、冷球蛋白血症、狼疮、Castleman 病、肉芽肿病伴多血管炎（原韦格纳肉芽肿）和嗜酸性肉芽肿伴多血管炎（原变应性肉芽肿性血管炎）
- 中毒性神经病：ETOH、丙烯酰胺、药物（铂类药物、胺碘酮、他克莫司、哌克昔林）

评估

神经传导检查和肌电图评估以获得性脱髓鞘（时间离散）和传导阻滞为特征的脱髓鞘性多发性神经病（图 23-1）。

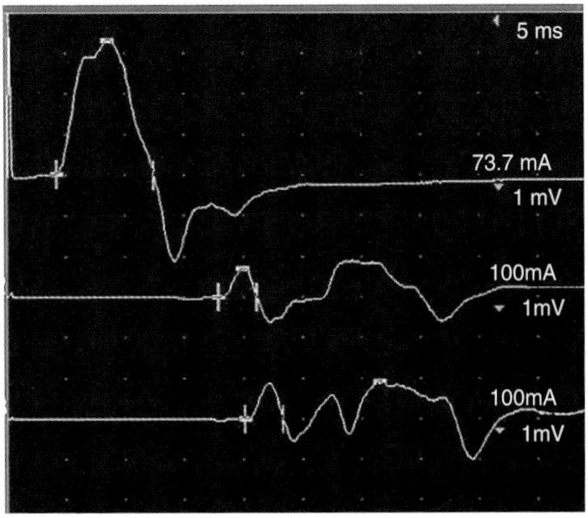

图 23-1　传导阻滞

实验室检查

- 脑脊液分析，以评估蛋白-细胞分离（即蛋白质升高而细胞计数正常），以及排除相关疾病的适当实验室检查
- 神经活检标本（现在很少做）也显示脱髓鞘的征象，伴有不同程度的炎症和继发性轴索丢失

影像学检查

有或无钆增强的腰椎 MRI 可显示近端神经根节段增大和增强（图 23-2 和图 23-3）。

Rx 治疗

治疗目的是阻断潜在的免疫反应，以阻止脱髓鞘和炎症，防止继发性轴索变性。免疫调节治疗的一线药物是静脉注射免疫球蛋白（IVIG）、血浆分离和皮质类固醇。这三种治疗方式的疗效没有差别。二线药物可使用硫唑嘌呤、吗替麦考酚酯、环磷酰胺、利妥昔单抗和环孢素。

非药物治疗

矫形器或支架对严重的远端无力可能有用。

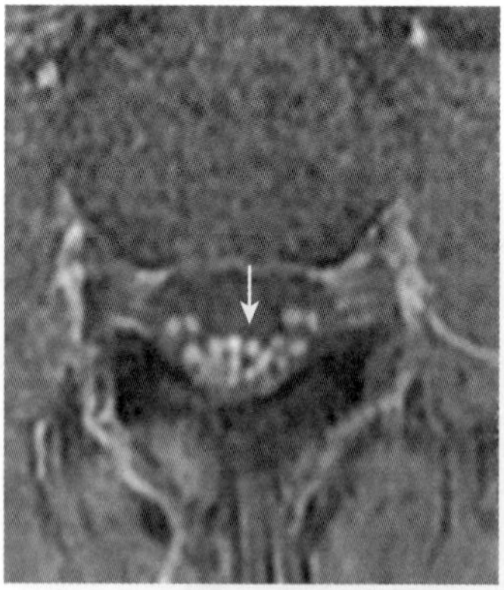

图 23-2 增强磁共振成像显示神经根有强化

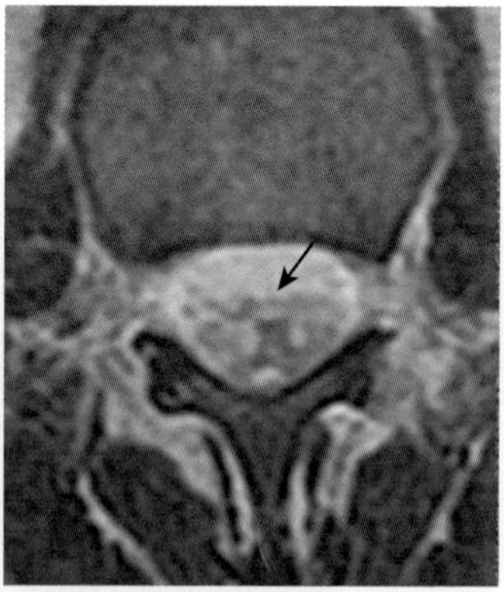

图 23-3 T2 加权轴向磁共振成像显示神经根增粗

急性期常规治疗

- 泼尼松 60 mg/d，或每隔一天 100 mg
- 静脉注射免疫球蛋白（IVIG）2 g/kg，分为 2 ～ 5 天
- 血浆置换（5 ～ 6 次交换）

慢性期治疗

- 口服泼尼松：起始剂量每天 1 mg/kg，通常在 1 个月后或在病情稳定后隔天给药。每月减少 10 mg，直到剂量达到每隔一天 20 mg；然后每月减少 5 mg。补充钙和维生素 D。患者在给药前应接受结核菌素皮肤试验以及白内障、青光眼、糖尿病和胃食管反流的检查
- 地塞米松：PREDICT 研究比较了地塞米松 40 mg/d，每月持续 4 天，及泼尼松 60 mg/d 维持 2 个月，然后分别在 27 周内逐渐减量。两组疗效无差异。脉冲式给予类固醇可以减少体重增加，减少库欣样特征，但增加睡眠障碍和心理障碍
- 甲泼尼龙冲击治疗：无标准方案。可以使用 1000 mg，持续 3 天，然后每周 1000 mg，目标是将频率降低到每 2 ～ 12 周一次
- IVIG：0.4 ～ 1 g/kg，每 2 ～ 3 周一次，根据治疗效果进行调整。应评估基线 IgA 水平、肾功能和凝血功能
- 吗替麦考酚酯：起始剂量为隔天 1 次，每次 500 mg；在 2 ～ 4 周内增加到每天 2 次，每次 2 g 口服。前 3 个月应每月评估一次全血细胞计数和肝功能，之后每隔 3 个月评估一次。可能导致胃肠道不适
- 硫唑嘌呤：初始剂量为隔天一次，每次 25 ～ 50 mg；4 周内增加到每天 2 次，每次 100 mg。前 3 个月应评估全血细胞计数和肝功能，然后每 3 个月评估一次。可能出现发热和胃肠道不适的药物反应
- 环磷酰胺：用于严重病例。每月 1 次，每次 1000 mg/m^2，持续 6 个月（中等剂量）；或每天 50 mg/kg，连续 4 天（高剂量）
- 其他治疗方法（病例报告）：依那西普、利妥昔单抗、他克莫司、干扰素 β-1a

预后

- 尽管关于患者长期预后的数据有限，但大多数患者病情好转并达到稳定。50% 的患者可能复发。少数患者遗留严重残疾，

高达 11% 的患者死亡

- 伴有 IgM 单克隆免疫球蛋白病的 CIDP 患者通常对治疗反应不佳
- 低龄、女性和复发-缓解过程可能预示着更有利的预后。发病时四肢无力和肌电图上明显的轴索丢失证据可能预示着预后不良

转诊

神经病学家、物理治疗或职业治疗、矫形。

重点和注意事项

- MCV ＞ 100，患者可接受硫唑嘌呤治疗
- 在开始类固醇治疗之前，必须完善结核菌素试验
- 对于使用类固醇和其他免疫抑制剂，需预防肺孢子菌性肺炎的患者（尤其是合并肺部疾病的患者），考虑每周给予 3 次甲氧苄啶-磺胺甲噁唑合剂
- 在神经传导研究中寻找获得性脱髓鞘的依据（传导阻滞和时间离散）
- 检查脑脊液有无蛋白-细胞分离（高蛋白，细胞计数正常）
- CIDP 可表现为吉兰-巴雷综合征。感觉症状和近端无力在 CIDP 中更为常见，并且症状持续发展超过 8 周

患者和家庭教育

CIDP 是一种慢性疾病，通常以复发-缓解过程为特征，对治疗反应良好。早期转诊给神经科医生很重要，并且关于类固醇副作用和缓解因素的教育非常重要。

第 24 章　胸廓出口综合征
Thoracic Outlet Syndrome

Hisashi Tsukada

陈俊文　译　张小芳　张骅　审校

基本信息

定义

胸廓出口综合征（thoracic outlet syndrome，TOS）是指在胸廓出口处，由于神经血管受压迫而产生的一系列以上肢症状为主的临床症候群（图 24-1，表 24-1）。根据受压点，可分为三种类型：①颈肋

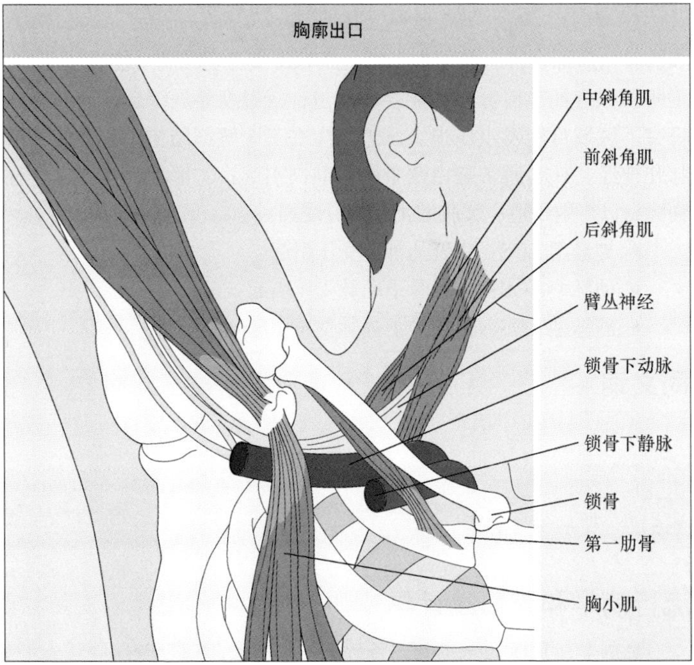

图 24-1 （扫本章二维码看彩图）胸廓出口的三个狭窄通道包括斜角肌三角、胸锁关节通道和喙突处的胸小肌附着部。（From Hochberg MC：Rheumatology，ed 7，Philadelphia，2019，Elsevier.）

扫本章二维码看彩图

表 24-1 胸廓出口综合征受压部位和结构

部位	描述	异常	受压结构
胸骨-肋椎环	这个孔径可以通过骨性变异来缩窄	• 颈第一肋 • 第一肋 • 长横突	• 锁骨下动脉 • 锁骨下静脉 • 臂丛神经
斜角肌三角	前斜角肌和中斜角肌插入第一肋骨，形成一个隧道	前斜角肌和中斜角肌	• 锁骨下动脉 • 臂丛神经
第一肋骨、锁骨间隙	神经血管结构位于肋骨之上、锁骨之下	• 肋锁韧带 • 锁骨 • 第一肋	• 锁骨下静脉 • 锁骨下动脉 • 臂丛神经
胸小肌后方	神经血管结构从肌肉后方延及手臂	• 胸小肌 • 肋软骨韧带	• 锁骨下静脉 • 锁骨下动脉 • 臂丛神经

（From Sellke FW et al：Sabiston & Spencer surgery of the chest，ed 9，Philadelphia，2016，Elsevier.）

和前斜角肌综合征，其中由于斜角肌异常或存在颈肋可能导致压迫；②肋锁综合征，锁骨下可能存在压迫；③过度外展综合征，其中在喙突下区域可能发生压迫。压迫发生在三个解剖结构中：动脉、静脉和神经。TOS 通常是由两个因素共同引起：①解剖结构异常，在胸廓出口产生压迫；②胸腔出口部分受损。

- 神经型 TOS：由臂丛神经受压引起
- 动脉型 TOS：由锁骨下动脉受压引起
- 静脉型 TOS：由锁骨下静脉受压引起

同义词

TOS

ICD-10CM 编码

G54.0 臂丛神经紊乱

流行病学和人口统计学

患病率：TOS 是一种病因各异的罕见疾病；人群中有 0.5%～1% 存在颈肋（其中 50% 为双侧），但大多数无症状。所有 TOS 疾病中约有 90% 是神经型，其余 10% 是动脉型或静脉型。

好发性别：女性比男性多见（比例为 3.5∶1）。

好发年龄：20 岁以下少见。

体格检查和临床表现

- 症状和体征与第一肋骨水平各个不同结构的受累程度有关
- 真正静脉或动脉受累并不常见
- 影响到手臂的神经性疼痛最常考虑该诊断，这表明臂丛受累
  1. 动脉压迫：面色苍白、感觉异常、脉搏减弱、皮肤发冷、雷诺现象、指端坏疽、锁骨上杂音或肿块，以及卒中
  2. 静脉压迫：水肿和疼痛，血栓形成，导致肩关节处浅表静脉扩张
  3. 神经压迫：颈部、肩部、手臂或手的疼痛和（或）感觉异常，视受累神经根而定；查体时有乏力和感觉减退
  4. 可能有锁骨上压痛
  5. 激发试验［Adson（图 24-2），Wright］：可能会诱发疼痛，但它的作用仍存在争议

病因学

- 先天性颈肋或颈肋的纤维延伸
- 异常斜角肌插入
- 全身性肌张力减退或外伤导致肩胛带下垂
- 肩部向下和向后受压（有时见于背着沉重背包的人）、姿势不佳及怀孕导致的肋锁间距变窄
- 运动引起的急性静脉血栓形成（动力型栓塞）

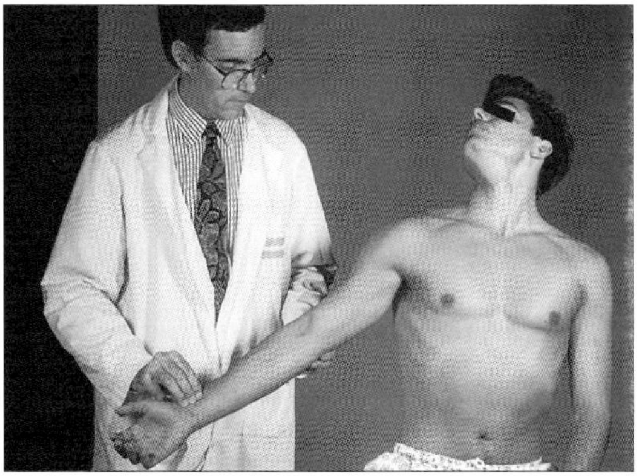

图 24-2 （扫本章二维码看彩图）Adson 试验。患者深吸一口气，充分伸展颈部，并将头转向被检查侧。这是斜角肌三角压迫试验；如果桡动脉搏动减弱，并且患者的症状再发，则测试结果为阳性。（From Hochberg MC：Rheumatology，ed 7，Philadelphia，2019，Elsevier.）

- 第一肋骨异常
- 纤维肌带异常
- 锁骨骨折畸形愈合

Dx 诊断

鉴别诊断

- 腕管综合征
- 颈神经根病
- 臂丛神经炎
- 尺神经受压（肘管综合征）
- 复杂区域疼痛综合征
- 上沟瘤

评估

图 24-3 描述了胸廓出口综合征的诊断流程。神经型胸廓出口综合征临床诊断的初步标准总结于表 24-2。除了静脉或动脉病理，没

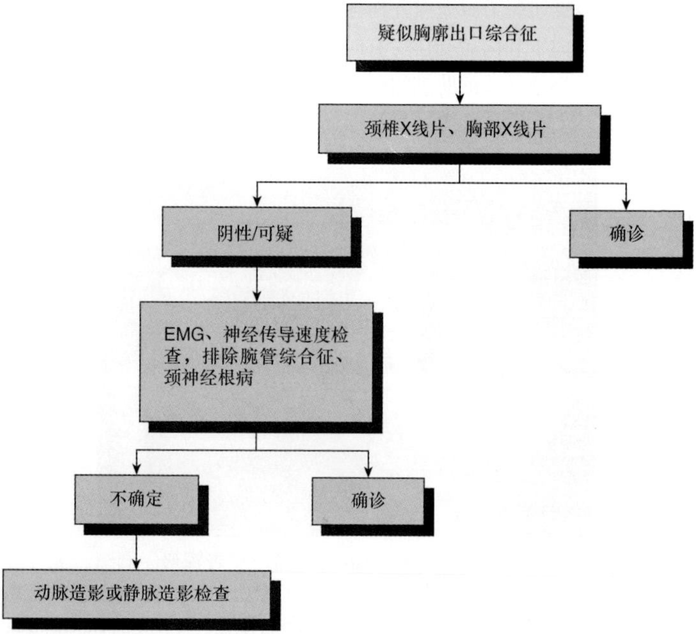

图 24-3　胸廓出口综合征。EMG：肌电图

表 24-2　神经型胸廓出口综合征的临床诊断初步标准

单侧或双侧上肢症状：
（1）超出单个颈神经根或周围神经的分布范围
（2）至少持续 12 周
（3）不能被另一种疾病很好地解释
（4）在以下 5 类中至少有 4 类符合至少一个标准：

1. 主要症状	1A. 颈部、上背部、肩部、手臂或手疼痛
	1B. 麻木，感觉异常；手臂、手或手指的无力
2. 症状特点	2A. 疼痛、感觉异常或无力随着手臂位置升高而加重
	2B. 因长时间重复使用手臂或手、长时间敲击键盘或其他重复性劳损而使疼痛、感觉异常或虚弱加重
	2C. 疼痛或感觉异常从锁骨上或锁骨下间隙向手臂放射
3. 临床病史	3A. 症状始于头部、颈部或上肢的职业性、娱乐性或意外性伤害，包括重复性上肢劳损或过度活动
	3B. 既往锁骨或第一肋骨骨折，或已知颈肋
	3C. 既往颈椎或周围神经手术而无持续缓解
	3D. 既往保守或手术治疗胸廓出口综合征
4. 体格检查	4A. 斜角肌三角或喙突下间隙触及局部压痛
	4B. 斜角肌三角或喙突下间隙触诊时手臂、手或手指感觉异常
	4C. 手握无力，手内在肌、第 5 指、大鱼际或小鱼际肌萎缩
5. 激发试验	5A. 上肢拉伸试验（ULTT）阳性
	5B. 1 min 或 3 min 举臂负荷试验（EAST）阳性

（From Cameron JL，Cameron AM：Current surgical therapy，ed 12，Philadelphia，2017，Elsevier.）

有任何辅助检查是可靠的确诊方法。

影像学检查

- 肌电图、神经传导速度检查排除腕管综合征、颈神经根病
- 超声对动脉型或静脉型胸廓出口综合征进行初步评估
- 颈椎 X 线片排除颈椎间盘疾病
- 胸部 X 线片排除肺部肿瘤
- 计算机断层扫描（CT）显示血管结构与周围肌肉和骨骼的详细解剖关系
- 采用激发性手臂姿势时，用对比增强的磁共振血管造影来评估血管成像是非常有用的
- 动脉或静脉造影（图 24-4）可以在执行上肢动作的同时进行动态研究，必要时还可以进行溶栓治疗

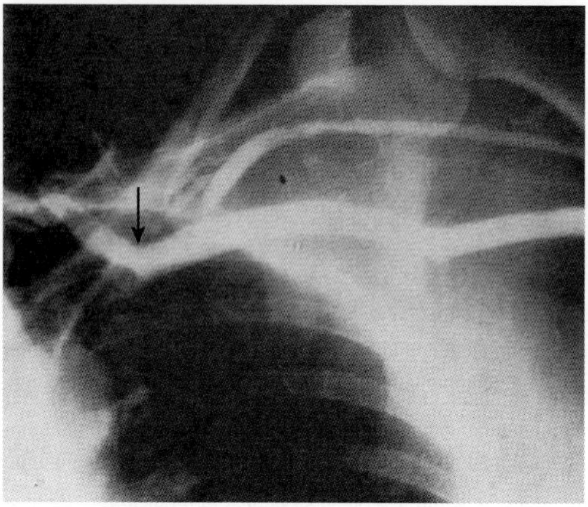

图 24-4　静脉造影显示左锁骨下静脉因胸廓出口受压而完全闭塞（箭头示），有极少的侧支循环。在手术时，静脉内没有血栓，通过移除第一根肋骨解除了梗阻。（From Sellke FW et al：Sabiston & Spencer surgery of the chest，ed 9，Philadelphia，2016，Elsevier.）

Rx 治疗

急性期常规治疗

- 吊带缓解疼痛
- 物理疗法加上肩胛带强化训练
- 矫正体位
- 非甾体抗炎药
- 肌肉松弛剂

慢性期治疗

建议手术治疗：

- 在物理治疗失败后
- 有血栓形成、动脉瘤等并发症
- 神经压迫
- 交感型颈肋

手术选择：

- 胸廓出口减压术
- 颈肋切除术

- 胸交感神经切除术
- 血管修复
- 导管导向的溶栓术

处理

- 非手术治疗：通常对以疼痛为主要症状的患者有效
- 手术治疗的并发症包括暂时性感觉障碍、静脉损伤、动脉损伤或臂丛神经损伤

转诊

当存在静脉或动脉损伤时，请血管外科会诊。

重点和注意事项

专家点评

- 真性胸廓出口综合征可能是一种罕见的疾病
- 诊断常用于描述各种临床症状
- 关于这种疾病的发生率存在相当大的分歧

第四篇

中枢神经系统脱髓鞘疾病

第 25 章　多发性硬化
Multiple Sclerosis

Corey Goldsmith，Alexandra Degenhardt

刘晓英　译　刘晓英　审校

基本信息

定义

多发性硬化（multiple sclerosis，MS）是一种以自身免疫为主的中枢神经系统（central nervous system，CNS）脱髓鞘性疾病，其特征是亚急性神经功能缺损，中枢神经系统病变存在时间和空间的多发性，排除其他可能的疾病。

亚型包括：

- **复发缓解型 MS（relapsing-remitting MS，RRMS）（82%）：** 复发后完全或接近完全恢复，其中 50% ～ 85% 的患者后来过渡到 SPMS
- **继发进展型 MS（secondary progressive MS，SPMS）：** 神经功能缺损进展，很少或没有复发
- **原发进展型 MS（primary progressive MS，PPMS）（18%）：** 起病后持续进展，罕见复发
- 渐进性复发或复发渐进性病程可分别纳入 PPMS 或 SPMS
- 复发是指由于炎症性脱髓鞘而导致的神经功能障碍亚急性发作，持续至少 24 h

经典的罕见 MS 变异型包括：

- **马尔堡（Marburg）变异型：** MRI 显示一侧大脑半球的肿瘤样病变伴有明显水肿。典型病理表现为急性坏死，通常伴有严重的炎症。也可能累及周围神经
- **巴洛（Balo）同心性硬化：** 神经影像学和病理学显示髓鞘形成和脱髓鞘交替出现，在宏观和微观上类似于洋葱球
- **希尔德（Schilder）弥漫性硬化：** 儿童期发病，有 1 ～ 2 个大的合并病灶。有些病例后来被发现是由于代谢缺陷所致，许多人因此认为这不是同一种疾病

视神经脊髓炎谱系病（neuromyelitis optica spectrum disorder，NMOSD）：NMOSD 是一种独特的脱髓鞘疾病，具有独特的病理生理学、治疗和预后。与多发性硬化不同，NMOSD 通常涉及视神经和脊髓的广泛部分（通常为 3 个或更多的脊髓节段）。中枢神经系统的其他区域也可能受累，包括大脑最后区（表现为顽固性呃逆或恶心、呕吐）、脑干或大脑皮质。此外，患者可能出现症状性嗜睡症。这些病变在 MRI 上与典型的 MS 病变有很大不同。多数患者为水通道蛋白 4 受体抗体阳性［视神经脊髓炎（NMO）免疫球蛋白 G（IgG）阳性］，部分患者抗体阴性或髓鞘少突胶质细胞糖蛋白 Ab 阳性（MOG-IgG 阳性），预后较好。NMOSD 的实际诊断标准取决于患者的水通道蛋白 -4 受体抗体状态。预后通常比多发性硬化更差，且对多发性硬化特异性治疗没有反应。类固醇、血浆置换、利妥昔单抗、吗替麦考酚酯和硫唑嘌呤是可能使用的治疗方法。

同义词

MS

播散性硬化

ICD-10CM 编码

G35　多发性硬化

流行病学和人口统计学

发病高峰：2/3 的患者为 20 ～ 40 岁；这是年轻人中最常见的永久性中枢神经系统致残性疾病；平均发病年龄为 30 岁，范围为婴儿期至 70 岁。

患病率：在北纬地区和某些遗传群体中更常见。每 10 000 人的患病率从南欧的 20 人到加拿大、美国北部和北欧的 150 ～ 180 人不等，在亚洲、中美洲和非洲大部分地区＜ 10 人。

好发性别和年龄：女性：男性比值为（2 ～ 3）：1。

遗传学：多发性硬化在双卵双胞胎和兄弟姐妹中的发生率为 3% ～ 5%，在单卵双胞胎中为 20% ～ 40%。最常见的关联包括人类白细胞抗原 Ⅰ 类和 Ⅱ 类（DRB1*1501、DQA1*0102、DQB1*0602）（在地中海地区人群中为 DRB1*0405-DQA1*0301-DQB1*0302）。维生素 D 与主要的 MS 连锁 HLA-DRB1*1501 等位基因之间存在明显的表观遗传相互作用。

体格检查和临床表现

临床表现取决于中枢神经系统病变的位置，可能包括以下表现：

- 常见：非特异性主诉，如疲劳、视物模糊、复视、眩晕、跌倒、偏瘫、下肢轻瘫、单肢轻瘫、麻木、感觉异常、共济失调、认知缺陷、抑郁、性功能障碍和小便功能障碍
- 视觉异常：水平性眼球震颤、视野缺损、**Marcus-Gunn 瞳孔**（即相对传入性瞳孔障碍——直接和交叉性光反射均正常；但是，当手电筒从一只眼睛转向另一只眼睛时，直射光会导致患眼瞳孔扩大）、**核间性眼肌麻痹**（共轭外侧注视时内收眼轻瘫伴外展眼水平眼震）（图 25-1）
- 皮质脊髓束受累：导致上运动神经元症状，如痉挛、反射亢进、阵挛、病理征阳性和上运动神经元性肌无力
- 感觉丧失：可能包括部分或全部皮区痛温觉丧失、振动觉丧失（常见）和位置觉丧失，或胸部带状感觉丧失
- 共济失调：意向性震颤、辨距不良、轮替运动障碍、蹒跚、走一字步不能
- 膀胱功能障碍：逼尿肌反射亢进（急迫性尿失禁）、无力（神经源性膀胱）和协同失调（膀胱收缩，同时括约肌闭合）
- **莱尔米特（Lhermitte）征**：颈部的弯曲引起一种沿脊柱向下延伸的触电感，偶尔会延伸到四肢
- **乌托夫（Uhthoff）现象**：体温小幅升高（如运动或温水浴期间）会导致已有症状的短暂恶化

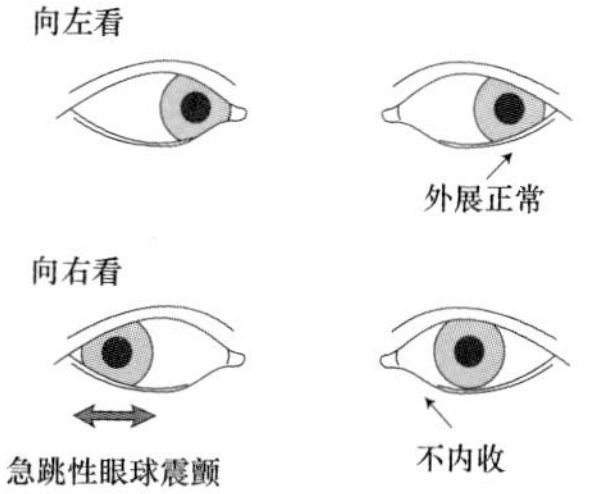

图 25-1　核间性眼肌麻痹。当图中的患者向左看时（上图），两只眼睛移动正常，但当患者向右看时（下图），左眼不能内收（内直肌“无力”），对侧眼睛出现急跳性眼球震颤。该发现以内收无力的一侧命名（在本例中，左侧核间性眼肌麻痹），病变位于同侧内侧纵束（即本例中的左侧内侧纵束）。（From McGee S：Evidence-based physical diagnosis，ed 4，Philadelphia，2018，Elsevier.）

病因学

虽然有证据显示与多种因素相关，如自身免疫（自身反应性 T 和 B 细胞）、环境因素和遗传学因素（孟德尔和表观遗传学），但是具体病因至今未明。儿童时期的环境风险因素包括某些病毒（如 EB 病毒和人类疱疹病毒 6 型）、低紫外线照射和出生月份（春季发病率较高）。其他危险因素包括维生素 D 降低和吸烟。

Dx 诊断

- MS：基于 2017 年修订版 McDonald 标准（表 25-1）
- RRMS：见表 25-1
- PPMS：神经系统功能缺损隐匿进展至少 1 年，脑脊液阳性，及 MRI 证据（脑内 MS 样病灶＞ 1 个或脊髓 MS 样病灶＞ 2 个）

表 25-1　2017 年修订版 McDonald 多发性硬化诊断标准总结

RRMS/ 临床发作	临床病变	所需的临床检查
2	2	无
2	1	MRI 空间多发性或第 2 次临床发作在不同的中枢神经系统部位
1	2	MRI 时间多发性或脑脊液特异性寡克隆带
1	1	1. 在不同中枢神经系统部位的额外的临床发作，MRI 空间多发性 2. MRI 时间多发性或脑脊液特异性寡克隆带

体格检查或诱发电位显示临床病变的证据。
MRI 空间多发性，即脑室周围、近皮质区、幕下、脊髓 4 个典型区域中至少有 2 个区域受累，T2 病灶≥ 1 个；MRI 时间多发性，即在任何时间随诊 MRI 有新病灶，或在任何时间存在强化或无强化病变；RRMS，复发-缓解型多发性硬化

鉴别诊断（表 25-2）

- 自身免疫性：急性播散性脑脊髓炎（acute disseminated encephalomyelitis，ADEM）、疫苗接种后脑脊髓炎、视神经脊髓炎谱系疾病
- 退行性：脊髓亚急性联合变性（维生素 B_{12} 缺乏）、肌萎缩侧索硬化、原发性侧索硬化
- 感染：莱姆病、神经梅毒、HIV、热带痉挛性下肢轻瘫、进行性多灶性白质脑病、Whipple 病、急性弛缓性脊髓炎、中枢

表 25-2　被误诊为多发性硬化和其他髓鞘疾病的疾病

血管疾病
小血管性脑血管病
血管炎
CADASIL
抗磷脂抗体综合征
结构性病变
颅颈交界处、颅后窝或脊柱肿瘤
颈椎病或椎间盘突出
Chiari 畸形或空洞
退化性疾病
遗传性脊髓病
脊髓小脑变性
感染
HTLV-1 感染
HIV 脊髓病或 HIV 相关脑炎
神经包柔螺旋体病（如莱姆病）
John Cunningham（JC）病毒 / 进行性多灶性白质脑病
神经梅毒
其他炎症情况
系统性红斑狼疮
干燥综合征
结节病
单灶或单相脱髓鞘综合征
视神经脊髓炎谱系疾病
急性播散性脑脊髓炎
其他
桥本甲状腺炎伴或不伴脑病
导致非特异性 MRI 异常的其他情况，如偏头痛、衰老或外伤

CADASIL，常染色体显性遗传性脑动脉病伴皮质下梗死和白质脑病；HTLV，人类嗜 T 淋巴细胞病毒。

（From Goldman L，Schafer AI：Goldman's cecil medicine，ed 24，Philadelphia，2012，Saunders.）

神经系统结核或真菌病

- 炎症：系统性红斑狼疮、血管炎、结节病、干燥综合征、白塞病、腹腔疾病
- 遗传性代谢紊乱：脑白质营养不良
- 线粒体：Leber 遗传性视神经病，及线粒体脑病、乳酸酸中毒和卒中样发作（mitochondrial encephalopathy，lactic acidosis，and strokelike episodes，MELAS）

- 肿瘤：中枢神经系统淋巴瘤、转移瘤
- 血管：皮质下梗死、Binswanger 病

评估

- 腰椎穿刺用于不典型但高度类似 MS 的患者。典型的 CSF 异常可能包括蛋白质增加（小于 100 mg/dl）、单核白细胞轻度升高和 IgG 合成率增加。临床确诊的多发性硬化（clinically definite MS，CDMS）患者中 70% 脑脊液 IgG 指数升高，90% 脑脊液寡克隆带阳性。（用于血清蛋白电泳的血清需要与脑脊液同时送至实验室进行这两项检查。）在中枢神经系统感染、类感染、血管炎和中枢神经系统淋巴瘤中可见到 IgG 指数升高和 OCB 阳性的假阳性结果
- 血清：全血细胞计数（complete blood count，CBC）、化学分析、肝功能测试、维生素 B_{12}、25- 羟基维生素 D_3
- 适当情况下考虑：水通道蛋白 -4 IgG、MOG-IgG、抗核抗体（antinuclear antibody，ANA）、ACE（结节病特异性和敏感性低的试验）、促甲状腺激素（thyroid stimulating hormone，TSH）、游离 T_4、极长链脂肪酸、芳基硫酸酯酶 A
- 考虑光学相干断层扫描（OCT）或诱发电位（视觉、体感和脑干听觉诱发反应）

影像学检查

所有病例均推荐使用增强或不增强的脑部 MRI。图 25-2 显示了多发性硬化（MS）的成像特征。伴或不伴增强的颈椎（图 25-3）和

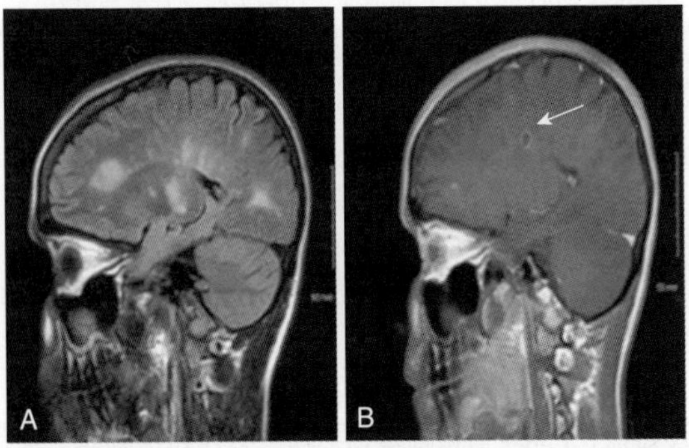

图 25-2　多发性硬化。A. 矢状位液体衰减反转恢复（FLAIR）磁共振成像显示胼胝体、Dawson 手指（室周指状病变，朝向脑室）等多处病变，深白质内有卵圆形和点状病变。**B.** 钆增强扫描显示病变增强（箭头）

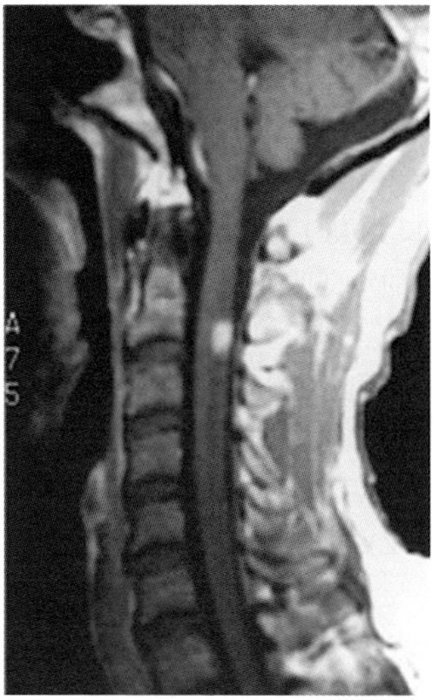

图 25-3　多发性硬化患者的磁共振成像在高位颈髓处显示一个斑块状的高信号病变。（From Kaufman DM, Geyer HL, Milstein MJ: Kaufman's clinical neurology for psychiatrists, ed 8, Philadelphia, 2017, Elsevier.）

胸椎 MRI 可能有帮助。MRI 可评估急性和慢性病变以及萎缩。虽然正常的脑部 MRI 表现不能最终排除早期 MS，但患 MS 的可能性极小。

Rx 治疗

非药物治疗

患者教育包括疾病特征、治疗选择、治疗风险和获益以及预后等相关内容。通常，患者需要在每天基础活动及体力活动间增加休息时间，避免暴露在高温下，这通常会使症状恶化（而不是疾病进展）。

建议对新的或恶化的肌无力、共济失调或痉挛进行物理治疗。

急性期常规治疗

复发：大剂量静脉注射甲泼尼龙（3 ～ 5 天，每天 1 g），然后通常是 7 ～ 10 天的泼尼松或甲泼尼龙逐渐减量。大剂量皮质类固醇不会改变疾病的长期病程。可考虑对难治病例进行血浆置换。

慢性期治疗

- 绝大多数 FDA 批准的治疗方法仅用于复发性 MS。FDA 批准的奥瑞珠单抗是治疗原发进展型 MS 的第一种药物
- 疾病修饰注射治疗：包括干扰素 β-1a（肌内注射 Avonex、肌内注射 Plegridy、皮下注射 Rebif）、干扰素 β-1b（皮下注

射 Betaseron、皮下注射 Extavia）和醋酸格拉替雷（皮下注射 Copaxone、皮下注射 Glatopa）。这些药物发生不良反应的风险很低，但对于预防复发则效果不佳。干扰素常见的不良反应有流感症状、抑郁、肝毒性和白细胞减少。全血细胞计数（CBC）和肝功能测试（LFT）（最初 1 个月一次，然后每 3 个月一次）。醋酸格拉替雷常见的不良反应包括注射部位反应和良性胸闷，无须进行血清检测

- 疾病修饰口服治疗：这些药物在预防多发性硬化复发方面更新、更有效；但是，它们有更严重的副作用和感染的风险。对于所有口服治疗患者，尽管 FDA 没有要求，仍考虑给予基线妊娠试验和感染性测试，如 VZV 抗体、莱姆病抗体、结核病（TB）试验、JC 病毒抗体、乙型肝炎全套。同时分析感染的一般风险（尿路感染病史、肾结石、吸烟、糖尿病、支气管炎、残疾、肺功能和年龄）。通常每月查一次全血细胞计数；6 个月进行一次肝功能测试，然后是 3 个月一次；妊娠试验

  1. 芬戈莫德（Gilenya）：一种鞘氨醇 -1- 磷酸受体调节剂和淋巴细胞隔离剂。可能的不良反应：肝毒性、第一次给药后心动过缓（第一次给药后需要心脏监护至少 8 h 和心电图检查）、心律失常、全血细胞减少、黄斑水肿（基线时、3 个月时以及之后对糖尿病或葡萄膜炎患者进行眼科检查）、肺功能降低。行水痘-带状疱疹病毒（VZV）血清学检测
  2. 特立氟胺（Aubagio）：嘧啶合成（二氢乳清酸脱氢酶）的可逆抑制剂。可能的不良反应：腹泻、肝功能异常、恶心、脱发；怀孕药物分级 X。男性使用特立氟胺时不能使伴侣怀孕。可测定血清药物浓度，药物可以用木炭或考来烯胺消除。进行结核病检测
  3. 富马酸二甲酯（Tecfidera）：其机制包括抑制核因子 - κ B（NF- κ B）的转录。常见的不良反应包括恶心、腹部不适和潮红，尤其是在第 1 个月，很少出现白细胞减少
  4. 西尼莫德（Siponimod）：一种选择性鞘氨醇 -1- 磷酸受体调节剂和淋巴细胞隔离剂。这是唯一不仅可以治疗复发型多发性硬化，而且可以治疗继发进展性型多发性硬化的获批药物。可能的不良反应：肝毒性，但不会引起首剂所致心动过缓，需要观察。需完善 VZV 血清学检查

5. 克拉立滨（mavenclad）：是 FDA 最近批准的一种嘌呤类抗代谢药，用于对其他多发性硬化治疗药物不耐受或效果不肯定的成人复发型多发性硬化患者

- 疾病修饰静脉注射治疗：这些药物在预防多发性硬化复发方面是更新、更有效的药物；但是，它们有更严重的不良反应和感染的风险

1. 那他珠单抗（Tysabri）：是一种单克隆人源化抗体，它能结合于整合素 α4 从而干扰与 VCAM-1 的结合。与其他免疫调节疗法相比，它伴发进行性多灶性白质脑病（JC 病毒）的风险更高。至少每年检测一次 JC 病毒抗体，因为在使用该药时，抗体转化为阳性的概率增加。如果阳性，仍然很少出现进行性多灶性白质脑病（PML），但随着治疗时间的延长（＞2 年）以及化疗与免疫抑制剂的使用，其风险也会增加
2. 阿仑珠单抗（Lemtrada）：一种抗 CD52 人源化单克隆抗体，用于至少 2 种 FDA 批准的 MS 治疗药物失败的患者的二线治疗。药物分两个疗程进行。初始阶段，每天 5 次连续输液，1 年后再给药，持续 3 天。严重的不良反应包括自身免疫性疾病（34% 发展为自身免疫性甲状腺疾病）、输注反应和某些肿瘤。药物只能通过限制访问计划（restricted access program）获得
3. 奥瑞珠单抗（Ocrevus）：一种针对 $CD20^+$ B 细胞的人源化单克隆抗体的一线治疗药物。这是唯一不仅被批准用于复发型多发性硬化，而且还用于原发进展型多发性硬化的药物。感染是最常见的不良反应

- 对症治疗

1. 达伐吡啶（Ampyra）是一种最近被批准用于改善 MS 患者步行速度的钾通道阻滞剂。这种药物禁忌用于癫痫患者
2. 用巴氯芬或替扎尼定治疗痉挛。A 型肉毒杆菌毒素注射治疗局灶顽固性痉挛。鞘内注射巴氯芬泵治疗全身顽固性痉挛。急性恶化可能是由于感染，如尿路感染（UTI）、损伤、近期手术或较冷的温度
3. 用抗胆碱能 / 毒蕈碱治疗急迫性尿失禁，如奥昔布宁、托特罗定或索利那新。坦索罗辛治疗尿潴留。这两种情况下需排除膀胱感染

4. 用加巴喷丁或普瑞巴林治疗感觉障碍
5. 疲劳：考虑金刚烷胺（一天 2 次，每次 100 mg）、莫达非尼或兴奋剂
6. 震颤：氯硝西泮、普萘洛尔或加巴喷丁
7. 抑郁和焦虑是常见的。考虑咨询顾问和精神病医生

处理

大多数患者在复发数周到数月后完全或接近完全恢复。典型情况下，RRMS 患者每年复发 2 次（75% 的复发率＞ 1 次）。虽然疾病进展率变化很大，但以下情况复发率较高且有更高的长期残疾风险：病程最初的 2 ～ 5 年内、初次复发后恢复不良、发病年龄较大、多系统受累、男性、非裔美国人和原发进展型。

疾病修饰治疗已得到改善，目前的治疗目标是在影像学上无复发和疾病无进展。

转诊

- 建议至神经科医生处就诊。在治疗反应不佳和（或）担心治疗并发症的情况下，应考虑转诊给 MS 专病医生
- 考虑转诊进行物理、言语和职业治疗
- 如果可能出现膀胱括约肌协同失调或治疗无效，考虑转诊泌尿科

重点和注意事项

- 临床孤立综合征（clinically isolated syndrome，CIS）：孤立性脱髓鞘事件和评估临床确诊的 MS（CDMS）风险。①在视神经炎中，如果脑 MRI 完全正常，15 年以上出现 CDMS 的概率为 20% ～ 25%。②在 CIS 中，如果脑部 MRI 上 T2 高信号病灶＞ 1，则有 84% 的风险；如果有 2 个以上钆增强病变，则在 18 个月发生 CDMS 的风险为 96%
- 假性复发可伴有发热或感染（多发性硬化患者常见尿路感染）
- 数天至数周内头痛、发热、精神状态改变、脑脊液白细胞增多或反复复发，需考虑中枢神经系统感染或 ADEM 的可能

推荐阅读

Handunnetthi L et al: Multiple sclerosis, vitamin D, and HLADRB1*15, *Neurology* 74(23):1905-1910, 2010.

Harrison DM: In the clinic: multiple sclerosis, *Ann Intern Med* 160(7):ITC4-2–ITC4-18, 2014, quiz ITC4-16.

Hauser SL et al: Ocrelizumab versus interferon beta-1a in relapsing multiple sclerosis, *N Engl J Med* 376:221-234, 2017.

Kappos L et al: Daclizumab HYP versus Interferon beta-1a in relapsing multiple sclerosis, *N Engl J Med* 373:1418-1428, 2015.

O'Connor P et al: Randomized trial of oral teriflunomide for relapsing MS, *N Engl J Med* 365(14):1293-1303, 2011.

Pelletier D, Hafler DA: Fingolimod for multiple sclerosis, *N Engl J Med* 366:339-347, 2012.

Ramagopalan SV et al: Epidemiology of MS, *Neurol Clin* 29(2):207-217, 2010.

Saguil A et al: Multiple sclerosis: a primary care perspective, *Am Fam Physician* 90(9):644-652, 2014.

Scalfari A et al: The natural history of MS, study 10: relapses and long-term disability, *Brain* 133:1914-1929, 2010.

Thompson AJ et al: Diagnosis of multiple sclerosis: 2017 revisions of the McDonald criteria, *Lancet Neurol* 17:162-173, 2018.

Thompson AL et al.: Multiple sclerosis, *Lancet* 391:1622-1636, 2018.

第 26 章 进行性多灶性白质脑病 Progressive Multifocal Leukoencephalopathy（PML）

Padmaja Sudhakar，Sachin Kedar

刘晓英 译 刘晓英 审校

基本信息

定义

进行性多灶性白质脑病（progressive multifocal leukoencephalopathy，PML）是一种少见且常致命的亚急性白质脱髓鞘疾病，由 JC 病毒（JC virus，JCV）感染的重新激活引起，在免疫受损个体中 JCV 对少突胶质细胞具有倾向性。PML 最初是在半个世纪前由 Astrom 等人在慢性淋巴细胞性白血病和霍奇金淋巴瘤患者中描述的。JCV 于 1971 年被分离出来，并以第一个从大脑中分离出来的患者名称首字母缩写来命名。

同义词

PML

ICD-10CM 编码

A81.2 进行性多灶性白质脑病

流行病学和人口统计学

危险因素：通常见于严重免疫抑制和细胞免疫受损的患者。这些患者包括艾滋病、淋巴组织增生性疾病、慢性感染性疾病（如肺结核）患者，以及最近使用免疫抑制或免疫调节药物的患者，如那他珠单抗、利妥昔单抗、依法珠单抗、维布妥昔单抗（*Brentuximab vedotin*）、吗替麦考酚酯、抗肿瘤坏死因子-α 制剂以及用于治疗多发性硬化的口服制剂（富马酸二甲酯和芬戈莫德）。在极少数情况下，可在没有明显免疫异常的情况下出现。

发病率和患病率：

- PML 时代大致可分为四个时代：HIV 前、HIV（ART 前）、HIV

（ART 后）和现代

- 在 20 世纪 80 年代早期 HIV 流行之前，PML 很少见，几乎只见于淋巴增生性和骨髓增生性疾病患者
- HIV：据报告，HIV 流行使得 PML 病例增加了 5 倍。在 HIV 高活性抗逆转录病毒治疗（highly active antiretroviral therapy，HAART）前时代，3% ～ 5% 的 HIV 患者出现 PML。PML 是一种 AIDS 定义的疾病。高活性逆转录病毒治疗（active retroviral therapy，ART）已导致 PML 发病的下降
- 那他珠单抗治疗患者的 PML 发生率取决于治疗时间。治疗 25 ～ 48 个月，发病率为 7.4/1000（早期未使用免疫抑制剂）和 19.5/1000（早期使用免疫抑制剂）
- 血清流行病学研究表明，JCV 无症状首次感染发生在生命早期，成年后 30% ～ 90% 的人群血清阳性。它在肾、骨髓、扁桃体和淋巴网状组织等组织中休眠

好发性别和年龄：男性和女性同样受到影响。没有具体的年龄分布。

遗传学：未知。

体格检查和临床表现

- 亚急性神经功能缺损是常见的，也可以表现为急性类卒中样
- 临床病程数周至数月，导致严重残疾和死亡
- PML 病变通常累及大脑半球，艾滋病患者可累及小脑和脑干。多灶性不对称性白质受累是常见的，很少有包括小脑颗粒细胞在内的灰质受累。通常视神经和脊髓不受影响
- 非艾滋病相关 PML：早期病变累及枕叶皮质下白质，导致视野缺损（同侧偏盲）或皮质盲。可能出现运动无力和精神状态改变，而头痛、癫痫和锥体外系症状极少见
- 艾滋病相关 PML：运动无力更常见，也可见语言、认知、步态、感觉和视觉障碍
- 那他珠单抗相关 PML：额叶通常受累，导致认知障碍、神经行为改变、运动障碍、语言障碍和视觉缺陷
- 免疫重建炎症综合征（immune reconstitution inflammatory syndrome，IRIS）：在免疫功能受损患者的免疫恢复过程中发生的一种自相矛盾的临床恶化，如抗逆转录病毒疗法治疗的 HIV 血清阳性患者或停止免疫调节剂（如那他珠单抗）治疗。

在神经影像学上病灶的数目或大小增加，可见到脑部病变对比增强和脑水肿

病因学和发病机制

- JCV 感染可通过呼吸组织或口咽途径获得，血清转阳通常发生在儿童期
- 针对 JCV 的细胞毒性特异性反应是 PML 的主要机制。免疫抑制导致 PML 的发展，不论是中枢神经系统的原发感染或是休眠感染的重新激活。该病毒可引起少突胶质细胞溶解性感染，并导致少突胶质细胞死亡和脱髓鞘。除小脑颗粒细胞神经元以外，一般不发生神经元感染。星形细胞的感染是失败的，导致特征性的奇怪的增大的细胞

Dx 诊断

鉴别诊断

- 多发性硬化
- 急性播散性脑脊髓炎
- 血管炎
- HIV 脑炎
- 线粒体脑病［如线粒体脑病、乳酸性酸中毒和卒中样发作（MELAS）］
- 后部可逆性脑病综合征

评估

- 诊断基于临床表现、脑磁共振特征和脑脊液（CSF）中 JCV 的检测
- 采用的两种诊断方法包括：
  1. 组织标本显示典型的组织病理学表现（多灶性脱髓鞘、核分叶状深染的奇特增大的星形细胞、增大的少突胶质细胞核）和 JC 病毒［电镜、免疫组织化学或聚合酶链反应（PCR）技术］；或
  2. 符合临床和影像学标准的患者，脑脊液中显示 JC 病毒

实验室检查

- 脑脊液检查：通常正常，可能显示轻度淋巴细胞增多（白细

胞 20 ～ 25/ml）和蛋白质升高（通常＜ 65 mg/dl）

- 使用超敏 PCR 技术，脑脊液 PCR 测定 JCV 的敏感度为 95%，特异度为 99%，但取决于所使用的技术，可能会更低

影像学检查

- 头颅 MRI（图 26-1）是首选的神经影像学检查，显示脱髓鞘病变，在 T2 和 FLAIR 序列上呈高信号，在 T1 上呈低信号；在艾滋病患者中，除非与免疫重建炎症综合征（IRIS）相关，否则通常不会钆增强。然而，在药物相关 PML 中，对比增强更容易发生，并且可能与停药后 IRIS 有关
- 头颅 CT 可显示皮质下低密度
- 磁共振波谱成像可显示脱髓鞘的特征，即 N- 乙酰乙酸减少、胆碱增加、乳酸增加

Rx 治疗

PML 没有特殊治疗方法。治疗目的是逆转免疫抑制的潜在原因。

非药物治疗

血浆置换和免疫吸附用于那他珠单抗治疗患者，可迅速降低那他珠单抗血药浓度，促进免疫功能恢复。然而，IRIS 相关的并发症

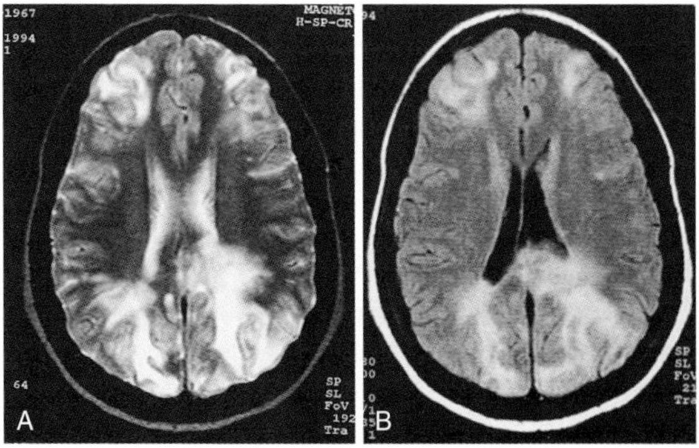

图 26-1　进行性多灶性白质脑病。人类免疫缺陷病毒（HIV）感染患者的轴位 T2 加权成像（**A**）和液体衰减反转恢复序列（FLAIR）（**B**）。白质疾病的多个区域被识别；FLAIR 图像明确了脑室周围白质的受累。这些在 HIV 阳性患者中的发现强烈提示进行性多灶性白质脑病。（From Vincent JL et al：Textbook of critical care，ed 7，Philadelphia，2017，Elsevier.）

需要治疗，通常是静脉注射类固醇。

急性期常规治疗

- HIV 阳性患者：应优化抗逆转录病毒疗法
- HIV 阴性患者：应停止使用免疫抑制药物，那他珠单抗治疗的患者可考虑血浆置换
- IRIS：应考虑使用类固醇治疗

慢性期治疗

慢性期的治疗没有特殊的药物治疗。

处理

在所有与 HIV 相关的大脑疾病中，PML 的预后可能最差。艾滋病前期的生存时间为 6 个月。随着抗逆转录病毒治疗的实施，PML 的发病率和预后都有所改善。较低的脑脊液 JCV 负荷和较好的 CD4 计数有更好的预后。那他珠单抗治疗的患者如果诊断时间较长、疾病广泛存在、脑干受累，则预后较差。

转诊

如果患者有不确定病因的神经功能缺损，尤其是在艾滋病或免疫抑制的情况下，应至神经科相关领域专家处就诊。

重点和注意事项

PML 是一种致命的机会性脑感染，所有免疫抑制患者出现神经功能缺损和脱髓鞘脑损伤时应考虑该病。应尽早到具有神经专病经验的中心就诊，尤其是神经免疫学或神经传染病学。

推荐阅读

Berger JR: The clinical features of PML, *Cleve Clin J Med* 2(78):S8-S12, 2011.

Cortese I et al: Pembrolizumab treatment for progressive multifocal leukoencephalopathy, *Engl J Med* 380(17):1597-1605, 2019.

Muftuoglu M et al: Allogeneic BK virus-specific T cells for progressive multifocal leukoencephalopathy, *N Engl J Med* 379(15):1443-1451, 2018.

Sahraian MA et al. Progressive multifocal leukoencephalopathy: a review of the neuroimaging features and differential diagnosis, *Eur J Neurol* 19(8):1060-1069, 2012.

第五篇

运动障碍性疾病

第 27 章 舞蹈症
Chorea

Nawaz K.A. Hack，Joseph S. Kass

刘晓英 译 刘晓英 审校

基本信息

定义

舞蹈症是一个术语，用于描述累及相邻肌肉群的短暂运动。这个词来自希腊词语，意思是舞蹈。

同义词

小舞蹈症

舞蹈病

ICD-10CM 编码

G25.4 药物引起的舞蹈症

G25.5 其他舞蹈症

I02.0 风湿性舞蹈症伴心脏受累

I02.9 无心脏受累的风湿性舞蹈症

流行病学和人口统计学

发病率：美国目前尚无舞蹈症发病率的公开数据。

好发性别和年龄：可影响任何年龄和性别，取决于病因。

危险因素：最重要的危险因素是有亨廷顿病家族史、儿童期有风湿热病史，或者孕期有风湿热病史。

体格检查和临床表现

临床表现取决于潜在的病因。亨廷顿病（Huntington disease，HD）（图 27-1 和图 27-2）典型表现为神经精神症状早于舞蹈样运动出现。在小舞蹈症、药物引起的舞蹈症或妊娠舞蹈症的病例中，手部和面部的过度运动可能首先被注意到。无节律的、随机的、短暂的、连续的动作和面部表情都可以作为舞蹈症存在的线索。手或脚

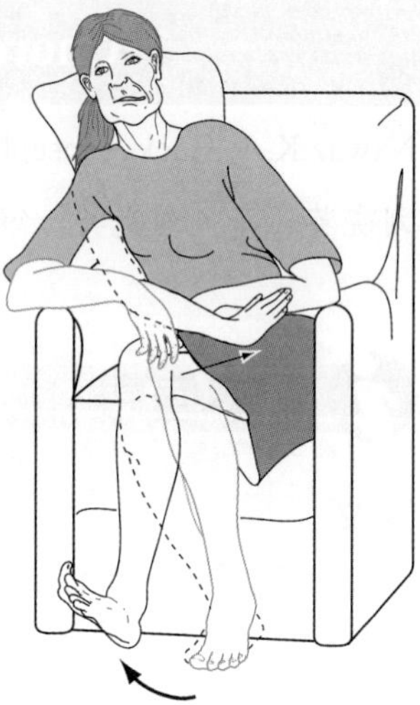

图 27-1　该女性患者为亨廷顿病，舞蹈症包括间歇性的、随机的不随意运动，如骨盆、躯干和四肢肌肉的快速收缩。它还包括手指或手腕轻拍、腿向前踢或耸肩动作。（From Kaufman DM et al：Kaufman's clinical neurology for psychiatrists，ed 8，Philadelphia，2017，Elsevier.）

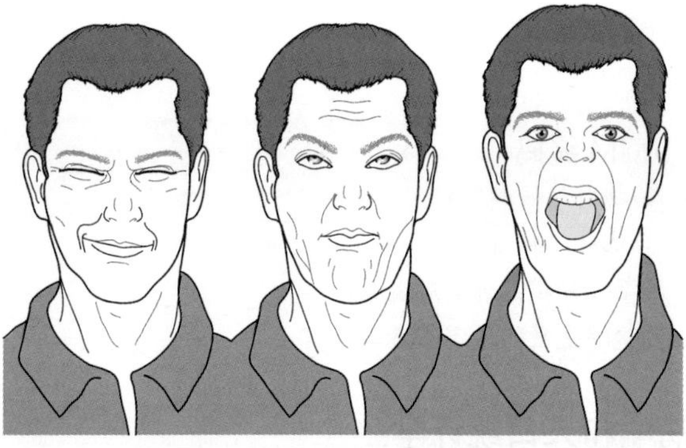

图 27-2　亨廷顿病患者特征性地做出意想不到的、不恰当的和不完整的面部表情。他们无缘无故地皱眉、扬起眉毛、傻笑。因为舌头经常突出，这种舞蹈症偶尔会模仿迟发性运动障碍。（From Kaufman DM et al：Kaufman's clinical neurology for psychiatrists，ed 8，Philadelphia，2017，Elsevier.）

的扭动被称为手足徐动症。神经性棘红细胞增多症患者的舞蹈症可能伴有舌肥大和自残。在体格检查中，舞蹈样的动作可以被压制；可注意寻找压制舞蹈样动作的姿势，如把持着脸或双腿交叉。

累及特定身体部位的舞蹈症可以作为鉴别诊断的线索。例如，HD 中可见累及额部肌肉的舞蹈症。这些肌肉在迟发性运动障碍中通常不会出现。口颊舌舞蹈症见于迟发性运动障碍、获得性肝脑变性和神经性棘红细胞增多症。偏侧舞蹈症或舞动症可见于非酮性高血糖症、真性红细胞增多症、小舞蹈症、抗磷脂抗体综合征，以及累及对侧丘脑或丘脑下核、基底节甚至放射冠的结构性病变（如缺血性脑卒中）。

病因学

- 舞蹈症最常见的遗传性病因（表 27-1）包括良性遗传性舞蹈症、亨廷顿病、C9orf72 六核苷酸重复扩增（首先在额颞叶痴呆和 ALS 家族中描述，但后来发现其表型扩大，包括欧洲起源的 HD 表型）、脊髓小脑共济失调 17 型。其他遗传性病因有神经性棘红细胞增多症、齿状核红核-苍白球丘脑下部核萎缩（dentatorubral-pallidoluysian atrophy，DRPLA）、伴有脑铁沉积的神经退行性变和 Wilson 病
- 感染性病因包括风湿热引起的小舞蹈症（儿童舞蹈症最常见的病因）、基底节弓形虫病和朊病毒病
- 药物诱导的病因包括可卡因、苯丙胺、口服避孕药、三环类抗抑郁药、西咪替丁、地高辛、维拉帕米、巴氯芬、类固醇、抗癫痫药和抗精神病药。迟发性运动障碍，最典型的是由多巴胺阻滞剂（如抗精神病药或一些止吐药）引起，可导致舞蹈样运动
- 偏侧舞蹈症可能是由于抗磷脂抗体综合征、系统性红斑狼疮引起，或由于严重的非酮性高血糖症、真性红细胞增多症或对侧结构损伤（如基底节、丘脑或丘脑底核缺血性卒中）而引起偏侧舞蹈-偏侧舞动综合征
- 舞蹈病的获得性病因总结在表 27-2 中

Dx 诊断

鉴别诊断

- 亨廷顿病
- 迟发性运动障碍
- 肌张力障碍
- 抽动障碍
- 脑卒中
- 朊病毒病
- 风湿热

表 27-1　儿童舞蹈症的遗传原因

疾病名称	遗传方式	相关基因	发病年龄	神经精神症状	系统症状
以舞蹈症为突出表现					
共济失调-毛细血管扩张症	AR	*ATM*	18 个月至 3 岁	舞蹈症通常是首发表现；也有动眼神经失用、共济失调和肌张力障碍	毛细血管扩张，肺窦感染增加，癌症发病率增加
共济失调伴眼球运动不能 1 型和 2 型（尤其是 1 型）	AR	*APTX*	发病迟于共济失调-毛细血管扩张症	舞蹈症、肌张力障碍、动眼神经失用、共济失调、远端感觉轴索神经病	
Friedreich 共济失调	AR	*FRDA* 中的 GAAn	超过 2 岁，通常为青少年	步态共济失调、轴索神经病、反射消失、跖伸肌反应。可以有各种运动障碍（震颤、肌张力障碍、舞蹈症、肌阵挛）。无小脑体征	心肌病、糖尿病
GNAO1 相关运动障碍	AR	*GNAO1*	婴儿期	投掷症，舞蹈症，口面部运动障碍；也可引起大原综合征	
良性遗传性舞蹈症	AD	*NKX2-1*	5 岁前	舞蹈症；可有肌阵挛、学习障碍	甲状腺疾病，肺部疾病
良性遗传性舞蹈症伴或不伴面部“肌纤维颤搐”	AD	*ADCY5*	婴儿期到青春期晚期	舞蹈症，舞蹈性面部抽搐（以前称为肌纤维颤搐）；可以有肌阵挛或肌张力障碍	一些报道有充血性心力衰竭

续表

疾病名称	遗传方式	相关基因	发病年龄	神经精神症状	系统症状
PDE10A 相关舞蹈症	AD 或 AR	*PDE10A*	AD：儿童期；AR：婴儿期	舞蹈症，AD 型在 MRI 可有纹状体改变	
阵发性非运动诱发性运动障碍	AD	*MR1*	婴儿期到 10 岁	肌张力障碍、舞蹈症，或同时出现	
3- 甲基戊二酸尿症 Ⅲ 型（Costeff 综合征）	AR	*OPA3*	婴儿期	早期双侧视神经萎缩和舞蹈症；晚期痉挛、共济失调和痴呆	
先天性白内障、面部畸形和神经病变	AR	*CTDP1*	婴儿及儿童期	进行性神经病，精神运动发育迟缓，轻度舞蹈症，髓鞘形成减少，听力损失	骨骼异常、面部畸形、先天性白内障、小角膜、性腺功能减退
齿状核红核－苍白球丘脑下核萎缩	AD	*atrophin-1* 中的 CAGn	大部分是成年人，但也见于少数儿童	神经退行性变、舞蹈症、抽搐、痴呆、癫痫、共济失调、精神症状	
舞蹈症 / 亨廷顿病	AD	*HTT* 中的 CAGn	青春期至 40 岁	青年起病，帕金森综合征，无舞蹈症表现，但随着病程进展，青少年可出现舞蹈症、情绪障碍，与成人型相似	
亨廷顿病 3 型（HDL3）	AR	与染色体 4p15.3 连锁	儿童期	神经退行性变、舞蹈症、肌张力障碍、共济失调、痴呆、癫痫	

续表

疾病名称	遗传方式	相关基因	发病年龄	神经精神症状	系统症状
特发性基底节钙化（IBGC），儿童期发病（双侧纹状体-苍白球-齿状核钙质沉着症）	AR 或 AD	*SLC20A2* 或 *PDGFRB*	婴儿期至 20 岁	四肢瘫痪、舞蹈症、严重认知障碍、小头畸形、基底节钙化	早期死亡
神经性棘红细胞增多症	AR	*VPS13A*	平均年龄 20 岁，但儿童期有报道	精神症状（如强迫症）可在神经系统症状之前出现； 神经退行性变、进行性运动亢进（肢体舞蹈症、口面部运动障碍、抽搐、肌张力障碍）、痴呆、癫痫、认知功能减退、感觉运动性多神经病	棘红细胞增多，肌酸激酶（CK）和（或）肝转氨酶升高
脊髓小脑共济失调 1 型	AD	*ATXN1* 中的 CAGn	儿童	神经退行性变、进行性共济失调、轻度认知障碍、构音障碍、眼肌麻痹、视神经萎缩、痉挛、肌张力障碍或舞蹈症	
脊髓小脑共济失调 17 型	AD	*TBP* 中的 CAGn 或 CAAn	大部分是成年早期，但也有一些青少年病例	神经退行性变、精神症状（抑郁、幻觉）、额叶释放征、舞蹈症、肌张力障碍和帕金森综合征；可能有眼部运动异常	

续表

疾病名称	遗传方式	相关基因	发病年龄	神经精神症状	系统症状
Leigh 综合征	X 连锁	*PDHA1*	婴儿期或者儿童期	神经退行性变、精神运动迟缓、张力减退、舞蹈症及其他运动亢进症状可能较为明显，发展为摄食和吞咽障碍、眼球震颤、眼肌麻痹、视神经萎缩、癫痫基底节、大脑、小脑、脊髓病变	高乳酸血症，呼吸衰竭
非酮症高血糖症（甘氨酸脑病）	AR	*GLDC*、*GCST*，或 *GCSH*	新生儿期 / 婴儿期	张力减退，严重肌阵挛癫痫，严重认知障碍，烦躁不安	高血糖
婴儿双侧纹状体坏死	AR	*NUP62*	婴儿期	发育退化、智力障碍、摆动性眼球震颤、视神经萎缩、吞咽困难、肌张力障碍、舞蹈手足徐动症、痉挛、严重的双侧纹状体萎缩	
舞蹈症有时出现					
脊髓小脑共济失调 7 型	AD	*ATXN7* 中的 CAGn	儿童	神经退行性线粒体疾病、进行性共济失调、构音障碍、吞咽困难、视神经萎缩、眼肌麻痹、痉挛、肌张力障碍或舞蹈症	视网膜变性
肝豆状核变性（Wilson 病）	AR	*ATP7B*	12 岁至 20 岁出头	构音障碍、流口水、咽部运动障碍、笨拙、扑翼样震颤、精神症状（学业下降、焦虑、抑郁、精神病）；多变的舞蹈症和肌张力障碍	肝功能不全（不对称性肝大，急性短暂性或暴发性肝炎），角膜 Kayser-Fleischer（K-F）环

续表

疾病名称	遗传方式	相关基因	发病年龄	神经精神症状	系统症状
Lesch-Nyhan 病	X 连锁	*HPRT*	儿童早期	自残行为、智力障碍、运动障碍、锥体束征、张力减退叠加肌张力障碍，可有舞蹈症或投掷症，眼球运动异常	高尿酸血症，肾结石，痛风
泛酸激酶相关神经退行性变（PKAN），经典型	AR	*PANK2*	6 岁以前（在经典型）	进行性运动困难、个性改变、认知能力下降、构音障碍、痉挛；晚期出现运动障碍（最常见肌张力障碍，也可出现舞蹈症或震颤）；在脑部 MRI 可见“虎眼”征	视网膜色素变性，棘红细胞增多症
阵发性运动诱发性运动障碍（PKD）	AD	*PRRT2*	1 ～ 20 岁	由突然运动引起的短暂发作；肌张力障碍是最常见的运动障碍，但也有舞蹈症	
生物蝶呤依赖性高苯丙氨酸血症（一组疾病）	通常 AR	多种遗传机制	新生儿	最初是张力低下导致吸吮不畅，运动减少，小头畸形；几个月后，眼动危象，吞咽困难，多变的低动力性和高动力性运动障碍，癫痫，认知障碍	出生时苯丙氨酸水平升高，数月后开始出现自主症状
戊二酸尿症	AR	*GCDH*	小于 6 个月	出生时张力减退和神经过敏；6 ～ 18 个月时，进行性运动亢进（肌张力障碍、舞蹈症）；可能有癫痫发作	

续表

疾病名称	遗传方式	相关基因	发病年龄	神经精神症状	系统症状
儿童期交替性偏瘫	AR	*ATP1A-3*	新生儿至 < 18 个月	短暂发作的交替性偏瘫或轻偏瘫、肌张力障碍发作、阵发性眼球运动异常、癫痫发作、自主神经功能障碍发作；发作期间，可能有共济失调、肌张力障碍和（或）舞蹈手足徐动症；大多数人有智力障碍	
琥珀酸半醛脱氢酶缺乏症	AR	*ALDH5A*	婴幼儿	智力障碍、明显的语言功能障碍、孤独症特征、肌张力减退、攻击性、共济失调、焦虑、幻觉，可能会有舞蹈手足徐动症	

AD，常染色体显性遗传；AR，常染色体隐性遗传；CK，肌酸激酶。

（From Kliegman RM：Nelson textbook of pediatrics，ed 21，Philadelphia，2020，Elsevier.）

表 27-2　舞蹈症的获得性病因

基底节结构病变	
脑卒中	
烟雾病	
血管畸形	
出血	
舞蹈手足徐动症样脑性瘫痪	
心脏移植后（泵后舞蹈症）	
肿块性病变（中枢神经系统淋巴瘤、脑转移瘤）	
多发性硬化斑块	
脑桥外髓鞘溶解	
创伤	
类感染性和自身免疫性疾病	
链球菌感染后小舞蹈症	
系统性红斑狼疮继发舞蹈症	
抗磷脂抗体综合征继发舞蹈症	
急性播散性脑脊髓炎	
抗 NMDA 受体脑炎	
Rasmussen 脑炎	
妊娠舞蹈症	
感染后或疫苗接种后脑炎	
副肿瘤性舞蹈症	
感染性疾病	
HIV 脑病	
弓形虫病	
囊虫病	
白喉	
细菌性心内膜炎	
神经梅毒	
猩红热	
病毒性脑炎（腮腺炎、麻疹、水痘）	
代谢性或中毒性疾病	
急性间歇性卟啉病	
低钠血症 / 高钠血症	
低钙血症	
甲状腺功能亢进	
甲状旁腺功能减退	
肝 / 肾衰竭	
一氧化碳中毒	
甲醇	
甲苯	
锰中毒	
汞中毒	
有机磷中毒	
嗜铬细胞瘤	
心因性障碍	
药物诱发性疾病	
多巴胺阻断剂（停药后或作为迟发性综合征）	吩噻嗪类 苯丁酮类 苯甲酰胺
抗帕金森病药物	L-DOPA 多巴胺激动剂 抗胆碱药
抗癫痫药物	苯妥英钠 卡马西平 丙戊酸
精神兴奋剂	苯丙胺 哌甲酯 可卡因
钙通道阻滞药	桂利嗪 氟桂利嗪 维拉帕米
其他	锂 巴氯芬 地高辛 三环类抗抑郁药 环孢素 类固醇 / 口服避孕药 茶碱 丙泊酚

L-DOPA，左旋多巴；NMDA，N- 甲基 -D- 天冬氨酸。

（From Kliegman RM：Nelson textbook of pediatrics，ed 21，Philadelphia，2020，Elsevier.）

- 转换障碍

实验室检查

- 全套代谢检查，包括肝功能检查
- 全血细胞计数及外周涂片寻找棘红细胞
- 血清铜和铜蓝蛋白水平
- 甲状腺功能测试
- 抗链球菌溶血素 O 抗体
- 亨廷顿病的基因检测应在一个综合性的中心进行，该中心涉及神经病学、心理学和遗传学；在进行基因检测之前，需要完整的团队支持

影像学检查

- 脑部 MRI 平扫或增强
- 超声心动图（如果怀疑风湿热）

Rx 治疗

- 根据病因，必须量身定制治疗方法
- 与亨廷顿病相关的舞蹈症可以用丁苯那嗪（tetrabenazine）或氘代丁苯那嗪（deutetrabenazine）（FDA 最近批准）治疗。必须小心谨慎，因为这种药物会使患者面临严重的抑郁风险
- 停药可以治疗药物诱导的舞蹈症
- 某些疾病，如 SCA3 或神经性棘红细胞增多症和亨廷顿病，具有很严重的神经精神症状，可能需要与行为治疗专家协调管理

非药物治疗

- 康复服务，如物理治疗、职业治疗和言语治疗，对遗传性舞蹈症很重要
- 认知疗法现在对于维持大多数这些疾病患者的生活质量，变得越来越重要

急性期常规治疗

- 突发性舞蹈症需要神经影像学来评估脑卒中
- 脑部 MRI 对于舞蹈症的全面评估非常重要，因为它可以评估

基底节结构。亨廷顿病与尾状核头部萎缩有关
- 亚急性发作性舞蹈症可表现为自身免疫性或副肿瘤综合征，这是由一系列自身抗体引起，包括抗 NMDA、抗 Hu、抗 CRMP-5、抗 Yo、抗 LGI1、抗 CASPR2、抗 GAD65 和抗 IgLON5

慢性期治疗

- 丁苯那嗪或氘代丁苯那嗪是目前唯一被 FDA 批准用于治疗亨廷顿病舞蹈症的药物。这些药物可以减轻舞蹈症，但不能阻止亨廷顿病潜在的神经退行性变过程
- 目前 FDA 批准的治疗迟发性运动障碍的药物只有氘代丁苯那嗪和缬苯那嗪（valbenazine）
- 多学科方法对治疗亨廷顿病很有用

辅助治疗

有病例报告显示针灸治疗小舞蹈症患者的颞下颌关节紊乱病有一定疗效。

预后

- 小舞蹈症和妊娠舞蹈症往往会在几周内缓解
- 亨廷顿病是一种进行性神经退行性疾病
- 因抗精神病药引起的迟发性运动障碍可给予药物治疗。应停用诱发药物，但必须与精神科医生联合治疗，以避免患者的不稳定，并检测治疗可能引起的抑郁症

转诊

至神经科相关领域专家处就诊。

重点和注意事项

专家点评

舞蹈症是潜在病因的一种症状。检查目的是找出可治性病因。

预防

- 尽早治疗链球菌性咽喉感染，以防止将来出现并发症
- 权衡使用已知会导致迟发性运动障碍的药物的风险与获益

患者及家庭教育

对于亨廷顿病和其他遗传形式的舞蹈症，提供支持和参考支持群体是很重要的。

相关内容

亨廷顿病（相关重点专题）

风湿热（相关重点专题）

推荐阅读

Bansil S et al: Movement disorders after stroke in adults: a review, *Tremor Other Hyperkinet Mov* 2, 2012.

Cardoso F, Vale T: Chorea: a journey through history, *Tremor Other Hyperkinetic Mov* 28(5), 2015.

Termsarasab P: Chorea, *Continuum (Minneap Minn)* 25(4, Movement Disorders):1001-1035, 2019.

Waln O et al: An update on tardive dyskinesia: from phenomenology to treatment, *Tremor Other Hyperkinet Mov* 12(3), 2013.

第 28 章　帕金森病
Parkinson Disease

Corey Goldsmith，U. Shivraj Sohur
刘晓英　译　刘晓英　审校

基本信息

定义

特发性帕金森病（Parkinson disease，PD）是一种进行性神经退行性疾病，临床表现为僵硬、震颤、姿势不稳和行动缓慢（运动迟缓）。

同义词

PD

震颤麻痹

ICD-10CM 编码

G20　帕金森病

G21.1　其他药物引起的继发性帕金森综合征

G21.11　抗精神病药所致帕金森综合征

G21.2　其他外部因素引起的继发性帕金森综合征

G21.3　脑后帕金森综合征

G21.4　血管性帕金森综合征

G21.8　其他继发性帕金森综合征

G21.9　继发性帕金森综合征，未指定

流行病学和人口统计学

- 它是全球第二常见的神经退行性疾病，在每个国家都有
- 影响北美 100 多万人，占人口的 0.3%，60 岁以上的人口占 1%；患病率随年龄增长而增加
- 70 岁以上的老人中，700/10 万人受到影响
- 帕金森病的终生患病风险，男性为 2%，女性为 1.3%

体格检查和临床表现

- 震颤（图 28-1）——通常是一种静止性震颤，频率为 4 ～ 6 Hz，通常首先手部震颤被发现，表现为一种搓丸样震颤（拇指和示指）。也可能累及腿部和嘴唇。震颤随着有目的的运动而改善。通常是不对称的
- 僵硬——整个关节被动运动范围内持续增高的肌肉张力。僵硬，像静止性震颤一样，通常在发病时是不对称的
- 运动不能或运动迟缓——启动困难，重复运动递减
- 姿势不稳——通过“后拉试验”测试。要求患者背对着检查者站在原位。检查人员将患者肩膀往后拉，适当的反应是不后退或后退几步而不摔倒。后退是一个阳性的测试，就像直接向后倒一样。通常在早期，姿势不稳并不严重。如果跌倒和姿势反射在早期就严重受损，需要考虑其他疾病，如进行性核上性麻痹
- 面具脸（表情减少）——面部无表情，呈现出抑郁的表现。眨眼减少，常有流涎
- 步态障碍
- 弓背姿势，手臂摆动减少
- 起步困难，呈现速度加快的碎步（慌张步态）。当躯干向前倾斜时，步幅逐渐变快变短

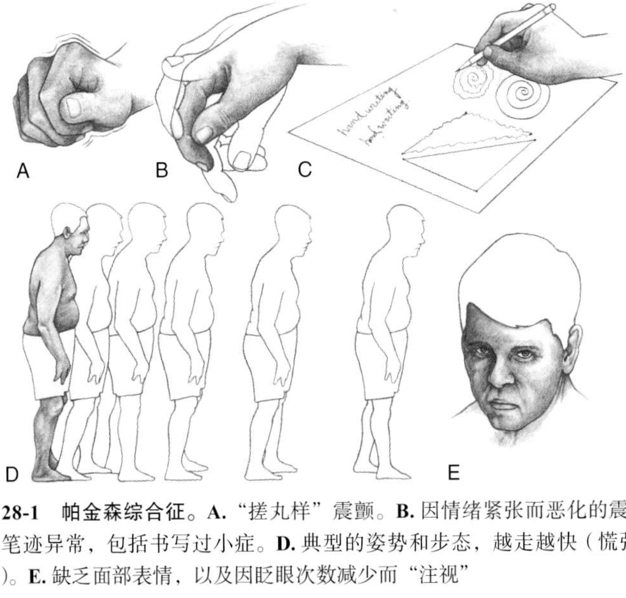

图 28-1　帕金森综合征。A.“搓丸样”震颤。**B.** 因情绪紧张而恶化的震颤。**C.** 笔迹异常，包括书写过小症。**D.** 典型的姿势和步态，越走越快（慌张步态）。**E.** 缺乏面部表情，以及因眨眼次数减少而“注视”

- 早期的其他主诉和发现包括手写体变小（书写过小症），声音变得更柔和，而且常常“粗哑”（发声过弱）
- 帕金森病的非运动症状包括神经精神病（抑郁、冷漠、冲动控制障碍、幻觉）、认知障碍、自主神经功能障碍（尤其是直立性低血压、性功能障碍和嗅觉缺失）和感觉异常。这些症状也可能在“开”与“关”状态下波动
- 帕金森病常见的运动前期症状包括便秘、嗅觉缺失、抑郁和 REM 睡眠行为障碍

病因学

- 大多数病例是散发的。年龄是最常见的危险因素，环境和遗传因素联合作用可能会导致疾病表现
- 5% ～ 10% 有遗传因素。已经鉴定出几种不同的基因，其中 *parkin* 基因是早发性常染色体隐性遗传 PD 的重要原因，*LRRK2* 是家族性和散发性帕金森综合征最常见的病因

Dx 诊断

- 临床诊断可根据病史和体格检查作出。诊断帕金森病的四个主要标志是（助记符＝ TRAP）：
  1. 震颤（**T**remor）（静止性，通常为 4 ～ 6 Hz）
  2. 齿轮样肢体僵硬（**R**igidity）
  3. 运动不能或运动迟缓（**A**kinesia/bradykinesia）——动作缓慢，幅度减小
  4. 姿势不稳（**P**ostural instability）——姿势“正常”反射失败，导致平衡不稳和摔倒
- 必须有运动迟缓加上至少一个其他体征，并不需要满足所有四个主要体征。可以做出帕金森病的假定诊断，并开始治疗

鉴别诊断

- 多系统萎缩：特征包括早期自主神经功能障碍（包括尿失禁、直立性低血压和勃起功能障碍）、帕金森综合征、小脑体征和认知正常
- 路易体痴呆——帕金森病伴发痴呆：患者早期经常出现幻觉，警觉性和精神状态出现波动
- 皮质基底节综合征——通常首发表现为不对称的失用、单侧

肢体皮质感觉丧失、有时出现异己肢现象

- 进行性核上性麻痹：轴性僵硬更明显，大于四肢僵硬。这些患者出现早期严重的姿势不稳。其特点是核上凝视麻痹，通常垂直凝视（尤其是向下凝视）发生在水平凝视之前
- 特发性震颤——双侧姿势性和动作性震颤
- 继发性（获得性）帕金森综合征（框 28-1）：

框 28-1　帕金森综合征的病因

原发性帕金森综合征
- 帕金森病（特发性 / 散发性帕金森病）

继发性帕金森综合征
- 药物诱导的帕金森综合征
  - 抗精神病药物
  - 钙拮抗剂桂利嗪
- 血管性帕金森综合征（假性帕金森综合征）
  - 多发梗死状态
  - 单基底节或丘脑梗死
  - Binswanger 病
- 多系统萎缩
  - 进行性核上性麻痹
  - 多系统萎缩（纹状体黑质型）
  - 皮质基底节变性
  - 阿尔茨海默病
  - Wilson 病（年轻型帕金森综合征）
  - 路易体痴呆
  - 神经原纤维缠结型帕金森综合征
- 中毒
  - MPTP
  - 锰
- 家族性帕金森综合征
- 感染后帕金森综合征
  - 克雅病
  - AIDS
  - 脑炎后遗症（嗜睡性脑炎）
- 其他病因
  - 脑积水
  - 创伤后
  - 肿瘤
- 代谢因素（缺氧后）

AIDS，获得性免疫缺陷综合征；MPTP，1- 甲基 -4- 苯 -1,2,2,6- 四氢吡啶。
（From Fillit HM：Brocklehurst's textbook of geriatric medicine and gerontology，ed 8，Philadelphia，2017，Elsevier.）

1. 医源性——任何一种抗精神病药。强效 D_2 受体阻滞剂抗精神病药最容易引起帕金森综合征。喹硫平是一种非典型抗精神病药物，其帕金森综合征的发病风险较低。甲氧氯普胺也可引起帕金森综合征。最近，帕金森病风险与去氧麻黄碱滥用有关
2. 感染后帕金森综合征——Economo 脑炎
3. 拳击性痴呆——帕金森综合征与反复头部外伤后痴呆
4. 毒素（如 MPTP、锰、一氧化碳）
5. 脑血管疾病“血管性帕金森综合征”（基底节梗死），通常下肢（尤其是步态）比上肢更受影响

评估

- 识别与帕金森病相关的临床症状和体征（见“体格检查”），并通过病史和体格检查排除与帕金森病相似的其他疾病
- 常规遗传学检测不推荐

影像学检查

计算机断层扫描（CT）几乎没有作用。头部磁共振成像（MRI）有时可以区分原发性帕金森病和其他有帕金森症状及体征的疾病（见“鉴别诊断”）。

多巴胺转运体显像（[^{123}I] β-CIT SPECT DaT 扫描）评价纹状体多巴胺水平，可用于不典型病例帕金森综合征的确诊。DaT 扫描被认为可以区分原发性震颤和帕金森综合征，但不能区分帕金森综合征的不同病因。对结果的解释可能很棘手，目前不建议常规使用。

Rx 治疗

非药物治疗

- 物理治疗、患者教育和安慰、相关疾病（如抑郁症）的治疗非常重要。必须提倡安全、实用、合理的运动方案
- 避免可能诱发或加重帕金森综合征的药物：神经抑制剂（尤其是高效药物）、某些止吐药（丙氯拉嗪、曲美苄胺）、甲氧氯普胺、非选择性 MAO 抑制剂（可能诱发高血压危象）、利血平、甲基多巴

急性期常规治疗

- 左旋多巴或多巴胺激动剂是否应作为初始治疗仍存在争议。对于较年轻的患者，激动剂可能更受青睐；对于年龄＞ 65 岁的患者，左旋多巴通常是首选的初始治疗方法
- 当病情需要时，开始药物治疗是合适的；以往等待 ADL 限制的做法已经过时了。图 28-2 描述了帕金森综合征患者的治疗方法
- 运动并发症确实在疾病过程中发展，可能反映了疾病进展与多巴胺能药物不良反应的协同效应

慢性期治疗

- 左旋多巴疗法：
  1. 最有效的治疗方法和对症治疗的基石——应与外周多巴脱羧酶抑制剂（卡比多巴）一起使用，以尽量减少不良反应（恶心、头晕、直立性低血压）。这两种药物的组合以“息宁（Sinemet）”的商品名销售。左旋多巴治疗已被发现可

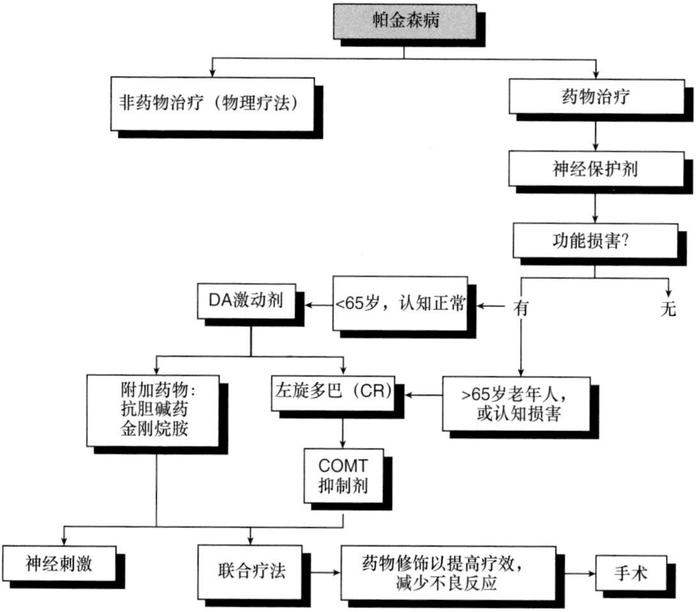

图 28-2　帕金森综合征患者的治疗方法示意图。COMT，儿茶酚 -O- 甲基转移酶；CR，控释；DA，多巴胺。[Modified from Goldman L，Ausiello D（eds）: Cecil textbook of medicine，ed 24，Philadelphia，2012，WB Saunders.]

以降低帕金森病患者的发病率和死亡率

2. 通常开始剂量为 25/100 mg（卡比多巴 / 左旋多巴），每天 3 次，每次饭前（或饭后）1 h
3. 控释（息宁 -CR）和缓释（Rytary）制剂，但应在神经科医生的监督下使用
4. Stalevo［息宁和恩他卡朋（一种 COMT 抑制剂）的联合制剂］。对症状波动（疗效减退）患者有用，对早期帕金森病患者没有治疗作用
5. Duopa（卡比多巴 / 左旋多巴）通过鼻空肠管（短期）或 PEG-J 管（长期）向空肠输注 16 h，用于治疗晚期 PD 患者的症状波动

- 多巴胺受体激动剂（罗匹尼罗、普拉克索、罗替高汀）的药效不如左旋多巴，但它们通常被用作年轻患者的初始治疗，试图延迟左旋多巴治疗相关并发症（异动症、症状波动）的发生。这些药物比左旋多巴更贵。一般来说，它们比左旋多巴不良反应更多，包括恶心、呕吐、头晕、周围水肿、神志不清和嗜睡。它们也会导致冲动控制行为，如性欲亢进、暴饮暴食、强迫性购物和赌博。每次就诊时必须评估是否存在这些不良反应，因为这些不良反应的出现往往被低估，其后果可能很严重。多巴胺激动剂也可能与长期戒断综合征有关
  1. 罗匹尼罗：初始剂量为每天 3 次，每次 0.25 mg，须在 4 周内滴定至每天 3 次，每次 1 mg，然后每周可增加 1.5 mg，最多每天 24 mg。有缓释制剂
  2. 普拉克索：初始剂量为每天 3 次，每次 0.125 mg，须在数周内滴定至每天 1.5 ～ 4.5 mg，分 3 次服用。有缓释制剂
  3. 罗替高汀：24 h 2 ～ 6 mg 透皮贴剂
  4. 阿扑吗啡：一种多巴胺激动剂，用于急性间断性治疗晚期帕金森病的不可预测的“关期”发作
- COMT 抑制剂（恩他卡朋和托卡朋）作为左旋多巴治疗的辅助药物，用于治疗剂末效应的疗效渐退
- MAO-B 抑制剂可作为疾病早期的单药治疗或晚期的辅助治疗；已证明其与多巴胺激动剂或左旋多巴相比，症状改善更温和。它们耐受性好，易于滴定。应避免同时使用兴奋剂和拟交感神经药物。需限制某些食物
  1. 雷沙吉兰：初始剂量为每天 1 次，每次 0.5 mg，然后加量

至每日 1 mg。ADAGIO 研究表明，1 mg 雷沙吉兰可能有改善疾病的获益，但结果必须谨慎解释

2. 司来吉林：常规剂量，一天 2 次，每次 5 mg，早餐和午餐时服用。有苯丙胺的副产品，所以有轻微的刺激作用，这对某些患者是有益的

3. 沙非胺：FDA 批准作为左旋多巴－卡比多巴的附加疗法，可以减少"关期"和增加"开期"时间，很少出现异动症。开始剂量为每天 50 mg，持续 2 周，如果需要，可以增加到每天 100 mg

4. Istradefylline 是美国食品药品监督管理局（FDA）批准的第一种腺苷 A 2A 受体激动剂，可作为卡比多巴－左旋多巴的辅助物，用于经历"关期"发作的帕金森病成人患者

- 金刚烷胺（作用机制尚不清楚，但据报道可调节中枢神经系统中的多巴胺和谷氨酸系统）可在疾病早期单独使用。在疾病后期，它对异动症的治疗特别有用。剂量为每天 3 次，每次 100 mg（从每天 1 次，每次 100 mg 开始，每周滴定 1 次）。针对老年人和肾损害，必须调整剂量。最显著的不良反应，尤其是老年人，是精神混乱。现在 FDA 批准了适用于异动症治疗的缓释制剂
- 抗胆碱能药物仅对治疗震颤有帮助，但在某些情况下可能比左旋多巴更有效。它们也可以用来治疗帕金森病患者的流涎。潜在的不良反应包括便秘、尿潴留、记忆障碍和幻觉。老年人应该避免使用

1. 苯海索：初始剂量，每天 3 次，每次口服 1 mg

2. 苯扎托品：常规剂量，每日 1 ～ 2 次，每次 0.5 ～ 1 mg

- 非运动性症状的治疗：非运动性症状，如抑郁、焦虑、易怒、痴呆、精神病、排尿和性功能障碍、睡眠障碍如 REM 睡眠障碍、嗅觉减退和冲动行为等，通常会给患者和看护人带来很大的困扰。对于抗多巴胺能药物敏感的老年患者，可治性症状应该通过药物治疗来解决。此外，有两种药物特别适用于与帕金森病相关的非运动性症状

1. 精神症状：哌马色林（Nuplazid）是 FDA 批准的治疗帕金森病精神症状的药物，并已被证明对帕金森病精神症状相关的幻觉和妄想症有效。这种药物是 5-HT2A 和 5-HT2C 受体的反向激动剂，没有任何多巴胺阻断剂的证据

2. 帕金森病痴呆：卡巴拉汀（Exelon）是一种胆碱酯酶抑制剂，口服和以贴剂经皮给药（胃肠道不良反应少），被批准用于治疗阿尔茨海默病以及帕金森病痴呆

手术治疗

- 苍白球（苍白球内侧核）和丘脑底深部脑刺激（deep-brain stimulation，DBS）（丘脑底核）目前是晚期帕金森病患者的手术选择；两种手术后，运动功能的改善和不良反应相似。与毁损手术相比，DBS 具有可逆和可调控的优点。丘脑 DBS 对顽固性震颤可能有用。它可以改善主要的运动症状，延长药物“开期”时间，减少白天的异动症。总的来说，如果患者对左旋多巴有明显的反应，他们很可能从这种疗法中获益。因此，当考虑 DBS 时，应通过停止左旋多巴过夜和评估服用左旋多巴前后的运动反应来评估患者对左旋多巴的运动反应
- 手术通常仅限于有神经功能缺损、药物难治性问题的患者，患者必须对左旋多巴有良好的反应才能接受手术。然而，对于许多患者来说，更早给予刺激可能会在其他症状导致的神经功能缺损发生之前提供更多的运动受益，应在帕金森病的早期阶段予以考虑。DBS 可减少异动、波动、僵硬和震颤

预后

帕金森病通常是一个缓慢发展的过程，进展数年后出现神经功能缺损。然而，每个患者病程都不尽相同，患者应该相信根据疾病定义，帕金森病不会导致坐轮椅或卧床。

转诊

- 建议在 PD 诊断时初始阶段找神经科相关领域专家咨询
- 运动对所有帕金森病患者都很重要
- 建议中晚期患者参加门诊物理治疗计划

重点和注意事项

- 起病时症状不对称是帕金森病的典型症状，在区分帕金森病与其他帕金森综合征时非常有用
- 尽管静止性震颤是一种常见的症状，但高达 25% 的原发性帕金森病患者没有典型的静止性震颤

推荐阅读

Connolly BS, Lang EL: Pharmacologic treatment of Parkinson disease, a review, *JAMA* 311(16):1670-1683, 2014.

Follett KA et al: Pallidal versus subthalamic deep-brain stimulation for Parkinson's disease, *N Engl J Med* 362:2077-2091, 2010.

Hauser RA et al: Preladenant in patients with Parkinson's disease and motor fluctuations: a phase 2, double-blind, randomised trial, *Lancet Neurol* 10:221-229, 2011.

Homayoun H: In the clinic: Parkinson disease, *Ann Int Med* 2018.

Kuehl BM: Meth use linked to risk of Parkinson disease, *JAMA* 306:814, 2011.

Li F et al: T'ai chi and postural stability in patients with Parkinson's disease, *N Engl J Med* 366:511-519, 2012.

Machado A et al: Deep brain stimulation: what can patients expect from it? *Clev Clin J Med* 79:113, 2012.

Okun MS: Deep brain stimulation for Parkinson's disease, *N Engl J Med* 367:1529-1538, 2012.

Schuepbach WM et al: Neurostimulation for Parkinson's disease with early motor complications, *N Engl J Med* 368:610-622, 2013.

Van Nuenen BFL et al: Cerebral pathological and compensatory mechanisms in the premotor phase of leucine-rich repeat kinase 2 parkinsonism, *Brain* 135:3687-3698, 2012.

第 29 章　亨廷顿病
Huntington Disease

Angad Jolly，Joseph S. Kass，Fariha Jamal

刘晓英　译　刘晓英　审校

基本信息

定义

亨廷顿病（Huntington disease，HD）是一种三核苷酸重复的常染色体显性遗传性神经退行性疾病，其特征是不自主运动、精神障碍和认知功能下降。这种疾病表现出预期的遗传现象，后代重复次数逐代增多，发病年龄逐代提前（表 29-1）。

同义词

亨廷顿舞蹈症

HD

ICD10CM 编码

G10　亨廷顿病

流行病学和人口统计学

发病高峰： 30 岁晚期至 40 多岁。2 ～ 70 岁均可发病。发病年龄，但不一定是疾病严重程度，与 CAG 重复数相关。

患病率（在美国）： 4.1/10 万～ 8.4/10 万。全身性舞蹈症中最常见的神经退行性疾病。

表 29-1　CAG 重复次数和疾病风险

CAG 重复数	等位基因分类	疾病风险	对后代的风险
≤ 26	正常	无症状	无
27 ～ 35	中间	无症状	低
36 ～ 39	致病	有 HD 风险	中
≥ 40	致病	随时可能发生 HD	高

HD，亨廷顿病

好发性别：女性＝男性。

好发年龄：成年人。

遗传学：常染色体显性遗传。

体格检查和临床表现

- 舞蹈症：不规则、快速、流畅、不固定的非自愿运动（图 29-1）。当出现扭动时，称为舞蹈手足徐动症。舞蹈症在早期就存在，在疾病的末期有减少的趋势
- 舞蹈样蹒跚步态（图 29-2），通常由舞蹈症引起
- Westphal 变异型：认知功能障碍、运动迟缓和僵硬。这种变异型更常见于青少年发病的亨廷顿病

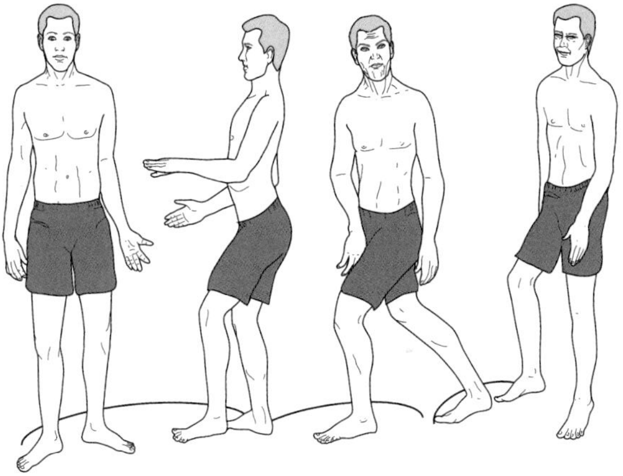

图 29-1　亨廷顿病的特征是由于间歇性、出乎意料的躯干和骨盆运动、自发的膝关节屈曲和伸展、侧摆、节奏可变及步长不一致所引起的步态不稳。（From Kaufman DM et al：Kaufman's clinical neurology for psychiatrists，ed 8，Philadelphia，2017，Elsevier.）

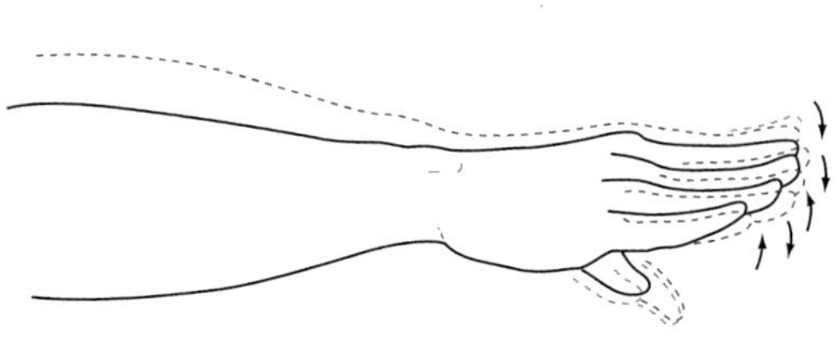

图 29-2　亨廷顿病患者伸手臂和双手伸直，可见手指和手腕一直在动。神经科医生称这些运动为“弹钢琴”。（From Kaufman DM et al：Kaufman's clinical neurology for psychiatrists，ed 8，Philadelphia，2017，Elsevier.）

- 眼球运动异常在早期很常见，包括反应潜伏期增加和无法抑制的眨眼
- 精神障碍（可能早期出现）：抑郁症常见，以及强迫症和冲动控制受损导致的攻击行为

病因学

- 三核苷酸重复疾病，编码谷氨酰胺的 CAG 重复
- 致病基因是位于 4 号染色体上的亨廷顿基因（*HTT*），它的功能还不清楚

Dx 诊断

鉴别诊断

- 药物引起的舞蹈症：已知多巴胺、兴奋剂、抗惊厥药、抗抑郁药和口服避孕药都会引起舞蹈症
- 小舞蹈症：随着风湿热的下降，发病率降低
- 良性遗传性舞蹈症：常染色体显性遗传，儿童期发病；非进展性，无痴呆或行为异常
- 老年舞蹈症：可能是血管源性
- Wilson 病：常染色体隐性遗传；震颤、构音障碍和肌张力障碍比舞蹈症更常见。95% 具有神经系统症状的患者会有 Kayser-Fleischer（K-F）环
- 感染后
- 系统性红斑狼疮：可能是狼疮的主要特征（罕见）
- 妊娠舞蹈症：在怀孕的前 4 ～ 5 个月出现，并在分娩后缓解
- 副肿瘤：最常见于小细胞肺癌和淋巴瘤
- *C9orf72* 突变：最初被描述为额颞叶痴呆-肌萎缩侧索硬化症的主要原因，它也是欧洲裔人群中最常见的 HD 表型
- 亨廷顿病样综合征 2：这是最常见的亨廷顿病样综合征，由编码亲联蛋白（junctophilin）-3 的 *JPH3* 基因中 GTC/CAG 三核苷酸扩增引起，仅见于非洲裔人群

评估

有家族史的个体出现症状时不需要额外调查。

实验室检查

- CAG 重复数的基因测试。适当的预测试后才能进行基因检测，检测后进行遗传咨询
- 如果亨廷顿基因中没有 CAG 重复，可能有其他基因突变产生亨廷顿病的表型。可考虑其他基因测试，如脊髓小脑共济失调 17 型、*C9orf2* 六核苷酸重复（欧洲裔人群）、编码亲联蛋白 -3 的 *JPH3* 基因中 GTC/CAG 三核苷酸扩增（非洲裔人群）
- 还可检测血涂片全细胞计数、红细胞沉降率、电解质、血清铜蓝蛋白、24 h 尿铜排泄、甲状腺功能、抗核抗体、肝功能测试、HIV 和 ASO 滴度。考虑副肿瘤标志物检测

影像学检查

CT 或 MRI 扫描（图 29-3）可能显示萎缩，尤其是尾状核和壳核。在某些情况下，纹状体萎缩引起侧脑室的特征性表现，影像学上称之为“车厢式脑室”。皮质受累程度较轻。影像学检查正常不能排除诊断。

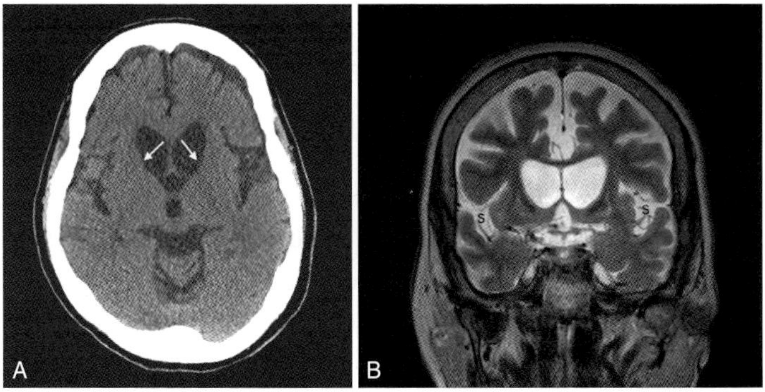

图 29-3　A. 计算机断层扫描显示亨廷顿病的特征性异常：侧脑室的前角由于尾状核萎缩（箭头所指）而凸出（向外弯曲）。亨廷顿病患者脑室的凸面形状与正常人和脑萎缩及脑积水患者的凹形形成对比。除了尾状核萎缩外，亨廷顿病和许多其他神经退行性疾病一样，伴有皮质萎缩、脑沟增宽、脑室扩大。**B.** 同一患者的磁共振成像冠状面也显示侧脑室凸性扩张、大脑沟和外侧裂（S）增宽。（From Kaufman DM et al：Kaufman’s clinical neurology for psychiatrists，ed 8，Philadelphia，2017，Elsevier.）

Rx 治疗

非药物治疗

- 支持性咨询
- 物理和职业治疗
- 家庭保健
- 遗传咨询

慢性期治疗

- 舞蹈症不需要治疗，除非导致功能缺损
- FDA 批准使用丁苯那嗪（Tetrabenazine）和氘代丁苯那嗪（Deutetrabenazine）治疗亨廷顿病舞蹈症的症状。它们都是囊泡单胺转运体 2 型（VMAT-2）的可逆抑制剂，主要抑制多巴胺，对 5- 羟色胺和去甲肾上腺素也有少量抑制作用。不良反应包括帕金森综合征和严重抑郁症。与丁苯那嗪相比，氘代丁苯那嗪的神经精神不良反应发生率更低。这两种药物都很昂贵，对疾病进展没有影响
- 低剂量的典型或非典型抗精神病药（如氟哌啶醇 1 ～ 10 mg/d），可用于神经精神问题和舞蹈症的症状治疗
- 金刚烷胺（最多 300 ～ 400 mg，分每日 3 次服用）
- 有自杀倾向的抑郁症很常见，使用三环类抗抑郁药或选择性 5- 羟色胺再摄取抑制剂（SSRI）可改善抑郁症
- 最近的试验[①]表明，鞘内注射 IONIS-HTT$_{Rx}$（一种反义寡核苷酸，旨在抑制 *HTT* 信使 RNA，从而降低早期亨廷顿病患者突变型亨廷顿蛋白的浓度），剂量依赖性地降低突变型亨廷顿蛋白浓度，且无严重不良反应

预后

病程持续变化进展，最终导致渐进性残疾和死亡。

转诊

- 就诊于精神科和神经科治疗情绪障碍和运动障碍

---

① Tabrizi SJ et al：Targeting huntingtin expression in patients with Huntington's disease，N Engl J Med 380（24）：2307-2316，2019.

- 遗传咨询

重点和注意事项

- 自杀率是普通人群的 5 倍
- 世代相传通常与“预期”现象有关，因为与父母相比，儿童的基因重复片段更长，起病时间更早
- 儿童起病的 HD 表现为帕金森综合征，而不是舞蹈症
- 基因重复次数与发病年龄相关，与疾病严重程度无明显相关性。目前对重复次数的解释仍然很困难，因此，是否向患者披露这一信息仍存在争议

推荐阅读

Eddy CM et al: Change in mental state and behaviour in Huntington's disease, *Lancet Psychiatry* 3:1079-1086, 2016.

Termsarasab P: Chorea, *Continuum (Minneap Minn)* 25 (4, Movement Disorders): 1001-1035, 2019.

第 30 章　周期性肢体运动障碍 Periodic Limb Movement Disorder

Sudad Kazzaz，Corey Goldsmith

刘晓英　译　刘晓英　审校

基本信息

定义

周期性肢体运动障碍（periodic limb movement disorder，PLMD），一种在睡眠期间周期性发作的肢体不自主重复运动，引起非原发性睡眠障碍的睡眠障碍。它们包括双腿的至少 3 次屈曲运动，在睡眠期间重复，每次周期持续 5 ～ 90 s。

同义词

PLMD

睡眠的周期性腿部运动（periodic leg movements of sleep，PLMS）

夜间肌阵挛

ICD-10CM 编码

G47.61　周期性肢体运动障碍

流行病学和人口统计学

发病率：未知。

发病高峰：无。

患病率：5% ～ 8%。

好发性别和年龄：女性患病率较高，并随年龄增长而增加。

遗传学：未知，如果并发不宁腿综合征，可能共享常染色体显性遗传模式。

危险因素：

- 肌肉骨骼疾病、心脏病、阻塞性睡眠呼吸暂停、嗜睡症、精神疾病、糖尿病
- 轮班工作

- 打鼾
- 压力
- 不宁腿综合征
- 帕金森病，特发性 REM 睡眠行为障碍

体格检查和临床表现

- 患者可能会抱怨白天过度思睡、疲劳和睡眠不安稳
- 在周期性肢体运动发作期间，患者可能会出现踝关节反复背屈和大脚趾外展，但也可能出现其他运动，如踢腿。这些动作持续 5 s，可能 5 ～ 90 s 重复一次，总发作持续数分钟至 1 h。与不宁腿综合征（restless leg syndrome，RLS）相比，这些运动通常是非自愿的，患者不知道其发生
- 神经系统检查通常正常，但可能显示相关的神经病变或脊髓病
- 大多数 RLS 患者存在睡眠的周期性腿部运动，但对 RLS 来说不具有特异性，也不具有敏感性

病因学

确切的病因尚不清楚。据推测，PLMD 可能与不宁腿综合征有共同的病理生理学特征，包括脑内铁代谢和多巴胺能通路。

Dx 诊断

鉴别诊断

- 不宁腿综合征
- 抗精神病药诱发的静坐不能
- 体位不适
- 夜间腿痛性痉挛

评估

除了白天过度思睡或睡眠障碍的病史外，PLMD 的诊断需要完善多导睡眠图，以排除其他睡眠障碍，并记录导致睡眠障碍的周期性肢体运动。在检查过程中，每组运动至少包含 4 个动作，每 5 ～ 90 s 重复一次，每次持续 0.5 ～ 5 s。

实验室检查

- 无须进行实验室检查来诊断 PLMD

- 如果怀疑 RLS，可完善血细胞计数、铁代谢和 BMP

影像学检查

诊断 PLMD 不需要影像学检查。

Rx 治疗

- 若患者只有周期性肢体运动，没有失眠或白天过度嗜睡的睡眠障碍，不需要治疗
- PLMD 的治疗与 RLS 相同
- 钙通道配体（如加巴喷丁或普瑞巴林）有效，长期使用不会加重症状
- 已证明普拉克索或罗匹尼罗等多巴胺能激动剂可降低 PLMS，但长期使用可能与症状恶化（增强）相关
- 缺铁时应开始补铁，并调查缺铁原因

非药物治疗

- 遵循良好的睡眠卫生习惯
- 尽量减少轮班工作
- 避免咖啡因、酒精、尼古丁

急性期常规治疗

- 当怀疑有“PLMD”并导致严重的睡眠碎片时，应开始治疗
- 钙通道配体：加巴喷丁初始剂量为睡前 100 ～ 300 mg/d，治疗范围为 300 ～ 2400 mg/d。普瑞巴林初始剂量为 50 ～ 75 mg/d，治疗范围为 75 ～ 450 mg/d
- 多巴胺激动剂：普拉克索初始剂量为睡前 0.125 mg，治疗范围为 0.125 ～ 0.75 mg/d。罗匹尼罗初始剂量为 0.25 mg/d，治疗范围为 0.25 ～ 4 mg/d

慢性期治疗

对于接受多巴胺激动剂治疗的患者，建议密切监测以判断症状是否加重。

补充和替代药物

无。

转诊

如果诊断不确定或怀疑有潜在疾病，请咨询神经科相关领域专家。

重点和注意事项

专家点评

- 周期性肢体运动障碍是排除性诊断。PLMS 发生在许多睡眠障碍中，在排除所有可能的潜在原因之前，不支持 PLMD 的诊断
- 某些药物，如抗组胺药、多巴胺受体阻滞剂、选择性 5- 羟色胺再摄取抑制剂和兴奋剂可能使 PLMS 恶化，应尽可能避免使用

预防：如“非药物治疗”中所述。

患者及家庭教育

关于 PLMD 和其他睡眠障碍的患者信息，可以在国家睡眠基金会网站上查询：www.sleepfoundation.org。

相关内容

不宁腿综合征（相关重点专题）

推荐阅读

Figorilli M et al: The clinical importance of periodic leg movements in sleep, *Curr Treat Options Neurol* 19:10, 2017.

Wijeemanne S et al: Restless legs syndrome: clinical features, diagnosis and a practical approach to management, *Pract Neurol* 17:444-452, 2017.

Winkelman JW et al: Practice guideline summary: treatment of restless legs syndrome in adults. Report of the Guideline Development, Dissemination, and Implementation Subcommittee of the American Academy of Neurology, *Neurology* 87(1-9), 2016.

第 31 章　特发性震颤
Essential Tremor

Chloe Mander Nunneley，Joseph S. Kass，U. Shivraj Sohur

刘晓英　译　刘晓英　审校

基本信息

定义

震颤是身体某个部位的振荡运动。特发性震颤以姿势和动作性震颤为主，发生于双侧，在没有其他神经系统异常的情况下，这种震颤往往会在数年内缓慢进展。

同义词

良性特发性震颤

家族性震颤

ICD-10CM 编码

G25.0　特发性震颤

流行病学和人口统计学

特发性震颤是最常见的神经系统疾病之一。它影响了美国近 700 万人，是最常见的运动障碍。

好发年龄：可以从任何年龄开始，40 岁以后发病率增加。60 岁以上的患病率为 6% ～ 9%。

遗传学：50% 的患者有阳性家族史。没有性别或种族优势。

体格检查和临床表现

- 震颤（图 31-1），4 ～ 12 Hz，双侧姿势和动作性震颤可发生于上肢（90% ～ 95%）、头（30%）、腿（10% ～ 15%）和声音（20%）。通常，在整个动作过程中，比如把杯子拿到嘴边，震颤幅度是相同的
- 除串联步态困难外，检查时无其他神经系统异常
- 疲劳情绪困扰、使用咖啡因或其他刺激物可导致症状恶化，少量饮酒可改善症状

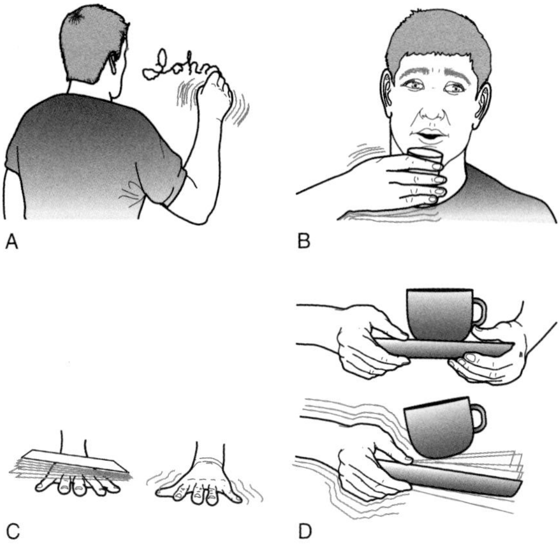

图 31-1　医生让这位 34 岁的绅士写下自己的名字（**A**），用装满水的杯子喝水（**B**），伸手向下用手背支撑一个信封（**C**），将杯子和茶托从一只手转移到另一只手（**D**），从而诱发他的特发性震颤。当他的手放在膝盖上时，震颤就完全消失了。特发性震颤是动作性震颤的一个主要例子。（From Kaufman DM et al：Kaufman's clinical neurology for psychiatrists，ed 8，Philadelphia，2017，Elsevier.）

病因学

常染色体显性遗传病。可能会出现无家族史的散发病例。

Dx 诊断

鉴别诊断（见表 31-1）

- 帕金森病：震颤通常是不对称的，尤其是在疾病早期，主要是静止性震颤。帕金森病患者还会出现音调增加、面部表情减少、动作迟缓、拖行步态
- 小脑震颤：这是一种意向性震颤，在目标定向运动结束时会加剧（如指鼻试验）。其他相关的神经系统异常包括共济失调、构音障碍和串联步态困难
- 药物诱发：许多药物导致生理性震颤增强。这些药物包括咖啡因、尼古丁、锂、左甲状腺素、β- 肾上腺素能支气管扩

表 31-1 不同类型震颤的临床特征

临床特征	帕金森综合征	小脑性震颤	特发性震颤
静止性震颤	是	否	是
声调提高	是	否	否
声调降低	否	是	否
姿势异常	是	是	否
头部受累	是	是	是
意向性震颤	否	是	是
动作失调	否	是	否

（From Remmel KS et al：Handbook of symptom-oriented neurology，ed 3，St Louis，2002，Mosby.）

张剂、胺碘酮、丙戊酸钠和选择性 5- 羟色胺再摄取抑制剂（SSRI）

- Wilson 病：以扑翼样震颤为特征，肩部外展、肘部弯曲、手指相互指向时最明显。通常还有其他神经系统异常，包括构音障碍、肌张力障碍及眼科检查时可见 Kayser-Fleischer 环
- 生理性震颤

评估

- 特发性震颤是临床诊断。排查使用过的药物是必要的
- 除非存在其他神经系统异常，所有的影像学检查（MRI、CT）都无须完成
- 检查促甲状腺激素（TSH）以排除甲状腺功能亢进
- 对于 40 岁以下有其他神经系统异常的患者，送检铜蓝蛋白、血清铜和 24 h 尿铜来评估 Wilson 病

Rx 治疗

特发性震颤影响功能者可给予治疗，有效率高达 75%。

非药物治疗

- 压力管理
- 如果咖啡因的摄入与症状恶化相关，应尽量减少咖啡因的使用
- 手腕的重量和使用较重的器具可能有助于减少进食时的震颤

幅度。在社交活动中可少量饮酒，尽管缓解的时间可能很短，随后可能会出现震颤反弹

- 最近一项使用 MRI 引导下聚焦超声丘脑切除术的试验发现，它能有效地减少特发性震颤患者的手部震颤。副作用包括感觉和步态障碍[①]

急性期常规治疗

普萘洛尔（20 ～ 40 mg）可用于特定事件的准备。

慢性期治疗

一线用药：

- 普萘洛尔（心得安）：典型起始剂量为 30 mg/d。常规治疗剂量为 160 mg/d。虽然并非禁忌，但对于哮喘、抑郁症、心脏病和糖尿病患者，必须谨慎使用。阿替洛尔或索他洛尔也有效
- 扑米酮：典型起始剂量为 12.5 ～ 25 mg，每天临睡前给药。常规治疗剂量为每天 62.5 ～ 750 mg（如能忍受不良反应）。镇静和恶心是治疗初期常见的不良反应
- 托吡酯：25 mg 每天临睡前给药，可滴定至约 400 mg

其他药物（二线用药）：

- 加巴喷丁：典型起始剂量为每天 3 次，每次 300 mg。常规治疗剂量为每日 1200 ～ 3600 mg，分次服用
- 普瑞巴林：典型起始剂量为一天 2 次，每次 50 mg。常规治疗剂量为每天 150 ～ 600 mg，分次服用
- 苯二氮䓬类药物（即阿普唑仑）：每日 0.125 ～ 3 mg，分次服用
- 局部注射肉毒杆菌毒素

外科治疗

震颤对侧的丘脑深部电刺激（或可能丘脑切除术）被用于抵抗性震颤或不能耐受药物治疗的患者。最近 FDA 批准了用磁共振引导下聚焦超声手术消融丘脑腹中间核。

---

① Elias WJ et al：A randomized trial of focused ultrasound thalamotomy for essential tremor，N Engl J Med 375：730-739，2016.

预后

患者应该了解震颤与其他神经功能缺损无关；然而，随着时间的推移，它可能会导致部分功能缺失。

转诊

通常可以由初级神经科医生治疗；但如果患者未能通过一线治疗获益，则应该至神经科专家处就诊进行其他药物治疗，并讨论可能的手术方案。

重点和注意事项

- 特发性震颤是最常见的运动障碍
- 除了运动功能障碍外，特发性震颤在社交场合也会对患者造成严重的心理影响

推荐阅读

Abboud H et al: Essential tremor: choosing the right management plan for your patient, *Cleve Clin J Med* 78:821, 2011.

Elias WS, Shah BB: Tremor, *JAMA* 311(9):948-954, 2014.

Elias WJ et al: A randomized trial of focused ultrasound thalamotomy for essential tremor, *N Engl J Med* 375:730-739, 2016.

第 32 章　迟发性运动障碍
Tardive Dyskinesia

John A. Gray

刘晓英　译　刘晓英　审校

基本信息

定义

迟发性运动障碍（Tardive dyskinesia，TD）是一种与长期服用抗精神病药物，特别是第一代抗精神病药物有关的不自主运动的神经系统疾病。患者表现出快速、重复、刻板的动作，主要涉及口、舌、躯干和四肢。

同义词

口面运动障碍

迟发综合征

TD

ICD-10CM 编码

G24.01　药物诱导的亚急性运动障碍

DSM-5 编码

335.85

流行病学和人口统计学

- 这种疾病是由多巴胺阻断型抗精神病药（如氟哌啶醇）和止吐药（如甲氧氯普胺、丙氯拉嗪和异丙嗪）引起的
- 使用第一代抗精神病药物，至少有 20% 的患者会受到 TD 的影响，并且预计每年接受抗精神病药物治疗的患者中约 5% 会出现 TD
- 使用第二代抗精神病药物，TD 的发病率仅降低约 1/3。随着这些药物使用的增加，TD 仍然是一个严重的问题
- 女性、老年患者、脑损伤或痴呆患者、同时使用抗胆碱能药物的患者以及诊断为非精神分裂症的患者，随着抗精神病药

物治疗时间的延长而风险增加

体格检查和临床表现

- TD 通常被描述为一种隐匿性发作的慢性疾病，但随着时间的推移，症状会发生变化，甚至尽管继续使用抗精神病药物治疗，症状也可能会改善
- 这种疾病通常伴随着抗精神病药物的减少或停药而出现
- TD 典型表现为口和舌的刻板动作，包括咂嘴和撅嘴、伸舌、舌头扭曲以及面部异常表情
- TD 还可能涉及躯干的缓慢扭动，或手指和脚趾的舞蹈手足徐动症样动作
- 与 TD 相关的非自主口腔运动可通过自主行为（如将食物放入嘴里、说话）加以抑制
- 不同类型的 TD 治疗方案均类似，包括迟发性肌张力障碍（如斜颈、眼睑痉挛）、迟发性肌阵挛、迟发性静坐不能和迟发性抽动

病因学

TD 是由长期接触多巴胺受体拮抗剂引起的，这种药物被认为会导致基底节多巴胺受体的上调以及纹状体胆碱能神经元的损伤。纹状体 GABA 能中间神经元功能障碍也与此有关。有人提出多巴胺受体过度敏感和神经退行性变可能导致调节纹状体中间神经元的兴奋性突触可塑性改变，导致基底节直接和间接通路之间的失衡。

Dx 诊断

鉴别诊断

- 急性锥体外系症状（如短期戒断性运动障碍、帕金森综合征、静坐不能）
- 基底节运动疾病（如亨廷顿病舞蹈症、抽动秽语综合征、帕金森病中左旋多巴诱发的运动障碍、Wilson 病）
- 自身免疫性疾病（小舞蹈症、多发性硬化）
- 其他神经损伤原因（如铅或汞中毒、HIV、神经梅毒、头部损伤、违禁药品引起的神经变性）
- 与混乱型或紧张型精神分裂症或与情绪障碍或医学疾病相关

的紧张性综合征相关的行为习惯。
- 甲状腺功能亢进引起的舞蹈手足徐动症
- 无牙运动障碍（edentulous dyskinesias）和义齿安装不当
- Rabbit 综合征，一种罕见的锥体外系症状，伴有快速垂直口面部运动而不累及舌头；可能对抗胆碱能药物有反应

评估

TD 是一种排除性诊断，强调完整的神经精神病史和药物史，以及彻底的体格检查。

影像学检查

TD 患者的标准影像学检查均正常。

Rx 治疗

急性期常规治疗

- 治疗以预防为基础：限制抗精神病药物的适应证；使用低有效剂量；在条件允许的情况下，停止用药；经常监测患者。抗胆碱能药物可能使症状恶化
- 如果可能，改用第二代抗精神病药物

慢性期治疗

- 如果需要长期使用抗精神病药物，则首选氯氮平或喹硫平
- 囊泡单胺转运体 2（vesicular monoamine transporter 2，VMAT2）的抑制剂缬苯那嗪（Valbenazine）和氘代丁苯那嗪是中枢性的突触多巴胺耗竭剂，是第一种由 FDA 批准的 TD 治疗方法，在未停用抗精神病药物时被推荐为一线治疗方案。还可以考虑老药丁苯那嗪，也可以改善 TD
- 氯硝西泮和育亨宾宁碱可能改善 TD
- 金刚烷胺在某些情况下也有帮助
- 对于难治性、致残性 TD，苍白球内侧深部脑刺激似乎能显著减轻症状，而不会加重精神症状
- 近 2/3 的 TD 患者可能是难治性的；因此，接受多巴胺受体阻滞剂长期治疗的患者需要经常监测，在出现 TD 症状时要积极治疗

转诊

如果症状严重，需咨询运动障碍专家。

重点和注意事项

- 去除致病药物后，迟发性运动障碍的症状可能仍持续数月，或永久性存在（老年人、女性、长期和高剂量使用致病药物的风险更高）
- 没有活动性精神病的情况下恢复使用第一代抗精神病药物治疗 TD，仅作为持续性、致残性和难治性 TD 的最后手段
- 避免使用抗胆碱能药物（如苯扎托品），这可能会加重 TD 症状
- 最新证据表明 TD 患者的总死亡率增加，这显示需要进行更积极、更专业的干预

推荐阅读

Bhidayasiri R et al: Updating the recommendations for treatment of tardive syndromes: a systematic review of new evidence and practical treatment algorithm, *J Neurol Sci* 389:67, 2018.

Citrome L: Clinical management of tardive dyskinesia: five steps to success, *J Neurol Sci* 389:61, 2018.

Factor SA et al: The effects of valbenazine in participants with tardive dyskinesia: results of the 1-year KINECT 3 extension study, *J Clin Psychiatry* 78:1344, 2017.

Hauser RA et al: KINECT 3: a phase 3 randomized, double-blind, placebo-controlled trial of valbenazine for tardive dyskinesia, *Am J Psychiatry* 174:476, 2017.

第 33 章　抽动秽语综合征
Tourette Syndrome

Corey Goldsmith，Fariha Jamal

刘晓英　译　刘晓英　审校

基本信息

定义

抽动秽语综合征（Tourette syndrome，TS）是一种遗传性神经精神疾病，其特征是运动、声音和发声性抽动，在疾病过程中会发生变化。症状通常在 18 岁之前出现。

抽动是突然的、短暂的、间歇的、非自主或半自主的运动（运动抽动），或模仿正常行为的声音（发声或声音抽动）。

同义词

抽动秽语综合征

TS

抽动症

ICD-10CM 编码

F95.2　合并发声和多发性运动抽动障碍［抽动秽语综合征］

流行病学和人口统计学

患病率（在美国）：未知，儿童为 0.3% ～ 0.9%。

好发性别：男：女比例约为 4：1。

好发年龄：典型的发病年龄在 2 ～ 15 岁（平均 5 ～ 7 岁）。

体格检查和临床表现

- 神经系统检查正常
- 声音和发声抽动的症状特征包括简单症状（如清喉、抽鼻子、咕噜声、咂嘴）或复杂症状［如重复短句、脏话（秽亵言语）］
- 运动抽动可以是简单动作［如眨眼、做鬼脸、摇头（图 33-1）］或复杂动作［如手势（图 33-2）］。抽动随时间而出现增强或

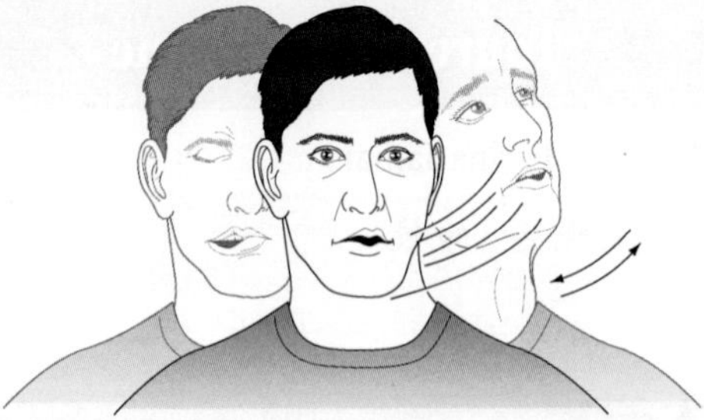

图 33-1 这个患有抽动秽语障碍的年轻人有多种运动抽动形式，包括头部抽动（摇头）、右侧嘴角的鬼脸（半微笑）和眉头深陷（皱眉）。伴随着他的运动抽动，还有类似于清嗓的声音抽动和短暂的吹气声。他所有的抽动都会持续一整天，在睡觉的时候也会短暂的抽动。谈话、吃饭和社交影响不大，他还能在几分钟内努力控制抽动不发作。（From Kaufman DM et al：Kaufman's clinical neurology for psychiatrists，ed 8，Philadelphia，2017，Elsevier.）

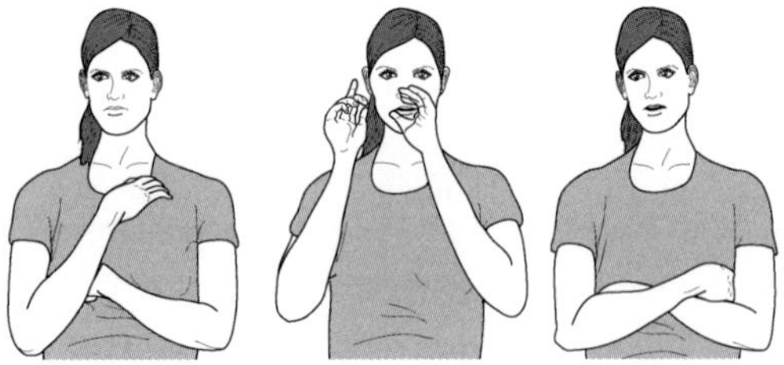

图 33-2 这位女性有强迫性淫秽手势（秽亵行为）。与秽语症类似，它们没有情感或性内容。（From Kaufman DM et al：Kaufman's clinical neurology for psychiatrists，ed 8，Philadelphia，2017，Elsevier.）

减弱的变化，通常可以在短时间内被抑制。一般来说，他们发作前有一种去完成抽动的冲动。

- TS 通常与多种行为症状有关，最常见的是注意缺陷多动障碍（attention deficit hyperactivity disorder，ADHD）和强迫症（obsessive-compulsive disorder，OCD）

可以根据 DSM-5 标准诊断 TS，如下所示：

- 多发性运动抽动和一次或多次发声抽动必须在病程中出现，但不一定同时出现
- 抽动频率可能有起伏，从第一次抽动开始持续 1 年以上
- 发病年龄小于 18 岁
- 没有直接影响抽动的生理因素，如某种物质（如兴奋剂）或其他疾病（如亨廷顿病或病毒后脑炎）

病因学

确切的发病机制尚不清楚。由于抽动患者有很明显的 OCD 或 TS 家族史，很可能存在遗传易感性。同卵双生研究为遗传因素的重要性提供了证据。最近对一个两代系谱的连锁分析发现，编码 l- 组氨酸脱羧酶（组胺生物合成限速酶）的 *HDC* 基因发生突变，这表明组胺能神经递质在 TS 和抽动症的机制和调节中起作用。在疾病复杂的发病机制中，免疫功能紊乱的作用也正在研究中。

Dx 诊断

鉴别诊断

- 小舞蹈症：A 组链球菌感染后发生
- 与 A 组链球菌相关的儿童自身免疫性神经精神障碍（pediatric autoimmune neuropsychiatric disorder associated with group A streptococci，PANDAS）
- 偶发性抽动障碍：抽动倾向于运动或发声，但不是两者兼而有之
- 头部外伤
- 药物中毒：已知许多药物可诱发或加重抽动障碍，包括哌甲酯、苯丙胺、抗胆碱药和抗组胺药
- 感染后脑炎
- 遗传性疾病：亨廷顿病、伴有脑铁沉积的神经退行性变和神经棘红细胞增多症。这些疾病在神经系统查体中应该有其他可观察到的异常表现

评估

临床观察和病史以确认诊断。

实验室检查

没有明确的实验室检查。

影像学检查

脑 CT 和 MRI 在 TS 中表现不明显，如果神经系统查体在正常范围内则不需要。

Rx 治疗

非药物治疗

- 多学科：对家长、老师、心理学家和学校护理员进行教育至关重要
- 如果抽动不影响日常生活的话，可以适当地谨慎等待而不干预，因为抽动症的自然进程可随着时间的推移而改善。60% 的患者在最初诊断 6 年后症状很轻微甚至消失
- 认知行为疗法（也称习惯逆转疗法）或针对抽动症的综合行为干预疗法（comprehensive behavioral intervention for Tics，CBIT），可以有效抑制抽动，是一线治疗方案
- 定期筛查 ASHD、强迫症和抑郁很重要

急性期常规治疗

多巴胺阻断剂可用于快速减轻抽动的严重程度。然而，这些药物有不良反应的风险，如急性肌张力障碍反应。

慢性期治疗

抽动症影响到患者的社会心理、教育和职业功能时才需要长期治疗。

抽动

- α_2 激动剂（如可乐定和胍法辛）用于运动抽动的治疗，由于不良反应少，一些专家将其视为行为治疗后的一线药物。然而，它们对行为症状的治疗更加有益，更适合于主要表现为精神疾病的患者
- 氟哌啶醇和匹莫齐特是美国食品和药品管理局批准的仅有的治疗 TS 的抗精神病药。匹莫齐特起始剂量为每晚 0.5 ～ 1.0 mg，每 5 ～ 7 天增加一次，直到治疗剂量 2 ～ 8 mg。氟哌啶醇的起始剂量为 0.25 ～ 0.5 mg，可根据治疗反应和副作用增加至 1 ～ 4 mg。使用抗精神病药有一个很小但很重要的风险——迟发性运动障碍
- 丁苯那嗪是一种多巴胺消耗剂，可有效控制 TS 患者的抽动。丁苯那嗪不会引起许多典型的抗精神病药物不良反应。然而，使用丁苯那嗪可能会导致严重的抑郁症。较新的氘代丁苯那

嗪和缬苯那嗪（VMAT2 抑制剂）已进行随机安慰剂对照试验，也可以考虑使用
- 托吡酯是一种抗癫痫药物，可以标示外（off-label）用于治疗抽动症
- 肉毒杆菌毒素（局部注射）对于局部抽动如频繁眨眼、肩颈部抽动是有效的。受益不是暂时的，可以持续 3 ～ 6 个月
- 外科深部脑刺激对某些药物治疗无效的致残性抽动患者有效

ADHD

兴奋剂对 ADHD 的症状有效，但可能导致 25% 的患者抽动加剧。如果影响生活的行为症状持续存在，就应该使用这些药物。

强迫症

选择性 5- 羟色胺再摄取抑制剂，如氟西汀，是治疗强迫症最有效的方法。

预后

- 抽动的强度和频率通常在青少年后期逐渐减少
- 尽管完全缓解终生不复发很少见，1/3 的患者将获得显著的缓解
- 1/3 患者会有轻度、持续性但“无损害性”抽动

转诊

神经科相关领域专家确认诊断，并治疗难度较大的病例。

重点和注意事项

- 抽动症不需要治疗，除非它们影响了患者的功能
- 据报道，与支持性治疗和教育相比，通过综合行为干预，TS 和慢性抽动障碍儿童的症状严重程度得到了更大的改善
- 治疗的一个重要部分是适当评估和治疗共患病（如 ADHD、强迫症），因为这些共患病造成的神经功能障碍往往比抽动本身造成的更多
- 深部脑刺激作为一种难治性抽动秽语综合征的可选择方案，已显示出有希望的结果

专家点评

患者教育资料可从抽动秽语综合征协会获得，地址：4240 Bell Blvd.，Bayside，NY 11361-2864；800-237-0717 或 718-224-2999；

http://www.tsa-usa.org。

推荐阅读

Ercan-Sencicek AG et al: l-Histidine decarboxylase and Tourette's syndrome, *N Engl J Med* 362:1901-1908, 2010.

Pringsheim T et al: Practice guideline recommendations summary: treatment of tics in people with Tourette syndrome and chronic tic disorders, *Neurology* 92:896-906, 2019.

Kurlan R: Tourette's syndrome, *N Engl J Med* 363:2332-2338, 2010.

Piacentini J et al: Behavior therapy for children with Tourette disorder, *J Am Med Assoc* 303(19):1929-1937, 2010.

Scarf JM et al: Population prevalence of Tourette syndrome: a systematic review and meta-analysis, *Mov Disord* 30(2):221-228, 2015.

第 34 章　肌张力障碍
Dystonia

Julie L. Roth

刘晓英　译　刘晓英　审校

基本信息

定义

肌张力障碍是指以肌肉不自主收缩（持续或痉挛）为特征，导致身体运动或姿势异常的一组疾病。肌张力障碍可为全身性或局灶性，早发（＜ 20 岁）或晚发，原发性或继发性。

同义词

眼睑痉挛

口颌（口面部）肌张力障碍

痉挛性（肢体或轴性）肌张力障碍

斜颈

书写痉挛

ICD-10CM 编码

G24　肌张力障碍

G24.1　特发性家族性肌张力障碍

G24.0　药物性肌张力障碍

G24.3　痉挛性斜颈

流行病学和人口统计学

患病率：估计每 3000 人中有 1 人患病。

好发性别：颈部肌张力障碍在女性更多见，女：男为 3：2。

好发年龄：

- 局灶性颈部肌张力障碍的发病通常在 40 ～ 50 岁
- 遗传型可能在儿童期或成年期发病，而且往往更严重

遗传学：已确定有常染色体显性遗传型、常染色体隐性遗传型和 X 连锁遗传型肌张力障碍。以肌张力障碍为特征的代谢性疾病可

能是遗传性的，或者更常是由散发突变引起。

临床表现

全身性肌张力障碍影响身体多个部位，可导致明显的关节畸形。

局灶性肌张力障碍在身体的某一区域产生异常的持续性肌肉收缩。最常见的例子包括：

- 颈部（**斜颈**）：最常见的受累部位，头部倾斜转向一侧。头部可能会出现抽搐或颤抖动作，类似于真性震颤。患者发现轻触面部可以减少肌张力障碍，这被称为“感觉诡计”或“姿势拮抗”
- 眼睑（**眼睑痉挛**）：导致过度眨眼的眼睑不自主闭合动作（图 34-1），有时伴有持续闭眼（图 34-2）和功能性失明。压力和明亮的阳光可能会引发患者的这种情况

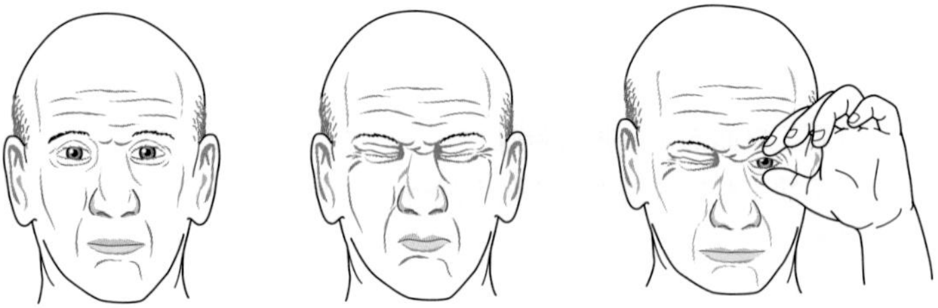

图 34-1　由于眼轮匝肌的不自主收缩，这位眼睑痉挛患者反复、无缘无故地闭合双眼睑，每次持续约 5 s。因为痉挛阻碍了他的视觉，他经常撬开眼睑。与抽搐时的眼睑闭合不同，眼睑痉挛的闭合时间更长、更有力，而且发作前不会有关闭眼睛的冲动。（From Kaufman DM et al：Kaufman’s clinical neurology for psychiatrists，ed 8，Philadelphia，2017，Elsevier.）

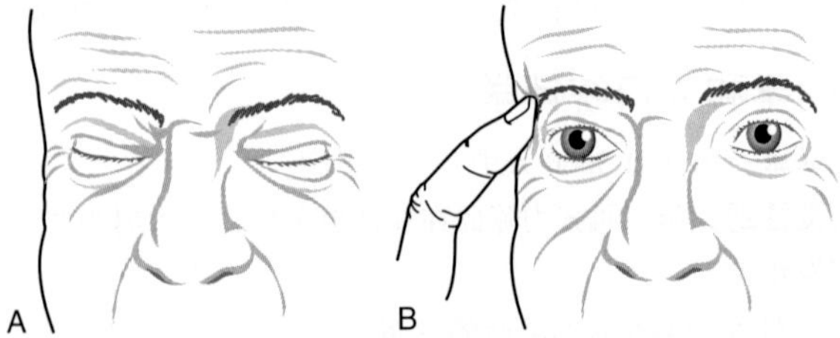

图 34-2　**A.** 在眼睑痉挛期间，该男子不能睁开眼睑。他试图，也许是无意识地，通过收缩额肌来睁开。**B.** 他本能地学会了轻触一侧眉毛（姿势拮抗）的感觉诡计来短暂地抑制痉挛。（From Kaufman DM et al：Kaufman’s clinical neurology for psychiatrists，ed 8，Philadelphia，2017，Elsevier.）

- 口腔（**口下颌肌张力障碍**）：口腔、舌头或面部肌肉的不自主收缩，导致言语或吞咽困难
- 手（**书写痉挛**）（图 34-3）。书写行为是诱发这种局灶性肌张力障碍的诱因。任务性肌张力障碍也可能发生在其他活动中，如演奏乐器
- 痉挛性发音困难：声带张力失调，导致声音紧张
- 孤立性足部肌张力障碍：非常罕见，可能提示潜在的帕金森病或脑结构异常

病因学

- 原发性肌张力障碍的确切病理生理学尚不清楚，但可能涉及基底节的异常。具体而言，基底节神经元活动的减少和异常模式导致丘脑和运动皮质的去抑制，导致异常运动
- 存在多种遗传形式的肌张力障碍，有些与潜在的代谢紊乱有关。可进行基因检测，但往往是针对有肌张力障碍家族史的患者
- 继发性肌张力障碍是基底节中枢神经系统疾病（卒中、脱髓鞘、缺氧、创伤）、亨廷顿病、Wilson 病、帕金森综合征和溶酶体贮积病引起的
- 多巴胺受体阻滞剂可伴发急性肌张力障碍，如吩噻嗪类或丁酰苯类药物
- 长期服用止吐药（如吩噻嗪类）、抗精神病药（如氟哌啶醇）、

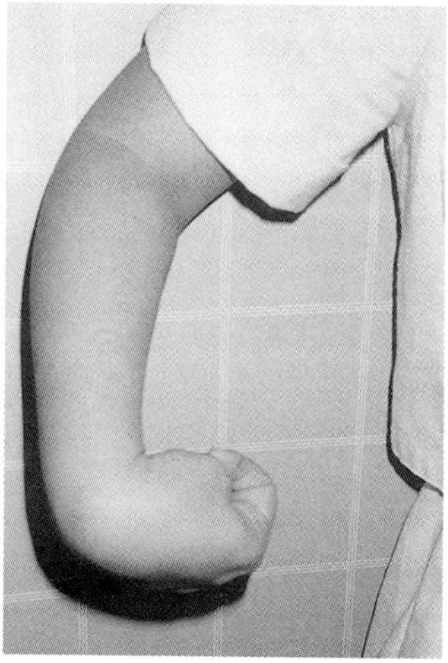

图 34-3　右臂远端局灶性肌张力障碍。［From Goldman L，Ausiello D（eds）：Cecil textbook of medicine，ed 22，Philadelphia，2004，Saunders.］

左旋多巴、抗惊厥药或麦角类药物可导致迟发性运动障碍和迟发性肌张力障碍

Dx 诊断

鉴别诊断

- 药物反应
- 帕金森病
- 进行性核上性麻痹
- Wilson 病
- 亨廷顿病
- 表 34-1 描述了儿童原发性和继发性肌张力障碍的选择性病因

表 34-1 儿童原发性和继发性肌张力障碍的选择性病因

诊断	其他临床特征
Aicardi-Goutieres 综合征	脑病，发育退行性 获得性小头畸形 无菌性发热 手指、耳朵损伤（冻疮） 癫痫 CT：基底节钙化
儿童交替性偏瘫	发作性偏瘫或四肢瘫 异常眼球运动 自主神经症状 癫痫 大脑发育障碍 环境诱导发作
芳香族氨基酸脱羧酶缺乏症（AADC）	发育迟缓 眼动危象 自主神经功能障碍 张力减退
ARX 基因突变（X 连锁）	男性 认知障碍 婴儿痉挛，癫痫 脑畸形

续表

诊断	其他临床特征
婴儿良性阵发性斜颈	发作性 仅颈部肌张力障碍 偏头痛家族史
复杂性区域疼痛综合征	下肢受累 显著疼痛
多巴反应性肌张力障碍（DRD）	日间变化
药物诱发性肌张力障碍	
肌张力障碍-耳聋视神经病综合征	幼儿感音神经性耳聋 精神病 青少年视神经萎缩
DYT1 肌张力障碍	下肢起病，继而全身性发病
戊二酸尿症 1 型	巨头畸形 脑病危象 MRI：纹状体坏死
GM1 神经节苷脂沉积病 3 型	身材矮小，骨骼发育不良 口面部肌张力障碍 言语及吞咽障碍 帕金森综合征 MRI：壳核高信号
亨廷顿病（HD）	帕金森综合征 癫痫 HD 家族史
核黄疸	婴儿期黄疸 耳聋 向上凝视不能 釉质发育不良 MRI：苍白球高信号病变
Leigh 综合征	运动迟缓、无力、肌张力减退共济失调、震颤 乳酸升高 MRI：双侧基底节或丘脑对称性高信号病变
Lesch-Nyhan 综合征（X 连锁）	男性 自残行为

续表

诊断	其他临床特征
	张力减退 口下颌肌张力障碍，吸气性喘鸣 动眼失用 认知障碍 尿酸升高
肌阵挛性肌张力障碍	肌阵挛 头部、上肢受累
神经棘红细胞增多症	口下颌和舌肌张力障碍
神经退行性变伴脑铁沉积	认知减退 视网膜色素变性，视神经萎缩
尼曼-皮克病 C 型	肝脾大 肌张力减退 核上性凝视麻痹 共济失调，构音障碍 癫痫 精神症状
快速发作性肌张力障碍帕金森综合征（DYT12）	急性发作 分布面部＞手臂＞腿部 显著的延髓部症状
Rett 综合征	女性 在一段正常发育期后发育倒退 刻板的手部动作 获得性小头畸形 癫痫
脊髓小脑共济失调 17（SCA17）	共济失调 痴呆，精神症状 帕金森综合征
抽动症	刻板动作 预感冲动，可抑制的
酪氨酸羟化酶缺乏症	婴儿脑病，张力减退 动眼危象，上睑下垂 自主神经症状 日间波动小于 DRD

CT，计算机断层扫描；MRI，磁共振成像。

（From Kliegman RM et al：Nelson textbook of pediatrics，ed 19，Philadelphia，2011，Saunders.）

评估

病史（家族史、出生史、外伤史、药物使用史、发病年龄和时间），体格检查以确定相关特征（乏力、肌阵挛、震颤）和确定肌张力障碍模式——局灶性（单个身体区域）、节段性（两个或多个相邻的身体区域）、多灶性（两个或多个不相邻的身体区域）、全身性（累及躯干和至少两个其他部位）或偏侧肌张力障碍（累及更多区域，但局限于身体一侧）。

实验室检查

- 通常对诊断没有帮助
- 如果怀疑 Wilson 病，测定血清铜蓝蛋白
- 基因检测（*DYT* 基因突变、先天性代谢异常或线粒体疾病），根据家族史，必要时完成
- 怀疑有致病药物（多巴胺阻断剂）或病史不全时给予全套毒理学筛查

影像学检查

- 原发性肌张力障碍通常与中枢神经系统结构异常无关。如果中枢神经系统病变被认为是继发性肌张力障碍的病因，则进行脑部 CT 或 MRI 检查
- 虽然肌张力障碍是一种临床诊断，电生理检查可为诊断提供支持性依据

Rx 治疗

非药物治疗

- 热疗、按摩、理疗以减轻疼痛
- 夹板防止挛缩
- “感觉诡计”（姿势拮抗）包括轻触受影响的身体部位，这可以减轻肌张力障碍的不适

急性期常规治疗

- 对于吩噻嗪类或丁酰苯类药物的急性肌张力障碍反应，使用 50 mg 苯海拉明静脉滴注或 2 mg 苯扎托品静脉滴注
- 对于亚急性或慢性肌张力障碍患者，左旋多巴试验可用于鉴

别多巴反应性肌张力障碍与其他病因引起的肌张力障碍

慢性期治疗

- 对于药源性肌张力障碍的治疗，应缓慢地停用药物（最常见的是止吐药、抗精神病药）
- 对于全身性肌张力障碍，卡比多巴/左旋多巴试验可能有助于诊断多巴反应性肌张力障碍
- 苯海索和丁苯那嗪是治疗对多巴无反应的全身性肌张力障碍的主要药物
- 地西泮、氯硝西泮或巴氯芬可作为辅助治疗
- 向受累肌肉注射肉毒杆菌毒素是治疗局灶性或多灶性肌张力障碍的标准方案，但不能用于全身性肌张力障碍。其作用机制包括阻断神经肌肉接头乙酰胆碱的传递
- 外科手术，最常见的是内侧苍白球深部脑刺激，对严重性、难治性病例可能有帮助
- 鞘内注射巴氯芬可用于痉挛性或躯干肌张力障碍

处理

局灶性颈部肌张力障碍可能自行缓解，但肌张力障碍一般是进行性的，药物治疗往往无效。

转诊

- 严重或难治性病例可至神经科（运动障碍专病）和（或）神经外科处就诊
- 物理疗法保持柔韧性

重点和注意事项

专家点评

- 避免触发或恶化因素
- 早期给予物理治疗，用夹板预防挛缩
- 早期考虑注射肉毒杆菌毒素
- 考虑对严重或难治性肌张力障碍和局灶性肌张力障碍进行深部脑刺激手术

相关内容

眼睑痉挛（相关重点专题）

斜颈（相关重点专题）

推荐阅读

Albanese A et al: Phenomenology and classification of dystonia: a consensus update, *Mov Disord* 28:863, 2013.

Fox MD, Alterman RL: Brain stimulation for torsion dystonia, *JAMA Neurol* 72(6):713, 2015.

Simpson DM et al: Practice guideline update summary: botulinum neurotoxin for the treatment of blepharospasm, cervical dystonia, adult spasticity, and headache: report of the guideline development subcommittee of the American Academy of Neurology, *Neurology* 86(19):1818, 2016. Epub 2016 Apr 18.

第六篇

癫　痫

第 35 章　失神发作
absence seizure

Joseph S. Kass

刘晓英　译　刘晓英　审校

基本信息

定义

失神发作是全面性发作的一种，表现为短暂的瞪视伴意识受损（失神）。通常持续时间不超过 20 ～ 30 s，突发突止。患者常常意识不到自己有发作，能继续发作前的行为。失神发作的脑电图表现为广泛性的 3 Hz 尖慢复合波。

同义词

儿童失神发作

失神

ICD-10CM 编码

G40.309　全面性特发性癫痫及癫痫综合征，非难治性，无癫痫持续状态

流行病学和人口统计学

发病率：1/10 万～ 10/10 万。

发病高峰：6 ～ 7 岁。

患病率：占所有儿童癫痫综合征的 18%。

好发性别和年龄：女童多见，4 ～ 8 岁首发。

体格检查和临床表现

- 失神发作患者往往体格检查及神经系统查体无异常
- 发作中，患者无反应，可以出现运动症状（自动症、眨眼、口及手部动作）
- 失神发作无发作后意识模糊
- 过度通气可诱发

- 强直阵挛发作不是该综合征的典型表现。如果患者出现强直阵挛发作，需寻找其他病因，如青少年失神癫痫、青少年肌阵挛癫痫、复杂部分性发作等

病因学

遗传性。

Dx 诊断

鉴别诊断

- 青少年失神癫痫
- 青少年肌阵挛癫痫
- 复杂部分性发作
- 局灶性癫痫伴意识状态改变（见表 35-1）
- 其他非癫痫性瞪视

表 35-1 局灶性癫痫伴意识状态改变和失神发作的比较

特征	局灶性癫痫伴意识状态改变	失神发作
先兆	常有	没有
意识	受损	发作时意识丧失
运动	通常是简单的、重复的，但也可能包括复杂的	眨眼，面部和手指自动活动
发作后表现	遗忘、精神错乱和睡眠倾向	无异常，但发作性遗忘除外
频率	每周 1 ～ 2 次	每天多次
持续时间	2 ～ 3 min	1 ～ 10 s
诱发因素		换气过度，光刺激
EEG	棘波和多棘慢波，通常在一个或两个时间区域上	广泛性 3 Hz 棘慢复合波
治疗	卡马西平、苯妥英钠	乙琥胺、丙戊酸

（From Kaufman DM，Geyer HL，Milstein MJ：Kaufman's clinical neurology for psychiatrists，ed 8，Philadelphia，2017，Elsevier.）

评估

- 过度通气和光刺激诱发脑电异常是诊断关键
- 诊断不明时，需要完善动态脑电图及视频脑电图

实验室检查

无特殊检查。

影像学检查

- 所有的癫痫患者均需完成头颅 MRI，尤其是当脑电图未显示典型的失神发作表现（3 Hz 尖慢复合波）
- 由于不必要的辐射及低检出率，儿童应该尽量避免 CT 扫描，除非无法行 MRI 检查

Rx 治疗

根据目前最佳证据，首选药物是乙琥胺，其次是丙戊酸及拉莫三嗪。

非药物治疗

无。

常规治疗

- 乙琥胺：初始剂量 10 mg/（kg · d），7 天后，20 mg/（kg · d）
- 双丙戊酸钠（Depakote）：初始剂量 5 ～ 10 mg/（kg · d），分两次给药，最大剂量 60 mg/（kg · d）
- 拉莫三嗪：单药给药剂量如下。第 1 周及第 2 周，0.3 mg/（kg · d）；第 3 周及第 4 周，0.6 mg/（kg · d）；第 5 周以后，每 1 ～ 2 周加量 0.6 mg/（kg · d）。维持剂量：4.5 ～ 7.5 mg/（kg · d）。警告：使用过程中需警惕潜在的中毒以及 Stevens-Johnson 综合征的风险。使用其他抗癫痫药物也可能有严重的不良反应（例如，丙戊酸可以增加拉莫三嗪的血药浓度，和丙戊酸联用时拉莫三嗪剂量滴定需更缓慢）

长期治疗

- 儿童出现癫痫复发时需长期治疗
- 1 ～ 2 年临床无发作的儿童，可以考虑停止药物治疗，儿童成年后将不再出现儿童失神发作

补充和替代疗法

无。

预后

- 治疗效果很好
- 10 岁以后失神发作会自行缓解
- 10 年内无发作，其中包括 5 年未用药，就认为癫痫完全治愈

转诊

复发患者应去神经内科癫痫相关领域专家处就诊。

重点和注意事项

专家点评

- 失神发作可见于其他癫痫综合征
- 由于潜在致畸风险，女童及育龄期女性需避免使用丙戊酸
- 失神发作需避免使用卡马西平及苯妥英钠，因为这些药物会加重癫痫，并可能诱发失神持续状态
- 所有服用抗癫痫药物的育龄期女性均需补充叶酸［1 ～ 4 mg/（kg · d）］，以避免神经管缺陷

预防

应避免睡眠剥夺及饮酒。

患者及家庭教育

- 仍有临床发作的患者禁止开车，需求证国家有关驾驶和癫痫的法规和法律

推荐阅读

Glauser TA et al: Ethosuximide, valproic acid, and lamotrigine in childhood absence epilepsy, *N Engl J Med* 362(9):790-799, 2010.

第36章　局灶性癫痫发作
Focal Seizures

Patricio Sebastian Espinosa，Corey Goldsmith

刘晓英　译　刘晓英　审校

基本信息

定义

局灶性癫痫发作的特点是局灶性皮质放电，引起该受累脑区相关的癫痫症状。不伴意识受损的局灶性癫痫发作（以前称为单纯性部分性发作）不会导致意识障碍。然而，不伴意识受损的局灶性癫痫发作可演变为局灶性癫痫发作伴有意识障碍（以前称为复杂部分性发作）和（或）强直阵挛性发作。在修订的国际抗癫痫联盟（International League Against Epilepsy，ILAE）癫痫发作分类中，"部分性癫痫发作"已被"局灶性癫痫发作"取代。

同义词

单纯性部分性发作

癫痫发作，部分性

部分性发作

ICD-10CM 编码

G40.0　局灶性（部分性）特发性癫痫和伴有局灶性发作的癫痫综合征

G40.109　局灶性（部分性）症状性癫痫和伴有单纯性部分性发作的癫痫综合征，非难治性，无癫痫持续状态

流行病学和人口统计学

发病率：每年每10万人中30～50例。

患病率：每1000人中5～8例。

好发性别和年龄：无性别倾向。

体格检查和临床表现

- 通常，局灶性癫痫发作患者体格检查和神经系统检查结果正

常，除非继发于脑结构异常，如卒中，此时患者将出现与中枢神经系统结构性损伤相一致的神经系统检查结果

- 在局灶性癫痫发作期间，患者是有意识的，但他们可能存在意识改变。如果癫痫放电扩散引起继发性全身性发作，患者将失去意识，演变为全身性强直阵挛发作。进展的线索包括抽搐发作前的主观先兆、单侧摇晃、头部转向一侧（头偏转）
- 局灶性癫痫发作患者可出现发作后乏力或瘫痪，通常在 24 h 内缓解（Todd 瘫痪）。但局灶性神经功能缺损也可能预示新的结构性脑损伤
- 伴意识障碍的局灶性癫痫发作表现可包括自动症（半目的性行为），如手部摸索动作或咂嘴

病因学

- 癫痫发作通常是皮质神经损伤的一个主要征象
- 局灶性癫痫发作的病因可以是遗传性的，也可以是由神经损伤引起
- 局灶性癫痫发作的常见病因有肿瘤、卒中、中枢神经系统感染（神经系统囊虫病等）、动静脉畸形（arteriovenous malformation，AVM）、海绵状血管瘤、脑外伤、皮质发育不良和结构异常

Dx 诊断

鉴别诊断

- 短暂性脑缺血发作
- 运动障碍
- 心因性非痫性发作
- 偏头痛
- 非癫痫发作的鉴别诊断总结在表 36-1 中。表 36-2 总结了有助于区分癫痫和非癫痫发作的临床特征

评估

脑电图；对于诊断不明确的患者，推荐动态脑电图和（或）视频脑电图。

表 36-1　非癫痫发作的鉴别诊断

常见疾病
• 短暂性脑缺血发作（TIA）
• 复杂性偏头痛
• 晕厥
• 低血糖
• 睡眠障碍［如快速眼动（REM）睡眠障碍、行为障碍或夜惊］
• 发作性睡病
• 肌阵挛（来自代谢紊乱）
精神诱因
• 转换障碍
• 躯体症状障碍
• 分离障碍
• 惊恐障碍（模拟局灶性癫痫发作）
有意欺骗
• 做作性障碍（目标是维持病态角色）
• 诈病（目的是获得继发收益，如残疾收入）

（From Stern TA et al：Massachusetts General Hospital handbook of general hospital psychiatry，ed 7，Philadelphia，2018，Elsevier.）

表 36-2　有助于区分癫痫和非癫痫事件的临床特征

	癫痫发作	非癫痫发作
起病	突然发作和消失	通常为渐进性
时间	通常＜ 3 min	不定
感觉	可能会有嗅觉、味觉、视觉幻觉；似曾相识；脱离现实感	可能产生幻听；妄想症
发作时眼睛	睁眼	闭眼
尿失禁	常见	极少
意识	经常受损；在某些局灶性癫痫发作时可以保持清醒	可变化；可以对事件的某些部分做出响应
事件回忆	无或有限（如光环）	通常不受影响
发作期脑电图	几乎总是不正常	与基线相比没有变化
发作间期脑电图	正常或不正常	经常是正常的
舌咬伤	侧舌	无或舌尖
外伤	可能会出现	极少出现（提示严重的精神疾病）
癫痫发作后状态	常见困惑或困倦	极少
催乳素	增高或正常	正常；极少高于基线

（From Stern TA et al：Massachusetts General Hospital handbook of general hospital psychiatry，ed 7，Philadelphia，2018，Elsevier.）

实验室检查

在适当的情况下，可考虑常规血液学检查（CBC、CMP、血糖、电解质）。

影像学检查

- 急性发作时，头颅 CT 扫描有助于排除占位性病变
- 对于所有反复癫痫发作的患者，应按照规定的癫痫方案进行脑部 MRI 检查

Rx 治疗

几乎所有的抗癫痫药物都被批准用于局灶性癫痫发作，无论是单药治疗还是附加治疗。

- 卡马西平是局灶性癫痫发作传统的标准初始药物治疗。然而，新的抗癫痫药物不良反应更小
- 拉莫三嗪、左乙拉西坦和奥卡西平是治疗局灶性癫痫发作的有效且耐受性好的抗癫痫药物
- 艾斯利卡西平可用于局灶性癫痫发作的单药治疗或附加治疗。推荐初始剂量为每天 1 次，每次 400 mg。根据临床反应和耐受性，每周增加 200 mg，至推荐的维持剂量每天 1 次，每次 800 ～ 1600 mg
- 拉考沙胺可用于局灶性癫痫发作的单药治疗或附加治疗。推荐初始剂量为每天 2 次，每次 50 mg；每周剂量增加 50 mg，最高建议维持剂量为每天 2 次，每次 100 ～ 200 mg
- 如果给予两种足剂量的抗癫痫药物治疗，仍有癫痫发作的患者，应进行癫痫手术评估。局灶性癫痫难治性病例可能需要外科治疗（如针对颞叶内侧硬化的颞叶切除术）

常规治疗

- 在首次非诱发性发作后，如果实验室检查、影像学检查和脑电图正常，可以选择不治疗，尽管患者可能会选择接受治疗
- 根据最近美国神经病学学会和美国癫痫学会联合循证指南，对成人首次非诱发性发作的处理，有强有力的证据表明，在最初的 2 年内，第 2 次癫痫发作的风险最高，为 21% ～ 45%。对于有脑外伤或卒中等脑损伤史的患者，或脑

电图上有痫样放电的患者，这种风险更高。明显的脑部影像学异常和夜间癫痫发作也表明再发风险增高。对于 2 次以上的非诱发性发作或伴有检查异常的单次发作患者可进行长期抗癫痫药物治疗。然而，有证据表明，与推迟到第 2 次非诱发性发作再治疗相比，立即采取抗癫痫治疗可能会降低未来 2 年内癫痫复发的风险。此外，抗癫痫药物的不良事件风险为 7% ～ 31%，其中大部分是轻度且可逆的。因此，指南推荐，在某些特定情况下，即使没有高风险的脑电图或磁共振检查结果，成人单次癫痫发作也可以使用抗癫痫药物治疗，因为至少在接下来的 2 年内，反复发作的风险降低了。虽然没有强有力的证据表明这样治疗能提高生活质量，但即使是一次癫痫发作也会对社会能力和职业功能（如驾驶）产生负面影响，这使得接受治疗对许多人来说是一个有吸引力的选择
- 反复发作和检查异常的癫痫发作需要使用药物、手术治疗，或使用认可的医疗设备

预后

- 治疗效果通常取决于局灶性发作的病因
- 47% 的单药治疗患者可达到临床无发作，67% 的多药治疗患者可达到临床无发作
- 对于两种药物无效的患者应转诊至癫痫中心考虑手术治疗
- 根据当地法律法规禁止驾驶，直至临床认定无癫痫发作
- 患者应避免可能引起癫痫发作时意外伤害或事故的情形，如爬梯子、在无人监管的情况下游泳或者泡澡（而不是淋浴）
- 许多抗癫痫药物也会影响维生素 D 的吸收或代谢，应加强关注患者的骨骼健康
- 所有癫痫患者都有较高的抑郁风险，应进行筛查

转诊

癫痫和癫痫发作的患者应至神经科癫痫专病医生处就诊。

重点和注意事项

专家点评

- 治疗成功的关键在于根据患者的性别和共患病正确选择抗癫

痫药物
- 由于存在致畸风险，应避免对有潜在生育能力的女孩和妇女使用丙戊酸
- 所有服用抗癫痫药的育龄女性应补充叶酸（1 ～ 4 mg/d）预防神经管缺损，许多抗癫痫药物与口服避孕药有相互作用

预防

- 应避免睡眠剥夺及饮酒
- 药物依从性是预防癫痫复发的必要条件

患者及家庭教育

- 患者的教育和相关信息可以在癫痫基金会获得，网址是：www.epilepsyfoundation.org.
- 应向患者提供关于常规癫痫预防措施的建议，如避免游泳、泡澡和攀高

推荐阅读

Fisher RS et al: Operational classification of seizure types by the International League Against Epilepsy: position paper of the ILAE commission for classification and terminology, *Epilepsia* 58(4):522-530, 2017.

Krumhold A et al: Evidence-based guideline: management of an unprovoked first seizure in adults. Report of the guideline development subcommittee of the American Academy of Neurology and the American Epilepsy Society, *Neurology* 84(16):1705-1713, 2015.

第 37 章　新发癫痫发作
New Onset Seizures

Sudad Kazzaz，Corey Goldsmith

刘晓英　译　刘晓英　审校

基本信息

定义

无诱因发作是指没有触发因素或诱发因素的发作。相反，急性症状性发作发生在大脑受到损伤时（感染、中毒等）。新的癫痫发作表现可能因类型（局灶性或全面性）、进展和严重程度而有很大差异。

同义词

抽搐

ICD-10CM 编码

G40.001　定位相关（局灶性）（部分性）特发性癫痫和癫痫综合征伴局灶性发作，非难治性，伴有癫痫持续状态

G40.009　定位相关（局灶性）（部分性）特发性癫痫和癫痫综合征伴局灶性发作，非难治性，无癫痫持续状态

G40.10　定位相关（局灶性）（部分性）症状性癫痫和癫痫综合征伴单纯部分性发作，非难治性

G40.101　定位相关（局灶性）（部分性）症状性癫痫和癫痫综合征伴单纯部分性发作，非难治性，伴有癫痫持续状态

G40.109　定位相关（局灶性）（部分性）症状性癫痫和癫痫综合征伴单纯部分性发作，非难治性，无癫痫持续状态

G40.201　定位相关（局灶性）（部分性）症状性癫痫和癫痫综合征伴复杂部分性发作，非难治性，伴有癫痫持续状态

G40.209　定位相关（局灶性）（部分性）症状性癫痫和癫痫综合征伴复杂部分性发作，非难治性，无癫痫持续状态

G40.301　全面性特发性癫痫和癫痫综合征，非难治性，伴有癫痫持续状态

G40.309　全面性特发性癫痫和癫痫综合征，非难治性，无癫痫持续状态
G40.A01　失神癫痫综合征，非难治性，伴有癫痫持续状态
G40.A09　失神癫痫综合征，非难治性，无癫痫持续状态
G40.4　其他全面性癫痫和癫痫综合征
G40.401　其他全面性癫痫和癫痫综合征，非难治性，伴有癫痫持续状态
G40.409　其他全面性癫痫和癫痫综合征，非难治性，无癫痫持续状态
G40.501　癫痫发作与外部原因有关，非难治性，伴有癫痫持续状态
G40.509　癫痫发作与外部原因有关，非难治性，无癫痫持续状态
G40.909　癫痫，未指明，非难治性，无癫痫持续状态

流行病学和人口统计学

发病率：每年每 10 万人中 29 ～ 39 人出现急性症状性癫痫。每年每 10 万人有 23 ～ 61 人发生无诱因发作。8% ～ 10% 的人在他们的一生中会经历癫痫发作；然而，只有不到 3% 的人会发展成癫痫。

患病率：每 1000 人中有 5 ～ 8.4 例。

好发性别和年龄：12 个月以下和 65 岁以上的男性。

危险因素：

- 发病年龄
- 癫痫家族史
- 过度睡眠不足、酗酒或违禁药品
- 头部外伤史、脑部疾病史、脑外科手术史和卒中史
- 先天性大脑异常或发育迟缓史

遗传学

虽然一些新发的癫痫发作与特定基因有关，但大多数与之无关。

体格检查和临床表现

- 全面性癫痫患者通常体检正常。持续性中枢神经系统结构损伤所致局灶性癫痫患者的查体可能发现与病变部位一致的阳性结果
- 全面性癫痫发作可能在没有任何先兆的情况下开始，通常持续 30 ～ 120 s，在此期间，患者将失去意识，可能会进展为全身僵硬和（或）抽搐，或出现凝视发作。肌肉痉挛引起的暂时性气道

损害可导致发绀（尤其是嘴唇和面部）。强直阵挛发作可导致外伤、咬舌和小便失禁。患者过后通常不会意识到癫痫发作。根据癫痫发作的严重程度，可能会出现以意识混乱、昏睡、头痛或嗜睡为特征的癫痫发作后状态，这种状态可能持续数分钟至数小时

- 在局灶性癫痫发作期间，患者可能保留意识（局灶性发作伴意识清醒）或意识障碍（局灶性发作伴意识障碍）。局灶性癫痫发作伴意识障碍可能与先兆（本身是一种意识清醒的局灶性发作）有关，持续时间在 30 ～ 120 s。运动性或非运动性症状在局灶性癫痫发作中可能占主导地位，包括单侧肢体抽搐、自动症、头部转动、幻听或非真实感。局灶性癫痫发作可发展为全面性发作，通常包括头部和眼睛转向一侧。局灶性癫痫发作后虚弱乏力可能会持续数小时，但通常在 1 天内消失。超过这一时间的持续性神经功能缺损可能提示其他病因，应进行调查

病因学

- 新的，无诱因发作通常是特发性的
- 急性症状性癫痫发作可能是由于大脑异常（如感染或脓肿、蛛网膜下腔出血、缺血性卒中、肿瘤、动静脉畸形、静脉畸形）或全身原因（如电解质异常、低血糖、甲状腺功能亢进、药物中毒或停药）引起

Dx 诊断

鉴别诊断

- 晕厥
- 短暂性脑缺血发作
- 偏头痛
- 睡眠障碍
- 阵发性运动障碍
- 惊恐发作、幻觉和其他精神障碍

评估

- 如果患者在癫痫发作后 30 ～ 60 min 内完全恢复，则可进行 30 min 动态脑电图检查。如果治疗不取决于脑电图结果，则可以延迟

- 如果患者在 60 min 内没有完全恢复或癫痫发作复发，则考虑住院行连续脑电图
- 心电图
- 图 37-1 说明了疑似抽搐儿童的治疗流程

实验室检查

全套代谢检查及尿药物筛查。

影像学检查

- 尽快完善头颅 CT 检查（增强或不增强）以评估出血和占位性病变
- 在与神经科医生协商的情况下，对反复发作的患者根据癫痫指南完成增强或不增强的脑部 MRI

Rx 治疗

- 诱发性癫痫不需要长期治疗
- 治疗方法的选择主要取决于癫痫发作类型和病因。抗癫痫药可以被分为窄谱或广谱药物。全面性发作或不明类型的发作宜用广谱抗癫痫药治疗，局灶性发作用窄谱抗癫痫药控制较好
- 窄谱药物包括卡马西平、奥卡西平、加巴喷丁、普瑞巴林、拉考沙胺和苯妥英钠。广谱药物包括丙戊酸钠、托吡酯、唑尼沙胺、拉莫三嗪和左乙拉西坦
- 有严重合并症的患者，建议使用药物相互作用有限的抗癫痫药物（拉莫三嗪、左乙拉西坦、拉考沙胺）
- 拉莫三嗪、左乙拉西坦或加巴喷丁可降低不良事件的风险，因此老年患者可从中获益

非药物治疗

无。

急性期常规治疗

- 脑电图、影像学检查、实验室检查和体格检查正常的首次无诱因发作的患者不需要使用抗癫痫药物。但由于成人首次无诱因癫痫发作后使用抗癫痫药物可使其后 2 年癫痫复发的绝对风险降低 35%，因此也可以给予抗癫痫药物治疗。然而，

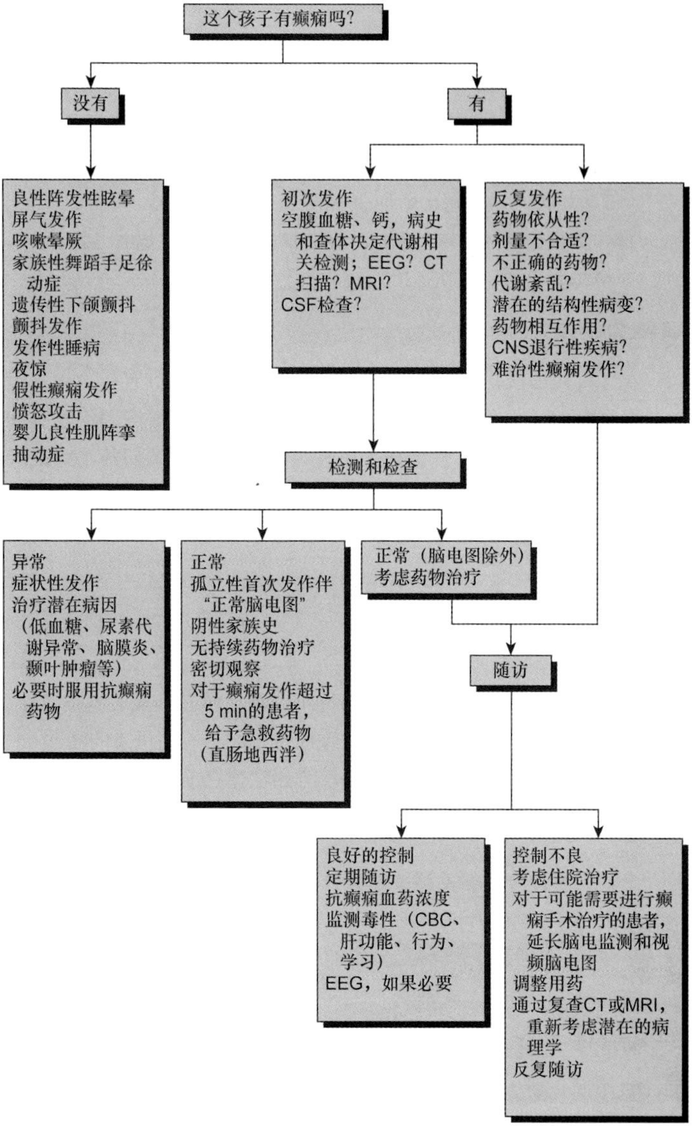

图 37-1　疑似抽搐儿童的治疗流程。CBC，全血细胞计数；CT，计算机断层扫描；CNS，中枢神经系统；CSF，脑脊液；EEG，脑电图；MRI，磁共振成像。（From Kliegman RM：Nelson textbook of pediatrics，ed 21，Philadelphia，2020，Elsevier.）

3 年内没有差别

- 全面性发作：**左乙拉西坦**初始剂量为一天 2 次，每次 500 mg。如果反复发作，每 1 ～ 2 周增加 500 mg，直到最大剂量一天 2 次，每次 1500 mg
- 局灶性发作：**奥卡西平**初始剂量一天 2 次，每次 300 mg，每 3 天增加一次，每次增加 300 mg/d，至一天 2 次，每次 600 mg。如果反复发作，继续每 3 天增加一次，每次增加 300 mg/d，至每天 2 次，每次 1200 mg

慢性期治疗

有 2 次或 2 次以上无诱因癫痫发作的患者，或患者仅有 1 次发作，但有与癫痫发作定位一致的阳性检查结果，应继续服用抗癫痫药物。首次无诱因发作且检查无阳性发现而选择抗癫痫药治疗的患者，治疗 2 年无发作，可停服抗癫痫药。

补充和替代药品

不适用。

处理

- 患者应避免在无人监管的情况下游泳、单独洗澡、高空作业、使用重型机械或其他可能在癫痫发作时具有高风险的活动
- 在癫痫发作得到良好控制并符合州法律之前，禁止驾驶

转诊

患者需至神经科相关领域专家处就诊。

重点和注意事项

专家点评

- 驾驶：医生应了解其管辖范围内有关癫痫发作后驾驶的法律。尽管美国一些州要求医生通知州政府颁发驾照的机构，但大多数州并没有对医生施加这样的义务。然而，各州确实要求患者自行报告，并根据州的具体情况在规定的时间内禁止驾驶，直到癫痫发作完全控制
- 复发风险：成人首次无诱因发作的最大复发风险在头 2 年内，介于 21%～45%。使用抗癫痫药物治疗的患者复发风险较低，

而脑部 MRI 异常导致癫痫发作或脑电图显示癫痫样活动的患者复发风险较高

预防

对于反复发作的患者，应广泛建议避免癫痫发作的触发因素，如睡眠不足、酗酒或吸毒、压力和过度闪光灯的暴露。这些患者可能需要调整抗癫痫药物和至神经科医生处就诊。

患者和家庭教育

- 医生应告知首次癫痫发作的患者，他们在癫痫发作后驾驶受州法律限制。医生也应该建议癫痫患者不要在无人看管的情况下游泳，不要爬高，洗澡而不要泡澡（因为在全面性癫痫发作期间有可能溺死在浴缸里）。医生应该告知有生育潜力的女性服用抗癫痫药物对口服避孕药和胎儿发育的影响。如果这些女性正在服用抗癫痫药物，他们应该建议其补充叶酸。他们也应该建议女性如果服用抗癫痫药物，应计划怀孕以尽量减少药物对怀孕的不利影响。所有此类咨询应记录在病历中
- 癫痫的诊断具有重要的医学、社会和情感后果。有关癫痫发作和寻找支持小组的患者信息，请访问癫痫基金会网站：http://www.epilepsy.com

相关内容

失神发作（相关重点专题）
高热惊厥（相关重点专题）
癫痫，全面性强直阵挛发作（相关重点专题）
局灶性癫痫发作（相关重点专题）
癫痫持续状态（相关重点专题）

推荐阅读

Gavvala J et al: New-onset seizure in adults and adolescents: a review, *J Am Med Assoc* 316(24):2657-2668, 2016.
Hauser WA et al: First seizure definitions and worldwide incidence and mortality, *Epilepsia* 49(8-12), 2008.
Krumholz A et al: Evidence-based guideline: management of an unprovoked first seizure in adults: report of the guideline development subcommittee of the American Academy Of Neurology and American Epilepsy Society, *Neurology* 84(16):1705-1713, 2015.

第 38 章　癫痫，全面强直 – 阵挛发作

Seizures，Generalized Tonic Clonic

Patricio Sebastian Espinosa，Corey Goldsmith

刘晓英　译　刘晓英　审校

基本信息

定义

强直–阵挛发作的特点是突然失去意识，肌肉收缩（强直期），然后是有节奏的抽搐（阵挛期）。

同义词

双侧强直–阵挛发作

惊厥发作

癫痫大发作

全面强直–阵挛发作

ICD-10CM 编码

G40.6　癫痫大发作，未指定

G41.0　癫痫持续大发作

流行病学和人口统计学

发病率：每年每 10 万人 30 ～ 50 例。

发病高峰：不确定。

患病率：每 1000 人 5 ～ 8 例。

好发性别和年龄：无性别差异。

体格检查和临床表现

- 强直–阵挛性癫痫患者，体格检查及神经系统检查一般均正常
- 癫痫发作期间，患者无反应，可能有暴力姿势，伴有严重的重复性肌肉收缩（图 38-1）

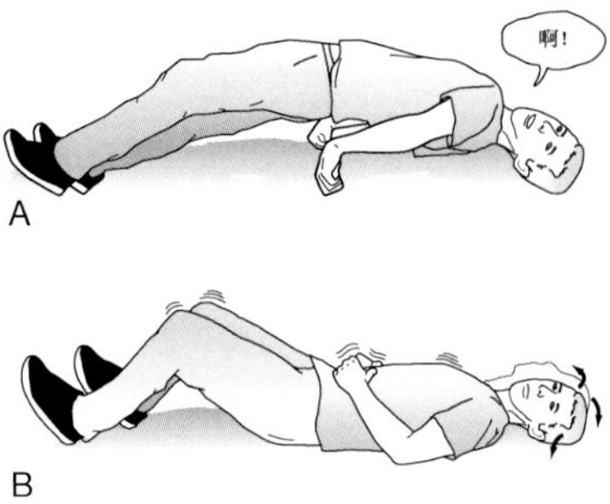

图 38-1　A. 这个男性患者在强直-阵挛发作的强直期拱起他的躯干，伸展他的胳膊和腿。他之所以选择这个姿势，是因为与屈肌相比，伸肌的力量相对更大。膈肌、胸壁和喉肌同时收缩，迫使空气通过他紧绷的喉头发出尖锐的“癫痫样叫声”。在此期间，他也可能咬住舌头，失去对排尿的控制。**B.** 在阵挛期，他的头、颈和腿对称而有力地收缩 10 ～ 20 s。唾液里有很多气泡，常因舌头撕裂伤而带血，患者出现口吐白沫。患者瞳孔放大，大汗淋漓。最后，他肌肉收缩无力。癫痫发作通常以鼾声样呼吸而结束。在发作后不久，他仍然没有反应。在恢复意识之前，他可能会经历一种混乱和激越的状态。（From Kaufman DM et al：Kaufman’s clinical neurology for psychiatrists，ed 8，Philadelphia，2017，Elsevier.）

- 癫痫发作后，患者通常昏昏欲睡，神志不清
- 强直-阵挛发作可伴有外伤、小便失禁和舌咬伤
- 癫痫发作前的任何警示或先兆或局灶性发作后肌无力（Todd 瘫痪）都可能指向局灶性神经系统病变

病因学

- 癫痫发作是皮质神经系统损伤的主要标志。全面性癫痫发作时累及大脑的双侧半球。然而，癫痫发作可以开始于局部，然后迅速扩展到大脑双侧半球，与原发性全面性癫痫几乎相同。在全面性癫痫发作开始之前，任何警示或先兆症状都将指向局部发作
- 癫痫的病因可能是遗传性的，也可能是由于后天性大脑损伤所致

Dx 诊断

鉴别诊断

- 痉挛性晕厥
- 心因性非癫痫性发作、转换障碍、躯体症状障碍、分离障碍
- EPI
- 短暂性脑缺血发作（TIA）
- 眩晕
- 做作性障碍
- 诈病
- 肌阵挛（代谢紊乱所致）

评估

- 脑电图（图 38-2）。脑电图可以帮助确认癫痫的存在，但不能用来排除诊断
- 建议对诊断不确定的患者使用动态脑电图和（或）视频脑电图

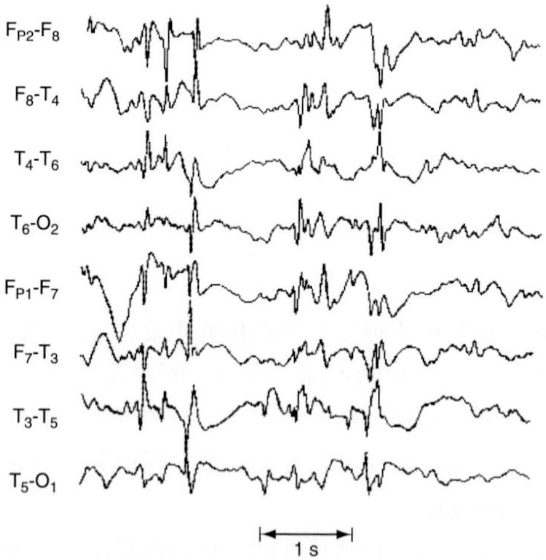

图 38-2　在强直-阵挛性癫痫发作期间，脑电图理想地显示了所有通道中的尖波、多尖波和偶尔的慢波发放；然而，肌肉伪影会模糊这种模式。即使在发作间期，脑电图也会在背景中包含多个全面性尖波暴发。与偶尔出现的颞叶尖波不同，这种模式证实了癫痫发作患者的癫痫诊断。（From Kaufman DM et al：Kaufman's clinical neurology for psychiatrists，ed 8，Philadelphia，2017，Elsevier.）

实验室检查

- 血常规检查（CBC、CMP、血糖、电解质）
- 尿液药物筛查
- 怀疑有脑膜炎的患者建议进行腰椎穿刺

影像学检查

- 所有首次无诱因发作的患者都应进行头部 CT 或脑部 MRI 等神经诊断成像检查
- 为减少不必要的辐射暴露以及阳性率较低的检查结果，儿童应避免头部 CT 扫描。头部 CT 扫描仅为神经科急诊保留，并根据儿童的体重进行调整

Rx 治疗

- 癫痫发作的即时管理，重点放在稳定患者的气道和生命体征，以及快速识别和纠正可治性病因
- 持续 5 min 以上的癫痫发作或多次发作之间没有恢复到基线水平，应视为癫痫持续状态
- 治疗基于癫痫的类型和病因（如代谢性、感染性病因等）
- 由于代谢紊乱、感染、发热、酒精或药物戒断引起的癫痫发作通常是全面性的，可能不需要长期治疗
- 多种抗癫痫药物可供选择。选择取决于不良反应，以及发作起始为局灶性还是继发于特发性全面性癫痫综合征

非药物治疗

无。

常规治疗

- 影像学、脑电图和实验室检查均正常的首次无诱因发作无须治疗
- 反复发作和检查结果异常的发作需要根据病因进行治疗
- 原发性全面性癫痫：
    1. 左乙拉西坦（开浦兰）：初始剂量一天 2 次，每次 250 ～ 500 mg，最大剂量为一天 2 次，每次 1500 mg
    2. 拉莫三嗪（利必通）：初始剂量 25 mg/d，缓慢增加至目标剂量每天 150 ～ 250 mg（取决于与其他药物的组合）

3. 托吡酯（妥泰）：初始剂量一天 2 次，每次 25 mg，增加到通常剂量一天 2 次，每次 100 ～ 200 mg
4. 吡仑帕奈（卫克泰）：初始剂量为 2 mg，每天 1 次，睡前服用。每周加量一次，每次加量 2 mg，建议维持剂量为 8 ～ 12 mg（12 岁及以上癫痫患者的辅助治疗）
5. 丙戊酸钠（德巴金）：初始剂量 10 ～ 15 mg/（kg · d）（分次服用），最大剂量 60 mg/（kg · d）。由于存在致畸风险，女性及育龄期妇女应避免使用丙戊酸

- 局灶性癫痫继发全面发作：几乎所有抗癫痫药物都被批准用于局灶性癫痫发作，无论是单药治疗还是辅助治疗。卡马西平、奥卡西平、艾司利卡西平、拉莫三嗪、左乙拉西坦或拉考沙胺都是可能的

慢性期治疗

根据最近美国神经病学学会和美国癫痫学会联合制订的关于成人首次无诱因发作的循证指南，有强有力的证据表明，第 2 次发作的风险在头 2 年内最高，范围为 21% ～ 45%。对于有脑损伤病史的患者，如外伤性脑损伤或卒中，或脑电图有异常癫痫样放电的患者，这种风险更高。显著的脑影像学异常和夜间癫痫发作也表明复发的风险更高。≥ 2 次无诱因发作或 1 次发作伴检查异常者开始慢性抗癫痫药物治疗。然而，适度的证据支持患者立即服用抗癫痫药物的建议，与延迟治疗直到第 2 次无诱因发作相比，治疗可能会降低未来 2 年内癫痫复发的风险。此外，服用抗癫痫药物的不良事件的风险为 7% ～ 31%，其中大多数不良事件是轻微和可逆的。因此，实践指南建议，在某些情况下，即使没有脑电图或磁共振检查结果提示高风险，只要有 1 次非诱发性癫痫发作的成年人，都可以使用抗癫痫药物治疗，因为至少可以降低在接下来的 2 年内，癫痫复发风险。虽然没有强有力的证据表明这种治疗能提高生活质量，但即使是一次癫痫发作也会对社会和职业功能（如驾驶）产生负面影响，这使得选择治疗对许多人来说是有吸引力的。

补充和替代治疗

不适用。

处理

- 患者应避免癫痫发作时可能造成伤害或事故的情况，如爬梯

子、无人监督下游泳或泡澡（而不是淋浴）
- 根据当地法律法规，在癫痫未控制前不得驾驶

转诊

癫痫和癫痫发作的患者应至神经科医生处就诊，最好是接受过癫痫专病训练的医生。

重点和注意事项

专家点评

- 了解强直–阵挛发作可发生在各种神经系统急症中，这一点至关重要
- 治疗能否成功取决于根据癫痫发作的类型（局灶性发作与全面性发作）和病因正确选择抗癫痫药物
- 所有服用抗癫痫药物的育龄妇女应补充叶酸（1 ～ 4 mg/d），以预防神经管缺损
- 许多抗癫痫药物也会影响维生素 D 的吸收或代谢，促使人们关注患者的骨骼健康

预防

应避免睡眠不足和饮酒。

患者和家庭教育

癫痫持续发作的患者禁止驾驶；请查看所在州有关驾驶和癫痫的法规和法律。

相关内容

癫痫持续状态（相关重点专题）

推荐阅读

Krumhold A et al: Evidence-based guideline: management of an unprovoked first seizure in adults. Report of the Guideline Development Subcommittee of the American Academy of Neurology and the American Epilepsy Society, *Neurology* 84(16):1705-1713, 2015.

第 39 章　癫痫持续状态
Status Epilepticus

Patricio Sebastian Espinosa，Corey Goldsmith

刘晓英　译　南勇　审校

基本信息

定义

癫痫持续状态是一种神经内科急症。过去，它曾被定义为持续 30 min 的癫痫发作活动，或≥ 2 次的癫痫发作且发作之间没有完全恢复意识。然而，在实践中，持续时间＞ 5 min 的连续性癫痫发作被视为癫痫持续状态。

同义词

惊厥性癫痫持续状态

非惊厥性癫痫持续状态

ICD-10CM 编码

G41　癫痫持续状态

G40.301　全身特发性癫痫和癫痫综合征，非难治性，伴癫痫持续状态

流行病学和人口统计学

发病率：每 10 万人中 40 ～ 100 例。

发病高峰：在 1 岁以下的儿童和 60 岁以上的成年人中最为常见。

好发性别和年龄：无性别差异。

体格检查和临床表现

- 患者可出现反复强直-阵挛（惊厥性癫痫持续状态），或者昏迷且无反应（非惊厥性癫痫持续状态）
- 患者也可能表现为嗜睡、间歇性意识模糊和不自主运动

病因学

- 癫痫持续状态可能由于急性脑损伤所致，如卒中、脑膜炎、脑肿瘤等。表 39-1 总结了社区成人癫痫持续状态的原因

表 39-1　社区成人癫痫持续状态的原因

既往有癫痫病史	既往没有癫痫病史
常见	
抗癫痫药物亚临床有效	酒精相关
酒精相关	药物中毒
难治性癫痫	CNS 感染
	脑外伤
	CNS 肿瘤
少见	
CNS 感染	代谢异常
代谢异常	卒中
药物中毒	
卒中	
CNS 肿瘤	
脑外伤	

CNS，中枢神经系统
（From Vincent JL et al：Textbook of critical care，ed 7，Philadelphia，2017，Elsevier.）

- 癫痫患者突然停用抗癫痫药物可导致癫痫持续状态

Dx 诊断

鉴别诊断

- 惊厥样晕厥
- 脑病：代谢性、感染性、中毒性等
- 非癫痫性发作

评估

- ABC（气道、呼吸、循环）
- 收入 ICU
- 紧急脑电图（EEG）
- 难治性病例进行连续视频 EEG 监测
- 表 39-2 描述了癫痫持续状态紧急诊断和治疗的时间表。表 39-3 和图 39-1 总结了治疗方法

表 39-2　癫痫持续状态紧急诊断和治疗的建议时间表

时间	检查 / 干预	检测
首次发作：0 min	气道、呼吸、循环、静脉、通路、监测	葡萄糖，通过脉搏血氧饱和度 ± 血气分析测定氧合状态
首次评估：5 min	神经系统检查 给予抗癫痫药物 劳拉西泮 0.1 mg/kg IV 苯巴比妥 20 mg/kg IV 生理盐水持续静脉滴注 退热	电解质、肾和肝功能、氨、抗惊厥药浓度、毒理学、全血细胞计数、尿液分析
二次评估：15 ～ 30 min	评估治疗结果 如果癫痫持续发作则使用二线抗癫痫药物 磷苯妥英 20 mg/kg IV，或苯妥英 20 mg/kg IV	根据患者情况选择：头颅影像（CT 与 MRI）、腰椎穿刺、EEG、ECG
癫痫持续状态：＞ 30 min	气管插管和机械通气	
难治性癫痫持续状态：＞ 60 min	滴定抗癫痫药物达到爆发抑制 戊巴比妥 10 mg/kg IV 30 min，然后每小时 5 mg/kg，连续 3 次剂量，然后 1 mg/（kg · h），滴定至起效 咪达唑仑 0.15 mg/kg IV，然后 1 ～ 2 μg/（kg · min），滴定至起效 苯巴比妥 5 ～ 10 mg/kg 静脉注射，每 20 min 一次，达到爆发抑制，然后每 12 h 注射一次 评估血管加压药的需求	连续 EEG 神经科会诊 考虑咨询麻醉科，用吸入麻醉药治疗

CT，计算机断层成像；ECG，心电图；EEG，脑电图；IV，静脉注射；MRI，磁共振成像

（From Vincent JL et al：Textbook of critical care，ed 7，Philadelphia，2017，Elsevier.）

实验室检查

- 血常规检查（CBC、CMP、葡萄糖、电解质）
- 尿液药物筛查
- 疑似感染性脑膜炎或脑炎或疑似自身免疫性或副肿瘤性脑炎患者，行腰椎穿刺和脑脊液分析

表 39-3　癫痫持续状态的治疗方法

1. 应尽快提供适当的重症监护治疗，并与癫痫发作的紧急初始治疗同时进行。治疗应迅速升级，直到癫痫发作得到控制。
   a. 重症监护治疗（根据临床情况决定）：
      - 气管插管用于气道保护和机械通气
      - 生命体征监测
      - 开放外周静脉通路
      - 用血管升压药治疗低血压
      - 指尖快速血糖检测
      - 营养复苏（给予葡萄糖前使用维生素 B_1）
      - 高血压可能与持续的癫痫发作有关，而癫痫持续状态的终止通常能有效纠正高血压。此外，许多用于治疗癫痫持续状态的药物可导致低血压
   b. 苯二氮䓬类药物紧急初始治疗：
      - 劳拉西泮 0.1 mg/kg 至每剂 4 mg，可在 5 ～ 10 min 后重复
      - 咪达唑仑 0.2 mg/kg，IM/IV，最高 10 mg
      - 地西泮 0.15 mg/kg 至每剂 10 mg，可在 5 min 后重复
2. 紧急控制癫痫治疗：可静脉给药的抗癫痫药物如下。
   a. 磷苯妥英 / 苯妥英 20 mg PE/kg IV，可重复静脉推注 5 mg/kg
   b. 丙戊酸 20 ～ 40 mg/kg IV，可重复静脉推注 20 mg/kg
   c. 左乙拉西坦 1000 ～ 3000 mg IV
   d. 苯巴比妥 20 mg/kg IV，可重复静脉推注 5 ～ 10 mg/kg
   e. 拉考沙胺 200 ～ 400 mg IV
   f. 咪达唑仑静脉推注 0.2 mg/kg，然后持续输注 0.05 ～ 2 mg/（kg · h）
3. 难治性癫痫持续状态治疗：持续输注抗癫痫药物，滴定至癫痫发作停止、爆发抑制或 EEG 完全抑制。
   a. 咪达唑仑静脉推注 0.2 mg/kg，然后持续输注 0.05 ～ 2 mg/（kg · h）
   b. 丙泊酚 1 ～ 2 mg/kg 推注，然后持续输注 20 μg/（kg · min），滴定至 30 ～ 200 μg/（kg · min）
   c. 戊巴比妥 5 ～ 15 mg/kg，可重复推注 5 ～ 10 mg/kg，然后持续输注 0.5 ～ 5 mg/（kg · h）
4. 治疗并发症。
5. 癫痫持续状态的并发症很多，可能涉及多个器官系统。特别是，惊厥性癫痫持续状态与心血管并发症有关，如高血压和心动过速，以及横纹肌溶解和高热。呼吸系统并发症包括呼吸衰竭、缺氧和神经源性肺水肿。癫痫持续状态与神经元损伤和脑水肿伴颅内压增高有关，这可能需要颅内压监测和用高渗药物积极治疗。

EEG，脑电图；IV，静脉注射；IM，肌内注射

（From Vincent JL et al：Textbook of critical care，ed 7，Philadelphia，2017，Elsevier.）

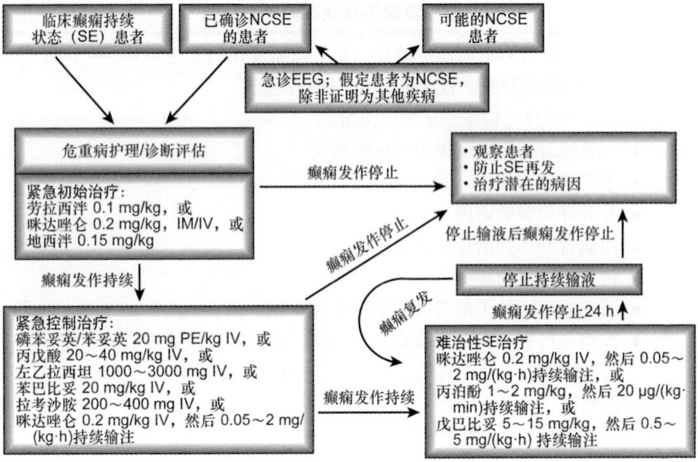

图 39-1　癫痫持续状态的管理流程。EEG，脑电图；IM，肌内注射；IV，静脉注射；NCSE，非惊厥性癫痫持续状态；SE，癫痫持续状态。（From Vincent JL et al：Textbook of critical care，ed 7，Philadelphia，2017，Elsevier.）

影像学检查

- 立即行头部 CT 扫描
- 患者病情稳定后，应进行脑部 MRI 平扫和增强检查

Rx 治疗

- 持续癫痫发作超过 3 min 的患者，需要静脉注射劳拉西泮 0.1 mg/kg，速度 2 mg/min（或仅当劳拉西泮不可用时，静脉注射地西泮 0.2 mg/kg，速度 5 mg/min）
- 在没有静脉通路的情况下，成人肌内注射咪达唑仑 10 mg 是一种更好的选择
- 对劳拉西泮或咪达唑仑无效的癫痫持续状态，应给予二线治疗，磷苯妥英 20 mg/kg（PE），以不超过 150 mg/min 的速度静脉注射，苯妥英 20 mg/kg 静脉注射，如果能耐受的话速度可达 50 mg/min，丙戊酸钠 40 mg/kg 静脉注射，或左乙拉西坦 60 mg/kg 静脉注射。输注期间应监测生命体征。
- 如果癫痫发作仍持续，额外静脉注射丙戊酸钠、左乙拉西坦、拉考沙胺或布立西坦，或持续注射苯巴比妥、咪达唑仑和丙

泊酚，是供选方案。其中许多药物仍在研究中，任何一种药物的优越性都尚未确定。表 39-4 总结了难治性和超难治性癫痫持续状态的治疗方案。

非药物治疗

无。

急性期治疗

查明癫痫持续状态的病因（如代谢紊乱、感染）很重要。能否正确治疗和理解癫痫持续状态的潜在病因，将会影响治疗成功与否。

表 39-4　难治性和超难治性癫痫持续状态的治疗方案

	注释	不良事件
硫喷妥钠	代谢为戊巴比妥	低血压 呼吸抑制 心脏抑制
氯胺酮	作用机制特别适合治疗难治性和超难治性 SE（NMDA 受体拮抗剂）	颅内高压 低血压 幻觉
吸入麻醉药	并发症发生率高 需要封闭系统（气体回收）	低血压 感染 麻痹性肠梗阻
生酮饮食	相对安全（无呼吸和心脏循环的不稳定性） 起效缓慢 需要熟练的营养师	胃食管反流 便秘 酸中毒 高甘油三酯血症
利多卡因	与其他药物相比有轻度呼吸抑制	心脏循环系统不稳定 可能诱发癫痫发作
低温	仅暂时控制（不能作为长期治疗）	低血压 心血管不稳定 凝血功能受损（出血风险）
切除手术	癫痫发作的长期治疗 不是所有患者都适合	手术风险

NMDA，N- 甲基 -D- 天冬氨酸；SE，癫痫持续状态。

（From Swaiman KF et al：Swaiman's pediatric neurology，principles and practice，ed 6，Philadelphia，2017，Elsevier. See original table for references.）

慢性期治疗

- 癫痫持续状态的慢性期治疗取决于潜在的病因
- 癫痫引起的癫痫持续状态患者需要长期治疗

补充和替代治疗

不适用。

处理

- 治疗反应取决于癫痫持续状态的病因
- 当中枢神经系统损伤并非是癫痫持续状态的病因或结果时，预后良好
- 根据当地法律和法规，在癫痫未控制前不得驾驶

转诊

癫痫持续状态是一种神经系统急症，因此，立即住院由神经科相关领域专家会诊是必要的。

重点和注意事项

专家点评

- 癫痫持续状态是一种具有高死亡风险的医疗紧急情况。癫痫持续状态患者的死亡率为 15%～22%。在存活下来的患者中，25% 出现功能损失
- 连续视频 EEG 监测对这些患者的治疗至关重要。某些患者可能没有临床发作（抽搐），但从脑电图上看，他们仍可能有亚临床反复发作或亚临床癫痫持续状态
- 对于苯二氮䓬无效的惊厥性癫痫持续状态，抗惊厥药物左乙拉西坦、磷苯妥英和丙戊酸钠分别导致大约一半患者在 60 min 内停止发作，觉醒度提高，并且这三种药物的不良事件发生率类似[①]

预防

服药依从性对癫痫患者至关重要。

---

① Kapur J et al：Randomized trial of three anticonvulsant medication for status epilepticus，N Engl J Med，381：2103-13，2019.

患者和家庭教育

- 癫痫患者可正常生活。
- 治疗的目标是无癫痫发作，无药物不良反应
- 患者教育和信息可在癫痫基金会获得：www.epilepsyfoundation.org
- 癫痫孕妇应该访问抗癫痫药物怀孕注册网站，以获取信息和帮助：www.aedpregnancyregistry.org
- 持续癫痫发作的患者禁止驾驶，请查看所在州有关驾驶和癫痫的法规和法律

第 40 章　肌阵挛
Myoclonus

Jennifer E. Vaughan，Andrew P. Duker
刘晓英　译　刘晓英　审校

基本信息

定义

肌阵挛是指四肢、面部或躯干的突然、短暂（＜ 500 ms）的不自主运动。正性肌阵挛是由肌肉过度收缩引起的，而负性肌阵挛，即扑翼样震颤，是由于短暂的姿势性张力丧失所致。肌阵挛可见于多种神经系统和全身性疾病。

ICD-10CM 编码
G25.3　肌阵挛

流行病学和人口统计学

发病率：1.3/10 万。

患病率：8.6/10 万。

好发性别和年龄：无性别偏好。发病年龄因肌阵挛病因而异。

遗传学：因病因而异，可为遗传性或散发性。

体格检查和临床表现

- 临床上，肌阵挛可按其分布进行分类：局灶性（仅涉及一个身体部位）、多灶性、节段性（扩散至邻近的身体部位）、轴性（肌肉由一个或多个脊椎水平支配）或全身性肌阵挛。它可以发生在休息时、维持姿势时、动作时或对外界刺激做出反应（反射性肌阵挛）时
- 肌阵挛可起源于大脑皮质、脑干、脊髓或周围神经。病因部位不一定影响到肌阵挛的特征
- 负性肌阵挛通常出现在四肢的姿势性肌肉中，导致出现摆动现象。扑翼样震颤是一种负性肌阵挛

病因学

- 肌阵挛的原因很多，可分为生理性、原发性、癫痫性和症状性
- 生理性肌阵挛是一种正常现象，包括睡眠（催眠）抽动、打嗝（呃逆）和运动诱发的肌阵挛
- 原发性肌阵挛在没有其他神经系统症状的情况下发生，通常为常染色体显性遗传。当肌张力障碍出现时，称为肌阵挛性肌张力障碍。在这种情况下，肌阵挛通常对酒精有反应
- 在痫性肌阵挛中，癫痫发作占临床主导地位。综合征包括婴儿痉挛和青少年肌阵挛性癫痫。进行性肌阵挛性癫痫是一种症状性肌阵挛，伴有癫痫发作、共济失调和痴呆
- 症状性或继发性肌阵挛是由潜在神经系统疾病或系统性疾病所导致的肌阵挛。继发性原因的数量太多以至于无法给出完整的列表，但常见的病因包括神经退行性疾病（阿尔茨海默病、非典型帕金森综合征）、中枢神经系统感染（克雅病、病毒性脑炎）、代谢紊乱（尿毒症、肝衰竭），以及药物诱导[选择性 5- 羟色胺再摄取抑制剂（selective serotonin reuptake inhibitor，SSRI）、三环类抗抑郁药（tricyclic antidepressant，TCA）、锂、兴奋剂、阿片类药物、加巴喷丁]、自身免疫、副肿瘤和缺氧后病因（肌阵挛癫痫持续状态、Lance-Adams 综合征）。

Dx 诊断

鉴别诊断

- 震颤：围绕一点的有节律的振荡，比肌阵挛慢
- 抽动症：与肌阵挛不同的是，抽动症是一种快速的、有规律的运动，它可以被自愿地短暂抑制，也可以伴有一种先兆的冲动
- 肌张力障碍：激动肌 / 拮抗肌的模式性收缩引起扭动或牵拉，比肌阵挛慢
- 舞蹈病：典型的缓慢、更加复杂的扭动、有图案的动作
- 心因性肌阵挛：持续时间和位置可变，易分心或容易受影响

实验室检查

- 评估代谢指标（肾和肝功能、镁、钙、甲状腺检查、氨）

- 毒理学筛查（苯丙胺、可卡因、鸦片 / 阿片类）
- 如果怀疑感染性、炎症性（包括自身免疫性）或副肿瘤性中枢神经系统病变，则进行腰椎穿刺。如果临床上有提示（如斜视性眼阵挛-肌阵挛综合征、边缘叶脑炎），需检测副肿瘤抗体
- 脑电图评估癫痫 / 皮质肌阵挛
- 肌电图（EMG）可能对精神性或混合性运动障碍患者有用，尤其是在临床不确定的情况下，从同时存在的震颤中确定细微肌阵挛的特征

影像学检查

如果肌阵挛来源于皮质，可以用伴或不伴钆增强的脑部 MRI 来评估结构性病变。克雅病可以在纹状体和（或）皮质灰质中显示弥散加权异常。

Rx 治疗

非药物治疗

- 如果潜在病因是可逆的（如肝或肾衰竭），则治疗应指向纠正其潜在病因
- 小心移除或减少潜在的致病药物

急性期治疗

在对全身感染和代谢紊乱进行评估后，对于癫痫性肌阵挛以及干扰呼吸、吞咽、行走或对患者造成其他严重痛苦的肌阵挛，可采用静脉注射抗癫痫药物，如丙戊酸钠、左乙拉西坦或苯二氮䓬类药物（劳拉西泮或咪达唑仑）进行紧急治疗。

慢性期治疗

- 氯硝西泮（因其半衰期长而优于其他苯二氮䓬类药物）、丙戊酸和左乙拉西坦通常用于各种形式的肌阵挛，通常这些药物的联合使用更加有效
- 存在肌张力障碍（肌阵挛性肌张力障碍）时，左旋多巴试验性治疗是值得做的，尽管很少有效。抗胆碱能药物也有助于肌张力障碍。肉毒杆菌毒素用于治疗局灶性肌张力障碍

- 肉毒杆菌毒素也有助于周围性局灶性肌阵挛（如偏侧面肌痉挛）

预后

最终预后取决于肌阵挛的病因。

转诊

至神经科医生或运动障碍中心处就诊是合适的。

重点和注意事项

专家点评

- 当肌阵挛伴帕金森综合征时，应高度注意非典型帕金森综合征的鉴别诊断，如路易体痴呆、皮质基底动脉综合征和多系统萎缩。肌阵挛在特发性帕金森病中很少见到
- 症状性腭肌阵挛是一种特殊的综合征，通常与局灶性脑干病变有关。在原发性腭肌阵挛（无病灶）中，耳朵“咔嗒声”是一种看不到的附加症状

推荐阅读

Lozsadi D: Myoclonus: a pragmatic approach, *Pract Neurol* 12:215-224, 2012.

第七篇

脊髓和脊柱疾病

第 41 章　脊髓压迫症
Spinal Cord Compression

Daniel Brian Carlin Reid，Shyam A. Patel

刘晓英　译　南勇　审校

基本信息

定义

- 脊髓压迫症的特点是椎管内病变直接压迫脊髓。这可能导致颈椎、胸椎和上腰椎管内脊髓受压，从而导致神经功能丧失。压迫也可能发生在下腰椎管的马尾处，在解剖学上低于脊髓水平。图 41-1 显示了不同节段的主要皮节分界示意图。根据潜在的病因，症状可能逐渐或急剧发展，并可能导致完全或不完全功能缺失。与脊髓压迫有关的神经功能缺陷称为脊髓病，而由神经根压迫引起的神经功能缺陷称为神经根病
- 脊髓病的症状和体征：
  1. 慢性病例的上运动神经元体征（霍夫曼征、桡骨倒错反射、巴宾斯基征、痉挛、反射亢进、阵挛）
  2. 肌力下降
  3. 感觉缺失
  4. 笨拙、行走困难、共济失调步态（继发于腿部本体感觉丧失）
- 神经根病的症状和体征：
  1. 下运动神经元体征（反射减弱、张力降低、肌束震颤、肌肉萎缩）
  2. 肌力下降
  3. 感觉缺失

典型的不完全性脊髓损伤可表现为不同的综合征模式（表 41-1），例如：

- 前索综合征
- 中央脊髓综合征（最常见）
- 马尾综合征（不是脊髓压迫的真实例子，而是马尾压迫，影响腰骶神经根的下运动神经元）

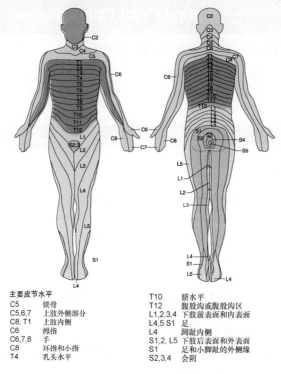

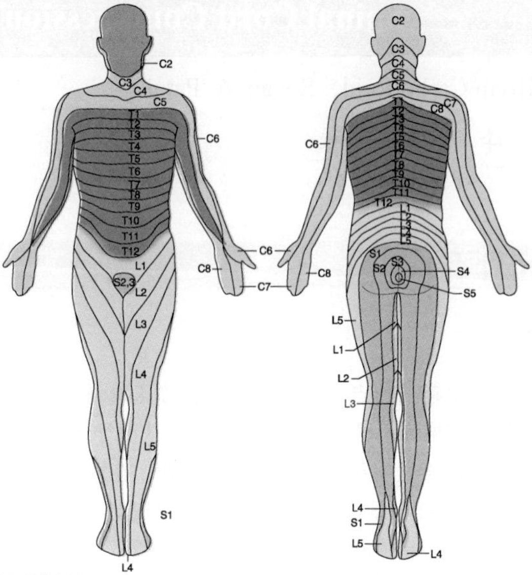

主要皮节水平

C5	锁骨
C5,6,7	上肢外侧部分
C8, T1	上肢内侧
C6	拇指
C6,7,8	手
C8	环指和小指
T4	乳头水平
T10	脐水平
T12	腹股沟或腹股沟区
L1,2,3,4	下肢前表面和内表面
L4,5 S1	足
L4	踇趾内侧
S1,2, L5	下肢后表面和外表面
S1	足和小脚趾的外侧缘
S2,3,4	会阴

图 41-1　图示不同节段的主要皮节水平分界示意图。实际上，在任何两个相邻的皮节之间都有相当大的重叠。（From Goldman L，Schafer AI：Goldman's Cecil medicine，ed 24，Philadelphia，2011，Saunders.）

- 脊髓圆锥综合征
- Brown-Séquard 综合征

同义词或相关术语

中央脊髓综合征

前索综合征

Brown-Séquard 综合征

急性脊髓压迫症

马尾综合征

脊髓圆锥综合征

表 41-1　脊髓综合征

综合征	感觉	运动	括约肌受累
中央脊髓综合征	变化	上肢肌力减退，远端＞近端	变化
Brown-Séquard 综合征	同侧位置觉和振动觉丧失，对侧痛温觉丧失	脊髓损伤同侧运动丧失	变化
前索综合征	针刺觉和触觉丧失，振动觉、位置觉保留	脊髓损伤水平以下运动丧失或减弱	变化
脊髓横断综合征——完全性	脊髓损伤水平以下感觉缺失	脊髓损伤水平以下自主运动功能缺失	括约肌失控
马尾综合征	可能存在鞍状感觉消失，或者斑片状至完全横断式的感觉缺失	下运动神经元型肌无力	括约肌功能受损

（From Marx JA et al：Rosen's emergency medicine，ed 8，Philadelphia，2014，WB Saunders.）

ICD-10CM 编码

S14.13XX　前索综合征

G83.81　Brown-Séquard 综合征

G83.4　马尾综合征

S14.12XX　中央脊髓综合征

G95.81　脊髓圆锥综合征

流行病学和人口统计学

取决于脊髓压迫的病因。

退行性脊柱疾病

可能影响颈椎、胸椎和（或）腰椎。潜在的病理改变包括椎间盘中硫酸角蛋白与硫酸软骨素的比率随年龄增长而变化。这导致一系列继发事件，包括椎间盘高度减低、椎间盘突出、脊椎病、节段间运动增加、骨赘形成、黄韧带肥大、关节突关节病。可能导致神经根和（或）脊髓压迫症。

随着年龄的增长，退行性疾病导致的脊髓和神经根压迫更为常见，尽管任何年龄组都可能受到影响。具体的流行病学和人口统计学取决于退行性改变的类型。

肿瘤

流行病学完全取决于肿瘤类型。脊柱恶性肿瘤是最常见的转移性疾病，尽管原发性肌肉骨骼肿瘤也有可能。脊柱是肿瘤转移的第三大常见部位，仅次于肺和肝。脊柱常见的转移性病变包括肺癌、乳腺癌、前列腺癌、胃肠道癌、多发性骨髓瘤和淋巴瘤。

感染

椎间盘炎/骨髓炎可能发展为硬膜外脓肿，导致脊髓或马尾受压。如果不能及时充分治疗，这可能会导致永久性的神经功能缺损。硬膜外脓肿的发生率为每 10 000 例住院患者中 0.2 ～ 3.0 例。金黄色葡萄球菌是最常见的致病微生物。危险因素包括年龄增长、糖尿病、终末期肾病、慢性肝炎或肝硬化、心内膜炎、免疫受损和静脉药物滥用。

脊髓损伤

2010 年数据显示脊髓损伤最常见于平均年龄为 37 岁的男性。酒精对于至少 25% 的脊髓损伤（spinal cord injury，SCI）起主要作用。

发病率：2010 年美国新增 12 400 例/年。

患病率：2005 年美国有 250 000 人患病。

费用（在美国）：每年＞ 50 亿美元。

危险因素：潜在脊柱疾病可诱发脊髓损伤（SCI）。

- 炎性脊椎关节病，尤其是强直性脊柱炎
- 弥漫性特发性骨肥厚症（DISH）
- 先天性脊柱疾病
- 既往存在椎管狭窄或损伤
- 寰枢椎不稳
- 骨质疏松症
- 风湿性关节炎（颈椎）

体格检查和临床表现

反映脊髓受累程度的临床特征：

- 肌力下降、感觉变化（取决于压迫、病损或损伤水平）

- 如果脊髓受累，则为脊髓病；如果神经根受累，则为神经根病（可能两者都受累）
- **中央脊髓综合征（最常见的不完全性脊髓损伤）**：上肢的运动障碍大于下肢，损伤水平以下感觉丧失的程度不同。肌力下降和手部灵活性差尤其常见。典型病例发生在轻度创伤后，包括先前存在颈椎病的患者颈部过度伸展
- **前索综合征（不完全性脊髓损伤中预后最差的类型）**：影响脊髓的前 2/3，后索保留。可能由脊髓前动脉血管损伤或由屈曲 / 压迫性损伤引起。下肢损伤通常比上肢更严重。体格检查表现包括损伤水平以下的运动、痛觉和温度觉丧失。由于后索保留，可以保留本体感觉和振动觉
- **Brown-Séquard 综合征**：单纯综合征罕见。由半脊髓损伤引起，导致损伤侧运动功能、位置觉、振动觉和轻触觉丧失，对侧痛觉和温度觉丧失。通常继发于刀伤
- **脊髓圆锥综合征**：导致下肢不同程度的运动丧失，伴有肠道和膀胱功能丧失。一般来说，肠道和膀胱比运动功能更早受到影响
- **马尾综合征**：腰痛、双侧下肢无力、鞍区感觉消失、自主性膀胱功能障碍和（或）肠道控制丧失，通常表现为膀胱潴留和（或）肠失禁

病因学

- 创伤（大多数脊髓损伤由高速机动车事故、跌倒、运动损伤或暴力引起）
- 肿瘤
- 感染（如硬膜外脓肿）
- 炎症过程
- 伴有椎管狭窄的退行性椎间盘病
- 急性椎间盘突出症
- 囊性改变
- 强直性脊柱炎、弥漫性特发性骨肥厚症（DISH）。患有 DISH 或强直性脊柱炎的患者发生脊髓损伤的风险较高，脊柱骨折的风险相对较小
- 表 41-2 总结了与脊椎骨折和脊髓损伤相关的体格检查表现

表 41-2　脊椎骨折和脊髓损伤相关的体格检查表现

损伤	体格检查区域	相关表现
脊椎骨折	脊柱	颈部和（或）背部压痛。检查整个脊柱，因为脊椎骨折可能会多发
	神经系统	见“脊髓损伤”
	胸	胸椎骨折：检查胸部压痛、呼吸音不均和心律失常，这提示相关的胸内损伤或心肌挫伤
	腹 / 盆腔	胸腰椎和腰椎骨折：检查腹部或盆腔压痛。下腹壁的横向瘀斑区域（安全带征）增加了腹部盆腔损伤的可能性
	四肢	胸腰椎和腰椎骨折：检查跟骨压痛，因为 10% 的跟骨骨折伴有低位胸椎或腰椎骨折。从力学上讲，这些区域是由于轴向载荷而发生骨折
脊髓损伤	神经系统，运动（前索）	在 0 ～ 5 分的范围内评估运动功能。“运动水平”定义为肌力至少 3/5 的最尾段。前 8 个颈椎节段的损伤导致四肢瘫痪，T1 水平以下的病变导致截瘫
	神经系统，感觉（脊髓丘脑束）	通过针刺和轻触在以下量表中评估感觉功能：0 ＝缺失，1 ＝受损，2 ＝正常。“感觉水平”定义为感觉功能正常的脊髓最尾段。应在患者脊柱上标记最高完整感觉水平，以监测进展情况
	神经系统，感觉（后索）	将音叉放置在骨突上评估振动觉功能，评分 0 ～ 2 分。通过弯曲和伸展踇趾来评估位置觉（本体感觉）
	神经系统，腱反射	评估上肢（肱二头肌、肱三头肌）和下肢（髌骨、跟腱）的深部腱反射，评分 0 ～ 4 分
	肛门生殖器	评估直肠张力、骶骨感觉、尿或便潴留或失禁的征象，以及阴茎异常勃起。同时检查肛门生殖器反射。如果轻抚肛周皮肤引起肛门括约肌收缩，则会出现肛门收缩（S2 ～ S4）。球海绵体肌反射（S3 ～ S4）是通过挤压阴茎头或阴蒂（或拉动插入的导尿管）引起的，这导致肛门括约肌的反射性收缩
	从头到脚检查	脊髓损伤可能会掩盖患者对疼痛的感知和定位。可能需要对高风险区域（如腹部）和淤伤或肿胀区域进行影像学检查，以排除隐匿性损伤

（From Adams JG et al：Emergency medicine，clinical essentials，ed 2，Philadelphia，2013，Elsevier.）

Dx 诊断

鉴别诊断

参见“同义词或相关术语”。

评估

- 脊髓或马尾受压的体征和症状通常提示紧急手术，因此需要紧急影像学检查和早期转诊，由脊柱专家进行评估
- 对于疑似脊髓损伤的急性创伤病例，患者应在急诊室按照高级创伤生命支持方案进行全面创伤评估。对于疑似颈椎损伤的患者，在评估过程中，应始终将患者固定在硬颈圈内或在线牵引中。在急性损伤评估过程中，可能需要采取轴向滚动预防措施来固定脊柱
- 在创伤和感染过程中，实验室检查通常会提示炎症指标升高。实验室检查应针对脊髓压迫的疑似病因或鉴别诊断来进行

影像学检查

- 在大多数情况下，脊髓压迫的体征和症状需要进一步影像学检查，通常包括 CT、CT 骨髓造影和（或）MRI
- 普通 X 线平片可能有帮助；然而，普通平片并不否定在脊髓压迫或脊髓损伤的症状和体征检查方面仍需要进一步的高级成像。这在强直性脊柱炎或 DISH 患者中尤其如此
- 在创伤治疗中，大多数创伤中心经过初次和第二次检查后，使用螺旋 CT 扫描伴轴位、冠状位、矢状位重建来替代普通颈椎放射片，作为检测颈椎骨折的初始评估
- 在创伤评估期间，检测脊柱任何部位的损伤要求对整个脊柱进行全面成像评估，因为非连续性损伤很常见
- 尽管 CT 扫描在骨结构成像和骨折检测方面表现出色，但 MRI 提供了更详细的软组织结构成像，包括神经结构、椎间盘韧带结构、后韧带复合体和椎旁软组织。MRI 对检测韧带损伤、脊髓水肿、软组织结构压迫脊髓、硬膜外血肿、椎间盘炎、骨髓炎和硬膜外脓肿非常敏感。值得注意的是，钆造影剂可以提高 MRI 检测肿瘤或感染的敏感性

Rx 治疗

- 根据脊髓压迫的病因以及体格检查和病史记录期间的具体症状和体征，可能需要紧急手术减压和（或）稳定结构。大多数脊髓压迫的病例都需要转诊至脊柱专家处
- 皮质类固醇：在急性脊髓损伤病例中存在争议。甲泼尼龙被认为可以减少脊髓损伤后发生的继发性损伤，以前在许多创伤中心使用过。然而，目前的证据不足以支持皮质类固醇的使用，大多数脊柱创伤中心在急性脊髓损伤的情况下不再使用类固醇
- 血管升压药：目前的证据支持在脊髓损伤病例中使用血管升压药，以维持脊髓灌注，防止脊髓缺血性损伤。理想的平均动脉压和治疗时间尚未确定。在大多数病例，治疗方式和损伤本身要求收入 ICU 护理并进行密切监测

处理

关于预后的指标：

- 急性创伤性脊髓损伤患者需要在 ICU 进行监测，并评估潜在的危及生命的并发症，包括循环系统不稳定和呼吸衰竭
- 一般来说，远端运动和感觉保留越多，预期恢复的可能性越大
- 在大多数脊髓压迫和（或）脊髓损伤的情况下，手术减压和（或）稳定的主要目标应是保留剩余的功能水平，并防止损伤恶化。功能恢复无法保证
- 应始终提供预防深静脉血栓形成和肺栓塞的措施。在急性脊柱损伤或术后，这可能包括机械预防，包括 TED 和 SCD。药物性深静脉血栓形成和肺栓塞预防通常最初用于预防硬膜外血肿的发生。开始药物预防的最佳时间是有争议的，目前没有严格的指南来指导

转诊

脊髓或马尾神经受压的症状和体征通常需要紧急手术，因此需要紧急影像学检查和早期转诊，由脊柱专家进行评估。

相关内容

腰椎间盘综合征（相关重点专题）

脊髓硬膜外脓肿（相关重点专题）

椎管狭窄，腰椎（相关重点专题）

推荐阅读

Eltorai AEM et al: Recent developments in the treatment of spinal epidural abscesses, *Orthop Rev* 9(2):7010, 2017.

Martin AR et al: Can microstructural MRI detect subclinical tissue injury in subjects with asymptomatic cervical spinal cord compression? A prospective cohort study, *BMJ Open* 8(4):e019809, 2018.

O'Phelan KH: Emergency neurologic life support: spinal cord compression, *Neurocrit Care* 27(Suppl 1):144-151, 2017.

Ropper AE, Ropper AH: Acute spinal cord compression, *N Engl J Med* 376:1358-1369, 2017.

第 42 章　脊髓空洞症
Syringomyelia

Emil Stefan Vutescu，Shashank Dwivedi

刘晓英　译　刘晓英　审校

基本信息

定义

脊髓空洞症是一种以脊髓内形成充满液体的管状空腔为特征的疾病。当脊髓空洞症累及延髓时，称为延髓空洞症；当累及脑桥时，称为脑桥空洞症。当空洞与第四脑室直接相连时，称为交通性脊髓空洞症。脊髓积水有时被用来指脊髓中央管局灶性扩张。

同义词

脊髓空洞（Syrinx）

ICD-10CM 编码

G95.0　脊髓空洞症、延髓空洞症和脑桥空洞症

Q06.4　脊髓积水

流行病学和人口统计学

发病率：

- 罕见疾病
- 脊髓空洞症的发病率没有准确的数字
- 创伤后脊髓空洞症的发病率介于 1.9% ～ 4.5%

患病率：

- 患病率从日本的 1.9/10 万到西方国家的 8.4/10 万不等
- 40% ～ 75% 的 Chiari 畸形患者有脊髓空洞症
- 90% 的脊髓空洞症患者有相关 Chiari 畸形
- 50% 的病例是由于脑脊液（cerebrospinal fluid，CSF）阻塞所致
- 10% 与第四脑室沟通

好发性别和年龄：

- 症状通常始于青春期晚期或成年早期
- 男女受累机会均等

危险因素：

- 先天性缺陷，如神经管缺陷（脊髓脊膜膨出和脊髓栓系综合征）、Chiari 畸形和 Klippel-Feil 综合征
- 颅底异常，如软骨发育不全
- 脊髓损伤，包括出生创伤和手术后损伤。更常见于完全性脊髓损伤。脊髓损伤后 12 ～ 15 年确诊
- 髓内肿瘤（室管膜瘤、星形细胞瘤和血管母细胞瘤最常见）
- 髓外肿瘤和蛛网膜囊肿
- 炎症性疾病，如结节病、多发性硬化症和横贯性脊髓炎
- 脊髓动静脉畸形
- 椎管狭窄（颈椎最常见）
- 脑膜炎等感染

体格检查和临床表现

- 发病通常隐匿，通常无症状，直到二十多岁或三十多岁
- 如果涉及脑干，起病更急
- 颈椎是最常见的受累部位：
  1. 神经病理性关节（图 42-1）（尤其是肩部或肘部）、手部萎缩、手部和（或）手臂无力
  2. 颈部、背部、手臂和（或）腿部疼痛和僵硬

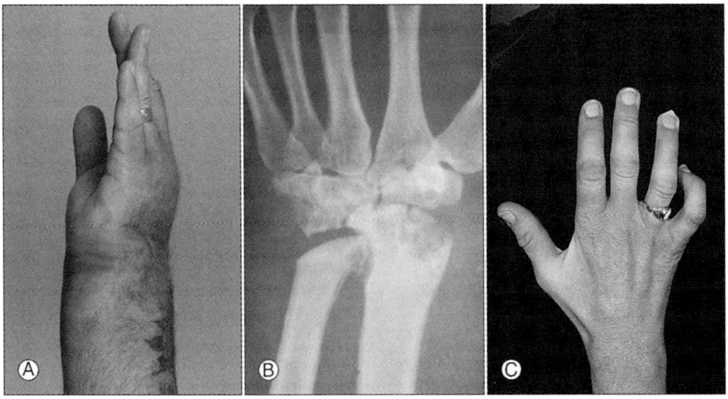

图 42-1 （扫二维码看彩图）脊髓空洞症。A. 轻度脊髓空洞症患者的神经病理性腕关节。可见关节肿胀和畸形。**B.** X 线片显示腕骨列近端骨质破坏伴骨缘磨损和简化。可以看到残留的骨碎片和大片软组织肿胀。**C.** 手部肌肉萎缩和爪畸形。（From Hochberg MC：Rheumatology，ed 7，Philadelphia，2019，Elsevier.）

扫二维码看彩图

3. 上肢痛、温觉丧失，轻触觉、振动觉和本体感觉保留
4. 手部有无痛性烧伤或其他损伤
5. 锐利的测试不会引起疼痛，但患者通常能感觉到物体的锐利
6. 行走障碍，儿童以足趾行走
7. 肠道和膀胱功能障碍是晚期疾病的征兆
8. 上肢反射消失，下肢反射亢进

- 脊柱侧凸很常见，尤其是儿童
- 也可能出现眼球震颤和 Horner 综合征
- 血管瘤或中线一簇毛发表明潜在的脊柱畸形

病因学

- 目前关于脊髓空洞症的发生有两种理论：
  1. 枕骨大孔水平第四脑室脑脊液流出受阻
  2. Valsalva 样动作时脊髓压和颅内压的差异
- 先天性畸形、任何后天性创伤、脊髓炎性或感染性疾病都可能导致脑脊液流动异常

Dx 诊断

鉴别诊断

- 肌萎缩侧索硬化 / 运动神经元疾病
- 糖尿病性神经病
- 脊髓肿瘤
- 脊髓梗死
- 脊髓硬膜外脓肿
- 多发性硬化
- 横贯性脊髓炎
- 脊髓痨
- 维生素 B_{12} 缺乏
- 铜缺乏
- 进行性脊髓性肌萎缩

影像学检查

- X 线平片通常显示受累区域的骨管变宽
- 骨质异常通常出现在颅底和 $C_1 \sim C_2$ 脊柱节段

- 脊柱增强磁共振成像（图 42-2 和图 42-3）是首选的检查金标准。钆增强是排除脊柱肿瘤的必要手段

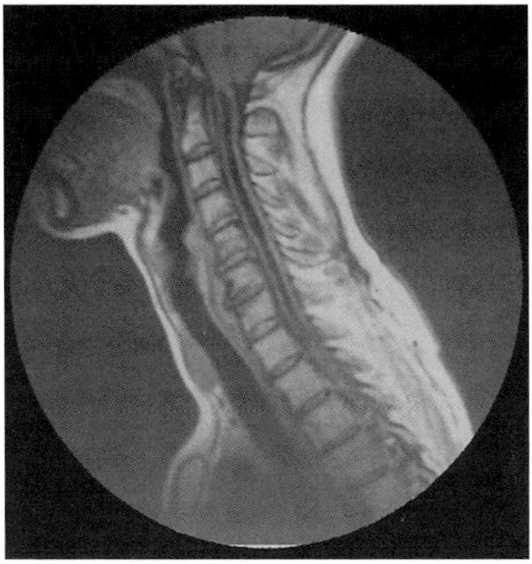

图 42-2　脊髓空洞症患者颈椎的磁共振成像，显示脊髓中心充满液体的空洞。（From Hochberg MC：Rheumatology，ed 7，Philadelphia，2019，Elsevier.）

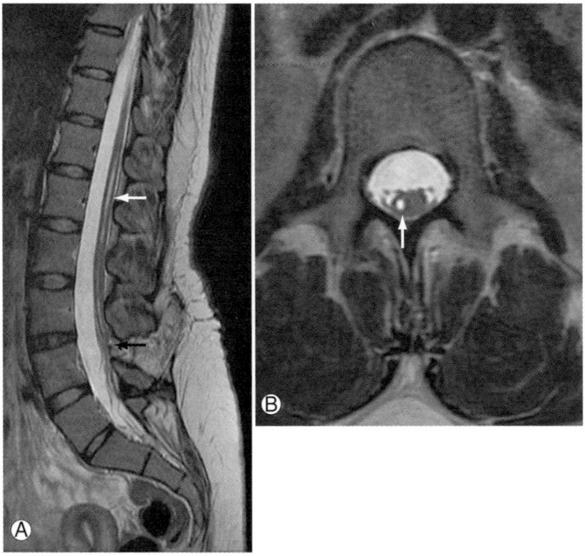

图 42-3　脊髓空洞积水症，脊髓栓系，患者女性，21 岁。矢状位（**A**）和轴位（**B**）T2 加权磁共振成像显示偏心性脊髓空洞积水症（白色箭头）伴有脊髓栓系（黑色箭头）。（From Naidich T et al：Imaging of the spine，2011，WB Saunders. In Grant LA：Grainger & Allison's diagnostic radiology essentials，ed 2，2019，Elsevier.）

- 四维相位对比 MRI 是评估脑脊液动力学的最好的检查
- 如果 MRI 是禁忌证，CT 脊髓造影是一种替代检查

Rx 治疗

- 目前没有治疗方案
- 无症状脊髓空洞症可以等待，因为有自发消退的病例
- 椎板切除术是脑脊液流量正常和神经症状轻微的患者的标准护理方法
- 通过脊髓空洞症蛛网膜分流术、脊髓空洞症腹膜分流术和脊髓空洞症胸膜分流术来引流空洞
- 脊髓空洞切开术
- 终末脑室造瘘术
- 神经内镜手术
- 用自体骨髓源性间充质干细胞移植治疗有症状的创伤后脊髓空洞症

处理

- 在大多数情况下，病情进展缓慢，但病程可能变化很大，从几个月内死亡到数年内缓慢丧失能力；病情发展随时可能停止
- 手术干预可改善 30% 患者的神经症状
- 物理和职业治疗可防止进一步丧失功能

转诊

怀疑诊断时可至神经内科和神经外科相关领域专家处就诊。

推荐阅读

Blegvad C et al: Syringomyelia: a practical, clinical concept for classification, *Acta Neurochir* 156:2127-2138, 2014.

Heiss JD et al: Pathophysiology of persistent syringomyelia after decompressive craniocervical surgery. Clinical article, *J Neurosurg Spine* 13:729-742, 2010.

Krebs J et al: The characteristics of posttraumatic syringomyelia, *Spinal Cord* 54(6):463-466, 2016.

Magge SN et al: Idiopathic syrinx in the pediatric population: a combined center experience, *J Neurosurg Pediatr* 7:30-36, 2011.

Vandertop WP: Syringomyelia, *Neuropediatrics* 45:3-9, 2014.
Vaquero J et al: Cell Therapy as a new approach to the treatment of posttraumatic syringomyelia, *World Neurosurg*, 2017.
Wang X et al: Charcot arthropathy of the shoulder joint as a presenting feature of basilar impression with syringomyelia: a case report and literature review, *Medicine* 97:e11391, 2018.

第 43 章　横贯性脊髓炎
Transverse Myelitis

Padmaja Sudhakar，Corey Goldsmith
刘晓英　译　刘晓英　审校

基本信息

定义

炎症过程导致脊髓横断性脱髓鞘，使得病变下方的感觉和运动障碍以及自主神经功能障碍。近来，术语“横贯性脊髓炎（transverse myelitis，TM）”是指任何病因所致的炎症性脊髓病，而不论其严重程度或通过脊髓横断面的通路的结构或功能中断程度。横贯性脊髓炎跨越 3 个或更多节段的脊髓被称为纵向广泛性横贯性脊髓炎。横贯性脊髓炎的病理特征是脊髓内淋巴细胞和单核细胞聚集，伴有不同程度的脱髓鞘、轴突损伤、星形胶质细胞和小胶质细胞的活化。

同义词

特发性横贯性脊髓炎（idiopathic transverse myelitis，ITM）

TM

ITM

ICD-10CM 编码

G37.3　中枢神经系统脱髓鞘性疾病中的急性横贯性脊髓炎

G04.89　其他脊髓炎

流行病学和人口统计学

发病率：年发病率为每 100 万人中 1.3 ～ 8 例。如果包括获得性脱髓鞘的病因，如多发性硬化（MS）或视神经脊髓炎谱系疾病，发病率增加到每年每 100 万人中 24.6 例。

患病率：未知。

好发性别：无，但女性多见于多发性硬化和视神经脊髓炎谱系疾病中。

遗传学：没有遗传倾向。

发病高峰： 可发生在任何年龄段。发病率双峰出现在 10 ～ 19 岁和 30 ～ 39 岁。20% 的病例发生在 0 ～ 2 岁和 5 ～ 17 岁的儿童或青少年。

危险因素： 感染、疫苗接种。

体格检查和临床表现

- 急性起病，数天内出现的对称性或不对称性截瘫或下肢瘫，呈上升趋势的感觉异常，躯干感觉平面，背痛，括约肌功能障碍，巴宾斯基征阳性可以是双侧。如果颈髓受累，上肢也可能受累，但颈髓受累比胸髓受累少见。在急性期，肌无力表现为软瘫，深部腱反射减弱，类似于周围神经病，如吉兰-巴雷综合征
- 1/3 ～ 1/2 的患者出现局部背痛或束带状感觉改变，通常位于与脊髓内病灶相对应的皮肤区域
- 症状出现后 4 h 至 21 天之间，病情逐渐达到最高峰
- 尿失禁或尿潴留、胃肠道紊乱（大便失禁或便秘）和性功能障碍很常见
- 急性弛缓性脊髓炎是脊髓炎的一种亚型，患者表现为急性肢体无力，脊髓成像上主要累及灰质

病因学

- 临床症状是由于脊髓横切面上下行感觉、运动和自主神经通路中断而引起的，由于脊髓脱髓鞘或炎症，导致病变水平及以下的感觉平面、肌无力和自主神经功能障碍
- 可为特发性脱髓鞘（15% ～ 30%），即单相一次性事件或继发于神经或系统性疾病的脱髓鞘（框 43-1）
- 次要原因包括感染后、疫苗接种后、急性脱髓鞘性脑脊髓炎（横断性脊髓炎倾向于单相性），以及其他疾病如多发性硬化、视神经脊髓炎谱系疾病（neuromyelitis optica spectrum disorder，NMOSD）、结缔组织疾病如系统性狼疮、干燥综合征、抗磷脂抗体综合征、结节病和副肿瘤性疾病，可以是进展性的或复发性的
- 脊髓炎的感染原因包括 HIV、梅毒、水痘带状疱疹（与带状疱疹相关）、HTLV-1、莱姆病、虫媒病毒如西尼罗病毒（通常导致脊髓灰质炎型急性弛缓性瘫痪）或肠道病毒（通常导致急性弛缓性瘫痪，主要发生在儿童）
- 约 50% 的患者发病前有上呼吸道感染

框 43-1　与急性横贯性脊髓炎相关的中枢神经系统和系统性自身免疫性疾病

中枢神经系统疾病
急性播散性脑脊髓炎
多发性硬化
视神经脊髓炎

系统性自身免疫性疾病
抗磷脂抗体综合征
白塞病
混合性结缔组织病
神经结节病
干燥综合征
系统性红斑狼疮

（From Cherry JD et al：Feigin and Cherry's textbook of pediatric infectious diseases，ed 8，Philadelphia，2019，Elsevier.）

Dx 诊断

鉴别诊断

- MS（表 43-1）
- 视神经脊髓炎谱系疾病（NMOSD）
- 转移性疾病

表 43-1　急性横贯性脊髓炎与其他中枢神经系统脱髓鞘疾病的区别

表现	ATM	ADEM	MS	NMO
脊髓炎	+	+/−	+/−（部分）	+
急性精神状态改变	−	+	−	+/−
视神经炎	−	+/−	+/−	+/−
脑部 MRI 异常	−	+	+	+/−
CSF 寡克隆带	−	+/−	+	+/−
血清 AQP4-IgG	−	−	−	+/−
复发	+/−	+/−	+	+

+，始终存在；+/−，可变存在；−，通常不存在。
ADEM，急性播散性脑脊髓炎；AQP-4，水通道蛋白 4；ATM，急性横贯性脊髓炎；CSF，脑脊液；MRI，磁共振成像；MS，多发性硬化；NMO，视神经脊髓炎。
（From Cherry JD et al：Feigin and Cherry's textbook of pediatric infectious diseases，ed 8，Philadelphia，2019，Elsevier.）

- 脊髓肿瘤
- 椎间盘突出或滑脱
- 椎管狭窄
- 脊髓硬膜外脓肿
- 血管畸形
  1. 硬脊膜动静脉瘘（最常见）
  2. 脊髓动静脉畸形
- 脊髓前动脉或脊髓后动脉闭塞引起的脊髓梗死

评估

对于有快速（数小时到数天）运动无力和感觉异常伴与脊髓有关的膀胱或肠道功能障碍病史的患者，应怀疑为横贯性脊髓炎（TM）。神经功能障碍是双侧的（不一定是对称的），并且有一个明确的感觉（皮节）水平。区分特发性 TM 和 MS 或视神经脊髓炎谱系疾病所致的 TM 非常重要，因为特发性 TM 不会复发，也不需要长期的免疫调节治疗。表 43-2 总结了与急性横贯性脊髓炎相关的复发性中枢神经系统脱髓鞘疾病和系统性自身免疫性疾病的诊断性检查。

影像学检查

- 脑钆增强磁共振成像（MRI）和整个脊柱的 MRI（图 43-1 和图 43-2）。T2 增强扫描有脱髓鞘病变。多发性硬化通常有一个位于背侧的短节段病变（少于 3 个椎体节段）。跨越 3 个或更多节段的纵向广泛性横贯性脊髓炎，是 NMOSD、感染后、

表 43-2　与急性横贯性脊髓炎相关的复发性中枢神经系统脱髓鞘疾病和系统性自身免疫性疾病的诊断性检查建议

所有患者	提示视神经脊髓炎	同时考虑
脑钆增强 MRI	眼科会诊	血管紧张素转换酶（血清、脑脊液）
CSF 寡克隆带	视觉诱发电位	其他自身抗体
抗核抗体	正式视野测试	抗 -dsDNA
抗磷脂抗体		抗 -La
血清 AQP4-IgG		抗 -Ro
		抗 -Smith

CSF，脑脊液；MRI，磁共振成像；NMO，视神经脊髓炎。

（From Cherry JD et al：Feigin and Cherry's textbook of pediatric infectious diseases，ed 8，Philadelphia，2019，Elsevier.）

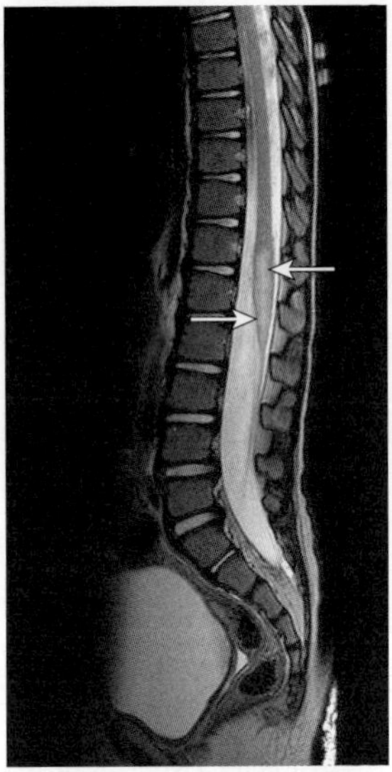

图 43-1　具有横断性脊髓炎临床表现的患者。脊髓远端矢状位 T2 加权磁共振成像显示脊髓圆锥中央 T2 高信号（箭头示）。急性脊髓梗死也可以有这种影像学表现。（From Fuhrman BP et al：Pediatric critical care，ed 4，Philadelphia，2011，Saunders.）

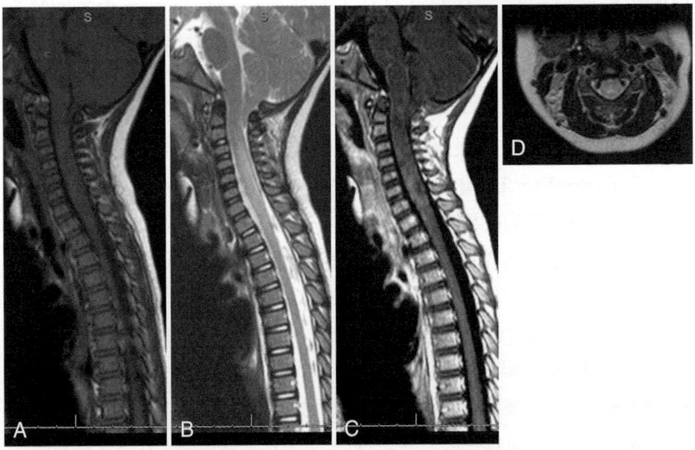

图 43-2　颈髓急性横贯性脊髓炎。**A.** 颈髓的矢状位 T1 加权磁共振成像（MRI）序列显示脊髓肿胀。**B.** 同一患者的 T2 加权 MRI 序列显示颈髓纵向广泛高信号。**C.** T1 加权钆增强 MRI，显示颈髓斑片状强化。**D.** 颈髓 T2 加权轴位 MRI 序列显示灰质和白质高信号。（From Cherry JD et al：Feigin and Cherry's textbook of pediatric infectious diseases，ed 8，Philadelphia，2019，Elsevier.）

血管或其他炎症所致 TM 的典型表现

- 如果不能做 MRI，则应进行脊柱 CT（增强或非增强），但 CT 不能显示脊髓本身

- 如果 MRI 无法评估压迫情况，也可行 CT 脊髓造影
- 如果怀疑结节病，行胸部 CT（增强或非增强）

实验室检查

- 腰椎穿刺检查脑脊液细胞增多、多发性硬化的寡克隆带，或血清学和 PCR 检查感染情况（表 43-3），如水痘带状疱疹病毒和肠道病毒 PCR
- 抗核抗体（ANA）、乙型肝炎血清学、莱姆病血清学、VDRL、SSA、SSB、抗心磷脂抗体、狼疮抗凝剂、铜、铜蓝蛋白、维生素 B_{12}、快速血浆反应素（RPR）
- 血清 NMO-IgG 和髓鞘少突胶质细胞糖蛋白（myelin oligodendrocyte glycoprotein，MOG）抗体评估视神经脊髓炎谱系疾病
- 如果怀疑是副肿瘤所致，则应订购适当的抗体并进行适当的肿瘤筛查

表 43-3　感染伴有急性横贯性脊髓炎的诊断性检查建议

血	脑脊液	其他
• 血液培养 • 伯氏疏螺旋体、EBV、肺炎支原体的急性期和恢复期滴度	• 细菌培养 • 病毒培养 • CMV、EBV、肠道病毒、HSV、肺炎支原体、VZV 的 PCR 检测	• 粪便和呼吸道分泌物的病毒培养 • 如果怀疑有寄生虫感染，考虑粪便卵子和寄生虫检测以及血清滴度

CMV，巨细胞病毒；EBV，EB 病毒；HSV，单纯疱疹病毒；PCR，聚合酶链反应；VZV，水痘带状疱疹病毒。

（From Cherry JD et al：Feigin and Cherry's textbook of pediatric infectious diseases，ed 8，Philadelphia，2019，Elsevier.）

Rx 治疗

皮质类固醇（静脉注射甲泼尼龙，1 g/d，持续 3 ～ 7 天）是横贯性脊髓炎的一线治疗方案。

非药物治疗

- 物理治疗
- 呼吸道及口咽通气

急性期常规治疗

- 大剂量静脉注射皮质类固醇（如甲泼尼龙 1000 mg/d，持续 3 ～ 7 天），以阻止脊髓的炎症损伤
- 血浆置换对皮质类固醇无反应的患者可能有帮助
- 血浆置换和皮质类固醇或其他免疫抑制剂（如利妥昔单抗或环磷酰胺）的联合治疗也可能有效
- 止痛剂

慢性期治疗

- 巴氯芬或替扎尼定治疗肌肉痉挛
- 加巴喷丁和普瑞巴林治疗神经病理性疼痛
- 卧床不动的患者给予低分子量肝素预防深静脉血栓形成
- 是否需要长期免疫抑制取决于潜在的病因

处理

- 1/3 的横贯性脊髓炎患者可以完全康复，1/3 恢复较好，1/3 患者会遗留永久性神经功能缺损，无法恢复。反复或复发是有可能的，尤其如果患者有多发性硬化、视神经脊髓炎谱系疾病或结节病时
- 需要进一步护理的患者，包括尿潴留患者，可能需要家庭护理协助。无论是住院还是门诊，都有部分患者可能从康复中受益

转诊

- 就诊于神经科相关领域专家处评估长期治疗的需求
- 进行物理和职业治疗
- 考虑心理咨询（长期情绪疾病和焦虑的发病率很高）

推荐阅读

Frohman EM, Wingerchuk DM: Transverse myelitis, *N Engl J Med* 363:564, 2010.
Wingerchuk DM et al: International consensus diagnostic criteria for neuromyelitis optica spectrum disorders, *Neurol* 85(2):177-189, 2015.

第 44 章　颈椎椎管狭窄
Spinal Stenosis，Cervical Spine

Lindsay R. Kosinski，Shyam A. Patel
刘岗　译　南勇　审校

基本信息

定义

颈椎椎管狭窄定义为颈椎椎管的异常狭窄。放射学上，管径小于 10 mm 定义为绝对狭窄，管径在 10 ～ 13 mm 之间定义为相对狭窄。椎管（颈椎、胸椎或腰椎）的狭窄可能是先天性的，更常见的是获得性的。先天性椎管狭窄是由于骨骼发育不全，而获得性椎管狭窄是一个多因素的过程，通常随着年龄的增长和作为退行性疾病的结果而发展。颈椎椎管狭窄的症状是由于脊髓发出的神经根或脊髓本身受压所产生。

同义词

脊髓型颈椎病
神经根型颈椎病
脊柱退行性疾病
椎孔狭窄

ICD-10CM 编码

M47.12　其他脊髓型脊椎病—颈区
M47.22　其他神经根型脊椎病—颈区
M47.812　非脊髓型也非神经根型颈椎病
M48.02　颈区椎管狭窄症
M50.0　颈椎间盘病伴脊髓病
M50.1　颈椎间盘病伴神经根病

流行病学和人口统计学

发病高峰：在获得性病例中＞ 50 岁。
患病率：＞ 50 岁为 5/1000，＞ 65 岁为 1/1000。

好发性别和年龄：男性和女性受同等影响；发病年龄取决于病因（先天性还是获得性），在获得性病例中，最常见的发病年龄是20～65岁。

遗传学：遗传因素在脊椎退行性疾病和椎间盘脱水中起作用，但尚未确定其相关基因。

危险因素：全身性疾病、风湿性关节炎、骨关节炎、退行性椎间盘疾病、反复微创伤（spear tackler 脊椎）、不良的人体工程学。

体格检查和临床表现

- 与颈椎狭窄有关的神经系统症状可能包括：
  1. 慢性颈痛
  2. 单侧或双侧上肢疼痛，通常呈放射状
  3. 手麻木
  4. 手臂或手笨拙
  5. 手部失去灵巧性
  6. 手的精细运动功能进行性丧失
  7. 上肢和近端下肢无力
  8. 手臂或手的感觉减退
  9. 步态障碍
  10. 反射亢进
- 霍夫曼征阳性的敏感性较低，但结合其他体征和症状的情况下，对脊髓型颈椎病有特异性
- 如果颈椎狭窄的患者跌倒，并出现上肢比下肢更无力的情况，应该考虑中央脊髓综合征

病因学

- 先天性或发育性颈椎椎管狭窄与骨骼发育不良有关，导致椎管内空间缩小。可能的原因包括：
  1. 脊椎分节不全
  2. 软骨发育不全
  3. 椎弓融合不全
  4. 椎体前缘楔形或喙状
  5. 胸腰椎后凸
  6. 早期椎弓骨化
- 获得性狭窄占大多数病例；大多数是由椎间盘水平的退行性

改变引起。这是一个复杂的过程，也可能涉及全身性、创伤性和医源性病因（图 44-1）。原因包括：

1. 小关节和黄韧带肥大
2. 椎间盘突出致狭窄
3. 后纵韧带骨化
4. 脊柱滑脱
5. 既往行脊柱融合
6. Paget 病
7. 肢端肥大症
8. 强直性脊柱炎

Dx 诊断

鉴别诊断

- 强直性脊柱炎
- 风湿性关节炎
- 弥漫性特发性骨肥厚（diffuse idiopathic skeletal hyperostosis，DISH）
- 硬膜外、硬膜下或脊髓脓肿

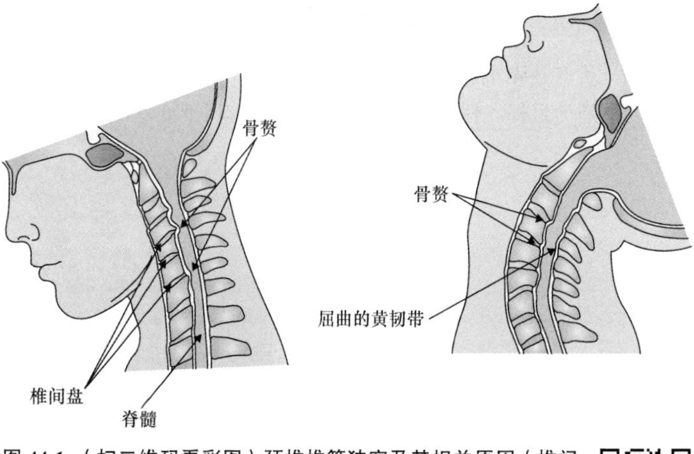

图 44-1　（扫二维码看彩图）颈椎椎管狭窄及其相关原因（椎间盘突出、骨赘形成、黄韧带肥大）的图解。（From Frontera WR et al：Essentials of physical medicine and rehabilitation，Philadelphia，2015，Elsevier.）

扫二维码看彩图

- 代谢性疾病（骨软化、维生素 B_{12} 或叶酸缺乏）
- 血管疾病（外周血管性疾病伴跛行）
- 腰肌劳损
- 胸廓出口综合征
- 转移性疾病、Paget 病
- 转换障碍、装病
- 各种颅内病变

评估

- 影像学对诊断颈椎狭窄最有用
  1. 前后位和侧位颈椎 X 线片
  2. 颈椎 CT 扫描有助于描述骨性结构
  3. 如果有神经功能缺失或疼痛＞ 4 周，应立即进行颈椎 MRI 检查；MRI 检查是最有用的诊断性检查（图 44-2）
  4. 如果 MRI 禁忌（如使用起搏器），则考虑进行 CT 脊髓造影
- 如果影像学无法确诊，可考虑神经传导检查

实验室检查

适当的血液学或脑脊液检查以排除鉴别诊断的各种情况。

Rx 治疗

颈椎椎管狭窄的治疗以缓解症状、保护功能和防止进一步的神经功能下降为目标。保守治疗还是手术治疗取决于症状的严重程度、

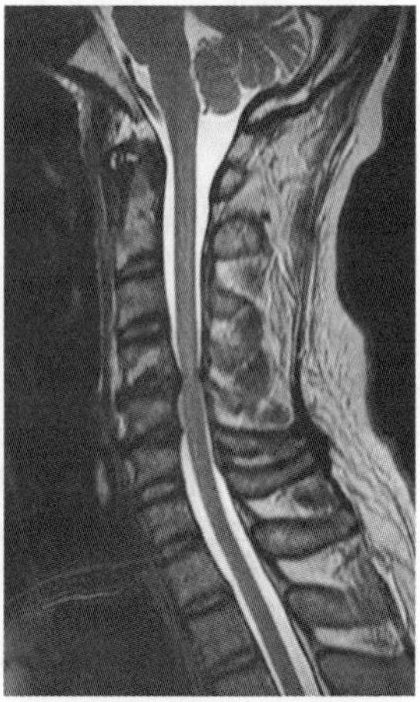

图 44-2　颈椎 T2 磁共振成像显示 C4 ～ C5 和 C5 ～ C6 节段椎管内狭窄。（From Crowley P, Oxon BA：Neuroimaging of spinal canal stenosis, MRI Clin N Am 24：523-539，2016.）

疾病是否长期存在和是否有神经功能缺失。

非药物治疗

- 物理和作业疗法
- 缓解疼痛的机械措施（软领、热、牢固的枕头）
- 生活方式改变
- 颈椎牵引

药物治疗

- 止痛药
- 抗炎药：
  1. 使用口服或静脉注射类固醇
  2. 硬膜外类固醇注射
- 抗痉挛药
- 用于神经病理性或神经根性疼痛的膜稳定抗惊厥药（如加巴喷丁）

处理

- 对有症状的患者进行非手术治疗通常是一种暂时性措施；然而，在没有严重神经功能受损或进行性下降的情况下，医生必须在手术之前用尽所有非手术方法
- 5%～25% 的颈椎狭窄患者需要手术，其中 33% 的患者预后良好
- 外科手术通常包括脊髓或椎管减压以及骨性成分融合以稳定颈椎。椎板成形术，其中保留后突的脊柱减压术，可能是符合条件的患者保留运动的一种选择

转诊

- 物理治疗
- 可于能进行手术减压和融合的骨科或神经外科脊柱专家处就诊

重点和注意事项

专家点评

随着人口老龄化，颈椎椎管狭窄的患病率将会增加。一般来说，当患者出现症状时就应该开始治疗。大多数患者可以保守治疗，在

初级保健机构，没有必要立即对无症状的颈椎椎管狭窄进行干预。然而，任何出现神经缺陷的患者都应该紧急转给脊柱专家。

预防

采取加强颈部肌肉的措施、改善工作环境的人体工效学，以及避免慢性重复创伤，可能对预防获得性颈椎椎管狭窄有一定的作用。

患者和家庭教育

有关颈椎狭窄的患者信息可在 www.spine-health.com/conditions/spinal-stenosis 上获得。

推荐阅读

Aljuboori Z, Boakye M: The natural history of cervical spondylotic myelopathy and ossification of the posterior longitudinal ligament: a review article, *Cureus* 11(7):e5074, 2019.

Clarencon F et al: The degenerative spine, *Magn Reson Imaging Clin N Am* 24(3):495–513, 2016.

Crowley P, Oxon BA: Neuroimaging of spinal canal stenosis, *Magn Reson Imaging Clin N Am* 24:523-539, 2016.

Gutierrez GJ, Chirumamilla D: Cervical spinal stenosis. In Desai M, O'Brien J, (eds): *The spine handbook*, New York, 2018, Oxford University Press, pp. 132-146.

Lund T, Santos de Moraes OJ: Cervical, thoracic and lumbar stenosis. In Winn HR et al: *Youmans and Winn neurological surgery*, Philadelphia, 2017, Elsevier, pp. 2373-2383.

Meleger AL, Egyhazi R: Cervical spinal stenosis. In Frontera WR et al (eds): *Essentials of physical medicine and rehabilitation*, Philadelphia, 2015, Elsevier, pp. 35-39.

Toledano M, Bartleson JD: Cervical spondylotic myelopathy, *Neurol Clin* 31:287-305, 2013.

第 45 章　腰椎椎管狭窄
Spinal Stenosis，Lumbar

Fred F. Ferri

刘岗　译　南勇　审校

基本信息

定义

腰椎椎管狭窄（lumbar spinal stenosis，LSS）是一种以椎管或神经根孔狭窄为特征的解剖学损伤（图 45-1）。

同义词

中央型椎管狭窄
侧方椎管狭窄
椎关节强硬
腰椎椎管狭窄
LSS

ICD-10CM 编码

M48.06　腰椎椎管狭窄

流行病学和人口统计学

更常见于 50 ～ 60 岁。

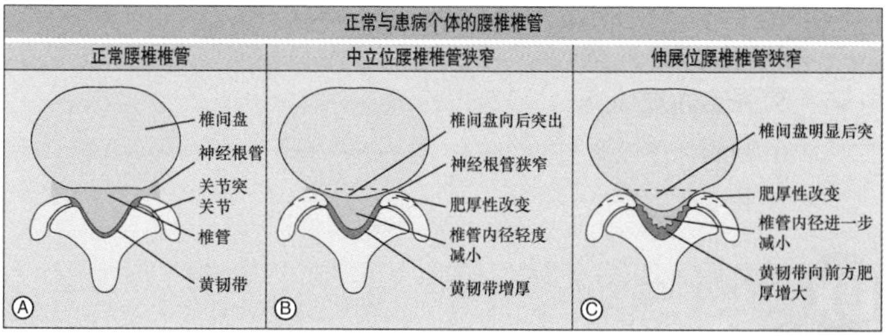

图 45-1（扫二维码看彩图）**A.** 正常椎管。**B.** 中立位椎管中央狭窄，神经根管狭窄。**C.** 腰椎伸展对椎管的影响。（From Hochberg MC：Rheumatology，ed 7，Philadelphia，2019，Elsevier.）

扫二维码看彩图

体格检查和临床表现

- 神经根或马尾神经受直接机械压迫或血管间接压迫而引起的症状
- 神经源性跛行：步行时出现的腿部、臀部或背部疼痛，坐时缓解
- 疼痛可能向下辐射至脚踝，并有麻木、刺痛和无力
- 采取弯腰姿势可以减少症状发生，因为它增加了腰椎椎管的可用空间
- 腰椎背伸幅度减少
- 外周脉搏正常
- Romberg 征阳性（本体感觉下降）
- 宽基步态
- 膝和踝反射下降
- 尿失禁

病因学

椎管狭窄可以是原发性的，也可以是继发性的。

- 原发性狭窄（先天性或发育性狭窄）：
  1. 特发性
  2. 软骨发育不全
  3. Morquio-Ullrich 综合征
- 继发性狭窄（后天获得性）：
  1. 退行性（关节突肥大、椎间盘退变、黄韧带肥大、脊椎滑脱）
  2. 骨折或创伤
  3. 术后（椎板切除术后）
  4. Paget 病
  5. 强直性脊柱炎
  6. 肿瘤
  7. 肢端肥大症

Dx 诊断

鉴别诊断

- 膝或髋关节骨关节炎
- 硬膜外脓肿或肿瘤压迫引起的急性马尾综合征

- 多发性骨髓瘤或骨髓炎引起的疼痛和无力
- 间歇性跛行——外周血管疾病
- 由髓核突出等引起的周围神经病
- 脊柱侧弯或脊椎滑脱
- 类风湿疾病：强直性脊柱炎、Reiter 综合征、纤维肌痛
- 腰痛的鉴别诊断可见框 16-1。表 45-1 比较了椎管狭窄、外周血管疾病和椎间盘疾病的临床特征

评估

病史、体格检查（也见图 16-2）以及具体的影像学研究。腰痛病因的病史线索总结可见表 16-1。腰痛的管理流程可见图 16-1。

影像学检查

- 腰椎 X 线平片的敏感性为 66%，特异性为 93%
- 还可使用椎管超声检查
- 腰骶椎 CT 扫描：敏感性 75% ～ 85%、特异性 80%
- 腰骶椎 MRI（图 45-2）：敏感性 80% ～ 90%、特异性 95%
- 脊髓造影：敏感性 77%、特异性 72%
  绝对狭窄：椎管前后径＜ 10 mm；
  相对狭窄：椎管前后径 10 ～ 12 mm
- 肌电图（electromyography，EMG）和神经传导速度（nerve conduction velocity，NCV）是鉴别周围神经病还是腰椎椎管狭窄的非常有用的辅助检查

表 45-1　椎管狭窄、外周血管疾病和椎间盘疾病的临床特征比较

特征	椎管狭窄	椎间盘脱垂	外周血管疾病
直腿抬高不足	罕见	通常会	无
神经功能缺损	有时	经常会	无
走路时腿痛	是	通常会	是
坐着时腿痛	无	是	无
站立位疼痛减轻	无	无	是
坐位疼痛减轻	是	无	是
麻木 / 感觉异常	是	是	有时

（From Carr A，Hamilton W：Orthopedics in primary care，ed 2，Philadelphia，2005，Butterworth-Heinemann.）

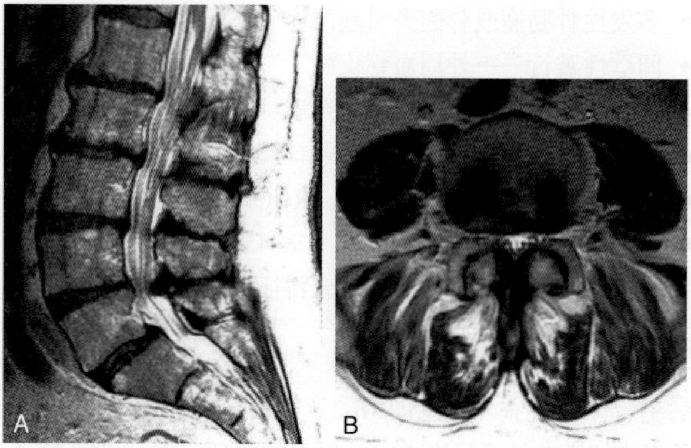

图 45-2　退行性椎管狭窄。A. 矢状位 T2 加权磁共振成像显示，由于黄韧带的肥厚，L4 ～ L5 节段的神经管前后径减小。**B.** L4 ～ L5 椎间盘轴位图像显示，因鞘囊后外侧小关节肥大，使鞘囊横截面积减小。（Courtesy Dr. John Crues, University of California，San Diego.）

Rx 治疗

非药物治疗

- 理疗
- 腰带
- 腰肌训练
- 腹肌强化
- 水中运动

急性期常规治疗

- 有 MRI 或 CT 明确的神经根明显受压、能力丧失症状（日常活动受限或大小便失禁）的患者，应考虑手术
- 外科手术包括椎板减压术、关节融合术、半椎板切除术和内侧小关节切除术
- 使用 X-STOP 装置的腰椎棘突间减压术：在受影响节段的两个相邻棘突之间放置一个椭圆形钛垫片，分散运动节段的狭窄中柱部分所承受的力
- 在减压手术中加入融合术几乎没有什么价值。对于大多数患者来说，当没有明显不稳定情况时，椎管狭窄手术应该仅限

于减压术。试验表明，融合术治疗椎管狭窄应仅限于屈曲-伸展位 X 线片所确认的脊柱不稳定患者，以及由创伤、肿瘤、感染或脊柱畸形（如先天性脊椎滑脱或成人脊柱侧凸）造成的脊椎破坏①

慢性期治疗

- 除对乙酰氨基酚外，还可以尝试非甾体抗炎药（布洛芬 800 mg 口服 3 次 / 日、萘普生 500 mg 口服 2 次 / 日）的保守治疗以缓解症状
- 硬膜外糖皮质激素注射被广泛用于治疗腰椎椎管狭窄；然而，关于这些注射的有效性和安全性缺乏严格的数据。最近的一项试验表明，在腰椎椎管狭窄治疗中，与单纯硬膜外注射利多卡因相比，硬膜外注射糖皮质激素和利多卡因的短期疗效微乎其微，甚至没有

处理

- 大约 20% 接受手术的患者需要在 10 年内再次手术。这些患者中有近 1/3 的人仍经历疼痛
- 椎管狭窄的自然病程发展缓慢。虽然不是很常见，但脊髓压迫会导致大小便失禁和瘫痪
- 据报道，LSS 患者的手术治疗在减轻疼痛和减少残疾方面比非手术治疗更有效。然而，在最近的一项手术和非手术治疗腰椎椎管狭窄的随机试验中，手术减压和物理治疗方案在有手术适应证的腰椎椎管狭窄患者中产生了类似的效果。患者和医务人员应该共同参与医疗方案的决策，包括充分告知 LSS 手术和非手术治疗的证据②

转诊

- 椎管狭窄的患者应该至腰椎外科专病的脊柱外科医生或神经外科医生处就诊

---

① Peul WC，Moojen WA：Fusion for spinal stenosis，safeguard or superfluous surgical implant？ N Engl J Med 374（15）：1478-1479，2016.

② Delitto A et al：Surgery versus nonsurgical treatment of lumbar spinal stenosis：a randomized trial，Ann Intern Med 162：465-473，2015.

- 如果手术是禁忌或者如果患者不愿做手术，应该转诊给疼痛专科医生

重点和注意事项

专家点评

- 大约 1/3 的患者同时患有外周血管疾病
- 马尾神经受压的严重程度与患者行走能力和腿部、背部疼痛程度直接相关
- 脊椎狭窄也是年轻人慢性腰痛的原因之一

推荐阅读

Forsth P et al: A randomized, controlled trial of fusion surgery for lumbar spinal stenosis, *N Engl J Med* 374:1413-1423, 2016.

Friedly JL et al: A randomized trial of epidural glucocorticoid injections for spinal stenosis, *N Engl J Med* 371:11-21, 2014.

Ghogawala Z, et al: Laminectomy plus fusion versus laminectomy alone for lumbar spondylolisthesis, *N Engl J Med* 374:1423-1434, 2016.

第八篇

神经-肌肉接头和肌肉疾病

第 46 章　重症肌无力
Myasthenia Gravis

Radhika Sampat，Corey Goldsmith，Taylor Harrison

安荣成　译　南勇　审校

基本信息

定义

重症肌无力（myasthenia gravis，MG）是一种影响突触后神经肌肉传递的自身免疫性疾病，最常见的是由针对神经肌肉接头的乙酰胆碱受体（acetylcholine receptor，AChR）抗体介导。抗 AChR 抗体导致功能性突触后 ACh 受体减少，导致疲劳性无力。一小部分重症肌无力患者缺乏 AChR 抗体，并且一部分患者拥有针对肌肉特异性酪氨酸激酶（muscle-specific tyrosine kinase，MuSK）的抗体，同时影响神经肌肉接头的突触前和突触后功能。表 46-1 描述了重症肌无力的分类。

表 46-1　美国重症肌无力基金会使用的 Osserman 分类，以规范临床症状 [1]

Ⅰ类	任何眼肌无力
Ⅱ类	任何严重程度的眼肌无力，轻度肢体无力
Ⅱa 类	主要是四肢和（或）中轴肌肉无力
Ⅱb 类	主要是延髓和（或）呼吸肌无力
Ⅲ类	任何严重程度的眼肌无力，其他肌肉中度无力
Ⅲa 类	主要是四肢和（或）中轴肌肉无力
Ⅲb 类	主要是延髓和（或）呼吸肌无力
Ⅳ类	任何严重程度的眼肌无力，其他肌肉重度无力
Ⅳa 类	主要是四肢和（或）中轴肌肉无力
Ⅳb 类	主要是延髓和（或）呼吸肌无力
Ⅴ类	插管伴或不伴机械通气

[1] Jaretzki A et al：Myasthenia gravis：recommendations for clinical research standards. Task Force of the Medical Scientific Advisory Board of the Myasthenia Gravis Foundation of America，Neurology 55：16-23，2000.

（From Parrillo JE，Dellinger RP：Critical care medicine：principles of diagnosis and management in the adult，ed 5，Philadelphia，2019，Elsevier.）

同义词

MG

ICD-10CM 编码

G70.00 重症肌无力不伴（急性）恶化

G70.01 重症肌无力伴（急性）恶化

P94.0 新生儿暂时性重症肌无力

流行病学和人口统计学

发病率（美国）：每年每100万人中有8～10例。它是神经肌肉接头传递疾病中最常见的疾病。

患病率（美国）：每100万人中有150～250例。

好发性别：成年人中女性比男性更易受影响（3∶2），而在老年人中影响程度相同。

发病高峰：女性，10～30岁；男性，50～80岁。

遗传学：*HLA-B8*、*DR3* 频率增加。

体格检查和临床表现

- 重症肌无力的特征是运动后加剧，休息后改善
- 累及近端肌肉、膈肌和颈部伸肌的全身无力很常见
- 大约15%的患者肌无力局限于眼睑和眼外肌（图46-1）
- 眼睑下垂、复视、构音困难和吞咽困难的延髓症状很常见
- 反射、感觉和协调性正常

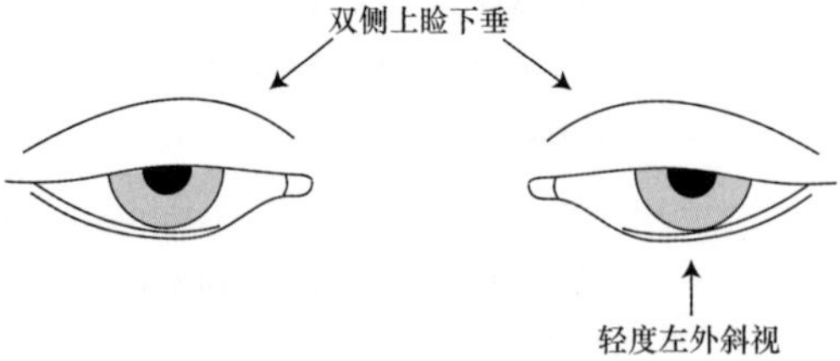

图 46-1 重症肌无力。重症肌无力可以模仿引起复视的任何眼部疾病，尽管多数情况下它可以模仿上直肌或内直肌的无力（即分别难以持续抬高或内收眼球）。重症肌无力的诊断线索与上睑下垂、病程波动和瞳孔正常有关。（From McGee S：Evidence-based physical diagnosis，ed 4，Philadelphia，2018，Elsevier.）

病因学

抗体介导的突触后神经肌肉接头中烟碱类 AChR 的减少，导致神经肌肉传递缺陷以及随后的肌肉无力和疲劳。早期发作的重症肌无力与 *HLA-DR3*、*HLA-B8* 和非 HLA 基因相关。迟发性重症肌无力与 *HLA-DR2*、*HLA-B27* 和 *HLA-DRB1* 相关。自 2001 年以来，MuSK 抗体已被认知，具有与 AChR 重症肌无力相似的表现，尽管它们可能具有更多的延髓无力症状、近端肌肉萎缩，以及对溴吡斯的明缺乏反应或呈自相矛盾的反应。重症肌无力亚型的血清学和临床表现总结于表 46-2 中。

Dx 诊断

鉴别诊断

Lambert-Eaton 肌无力综合征、肉毒杆菌毒素、药物引起的肌无力、慢性进行性眼外肌麻痹、先天性肌无力综合征、甲状腺疾病、基底部脑膜炎、颅内肿块伴脑神经病变、吉兰-巴雷综合征的 Miller-Fisher 变异型。

评估

- 依酚氯胺试验（腾喜龙试验）（图 46-2）：尽管目前很少使用，但对有眼部症状的重症肌无力患者有用。床旁准备好心脏监护仪和阿托品至关重要。重症肌无力患者也可冰袋测试阳性（图 46-3）
- 重复神经刺激：连续刺激显示临床上无力的肌肉中肌肉动作电位递减，高达 50% 可能为阴性
- 单纤维肌电图：高度敏感，高达 95% 的患者异常
- 多达 90% 的患者发现血清 AChR 抗体
- 一部分血清阴性的重症肌无力患者可能具有 MuSK 抗体

实验室检查

- 用力肺活量（forced vital capacity，FVC）是评估神经肌肉呼吸状态的最有用的测试。FVC ＜ 20 ml/kg 的患者存在呼吸衰竭的高风险，应在 ICU 中进行监测。尽管何时进行插管应视临床情况而定，但 FVC 降至 10 ～ 15 ml/kg 以下通常需要插管

表 46-2　重症肌无力亚型的血清学和临床表现[1-7]

	AChR 抗体	MuSK 抗体	横纹肌抗原 Titin 抗体 RyR 抗体	发病年龄，性别	临床表现	治疗效果	胸腺切除术效果	预后
重症肌无力眼病	50%～75%	无	无	老年，男性	眼病	良好	良好	良好（但 50% 可以在 2 年内发展为全身性 MG）
早发性全身性 MG	80%～85%（高效价）	无	无-罕有	＜50 岁	全身性	很少需要免疫抑制	良好	不太严重，死亡率低
迟发性全身性 MG	无-罕有	无	50% 54% Titin 33% RyR	≥50 岁	全身性	经常需要免疫抑制	差	严重
胸腺瘤相关 MG	阳性，接近 100%（低效价）	无	95% 50% Titin 47% RyR	范围：老年人，但如果 RyR 阳性则＜40 岁	全身性； 如果 RyR 阳性：眼病、延髓症状、呼吸肌无力	经常需要免疫抑制	相当好	RyR：侵袭性恶性胸腺瘤 严重 更高的死亡率
全身性 MG，MuSK 阳性	无	100%	无	年轻的女性	面部、延髓、颈部、呼吸肌、食管肌肉无力	对 AChE 抑制剂反应差	较差（胸腺无变化）	严重，进展过程

续表

	AChR 抗体	MuSK 抗体	横纹肌抗原 Titin 抗体 RyR 抗体	发病年龄，性别	临床表现	治疗效果	胸腺切除术效果	预后
伴有胸腺增生的 MG	89%	无	无	年轻的女性	全身性	良好	良好	良好
ACh 抗体阴性	阴性	阴性	存在	年轻的女性	全身性	差		相当好

AChE，乙酰胆碱酯酶；AChR，乙酰胆碱受体；MG，重症肌无力；MuSK，肌肉特异性酪氨酸激酶；RyR，兰尼定受体。

[1] Romi F，Aarli JA，Gilhus NE：Myasthenia gravis patients with ryanodine receptor antibodies have distinctive clinical features，Eur J Neurol 14：617-620，2007.

[2] Romi F，Gilhus NE，Aarli JA. Myasthenia gravis：clinical，immunological，and therapeutic advances，Acta Neurol Scand 111：134-141，2005.

[3] Akaishi T et al：Response to treatment of myasthenia gravis according to clinical subtype，BMC Neurol 16：225，2016.

[4] Gilhus NE，Verschuuren JJ：Myasthenia gravis：subgroup classification and therapeutic strategies，Lancet Neurol 14：1023-1036，2015.

[5] Hong Y et al：Autoantibody profile and clinical characteristics in a cohort of Chinese adult myasthenia gravis patients，J Neuroimmunol 298：51-57，2016.

[6] Gilhus NE et al：Myasthenia gravis-autoantibody characteristics and their implications for therapy，Nat Rev Neurol 12：259-268，2016.

[7] Roberts PF et al：Thymectomy in the treatment of ocular myasthenia gravis，J Thorac Cardiovasc Surg 122：562-568，2001.

（From Parrillo JE，Dellinger RP：Critical care medicine：principles of diagnosis and management in the adult，ed 5，Philadelphia，2019，Elsevier.）

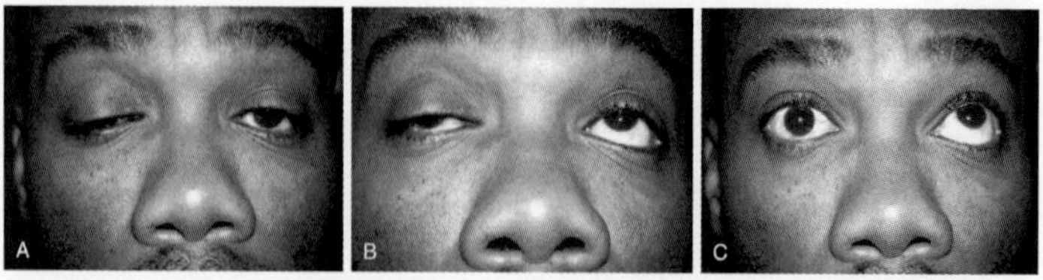

图 46-2 （扫本章二维码看彩图）重症肌无力的阳性依酚氯胺检查。A. 不对称上睑下垂；**B.** 向上凝视缺陷；**C.** 注射依酚氯胺后，双侧上睑下垂明显改善，左上凝视适度改善。（From Kanski JJ et al：Clinical ophthalmology：a systematic approach，ed 7，Philadelphia，2010，WB Saunders.）

扫本章二维码看彩图

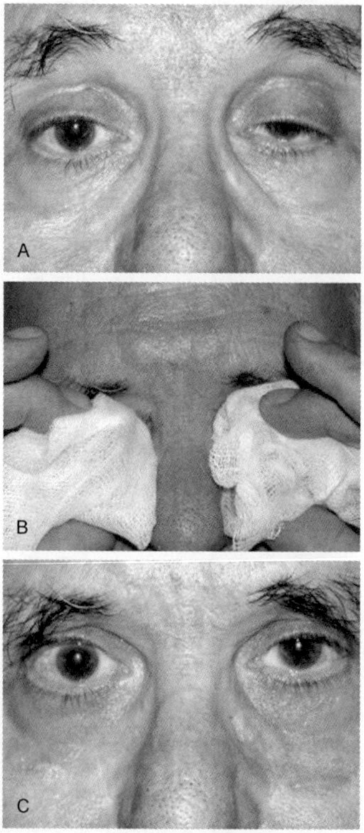

图 46-3 （扫本章二维码看彩图）重症肌无力的阳性冰水测试。A. 不对称上睑下垂。**B.** 冰敷。**C.** 上睑下垂改善。（Courtesy J. Yanguela. From Kanski JJ et al：Clinical ophthalmology：a systematic approach，ed 7，Philadelphia，2010，WB Saunders.）

- 胸部增强 CT 扫描以查找胸腺瘤或残留胸腺组织。重症肌无力患者中 10% 患有胸腺瘤，患病率随年龄增长而增加
- 促甲状腺激素、游离 T_4 可以排除甲状腺疾病

Rx 治疗

非药物治疗

- 对患者进行教育，以促进对症状加重的认识，并在临床恶化开始时进行医学评估
- 避免使用某些已知会引起重症肌无力病情加重的药物（表 46-3）[β 受体阻滞剂、氨基糖苷和喹诺酮类抗生素、青霉胺、干扰素、I 类抗心律失常药物（普鲁卡因胺、奎尼丁等）]

表 46-3 重症肌无力应避免的药物[1]

避免使用的药物	例子	避免建议	无力的机制
抗生素			
氨基糖苷类	庆大霉素 链霉素 妥布霉素 阿米卡星	禁忌 很少出现问题	阻断 ACh 受体，防止 ACh 释放
抗疟疾药	奎宁 氯喹	禁忌	电压依赖性钠通道的突触前阻断和突触后电位去极化
大环内酯类	红霉素，四环素 阿奇霉素	相对的	影响突触前传递
氟喹诺酮类	莫西沙星 环丙沙星 左氧氟沙星 氧氟沙星	FDA 黑框警告	不详
酮内酯类	替利霉素 多黏菌素类	FDA 黑框警告 禁忌	不详 突触前和突触后作用
心血管			
抗心律失常药	普鲁卡因胺 普罗帕酮	禁忌	减少 ACh 的释放 钠内流阻滞剂
β 受体阻滞剂	普萘洛尔 阿替洛尔 噻吗洛尔点眼液	相对的	不清楚——可能在神经肌肉接头或肌膜处
钙通道阻滞剂	维拉帕米 氨氯地平	相对的	突触前和突触后 L 型钙通道的阻滞

续表

避免使用的药物	例子	避免建议	无力的机制
抗痉挛药			
	苯妥英	相对的	对 ACh 的突触后反应减低；抑制钙通道；肌膜阈值增加
	卡马西平	相对的	触发免疫反应
	加巴喷丁	相对的	结合电压门控钙通道
化疗药物			
	多柔比星 依托泊苷 顺铂	相对的	不详
其他			
神经肌肉阻断剂	干扰素 阿曲库铵 顺-阿曲库铵 维库溴铵	相对的 相对的	自身抗体产生 阻断 ACh 受体
他汀类药物		相对的	不详
皮质类固醇		相对的	通过离子通道直接阻断 ACh 受体
肉毒杆菌毒素		禁忌	损害突触传递
镁剂		相对的	损害突触传递
青霉胺		禁忌	结合 ACh 受体，诱导受体抗体

[1] Ahmed A，Simmons Z：Drugs which may exacerbate or induce myasthenia gravis：a clinician's guide，Internet J Neurol 10：1-8，2008.

ACh，乙酰胆碱；FDA，美国食品和药品管理局。

（From Parrillo JE，Dellinger RP：Critical care medicine：principles of diagnosis and management in the adult，ed 5，Philadelphia，2019，Elsevier.）

- 及时治疗感染、饮食调整和吞咽困难患者的言语评估

急性期常规治疗

- 用乙酰胆碱酯酶抑制剂对症治疗：

  1. 溴吡斯的明：初始 30 ～ 60 mg 口服，每 4 ～ 6 h 一次；起

效时间 30 min，持续时间 4 h。可以滴定至 120 mg 每 4 h 一次。高剂量时常有胃肠道反应，同时可能对莨菪碱有反应

- 用皮质类固醇和硫唑嘌呤进行免疫抑制治疗是一线治疗：
  1. 泼尼松，起始剂量 10 ～ 20 mg 每日 1 次，以 5 mg 增量滴定至产生效果，或者达到 1 mg/（kg · d）的剂量，2 ～ 4 周可能出现改善，3 ～ 6 个月达最大效应
  2. 硫唑嘌呤，起始剂量 50 mg 每日 1 次，滴定至 2 ～ 3 mg/（kg · d），在 6 ～ 12 个月内具有临床效果。没有巯嘌呤甲基转移酶活性的患者不建议使用硫唑嘌呤
- 二线替代方案：
  1. 依库珠单抗，一种新型补体抑制剂，已获 FDA 批准，用于乙酰胆碱抗体阳性且即使目前使用免疫疗法仍持续具有严重症状的成年患者
  2. 环孢素，起始剂量为 5 mg/（kg · d），在 1 ～ 2 个月内表现出临床疗效
  3. 吗替麦考酚酯，500 mg 每日 2 次，滴定至 2 g/d，在 3 ～ 6 个月内具有临床效果，最长可达 12 个月
  4. 利妥昔单抗
- 血浆置换和静脉注射免疫球蛋白是加重期的短期免疫治疗选择。静脉注射免疫球蛋白（IVIG）和血浆置换之间的疗效无显著差异
- 机械通气是肌无力危象时的挽救措施。如果用力肺活量（FVC）＜ 10 ～ 15 ml/kg，考虑选择性插管
- 图 46-4 阐述了治疗肌无力危象的流程图

手术治疗

- 在胸腺瘤性重症肌无力中，所有患者均应行胸腺切除术。如果无法通过手术切除肿瘤，可以考虑采用化疗来预防局部侵袭和缓解症状
- 对于非胸腺瘤性自身免疫性重症肌无力，胸腺切除术可改善临床结局，并减少对类固醇的需求（持续至少 5 年）。年龄小于 60 岁且无明显合并症的患者应考虑手术治疗，即使在影像学上未见明显的胸腺组织，尤其是难治的患者
- MuSK 相关重症肌无力与胸腺病理学无关联

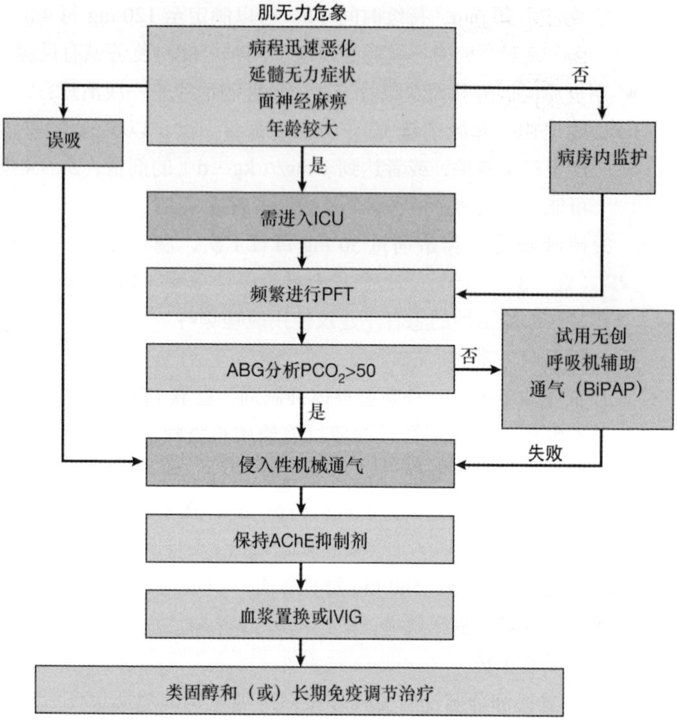

图 46-4　肌无力危象处理的临床流程图。ABG，动脉血气；AChE，乙酰胆碱酯酶；BiPAP，双水平气道正压；ICU，重症监护病房；IVIG，静脉注射免疫球蛋白；PFT，肺功能检查。（From Parrillo JE，Dellinger RP：Critical care medicine，principles of diagnosis and management in the adult，ed 4，Philadelphia，2014，Elsevier.）

处理

病程高度可变。在过去的 40 年间，死亡率从 75% 降至 4.5%。

转诊

- 至神经肌肉疾病专家处就诊是合适的
- 在某些病例至外科就诊进行胸腺切除术（参见“手术治疗”）

重点和注意事项

- 持续向上或侧向凝视，手臂外展 120 s，可以在体格检查时引出细微的症状

- 重症肌无力患者可迅速恶化，并应在恶化或起病时进行仔细观察

推荐阅读

Barth D et al: Comparison of IVIg and PLEX in patients with myasthenia gravis, *Neurology* 76:2017-2023, 2011.

Gilhus NE: Myasthenia gravis, *N Engl J Med* 375:2570-2581, 2016.

Gotterer L, Li Y: Maintenance immunosuppression in myasthenia gravis, *J Neurol Sci* 369:294-302, 2016.

Li Y et al: Myasthenia gravis: newer therapies open sustained improvement, *Clev Clinic J Med* 80:711-720, 2013.

Wolfe GI et al: Randomized trial of thymectomy in myasthenia gravis, *N Engl J Med* 375(6):511-522, 2016.

第 47 章 低血钾性周期性瘫痪
Hypokalemic Periodic Paralysis

Craig Blakeney

王震雨 译 南勇 审校

基本信息

定义

低血钾性周期性瘫痪（hypokalemic periodic paralysis，HPP）是由于多种原因使肌肉离子通道的共同通路缺陷，从而导致无痛性肌肉无力。全身肌无力周期性发作，原因可能是真性钾缺乏，更常见的原因是细胞内钾转移。

同义词

周期性瘫痪

低血钾性非周期性瘫痪

卡魏尔病（Cavare disease）

HPP

ICD-10CM 编码

G72.3 家族性周期性瘫痪（卡魏尔病）

流行病学和人口统计学

- HPP 发病率为 1/10 万
- 常染色体显性遗传
- 1/3 的病例是新发突变
- 大多数新发病例发生于甲状腺毒症患者
- 安德森（Anderson）综合征是 HPP 的一种罕见变异型，发病率为 1/100 万。患者有发生心律失常的危险，因为钾通道突变也在心肌中表达

体格检查和临床表现

- 通常在青春期发病，表现为在运动或摄入碳水化合物后短暂

的全身无力发作，不伴肌张力丧失
- 发作通常持续数小时，但也可能持续数天
- 剧烈运动、紧张或高碳水化合物饮食之后的休息可引起发作，因为肾上腺素和（或）胰岛素的增加可导致细胞内钾转移和低钾血症
- 感冒、乙醇、睡眠不足、情绪紧张、β_2受体激动剂、利尿剂、皮质类固醇、胰岛素、糖皮质激素、病毒性疾病、月经和怀孕也会引起发作
- 下肢重于上肢，近端肌肉重于远端肌肉
- 最常见在早晨醒来之后发生
- 眼肌、延髓支配肌肉和呼吸肌不受累

病因学

- 由骨骼肌或内质网的跨膜电压门控离子通道突变引起
- 最常见的突变发生在骨骼肌二氢吡啶敏感钙通道的 α_1 亚基中。引起低钾血症的确切机制目前尚不清楚
- 最终的共同途径是细胞外钾浓度低。这导致短暂的膜去极化，使电压门控钠通道和钙通道失活。这些通道不再能够产生肌肉收缩所必需的动作电位

Dx 诊断

- 发作期间的低钾血症并且排除了其他综合征，足以确定诊断
- HPP 发作间期血清钾恢复正常
- 如果有 HPP 的家族病史，在发作时除低钾血症外不需要进一步的诊断性检查

鉴别诊断

- 高血钾性周期性瘫痪
- 正常血钾性周期性瘫痪
- 甲状腺毒症
- 重症肌无力
- 与通道病无关的继发性低钾血症
- 安德森综合征
- 吉兰-巴雷综合征
- 横贯性脊髓炎

- 蜱性麻痹
- 肉毒杆菌毒素中毒
- 钡中毒

评估

血清钾水平是诊断和治疗的依据。

实验室检查

- 发作时的平均血清钾水平是 2.4 mmol/L
- T_3、T_4、TSH 水平可帮助排除甲状腺功能亢进引起的甲状腺毒性周期性瘫痪
- 排除低钾血症的继发原因（甲状腺毒症、利尿剂、呕吐、腹泻、醛固酮增多症、远端肾小管性酸中毒）
- 血清电解质检测
- 可以对大多数常见突变进行基因检测
- 当基因检测没有结果时，促肾上腺皮质激素（ACTH）、运动或胰岛素和葡萄糖诱发试验是高危选项
- 肌电图可帮助区分发作时低钾血症的病因

其他检查

心电图可表现为 ST 段压低、T 波低平、U 波抬高。心律失常可见于 HPP，较为罕见，但是仍有报道。

Rx 治疗

急性期常规治疗

- 氯化钾，60 ～ 120 mmol 口服，每 20 ～ 30 min 增加 15 ～ 30 mmol，通常足以缓解急性发作
- 口服钾优于静脉补钾
- 碳酸酐酶抑制剂，特别是乙酰唑胺和双氯非那胺，在缓解症状方面显示出效用。然而，有可能通过细胞内钾转移而加重糖尿病患者的低钾发作

慢性期治疗

- 患者在 50 岁左右可能发展为慢性进行性近端肌病。最显著受累的是上肢和下肢近端肌肉以及骨盆带肌

- 50 岁左右，发作的频率及无力程度开始下降
- 避免服用降血钾药物、高碳水化合物食物、碳酸氢盐和降钾利尿剂，以及剧烈的体育锻炼，以上被证明可以预防发作
- 一些患者可能需要长期服用钾补充剂、保钾利尿剂和碳酸酐酶抑制剂，以维持足够的血清钾水平，防止发作

预后

- 服用口服钾的患者在发作后有高钾血症的风险，因为细胞内钾重新分布到细胞外。治疗后 24 h 可间断监测血钾水平
- 新发低钾血症或疑似新发 HPP 患者可入院作进一步诊断性检查

重点和注意事项

血清钾水平反映了细胞外钾，而细胞外钾仅占全身钾储存量的2%。发作时血清钾水平低通常代表细胞内转移，而不是全身钾匮乏。

推荐阅读

Sung CC et al: Etiologic and therapeutic analysis in patients with hypokalemic nonperiodic paralysis, *Am J Med* 128:289-296, 2015.

第 48 章　炎性肌病
Inflammatory Myopathies

Joseph S. Kass，Gavin Brown
刘晓英　译　刘晓英　审校

基本信息

定义

炎性肌病（inflammatory myopathies，IMM）是一种特发性肌肉疾病，临床表现为肌肉无力，病理表现为炎症和肌纤维断裂。四种最常见的炎性肌病是皮肌炎（dermatomyositis，DM）、坏死性自身免疫性肌炎、多发性肌炎（polymyositis, PM）和包涵体肌炎（inclusion body myositis，IBM）。有关这些主题的详细信息，请参阅“包涵体肌炎”和“坏死性自身免疫性肌病”的单独主题。

同义词

免疫介导性肌病
特发性炎性肌病
肌炎综合征
多发性肌炎
皮肌炎
IMM

ICD-10CM 编码

M33.02　青少年皮肌炎伴肌病
M33.12　其他皮肌炎伴肌病
M33.20　多发性肌炎，未指明器官受累
M33.22　多发性肌炎伴肌病
M33.90　皮肌炎，未指明，器官受累不明
M33.92　皮肌炎，未指明伴肌病

流行病学和人口统计学

炎性肌病是儿童和成人中最大的一类潜在可治疗的肌病。

DM：

- 发生在儿童和成人中（两个年龄高发期）
- 成人平均诊断年龄为 40 岁，儿童年龄范围为 5 ～ 14 岁
- 女性比男性更常见（2∶1）
- 发病率 1/10 万
- 患病率成人为每 100 万人中 1 ～ 10 例，儿童为每 100 万人中 1 ～ 3.2 例
- 超过 50 岁的 DM 患者中，多达 1/3 伴有恶性肿瘤

PM：

- 主要发生于成人，儿童非常少见
- 平均诊断年龄＞ 20 岁
- 更常见于女性
- 是最少见的炎性肌病
- 确切发病率未知

体格检查和临床表现

DM 和 PM：

- 大多数患者亚急性起病，持续数周到数月
- 典型表现是对称性近端肌无力，累及近端肢体（肩带和骨盆带）
- 常见颈部屈伸乏力
- 从椅子上站起来、爬楼梯、伸手去拿头上方的东西或者梳头都很困难
- 远端肌肉受累和眼部受累较少见
- 感觉保留
- 反射可能保留或减弱
- 吞咽困难和发音困难是由于咽部和食管近端横纹肌受累所致
- 食管运动障碍在 DM 患者中很常见
- 相关肺纤维化引起呼吸衰竭
- DM 患者可出现心脏传导异常
- 系统性自身免疫性疾病经常伴发于 PM，很少见于 DM
- DM 皮肤表现：
  1. 上眼睑向阳疹（heliotrope rash）（图 48-1）
  2. 面部红疹
  3. 也可能累及背部和肩部（披肩征）、颈部和胸部（V 形）、膝盖（图 48-2）和肘部

扫本章二维码看彩图

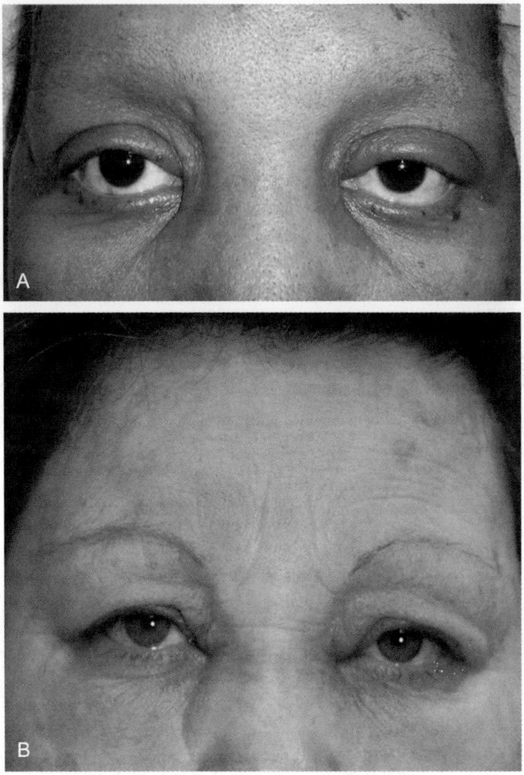

图 48-1 （扫本章二维码看彩图）皮肌炎——眼睑水肿和向阳疹。A. 上眼睑的炎症在深色皮肤中可能更为轻微。注意外侧鼻根和脸颊受累。眉毛脱发是由于化疗。**B.** 典型的粉紫色可见于发际线、下额头、上眼睑和脸颊；水肿明显，累及鼻根和眼睑。（From Bolognia J：Dermatology，ed 4，2018，Elsevier.）

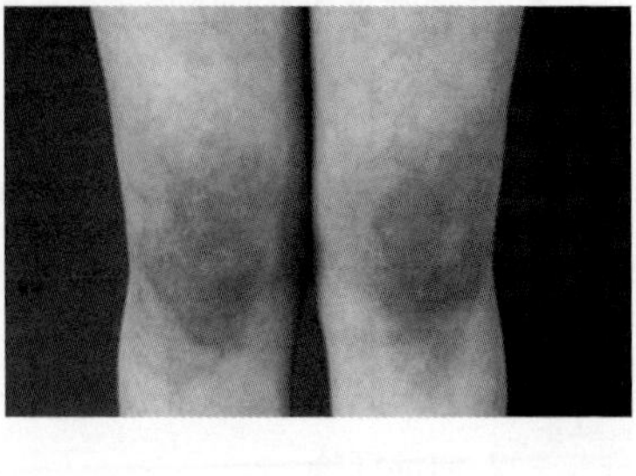

图 48-2 （扫本章二维码看彩图）皮肌炎患者膝盖上的紫红色斑块（Gottron 征）。（From Hochberg MC et al：Rheumatology，ed 5，St Louis，2011，Mosby.）

4. 光敏性
5. Gottron 丘疹［覆盖于背侧指间或掌指关节区、肘关节或膝关节的紫红色丘疹（图 48-3）］

6. 指甲开裂、增厚、不规则伴有甲周毛细血管扩张（图 48-4）
7. 技工手：龟裂、色素沉着、鳞屑和角化过度，也与间质性肺病的风险增加有关

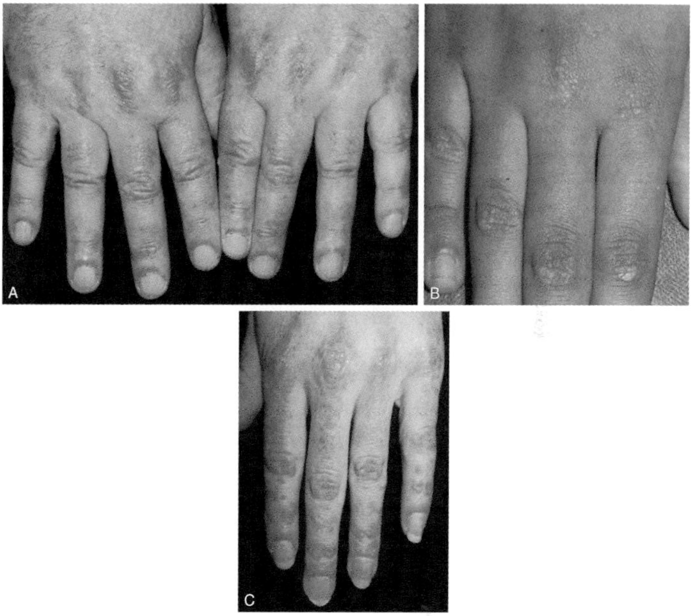

图 48-3　（扫本章二维码看彩图）皮肌炎 Gottron 丘疹。A. 只有少数 Gottron 丘疹存在，但在掌指关节、近端和远端指间关节以及近端甲褶上有明显的粉紫色炎症加重。注意粗糙的角质层。**B.** 平顶（苔藓样）丘疹覆盖在远端和近端指间关节及掌指关节上，很细微，被误诊为寻常疣。**C.** 更明显的疾病，可见多发性粉紫色苔藓样丘疹融合，指间皮肤受累。（**A**，Courtesy Kalman Watsky，MD；**B**，Courtesy Julie V Schaffer，MD. In Bolognia J：Dermatology，ed 4，2018，Elsevier.）

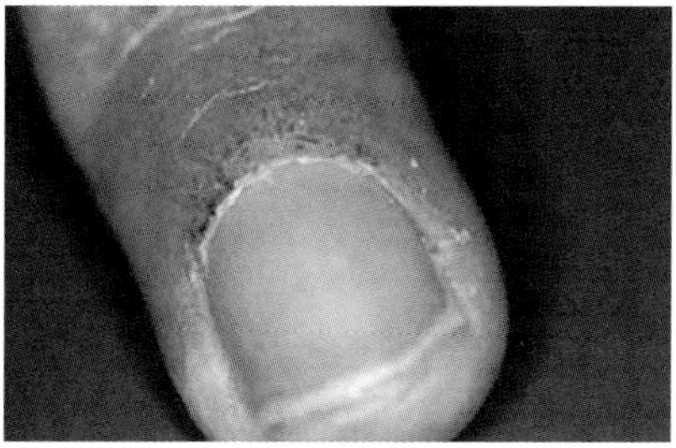

图 48-4　（扫本章二维码看彩图）皮肌炎患者甲褶毛细血管扩大。（From Hochberg MC et al：Rheumatology，ed 5，St.Louis，2011，Mosby.）

病因学

DM：复杂的、免疫介导的微血管病。体液介导补体攻击的适应性免疫反应。

PM：尚未明确

- 根据活检表现，可能是针对肌纤维的细胞介导的主要组织相容性 - Ⅰ（major histocompatibility- Ⅰ，MHC- Ⅰ）免疫过程
- 继发于病毒感染后的组氨酰转移酶、抗 Jo-1 和信号识别粒子的自身抗体

Dx 诊断

- 根据临床病史、肌肉受累模式、肌电图表现、肌肉活检和某些抗体的存在，对每种类型的炎性肌病进行诊断
- 肌源性肌无力
- DM 典型皮疹
- 肌电图（EMG）显示肌源性（小振幅、短时程、多相）运动电位伴有早期募集
- 大多数患者在肌电图上有"易怒"特征（纤维颤动和正锐波）
- 见"实验室检查"
- 活检是诊断所必需的，治疗前应确认炎症。表 48-1 描述了特发性炎性肌病的组织学特征。在特发性炎性肌病中，除以下情况外，还应看到肌病特征（纤维大小变化、纤维分裂、肌肉组织被脂肪替代和肌内结缔组织增多）
  1. DM：束周萎缩，膜攻击复合物（membrane attack complex，MAC）沿毛细血管沉积
  2. PM：$CD8^+$ T 细胞和巨噬细胞肌内浸润，侵袭表达 MHC- Ⅰ 抗原的非坏死肌纤维

鉴别诊断

- IBM
- 肌营养不良
- 淀粉样肌神经病
- 肌萎缩侧索硬化
- 重症肌无力
- Eaton-Lambert 综合征

表 48-1　特发性炎性肌病的组织学特征

特征	皮肌炎	多肌炎	包涵体肌炎
肌纤维坏死	+	+	+
纤维直径变化	+	+	+
肌纤维再生	+	+	+
结缔组织增生	+	+	+
单核细胞浸润 *	+	+	+
血管周和肌束膜炎症	+	－/＋	－/＋
肌内膜炎症	－/＋	+	+
束周萎缩	+	－	－
毛细血管异常扩张	+	－/＋	－
毛细血管密度降低	+	－/＋	－
补体在血管壁上沉积	+	－/＋	－
微梗死	+	－	－
细胞毒性 T 淋巴细胞和巨噬细胞侵袭非坏死肌纤维	－	+	+
主要组织相容性复合物-I（MHC-Ⅰ）在肌纤维上表达	－/＋	+	+
边缘空泡伴淀粉样蛋白沉积和管丝状型 †	－	－	+
成角的、萎缩的和肥大的纤维	－	－	+
不规则的红色或细胞色素氧化酶阴性纤维	－	－	+

* 在一小部分多发性肌炎和皮肌炎活检中没有炎症。
† 也见于慢性神经源性疾病和远端肌病。
（From Firestein GS et al：Kelley’s textbook of rheumatology，ed 9，Philadelphia，2013，Saunders，Elsevier.）

- 药物引起的肌病（如奎尼丁、非甾体抗炎药、青霉胺、HMG-CoA 还原酶抑制剂）
- 糖尿病性肌萎缩
- 吉兰-巴雷综合征
- 甲状腺功能亢进或甲状腺功能减退
- 扁平苔藓

- 无肌炎性 DM（有皮疹，没有肌无力）
- DM 无皮疹（肌无力伴典型活检特征，但没有皮疹）
- 系统性红斑狼疮（systemic lupus erythematosus，SLE）
- 接触性特应性或脂溢性皮炎
- 银屑病

实验室检查

- 肌酸激酶（creatine kinase，CK）是肌肉损伤最敏感的肌酶检测。在发病时检查，治疗期间连续监测
- 活动性 PM 中 CK 通常升高（是正常值的 5 ～ 50 倍）
- 肌酸激酶在 DM 患者中可能正常或只是轻度升高
- 醛缩酶、天冬氨酸转氨酶、丙氨酸转氨酶、碱性磷酸酶和乳酸脱氢酶（LDH）可能升高
- 抗 Jo-1 抗体见于伴有间质性肺病的肌炎，但对 DM 或 PM 均无特异性
- 表 48-2 总结了成人多发性肌炎、皮肌炎和青少年型皮肌炎的肌炎特异性和肌炎相关自身抗体
- DM：抗 MDA-5、抗 Mi-2、抗 TIF-1 和抗 NXP2（与癌症相关的皮肌炎有关）
- PM：抗合成酶抗体（常见于重叠肌炎），与间质性肺病、关节炎、发热和“技工手”有关
- 应评估电解质、促甲状腺激素（thyroid-stimulating hormone，TSH）、钙和镁，以排除其他导致肌无力的原因
- 检查心电图是否有心脏受累

影像学检查

- 胸部 X 线片用于排除肺部受累。如果怀疑是肺间质性疾病，胸部的高分辨率 CT 扫描可能会有帮助
- 放射影像是识别和描述软组织钙质沉着的有效方法（图 48-5）
- 尽管在疑似特发性炎性肌病的病例中，MRI 比肌电图或血清酶检测具有更大的诊断价值，但 MRI 阳性表现还没有被正式确定为特发性炎性肌病的诊断标准。MRI 作为肌炎的诊断工具可能受限于高昂的成本，以及需要更可靠和有效的方法来总结 MRI 结果。但是，在许多三级医疗中心，活检前 MRI 评估已成为常规。筋膜疾病在 MRI 液体敏感序列上表现为筋

表 48-2　成人多发性肌炎、皮肌炎和青少年型皮肌炎的肌炎特异性和肌炎相关自身抗体

自身抗体	自身抗原	临床特征
Jo-1，non-Jo-1（PL7，PL12，EJ，OJ，KS，Tyr，Zo）	氨基酰 tRNA 合成酶	发热，雷诺现象，技工手，肌炎，多关节炎，ILD
SRP	信号识别粒子（细胞质蛋白易位）	严重坏死性肌病；主要是 PM
Mi-2	解旋酶	DM（成人＞儿童）；“披肩征”和其他 DM 皮疹
PM-Scl	核仁大分子复合物	肌炎和 SSc 的重叠特征（或单独一种疾病）；技工手
U1RNP	小分子核内核糖核蛋白	重叠综合征（MCTD）
SUMO-1（小泛素样修饰剂 1）	小泛素样修饰酶（翻译后修饰）	成人 DM，ILD
TIF1-γ（p155/140）	转录中介因子	成人癌症相关肌炎；JDM 队列中频率＞20%；成人 DM 和 JDM 中严重的皮肤疾病
NXP2/MJ（p140）	NXP-2（SUMO 靶点；可能在 SUMO 介导的转录抑制中起作用）	JDM 队列中频率 20% ～ 25%；钙质沉着症；严重疾病（萎缩或挛缩）
MDA-5（cADM-140）	RNA 解旋酶	ADM，ILD；手掌丘疹和皮肤溃疡
PMS1	PMS1（DNA 错配修复酶）	肌炎（具体情况不详）
Ku[1]	70 和 80 kDa 核 / 核仁蛋白复合物（DNA 断裂修复和重组）	UCTD 和重叠综合征（雷诺现象、ILD、肌炎、关节炎）
HMGCR（200/100 kDa）[2、3]	HMG-CoA 还原酶	坏死性肌病

ADM，无肌炎性皮肌炎；DM，皮肌炎；HMG-CoA，羟甲基戊二酰辅酶 A；ILD，间质性肺病；JDM，青少年型 DM；MCTD，混合性结缔组织病；PM，多发性肌炎；SSc，系统性硬化；UCTD，未分化结缔组织病。

[1] Rozelle A，Trieu S，Chung L：Malignancy in the setting of the anti-synthetase syndrome，J Clin Rheumatol 14：285-288，2008.

[2] Zhang L et al：Cardiac involvement in adult polymyositis or dermatomyositis：a systematic review，Clin Cardiol 35（11）：686-691，2012.

[3] Oddis CV et al：International consensus guidelines for trials of therapies in the idiopathic inflammatory myopathies，Arthritis Rheum 52（9）：2607-2615，2005.

（From Hochberg MC：Rheumatology，ed 7，Philadelphia，2019，Elsevier.）

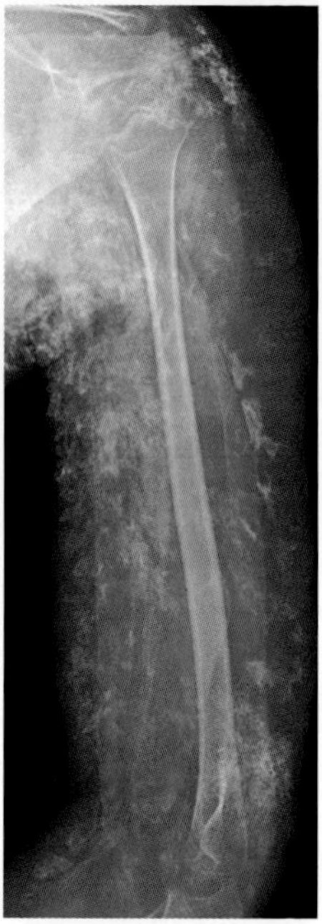

图 48-5 晚期钙质沉着症。青少年型皮肌炎女孩的手臂 X 线片，显示广泛的无定形和小束状钙化，与皮下钙质沉着相对应。片状钙化勾勒出的肌肉轮廓与深筋膜钙化相对应。（From Pope TL et al：Musculoskeletal imaging，ed 2，Philadelphia，2015，Saunders.）

膜或筋膜周围高信号。伴有筋膜炎的皮下深部水肿样信号提示可能伴有脂膜炎

- 视频透视或吞钡试验，可以寻找吞咽困难 DM 患者的上段食管功能障碍
- 表 48-3 总结了受累器官及其在炎性肌病中的评估

Rx 治疗

目标：维持功能，减少疾病或医源性后遗症

非药物治疗

- SPF15 或更高的防晒剂，用于 DM 患者的皮肤保护
- 有利于步态训练和增强肌张力和肌力的物理疗法
- 职业疗法有助于保持日常生活活动
- 对于吞咽功能障碍患者给予言语治疗

急性期常规治疗

- 皮质类固醇是主要治疗方案。开始服用泼尼松 1 ～ 2 mg/

表 48-3 炎性肌病的受累器官及其评估

器官或系统	评估方式	病理过程	表现
肌肉	活检	肌纤维变性与再生	肌纤维大小不一；空泡状，肌纤维坏死，大的中央核，嗜碱性肌浆
		炎症	单核细胞浸润
		纤维化	间质增多，肌肉被脂肪替代
	EMG	肌纤维破坏	低振幅，短时程，多相电位；自发性纤颤；易激惹
	MRI		
	T1 像	纤维化	肌肉萎缩、瘢痕
	STIR 像	炎症	肌炎时信号增高
心脏	ECG，超声心动图	心肌炎，纤维化	心律失常，左心室肥大
	活检	心肌炎，纤维化	肌纤维大小不一，单核细胞浸润，纤维化
肺	CXR，HRCT	炎症、纤维化	间质纹理
	PFT	炎症、纤维化、限制性肺病	TLV、FVC 和 D_{LCO} 降低
	放射性核素扫描	炎症、纤维化	通气-灌注不匹配
	BAL	炎症、纤维化	白细胞数量异常和形状差异
	活检	炎症、纤维化	单核细胞浸润、肺泡腔破坏和纤维化
皮肤	活检	炎症	基底层空泡化；单核细胞浸润
消化系统	放射影像	炎症、纤维化	反流和不协调蠕动

BAL，支气管肺泡灌洗；CXR，胸部 X 线片；D_{LCO}，一氧化碳弥散能力；ECG，心电图；EMG，肌电图；FVC，用力肺活量；HRCT，高分辨率计算机断层扫描；MRI，磁共振成像；PFT，肺功能测试；STIR，短 tau 反转恢复；TLV，肺总容积。

（From Hochberg MC：Rheumatology，ed 7，Philadelphia，2019，Elsevier.）

（kg · d），最高剂量为 100 mg/d。持续至少 4 周，直到肌力恢复或肌酶正常化。开始以每月 10 mg 逐渐减量，直到 60 mg/d，然后以每月 5 mg 缓慢减量。考虑隔天给予相同剂量的泼尼松

治疗（可能会减少不良反应）

- 如果患者对泼尼松治疗没有改善，或者在逐渐减少泼尼松时肌酶开始升高，则考虑静脉注射免疫球蛋白（IVIG），具体剂量见“慢性期治疗”
- 羟氯喹可用于治疗 DM 皮肤病变
- 图 48-6 显示炎性肌病成人患者的治疗流程

慢性期治疗

- 慢性泼尼松治疗可能需要数年，但其他免疫抑制剂（“节约类固醇”）可尽早加入，以减少长期类固醇不良反应
- 硫唑嘌呤每天 2 ～ 3 mg/kg，一旦类固醇减少至 15 mg/d，则逐渐减少至每天 1 mg/kg。每月减少 25 mg。维持剂量为 50 mg/d
- 甲氨蝶呤每周口服 7.5 ～ 10 mg，每周增加 2.5 mg，至每周总量 25 mg；如果口服无效，考虑肌内注射剂量

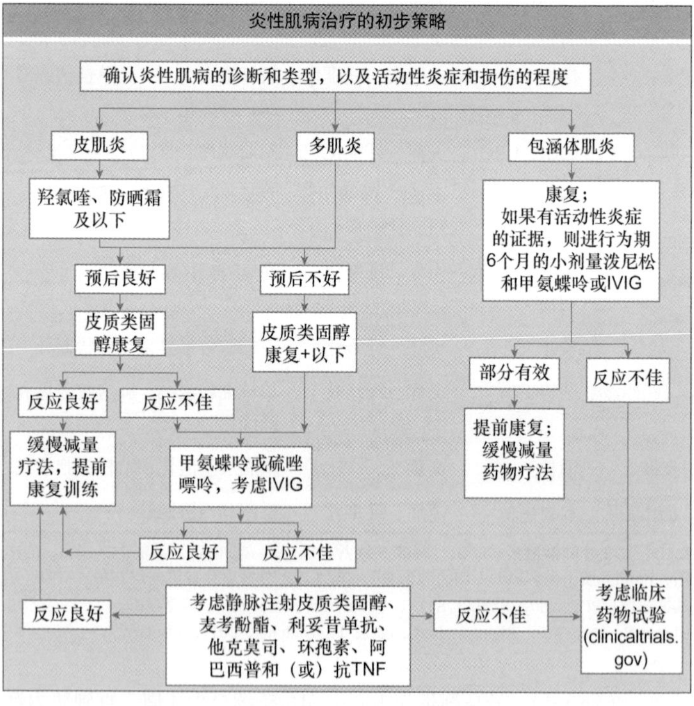

图 48-6　炎性肌病治疗的初步策略。TNF，肿瘤坏死因子；IVIG，静脉注射免疫球蛋白。（From Hochberg MC：Rheumatology，ed 7，Philadelphia，2019，Elsevier.）

- 静脉注射免疫球蛋白 2 g/kg，2 ～ 5 天
- 对于难治性病例，静脉注射环磷酰胺 $1g/M^2$，每月 1 次，连续 6 个月优于口服给药。环磷酰胺口服剂量是每天 1 ～ 3 mg/kg，或与泼尼松联合使用每天 2 ～ 4 mg/kg
- 环孢素：初始剂量一天 2 次，每次 2.0 ～ 2.5 mg/kg，长期维持最低有效剂量
- 吗替麦考酚酯每天 2 次，每次口服 500 mg，在 1 ～ 2 个月内滴定至每天 2 次，每次口服 1500 mg
- 羟氯喹 200 mg/d 口服，监测视觉变化

预后

- 30% ～ 40% 的患者通过治疗获得临床缓解
- 对于遗留肌无力的患者，在长期随访期间症状通常保持稳定
- 10% 的患者有复发
- 血清 CK 通常恢复至发病前
- 在病情恶化期间，酶升高可能早于临床症状出现之前
- 不良预后指标包括诊断延误、高龄、顽固性疾病、恶性肿瘤、间质性肺纤维化、吞咽困难、白细胞增多、发热和厌食
- 感染、恶性肿瘤和心肺功能障碍是最常见的死亡原因
- 早期治疗，5 年和 8 年生存率分别报道为 80% 和 73%

转诊

就诊于神经科相关领域专家或风湿病学家帮助建立诊断和实施治疗。

重点和注意事项

- 肌肉活检前不要进行治疗
- 在评估对治疗的反应时，肌肉力量比肌酶测试更加重要
- 对 DM 相关的恶性肿瘤（卵巢、肺、乳腺、胃肠道）保持关注是合理的，诊断时对 40 岁以上的患者进行筛查，此后每 2 ～ 3 年筛查一次
- 青少年 DM 与恶性肿瘤之间没有关联
- 重叠综合征是指 DM 患者也符合结缔组织疾病（如风湿性关节炎、硬皮病、SLE）诊断标准
- 任何服用类固醇的患者，都要密切监视：

1. 糖尿病或葡萄糖不耐症（2 h 口服葡萄糖耐量试验）
2. 骨量减少 / 骨质疏松症（每 6 个月行 DEXA 扫描）
3. 白内障（每年眼科预约）
4. 高血压
5. 精神科不良反应包括抑郁或精神病
6. 睡眠不良
7. 消化性溃疡病（给予 H_2 拮抗剂或质子泵抑制剂）

- 临床和免疫反应特征可用于不同的肌炎综合征分类，建立相互排斥并稳定的表型。并可用于预测临床症状和体征、相关环境和遗传风险因素，以及治疗反应和预后

相关内容

包涵体肌炎（相关重点专题）
坏死性自身免疫性肌病（相关重点专题）

推荐阅读

Dalakas MC: Inflammatory muscle diseases, *N Engl J Med* 372:1734–1747, 2015.
Milone M: Diagnosis and management of immune-mediated myopathies, *Mayo Clin Proc* 92(5):826–827, 2017.

第 49 章　肌营养不良
Muscular Dystrophy

Taylor Harrison，Corey Goldsmith

刘晓英　译　刘晓英　审校

基本信息

定义

肌营养不良（muscular dystrophy，MD）是一组遗传异质性疾病，均导致肌无力，其中一些伴有心脏受累。这里只考虑儿童或成人发病的疾病（即不包括先天性肌病）。

同义词

MD

ICD-10 编码

G71.0　肌营养不良

流行病学和人口统计学

发病率：

- 儿童最常见的 MD 是 Duchenne 型肌营养不良（Duchenne muscular dystrophy，DMD），男性发病率为 1/3500
- 成人最常见的 MD 是强直性肌营养不良，发病率高达 1/8000

遗传学：

- **肌营养不良病：**X 连锁隐性遗传，肌营养不良蛋白基因缺陷导致肌营养不良蛋白（dystrophin）缺失（如 DMD）或减少 / 缺陷［如 Becker 型肌营养不良（Becker muscular dystrophy，BMD）］
- **MD：**常染色体显性（autosomal dominant，AD）CTG 三核苷酸重复（见“肌强直”）
- **肢带型肌营养不良（limb-girdle muscular dystrophy，LGMD）：**大多数是常染色体隐性遗传，也有常染色体显性遗传。与多种蛋白质缺陷相关（肌聚糖蛋白、钙蛋白酶、肌营养不良蛋白聚糖和 dysferlin 可能是最常见的；也可能涉及 telethonin、lamin A/C、myotilin 和 caveolin-3）

- **Emery-Dreifuss 肌营养不良**：核蛋白 emerin 的 X 连锁隐性遗传缺陷，或核纤层蛋白（lamin）A/C 的常染色体隐性或显性遗传缺陷
- **面肩肱型 MD**：常染色体显性遗传，基因突变导致 3.3 kb 重复序列缺失
- **眼咽型 MD**：常染色体显性遗传，GCG 三核苷酸重复导致细胞核 mRNA 转移不足

体格检查和临床表现

- **肌营养不良病**：近端手臂和腿部无力伴小腿肌肉肥大（图 49-1），运动发育里程延迟、认知损害、心脏受累（图 49-2）。进展性病程导致呼吸并发症和呼吸衰竭
  1. DMD 起病于 2 ～ 3 岁，12 岁后通常需坐轮椅
  2. BMD 起病于 5 ～ 15 岁，超过 15 岁可活动
- **强直性肌营养不良**：发病年龄和严重程度各不相同，主要表

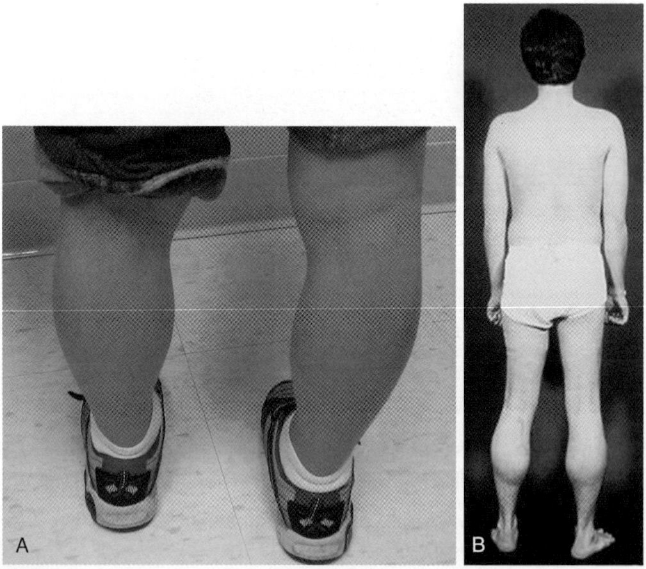

扫本章二维码看彩图

图 49-1 （扫本章二维码看彩图）**A.** Duchenne 型肌营养不良的 8 岁男性患儿，小腿腓肠肌假性肥大。**B.** Becker 型肌营养不良的 24 岁男性患者，肩带肌营养不良和腓肠肌假性肥大明显。（**A**，Courtesy Dr. Laurence E. Walsh；**B**，courtesy Dr. Robert M. Pascuzzi. In Mann DL et al：Braunwald's heart disease，ed 10，Philadelphia，2015，Elsevier.）

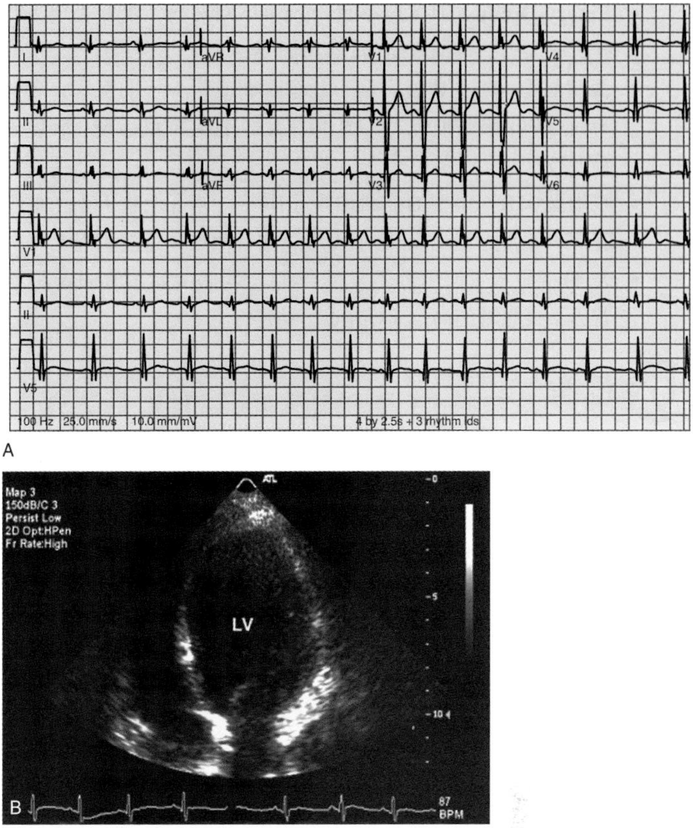

图 49-2 （扫本章二维码看彩图）Duchenne 型肌营养不良的 19 岁男性患者，伴有扩张型心肌病。A. 心电图显示 Duchenne 型肌营养不良典型的 QRS 复合波，V_1 导联高 R 波，Ⅰ导联和 aVL 导联深窄 Q 波。**B.** 二维超声心动图（胸骨旁四腔视图）显示左心室（LV）扩张、变薄。（From Mann DL et al：Braunwald's heart disease，ed 10，Philadelphia，2015，Elsevier.）

现为远端无力伴长脸、叩诊和抓握肌强直、颞肌和咬肌消瘦、上睑下垂、嗜睡、认知损害和心脏传导缺陷。可能与额叶秃顶、白内障、糖耐量受损和男性不育有关

- **LGMD**：以近端髋关节和肩带无力为特征的表型和遗传异质性疾病，一些基因型以心脏受累为特征。眼外肌不受影响，通常面部肌肉和智力也不受影响。对于 LGMD，可能在最初的 30 年间不太严重，30 岁后丧失行走能力。最严重的类型 3 ～ 5 岁起病，发展迅速

- **Emery-Dreifuss 肌营养不良**：成年早期发病，主要表现为肱腓骨肌无力、早期挛缩和心功能不全
- **面肩肱型 MD**：典型病例于儿童晚期或青少年期发病，多数为面肌和上肢带肌无力（图 49-3），可能在疾病后期，轻度累及下肢
- **眼咽型 MD**：典型的症状出现于中年，伴有上睑下垂、眼肌麻痹（通常无复视）、吞咽困难、构音困难和近端肌肉无力
- 表 49-1 显示了肌营养不良的分类。图 49-4 显示 Becker 型肌营养不良患者的高尔（Gower）动作

Dx 诊断

鉴别诊断

脊髓性肌萎缩、重症肌无力、炎性肌病、代谢性肌病、内分泌肌病、中毒性肌病、线粒体肌病。

评估

- 肌酸激酶

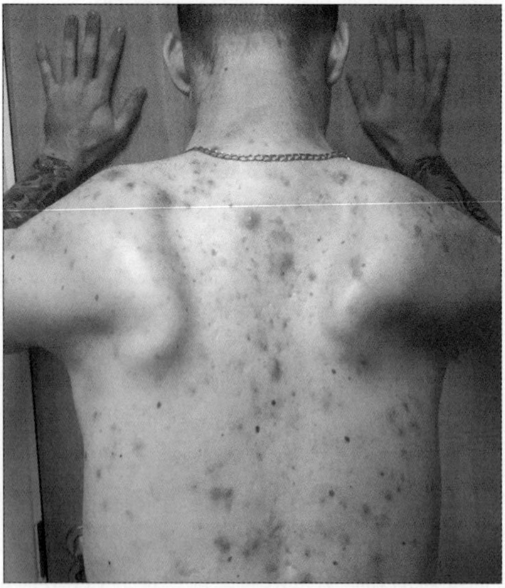

图 49-3 （扫本章二维码看彩图）临床照片显示面肩肱型肌营养不良患者双侧肩胛骨翼状突起。（From Hochberg MC：Rheumatology，ed 7，Philadelphia，2019，Elsevier.）

表 49-1　肌营养不良的分类

疾病	基因定位	遗传	蛋白质	预后和鉴别特征
Duchenne/Becker		XR	肌营养不良蛋白	致命的
Emery-Dreifuss		XR	Emerin，lamins A/C	40% 致命
肢带型肌营养不良（LGMD）				
LGMD 1A	5q31	AD	Myotilin	
LGMD 1B	1q11-q21	AD	Laminin A/C	最常见的 AD 型 LGMD 常见心脏受累需要起搏器
LGMD 1C	3p35	AD	Caveolin	与波纹肌肉疾病有关
LGMD 1D	6q23	AD	DNAJB6	
LGMD 1E	7q	AD	结蛋白	心脏受累
LGMD 1F	7q32	AD	Transportin 3	
LGMD 1G	4p21	AD	HNRNPDL	
LGMD 1H	3p25.1-p23	AD	—	
LGMD 2A	15q15.1-q21.1	AR	钙蛋白酶 3	最常见的 LGMD（15% ～ 40%） 翼状肩胛，腹部松弛
LGMD 2B	2p13 2p13	AR	Dysferlin	第二常见的 LGMD（5% ～ 35%），通常远端受累

续表

疾病	基因定位	遗传	蛋白质	预后和鉴别特征
LGMD 2C	13q12	AR	γ - 肌聚糖	
LGMD 2D	17q12-q21.33	AR	α - 肌聚糖	
LGMD 2E	4q12	AR	β - 肌聚糖	
LGMD 2F	5q33-q34	AR	δ - 肌聚糖	
LGMD 2G	17q11-q12	AR	Telethonin	
LGMD 2H	9q31-q34.1	AR	E3 泛素连接酶（TRIM32）	
LGMD 2I	19q13.3	AR	Fukutin 相关蛋白	更常见 心肌病，可能看起来像 Duchenn 型
LGMD 2J	2q24.3	AR	Titin	
LGMD 2K	9q34	AR	蛋白 O- 甘露糖基转移酶	认知受累
LGMD 2L		AR	Anoctamin 5	成人发病年龄 20 ～ 50 岁，25% 需坐轮椅
LGMD 2M		AR	Fukutin	
CMD 伴中枢神经系统受累				
Fukuyama CMD	9q31	AR	Fukutin	预期寿命，11 ～ 16 岁

续表

疾病	基因定位	遗传	蛋白质	预后和鉴别特征
Walker-Warburg CMD	1p32	AR	O- 甘露糖基转移酶	预期寿命，< 3 岁
肌－眼－脑型 CMD	1p32-34	AR	O-MNAGAT	预期寿命，10 ～ 30 岁
CMD 不伴中枢神经系统受累				
Merosin 缺乏经典型	6q2	AR	Merosin（laminin A_2）	很多患者从不走路，其他患者有 LGMD 模式
Merosin 阳性经典型	4p16.3	AR	Selenoprotein N1，胶原Ⅵ α_2	病程在儿童晚期趋于稳定；许多人继续步入成年
整合素缺乏 CMD	12q13	AR	整合素 α7	婴儿早期出现张力减退以及发育里程延迟
其他肌营养不良				
面肩肱型	4q35	AD	DUX4	20% 依靠轮椅
眼咽型	14q11.2-q13	AD/AR	聚腺苷酸结合蛋白核 1	发病：≈ 48 岁，70 岁时 100% 有症状
强直性营养不良	19q13.3	AD	DMPK、CCHC 型锌指和 CNBP	发病：50% 在 20 岁时出现症状；严重程度不同

AD，常染色体显性遗传；AR，常染色体隐性遗传；CCHC，该类锌指中的半胱氨酸和组氨酸氨基酸序列；CMD，先天性肌营养不良；CNBP，细胞核酸结合蛋白；DMPK，强直性肌营养不良蛋白激酶；DUX4，双同源框蛋白 4；LGMD，肢带型肌营养不良；O-MNAGAT，O- 甘露糖 β-1，2-N- 乙酰葡糖氨转移酶；XR，X 连锁隐性遗传。

（Adapted from Firestein GS：Kelley's textbook of rheumatology，ed 9，Philadelphia，2013，WB Saunders.）

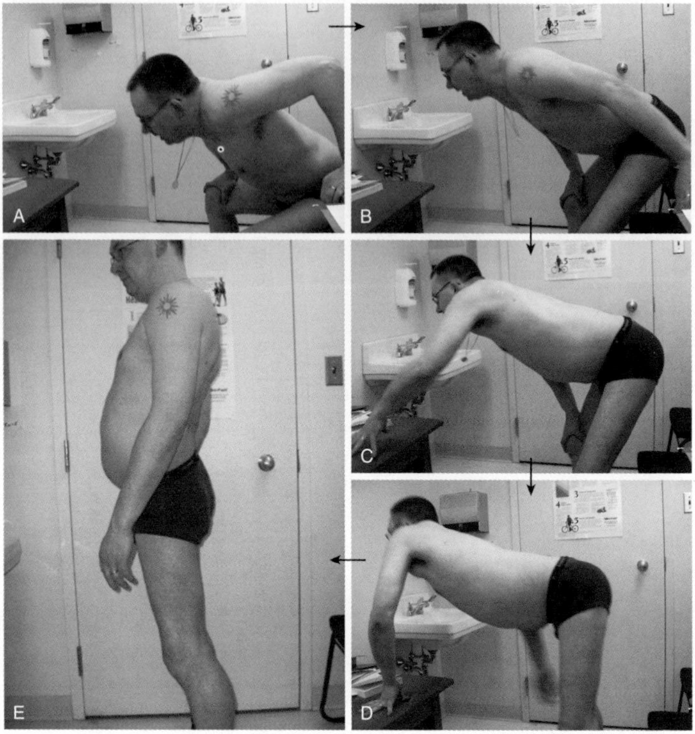

图 49-4 （扫本章二维码看彩图）由肌营养不良蛋白基因第 45 ～ 47 外显子框内缺失引起的 Becker 型肌营养不良患者。患者使用 Gower 手法从坐姿上升到站姿：坐姿（**A**）时，他用手的力量站立（**B** 到 **D**）。**E.** 他用大腿把自己推得笔直，形成了典型的脊柱前凸过度的姿势。（Courtesy Dr. Meir H. Kryger. In Kryger M et al：Principles and practice of sleep medicine，ed 6，2017，Elsevier.）

- 心电图、动态心电图、超声心动图
- 肌电图
- 肌肉活检和免疫组织化学，有助于诊断肌营养不良病和 LGMD
- DNA 检测：根据可疑特征决定检测单个基因或基因组
- 评估呼吸参数，包括用力肺活量（FVC）

Rx 治疗

非药物治疗

- 遗传咨询
- 根据症状进行物理、职业、呼吸、言语治疗
- 如果有临床症状，用整夜多导睡眠图（PSG）筛查睡眠呼吸障碍
- 如果存在心脏传导缺陷，可能需要放置起搏器

急性期常规治疗

- 泼尼松可适度延长 DMD 患者的行走时间。每天 0.75 mg/kg 的剂量可以在 6 个月到 2 年内改善肌肉力量和功能。这些短期益处必须与长期类固醇治疗的不良反应进行权衡。地夫可特是另一种替代治疗药物
- Eteplirsen 最近被批准用于治疗由肌营养不良蛋白基因突变引起的 DMD，该基因突变可跳过第 51 外显子。其他特殊的基因治疗药物也在研发中

慢性期治疗

警惕避免心脏和呼吸系统并发症，以及关节挛缩。

预后

病程多变，因为表型的严重程度取决于诊断和基因型。

转诊

- 脊柱侧凸或挛缩的矫正手术可能是必要的
- 在肌营养不良（MD）专病门诊进行评估和随访

! 重点和注意事项

对于肌营养不良病患者，在进行全身麻醉手术之前，建议由麻醉师进行正式评估。

第 50 章　兰伯特 – 伊顿肌无力综合征 Lambert-Eaton Myasthenic Syndrome

Divya Singhal，Joseph S. Kass
刘晓英　译　刘晓英　审校

基本信息

定义

兰伯特-伊顿肌无力综合征（Lambert-Eaton myasthenic syndrome，LEMS）是由运动和自主神经末梢突触前电压门控 P/Q 钙通道抗体引起的神经肌肉传递的自身免疫性疾病。有两种形式：副肿瘤性（最常见）和非副肿瘤性（自身免疫性）。

同义词

伊顿-兰伯特综合征

LEMS

ICD-10CM 编码	
G70.80	兰伯特-伊顿综合征，未指明
G70.81	其他分类疾病中的兰伯特-伊顿综合征
G73.1	肿瘤性疾病中的兰伯特-伊顿综合征

流行病学和人口统计学

发病率：不确定，估计每年 5/100 万（在美国）。

发病高峰：50 ～ 60 岁。

患病率：不确定，估计 1/10 万（在美国）。据估计，多达 3% 的小细胞肺癌（SCLC）患者发生 LEMS。

好发性别：男：女比例为 2：1。

体格检查和临床表现

- 肌无力伴有肌肉牵张反射减弱或消失

- 下肢近端肌肉受影响最大
- 眼部和延髓支配肌肉受影响较少
- 短时间运动后出现一过性肌力增高
- 反复叩击肌腱或在短暂运动后能增强腱反射
- 常见自主神经功能障碍［口干（75%）、性功能障碍、视物模糊、便秘、直立性低血压等］

病因学

- 大多数患者存在针对突触前电压门控 P/Q 钙通道的抗体。钙内流减少导致运动和自主神经末梢突触前乙酰胆碱释放减少
- 副肿瘤型，通常与小细胞肺癌相关，占患者的 50% ～ 70%
- 自身免疫型，通常发生在患有其他自身免疫性疾病的患者中，占患者的 10% ～ 30%

Dx 诊断

鉴别诊断

- 重症肌无力：兰伯特-伊顿肌无力综合征的临床表现与重症肌无力相似，只是在 LEMS 患者中，肌无力随着运动而改善，伴有反射低下和自主神经功能失调
- 多发性肌炎
- 原发性肌病
- 癌性肌病
- 风湿性多肌痛
- 肉毒杆菌毒素中毒
- 吉兰-巴雷综合征

评估

根据特征性电生理检查［肌电图（EMG）和神经传导速度（NCS）］和血清抗电压门控钙通道抗体（90%）的检测来确诊。肌电图显示：感觉检查正常，运动波幅降低；在 2 ～ 5 Hz 的缓慢重复性神经刺激（repetitive nerve stimulation，RNS）中，运动波幅下降 10% 以上，快速 RNS（20 ～ 50 Hz）或在 10 s 最大运动后即刻波幅增加＞ 100%（运动后促进）。

实验室检查

检查 P/Q 钙通道抗体滴度（市场有售）。

影像学检查

筛查潜在的恶性肿瘤。LEMS 相关症状可在小细胞肺癌（SCLC）诊断达 5 年之前便表现出来；因此，每 6 ～ 12 个月需要进行胸部 CT 或正电子发射断层扫描（PET）来评估小细胞肺癌。

Rx 治疗

- 治疗包括任何潜在的恶性肿瘤治疗或免疫抑制治疗、静脉注射免疫球蛋白（IVIG），或按照纯粹的自身免疫性疾病给予血浆置换
- 二氨吡啶（Amifampridine）是 FDA 批准的治疗 LEMS 症状的唯一药物。二氨吡啶通过阻断突触前钾通道，从而增加突触前钙离子浓度，增强乙酰胆碱释放

非药物治疗

自主神经功能障碍的对症治疗。

急性期常规治疗

- 二氨吡啶：开始服用 15 ～ 30 mg/d，分为每天 3 ～ 4 次口服，然后每 3 ～ 4 天增加 5 mg/d，最大剂量每次 20 mg，每天 80 mg
- 血浆置换（10 ～ 14 天内 200 ～ 250 ml/kg）或 IVIG（2 g/kg，分 2 ～ 5 天注射），通常会产生显著的、暂时的改善
- 泼尼松：1.0 ～ 1.5 mg/（kg · d），可在数月内逐渐减少至最小有效剂量
- 硫唑嘌呤可单独使用或与泼尼松联用。每天给予 2.5 mg/kg。如果患者不能耐受，可以给予环孢素 3 mg/（kg · d）替代

慢性期治疗

治疗潜在的恶性肿瘤（如果存在）。给予二氨吡啶治疗肌无力症状。

处理

- 如果不进行治疗，逐渐进展的无力会导致运动功能受损
- 慢性免疫抑制疗法可使 43% 的患者临床病情缓解

- 潜在恶性肿瘤的成功治疗可能有实质性改善

转诊

- 强烈建议就诊于神经科相关领域专家处，因为这是一种罕见病，需要在权衡不同治疗方案的风险和获益的情况下进行高度专业化的治疗
- 有必要对副肿瘤形式的肿瘤进行手术治疗

重点和注意事项

专家点评

- 突出的自主神经症状（干眼症、口干、阳痿、直立性低血压）通常是在适当的临床背景下诊断的线索
- 许多药物可能加重肌无力，只有在非用不可时才能使用，包括琥珀胆碱、D- 筒箭毒碱、奎宁、奎尼丁、普鲁卡因胺、氨基糖苷类抗生素、β 受体阻滞剂和钙通道阻滞剂

患者信息

文档链接网址：http://www.lems.com/resources

推荐阅读

Titulaer MJ et al: Lambert-Eaton myasthenic syndrome: from clinical characteristics to therapeutic strategies, *Lancet Neurol* 10(12):1098-1107, 2011.

U.S. National Library of Medicine. PubChem compound summary: 3,4-Diaminopyridine. https://pubchem.ncbi.nlm.nih.gov/compound/3_4-diaminopyridine

第九篇

神经系统遗传性疾病

第 51 章　脊髓小脑共济失调
Spinocerebellar Ataxia

Andrew P. Duker，Jennifer E. Vaughan

刘晓英　译　刘晓英　审校

基本信息

定义

脊髓小脑共济失调（spinocerebellar ataxias，SCA）是一组异质性常染色体显性遗传疾病，导致进行性共济失调和其他神经系统症状。

同义词

常染色体显性遗传性小脑共济失调（ADCA）

Machado-Joseph 病（SCA3 的别名，这可能是最常见的 SCA）

ICD-10CM 编码

G11.8　其他遗传性共济失调

G11.9　遗传性共济失调，未指明

流行病学和人口统计学

患病率： 该病的患病率约为 3/10 万。最常见的 SCA 是 1、2、3、6 和 7 型。

好发性别： SCA 没有性别偏好。

好发年龄： 发病年龄通常在 30 ～ 40 岁。然而，这可能是高度可变的，甚至在家族群体中；SCA 可以发生在从童年期到成年晚期的任何时间。

遗传学： 所有的 SCA 都是以常染色体显性遗传方式遗传的；然而，外显率可能降低。

体格检查和临床表现

- 慢性进行性小脑共济失调是所有 SCA 的主要症状。它通常表现为平衡和步态困难、肢体不协调、眼球震颤和构音困难
- 迄今为止，已经描述了超过 36 种不同的 SCA 基因亚型。虽

然特定 SCA 亚型的某些临床特征是常见的，但这些情况具有显著的重叠和变异性；因此，仅根据临床表现作出诊断可能具有挑战性，在没有基因检测的情况下有时无法作出诊断。除共济失调外，更常见的 SCA 可能包括以下特征：

1. SCA1 可表现为眼球震颤、痉挛和神经病变
2. SCA2 可表现为缓慢眼扫视、凝视麻痹、神经病变，有时还伴有帕金森综合征或痴呆
3. SCA3，也称为 Machado-Joseph 病（图 51-1），可表现为神经病变、肌萎缩、帕金森综合征和肌张力障碍
4. SCA6 通常被认为是一种单纯的小脑综合征，伴有共济失调和眼球震颤（凝视诱发和垂直震颤），而且发病年龄往往较晚
5. SCA7 的特点是痴呆、由色素性黄斑病变引起的视力丧失和痉挛
6. 该领域的知识在不断扩大和更新。在线信息来源［例如，人类在线孟德尔遗传（http://www.ncbi.nlm.nih.gov/omim）］对于跟踪新的发展是非常宝贵的

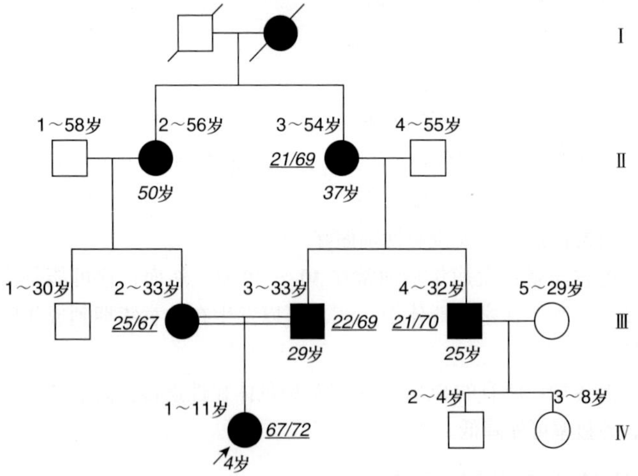

图 51-1　先证者（Ⅳ -1）家系。脊髓小脑共济失调 3 型症状的发病年龄在符号下方给出（斜体）。在这些符号上面，给出了家庭成员的实际年龄。如果完成了基因测定，也给出 *ATXN3* 等位基因对的 CAG 重复单位数（带下划线的斜体）。［From Daniel RC et al：Homozygosity enhances severity in spinocerebellar ataxia type 3，Pediatri Neurol 38（4）：296-299，2008.］

病因学

某些 SCA 是聚谷氨酰胺 CAG 重复扩增的结果；这导致神经元内突变蛋白的积累，被认为是导致神经元功能障碍和细胞死亡的原因。重复次数越多，症状出现越早，预期也可能存在于后代中。其他类型的重复扩增和点突变已经在某些 SCA 中被发现；对于其他类型，受累基因还没有被鉴定出来。

Dx 诊断

鉴别诊断

- 小脑结构异常：包括小脑肿瘤、炎症（如多发性硬化）、卒中或出血；这些病因的时间进程通常更为急性或亚急性（与慢性相比）
- 内分泌功能障碍：甲状腺功能减退或甲状旁腺功能减退可导致共济失调，但较为罕见
- 酒精性小脑变性：由大量饮酒所致，以步态共济失调为主
- 其他中毒所致共济失调：抗癫痫药物、锂、重金属（铅、锰、汞、铋）和化疗药物
- 克雅病：快速进展性共济失调、痴呆和肌阵挛
- 副肿瘤性小脑变性：与原发性恶性肿瘤（如小细胞肺癌、乳腺癌）相关；共济失调亚急性发作，进展迅速
- 乳糜泻：伴有吸收不良的谷蛋白敏感性肠病可能与共济失调有关；通常存在自身抗体，如抗麦胶蛋白抗体、抗组织转谷氨酰胺酶（transglutaminase，TTG）和（或）IgA 肌内膜抗体
- 抗谷氨酸脱羧酶（glutamic acid decarboxylase，GAD）抗体相关的小脑共济失调：一种罕见的迟发性共济失调的自身免疫性原因，可能对免疫治疗有部分反应
- 多系统萎缩（multiple system atrophy，MSA）：该病的小脑变异型会导致共济失调；通常伴有一定程度自主神经功能障碍（如直立性低血压、尿失禁）的帕金森综合征；脑 MRI 可显示脑桥小脑萎缩
- 弗里德赖希（Friedreich）共济失调：常染色体隐性遗传，发病年龄一般较年轻（即平均 15 岁），下肢反射消失，后柱功能障碍

- 与维生素 E 缺乏相关的共济失调：可以是常染色体隐性遗传疾病或获得性疾病；临床上类似于弗里德赖希共济失调，伴有反射消失和位置感丧失
- 共济失调毛细血管扩张症：常染色体隐性遗传，儿童期发病，眼皮肤毛细血管扩张症和免疫缺陷
- Wilson 病（肝豆状核变性）：可导致肝功能不全、精神症状和各种运动障碍，包括共济失调；由于该病是可治性的，因此对年龄较轻的患者进行筛查尤为重要
- 齿状核红核苍白球丘脑下部核萎缩（dentatorubral-pallidoluysian atrophy，DRPLA）：常染色体显性遗传，与 SCA 相似，但通常有共济失调伴舞蹈手足徐动症、肌阵挛、癫痫和痴呆；由于与 SCA 具有共同的致病性 CAG 重复扩增，常与 SCA 视为同一组疾病
- 脆性 X 染色体相关震颤 / 共济失调综合征：脆性 X 染色体突变基因的前突变；男性比女性更常见；共济失调发病晚（即 ＞ 50 岁），震颤，有时伴有帕金森综合征；MRI 常显示小脑中脚 T2 高信号
- 偶发性共济失调：常染色体显性遗传，短暂性共济失调持续数秒至数天，取决于突变基因的不同；多数在儿童期起病；共济失调可能对乙酰唑胺有反应
- 痉挛性共济失调：以显著的对称性痉挛为特征，下肢症状更为突出。这些疾病大多具有常染色体隐性遗传模式，包括 Charlevoix-Saguenay 常染色体隐性遗传性痉挛性共济失调、遗传性痉挛性截瘫（hereditary spastic paraplegia，HSP）和脑腱黄瘤病
- 框 51-1 显示了各种原因的共济失调分类

实验室检查

- 排除获得性共济失调的原因，视临床情况而定，包括甲状腺检查、毒理学筛查、维生素 E 水平测定或副肿瘤抗体的检测
- 对于儿童患者，用血清 α- 甲胎蛋白（alpha-fetoprotein，AFP）筛查共济失调毛细血管扩张症
- 用血浆铜蓝蛋白筛查 Wilson 病，如有必要，进行 24 h 尿铜测定
- 遗传检测可用于许多（但并非所有）SCA（SCA 1、2、3、5、6、7、8、10、12、13、14、17、28 型和 DRPLA）

框 51-1　共济失调分类

遗传性共济失调

常染色体隐性遗传共济失调

- Friedreich 共济失调
- 共济失调-毛细血管扩张症
- 共济失调伴眼球运动失用症 1 型
- 共济失调伴眼球运动失用症 2 型
- Charlevoix-Saguenay 常染色体隐性遗传性痉挛性共济失调
- 无 β - 脂蛋白血症
- 单纯维生素 E 缺乏性共济失调
- Refsum 病
- 脑腱黄瘤病
- Marinesco-Sjögren 综合征
- 已知基因位点的常染色体隐性遗传共济失调
- 早发性小脑共济失调

X- 连锁共济失调

- 脆性 X 染色体震颤共济失调综合征

常染色体显性遗传共济失调

- 脊髓小脑共济失调
- 齿状核红核苍白球丘脑下部核萎缩
- 偶发性共济失调

非遗传性退行性共济失调

- 多系统萎缩，小脑型
- 原因不明的成人偶发性共济失调

获得性共济失调

- 酒精性小脑变性
- 其他中毒原因导致的共济失调（如抗癫痫药物、锂、溶剂）
- 副肿瘤性小脑变性（如抗 Hu、抗 VGKC、抗 CV2）
- 其他免疫介导的共济失调（如谷蛋白相关共济失调、与抗谷氨酸脱羧酶抗体相关的共济失调）
- 获得性维生素 E 缺乏
- 甲状腺功能减退
- 物理原因导致的共济失调（如中暑、高热）

（From Goetz CG：Textbook of clinical neurology，ed 3，Philadelphia，2007，WB Saunders.）

影像学检查

- 应进行脑部 MRI 以排除结构异常
- 小脑或脑干萎缩可见于多个 SCA 亚型

Rx 治疗

非药物治疗

- 构音障碍和吞咽困难的言语治疗
- 物理治疗
- 职业治疗

慢性期治疗

治疗包括对症治疗和支持性治疗。在某些情况下，左旋多巴可治疗帕金森综合征。如果震颤显著，氯硝西泮会有帮助。痉挛可以用巴氯芬或替扎尼定治疗。注射肉毒杆菌毒素可使局灶性痉挛或肌张力障碍受益

预后

所有 SCA 都是渐进性的，尽管进展速度随亚型及患者不同而有所变化。平均而言，患者在共济失调发病 15 年后坐轮椅，在 20 ～ 25 年后死亡。

转诊

就诊于普通神经科医生或运动障碍中心是适当的。

! 重点和注意事项

专家点评

- 基因检测对患者和家庭都有影响。这些问题应该在知情同意过程中讨论。有相关家族史而希望进行无症状检测的患者，应在检测前接受基因咨询
- 有显性遗传性共济失调家族史的有症状患者，诊断过程相对简单。第一步应该是通过表型和种族来源对可能的突变进行基因检测，而不是对其他病因进行广泛的检查

患者及家庭教育

患者教育材料以及支持和倡导团体的联系信息可通过国家共济失调基金会获得，网址是 http://www.ataxia.org。

推荐阅读

Bird TD: Hereditary ataxia overview. Available at www.ncbi.nlm.nih.gov/books/NBK1138/ Accessed January 3, 2020.

Rossi M et al: Movement disorders in autosomal dominant cerebellar ataxias: a systematic review, *Mov Disord Clin Pract* 1:154-160, 2014.

Verbeek DS, van de Warrenburg BPC: Genetics of the dominant ataxias, *Semin Neurol* 31:461-469, 2011.

第 52 章 共济失调性毛细血管扩张症
Ataxia Telangiectasia

Chloe Mander Nunneley，Joseph S. Kass，Nicole J. Ullrich
刘晓英 译 刘晓英 审校

基本信息

定义

共济失调性毛细血管扩张症（ataxia telangiectasia，AT）是一种罕见的常染色体隐性遗传性疾病。AT 是一种多系统疾病，其特征是进行性小脑共济失调、舞蹈徐动症、眼皮肤毛细血管扩张（图 52-1）、反复感染、对电离辐射的敏感性增加以及易罹患恶性肿瘤。

ICD-10CM 编码

G11.3 伴有 DNA 修复缺陷的小脑共济失调

流行病学和人口统计学

发病率：每 40 000 活产婴儿中 1 人发病；据估计，1.4% ～ 2% 的美国白人携带一个有缺陷的 AT 基因。它是继 Friedreich 共济失调

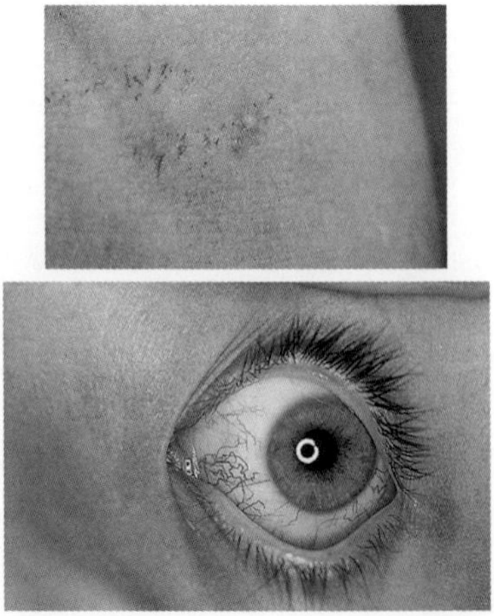

图 52-1 共济失调性毛细血管扩张症。[From Callen JP（ed）: Color atlas of dermatology，ed 2，Philadelphia，2000，Saunders.]

之后第二常见的常染色体隐性遗传共济失调病因。

发病高峰： 儿童期（1 ～ 5 岁发病）

好发性别： 男性和女性同样受到影响。

遗传学： 这个疾病是常染色体隐性遗传和进行性的。缺陷基因被命名为 *ATM*（AT 突变），已被定位到染色体 11q22-23 上。已经发现了 100 多种突变。基因产物可在所有组织中表达，编码一个大的核和细胞质蛋白激酶，该蛋白激酶是磷脂酰肌醇 -3 激酶的一员，另一个区域类似于 DNA 修复基因。它通过双链 DNA 断裂和磷酸化几个下游蛋白而被招募和激活，从而导致细胞周期停滞、DNA 修复或凋亡。发育中的淋巴细胞还需要 *ATM* 基因产物进行 V（D）J 重组，这是淋巴细胞抗原受体多样化的重要步骤。

体格检查和临床表现

- 儿童早期发育正常，直到他们开始行走，步态障碍和躯干共济失调变得明显。此后，儿童会出现多发性神经病、进行性眼球运动失用症、言语含糊、舞蹈徐动症、轻度糖尿病、身体和性发育迟缓以及早衰迹象（头发变白、皮肤弹性丧失和皮下脂肪减少）
- 有时进展缓慢，以致被误诊为脑瘫
- AT 患儿的运动技能退化。到了 20 多岁，大多数患者一天中至少有一部分时间依赖轮椅。随着时间的推移，进行性口腔运动困难逐渐加重，使患者面临误吸风险
- 通常，AT 患者最初智力正常，随着时间推移会不断恶化，直到大约 10 岁时智力趋于稳定。随着运动技能恶化加重，学习能力会受到阻碍，导致传统的规定时间的神经心理学评估结果不准确。语言退化通常在 5 ～ 8 岁以后出现
- 毛细血管扩张症实际上是 AT 的病理学特征，有助于诊断，但通常在 6 岁以后出现。有时完全没有毛细血管扩张症或延迟出现毛细血管扩张症都会导致延迟诊断
- 毛细血管扩张主要发生在球结膜，并被误诊为结膜炎。毛细血管扩张可以发展到耳朵和脸颊表面、眼角、颈部暴露部分、鼻梁和前臂屈肌皱褶处。AT 患儿也可能有咖啡斑、色素沉着斑或黑色素细胞痣
- 60% ～ 80% 的 AT 患者因 B 细胞和辅助 T 细胞功能紊乱和 V（D）J 重组缺陷而出现免疫缺陷，导致免疫球蛋白亚类异常。

血清和唾液 IgA 缺失率为 70% ～ 80%。80% ～ 90% 的患者出现血清 IgE 低或无，血清 IgM 升高。胸腺和其他淋巴组织常有发育不良和胚胎外观。体液和细胞免疫功能受损可导致反复肺源性感染。免疫缺陷的严重程度与神经表型的严重程度无关，也不是进展性的。然而，反复肺窦感染和误吸，会导致生存后期支气管扩张

- 在中枢神经系统，小脑内有浦肯野细胞丢失，存活的浦肯野细胞可能含有嗜酸性胞质包涵体。老年人表现为后柱和脊髓小脑背束脱髓鞘。也有前角细胞丢失的报告。外周神经可在施万细胞内形成脂质包涵体，导致继发性轴突变性
- 恶性肿瘤：超过 10 岁，发病率为每年 1%；总体风险率为 30% ～ 40%，其中 85% 的病例为白血病和淋巴瘤。也可能存在对其他肿瘤（如乳腺癌）的易感性，被认为是由肿瘤抑制因子或乳腺癌易感基因 *BRCA1* 被 ATM 磷酸化引起的
- 多达 2% 的美国人口可能是 AT 的携带者。*ATM* 基因的杂合子或携带者被认为没有 AT 的典型表现；然而，在较低年龄段可能有更高的恶性肿瘤发生率

病因学

细胞遗传学显示在 5% ~ 15% 的 AT 患者中有 7;14 易位。克隆和测序已经确定了 *ATM*（共济失调性毛细血管扩张症，突变，定位于染色体 11q22.3）基因，这是一种缺失或有缺陷的蛋白激酶。*ATM* 突变延缓了肿瘤抑制因子 p53 对 DNA 损伤的反应，从而增加了肿瘤的风险。细胞很容易受到电离辐射和化疗药物的伤害，这些药物会导致双链 DNA 断裂（请参阅前述“遗传学”部分）。

Dx 诊断

鉴别诊断

早发性共济失调：

- Friedreich 共济失调
- 无 β 脂蛋白血症（Bassen-Kornzweig 综合征）
- 获得性维生素 E 缺乏
- 伴有反射保留的早发性小脑共济失调（EOCA）

- 1 型共济失调性眼失用症（AOA1）
- 2 型共济失调性眼失用症（AOA2）
- 共济失调毛细血管扩张样障碍（ATLD）
- 脊髓小脑共济失调
- 青少年 GM2 神经节苷脂沉积病
- 青少年脑硫脂沉积病
- Marinesco-Sjögren 综合征
- Hartnup 病和枫糖尿病
- 婴儿肾上腺脑白质营养不良（X 连锁）

评估

诊断依赖于一系列的临床发现，包括共济失调和语言变化，以及家族史和神经影像学检查。

实验室检查

- 涂片上经常可见棘细胞
- 应测量血清免疫球蛋白水平（IgA、IgG、IgE 和 IgG 亚类），以评估免疫球蛋白缺乏和寡克隆免疫球蛋白病
- 95% 以上年龄大于 8 个月的 AT 患儿血清甲胎蛋白升高
- 提供产前检查。成纤维细胞可以被筛选出对电离辐射异常敏感
- 免疫印迹法是检测 ATM 蛋白最敏感和最特异的方法。大约 90% 的人检测不到 ATM 蛋白

影像学检查

几乎所有 2 ～ 8 岁 ATM 患儿行 CT 或 MRI 扫描将显示小脑萎缩。毛细血管扩张可以观察到点状含铁血黄素沉积。

Rx 治疗

- 目前尚无经证实的针对特定疾病的治疗方法。治疗的重点是改善疾病的表现
- 有必要对感染和肿瘤进行监测。反复严重感染的个体可以从静脉注射免疫球蛋白中获益。有些人已经预防性服用抗生素。儿童应接种肺炎球菌和流感疫苗
- AT 基因的克隆和测序为干预开辟了多种途径，包括基因治疗、靶向药物干预以纠正改变的蛋白质功能，以及直接替换

功能蛋白
- 最近的研究表明，使用糖皮质激素可以改善症状，推测糖皮质激素可以诱导 ATM 蛋白的选择性剪接并保留蛋白激酶活性

非药物治疗

- 尽量减少辐射，因为它可能导致进一步的染色体损伤并导致肿瘤。由于理论上辐射有导致染色体断裂的风险，即使是诊断性的射线照片也应受到限制
- 根据需要监测吞咽情况，以评估误吸风险
- 物理和职业治疗，以保持灵活性和减少挛缩

补充与替代治疗

维生素 E 的抗氧化治疗通常是经验性的，尽管还没有正式的测试。α - 硫辛酸可以跨过血脑屏障，因此可能有一些优势。

预后

由于多系统受累，AT 预后较差；但预期寿命大大增加。现在大多数患者的寿命超过 25 岁，有些患者甚至活到 40 多岁和 50 多岁。发病率通常与感染或肿瘤有关。

转诊

- 免疫科
- 神经科相关领域专家
- 胃肠科和营养科
- 物理和职业治疗
- 遗传咨询师

重点和注意事项

专家点评

- 遗传性共济失调的最常见原因
- DNA 修复缺陷
- 易患频繁感染、恶性肿瘤和对电离辐射敏感

患者及家庭教育

共济失调毛细血管扩张症儿童项目：网址 www.atcp.org。

国家共济失调基金会（NAF）：www.ataxia.org。

相关内容

共济失调（相关重点专题）

第 53 章　弗里德赖希共济失调
Friedreich Ataxia

Joseph S. Kass，Fariha Jamal

刘晓英　译　刘晓英　审校

基本信息

定义

弗里德赖希共济失调（Friedreich ataxia）是最常见的遗传性神经退行性共济失调。它导致背根神经节、后柱、脊髓小脑和皮质脊髓束以及大的周围感觉神经元退化。

ICD-10CM 编码

G11.1　早发性小脑共济失调

流行病学和人口统计学

发病率（在美国）：对于白种人，发病率估计为 1/30 000。

发病高峰：8 ～ 15 岁。

患病率（在美国）：（2 ～ 4）/10 万。携带者比率为 1∶160 ～ 1∶120；亚裔或非洲裔人群患病率较低。

好发性别：男性和女性受影响相同。

遗传学：常染色体隐性遗传；96% 的患者为纯合子型，4% 为复合杂合子型（两种不同的突变）。三核苷酸重复扩增占 94% ～ 98%，点突变占 2% ～ 6%。

体格检查和临床表现

- 进行性四肢和步态共济失调，下肢肌肉牵张反射消失
- 随着疾病进展（5 年内）：构音障碍、远端位置觉和振动感丧失、下肢硬瘫、四肢反射消失和病理征
- 常见表现：进行性脊柱侧凸、远端肌萎缩、高弓足和心肌病（多数情况下为对称性同心性肥厚型）
- 10% 的患者可能有胰岛素依赖型糖尿病，另外 10% ～ 20% 的患者可能发生糖耐量异常

病因学

- 遗传：共济失调基因定位于染色体 9q13 的着丝粒区
- 正常序列有 6 ～ 27 个重复，异常序列有 120 ～ 1700 个 GAA 重复
- 共济失调蛋白（Frataxin）缺乏导致线粒体铁稳态受损

Dx 诊断

鉴别诊断

- Charcot-Marie-Tooth 病 2 型
- 无 β 脂蛋白血症
- 严重缺乏维生素 E，伴有吸收不良
- 早发性小脑共济失调伴反射保留
- 常染色体显性遗传性小脑共济失调（脊髓小脑共济失调）

评估

- 扩增 GAA 三核苷酸重复序列的特定基因测定（唯一要求的检测）。下面列出的其他检测支持诊断，但不像基因测定那样特异
- 诊断标准包括电生理检查支持全身性感觉轴索性或感觉运动轴索性神经病
- 心电图可显示广泛的 T 波倒置和左心室肥大的证据。65% 的患者存在心电图异常
- 腓肠神经活检显示大的有髓纤维丢失

实验室检查

- 基因检测
- 肌电图或神经传导检查
- 心电图和超声心动图
- 外周血涂片寻找棘红细胞
- 血脂全套
- 2 h 葡萄糖耐量试验
- 维生素 E 水平（如有必要）

影像学检查

脊髓 MRI 可显示脊髓萎缩，大脑、脑干和小脑基本正常（图 53-1）。

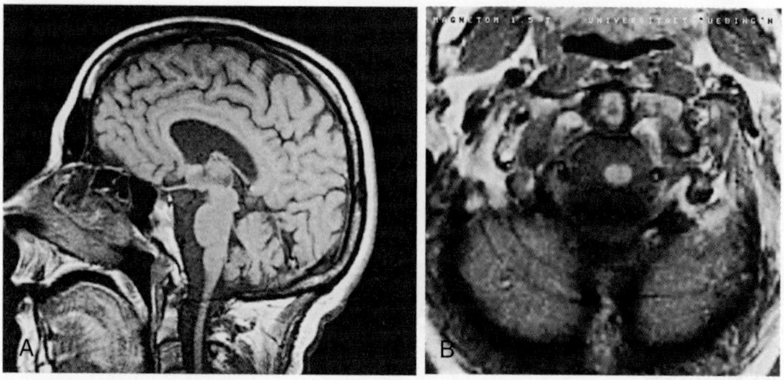

图 53-1 脑（正中矢状位）和脊髓（齿状突水平的轴位）T1 磁共振成像显示颈髓严重萎缩，但小脑和脑干大小正常。（From Goetz CG：Textbook of clinical neurology，Philadelphia，1999，Saunders.）

Rx 治疗

非药物治疗

- 脊柱侧凸和足部畸形的患者采用手术矫正
- 需要时采用假肢装置（如足下垂可用踝足矫形器）
- 物理治疗
- 严重构音障碍患者使用语言交流设备

急性期常规治疗

未确立。

- 抗氧化剂艾地苯醌（辅酶 Q10 的短链类似物），以 5 ～ 20 mg/（kg · d）的剂量口服，伴或不伴添加维生素 E，临床试验显示对神经、心脏和心理社会的影响结论不一
- 各种抗氧化剂和铁螯合剂的研究正在进行中。在一个小队列进行的抗氧化剂（辅酶 Q10，400 mg/d；维生素 E，2100 U/d）开放标签先导研究表明，抗氧化剂可以缓解全身性共济失调和运动障碍，显著改善心功能，对姿势、步态和手的灵活度没有影响

慢性期治疗

慢性充血性心力衰竭的治疗是必需的。心律失常需要植入起搏器。

预后

- 活动障碍通常发生在症状出现后 15 年内，45 岁时 95% 的患者被轮椅束缚
- 预期寿命缩短，尤其存在心脏疾病的情况下

转诊

- 神经科相关领域专家对患者进行评估和诊断
- 遗传咨询（如果可能的话推荐）
- 心脏科医生管理心肌病和电生理异常

重点和注意事项

所有表现为进行性共济失调的青春期前和青少年儿童应考虑到弗里德赖希共济失调的可能。早期发现心力衰竭和心律失常并制订适当的治疗方案有助于延长生存期。

第 54 章　Charcot-Marie-Tooth 病
Charcot-Marie-Tooth Disease

Lydia Sharp
刘晓英　译　刘晓英　审校

基本信息

定义

Charcot-Marie-Tooth 病（Charcot-Marie-Tooth disease，CMT），又称遗传性运动感觉神经病（hereditary motor-sensory neuropathy，HMSN），是指一种表型和基因多样性的遗传性感觉和运动性多发性神经病。这些神经病变可能是脱髓鞘性或轴索损害性。如果是脱髓鞘性和常染色体显性遗传，该病被分类为 CMT1；如果是轴索损害性和常染色体显性遗传，则分类为 CMT2；如果是 X 连锁遗传疾病，则分类为 CMTX；如果是脱髓鞘性和常染色体隐性遗传，则分类为 CMT4。字母表示特定的基因（例如，CMT1A 是指 *PMP22* 重复引起的常染色体显性遗传脱髓鞘性神经病）。

同义词

腓骨肌萎缩症
遗传性运动感觉神经病（HMSN）
CMT

流行病学和人口统计学

患病率：估计患病率为 1/2500，这使 CMT 成为最常见的遗传性周围神经病和最常见的遗传性神经肌肉疾病。

好发年龄：受影响的个体，包括男性和女性，通常出现在 20 岁之前。婴儿可能会受到严重影响，或者成人在 40 岁以后可能会出现轻微症状，但较为少见。

遗传学：

- 据报道，超过 90 个基因可导致 CMT
- 遗传可能是常染色体显性、隐性、X 连锁隐性或 X 连锁显性

遗传。也可能发生自发突变

- 四种基因（*PMP22*、*GJB1*、*MFN2*、*MPZ*）突变占遗传因素的 90% 以上。其中，22 号染色体上的 *PMP22*（周围髓鞘蛋白 22 基因）重复频率最高，约占 50%

体格检查和临床表现

- 虽然疾病的严重程度不同，但最常见的是，患者表现为缓慢进展的肌无力，从脚开始，随着时间的推移上升到腿部
- 首发表现可能是笨拙和无法跟上其他孩子的运动。患者可能会反复绊倒，并有扭伤脚踝的倾向
- 随着时间的推移，肌无力继续进展，导致行走和平衡困难，手部无力
- 腿部肌肉萎缩导致出现“倒香槟瓶”外观（图 54-1 A 和 B）

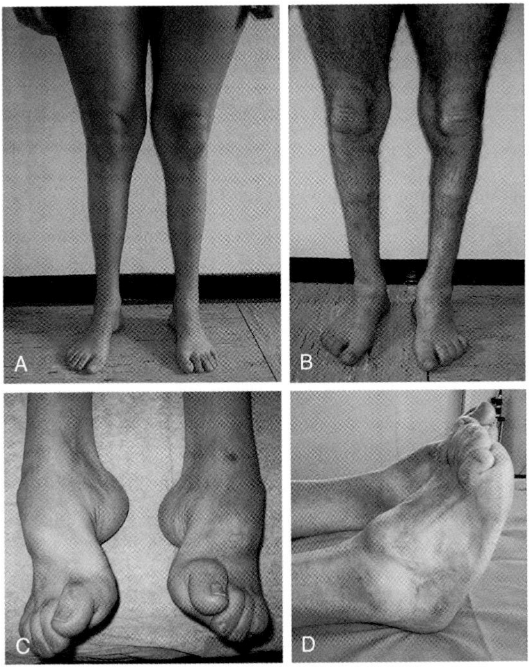

扫二维码看彩图

图 54-1　**（扫二维码看彩图）** Charcot-Marie-Tooth 病下肢的典型外观。**A** 和 **B.** 下肢肌肉萎缩，形成“倒香槟瓶”外观。**C** 和 **D.** 典型的锤状趾和高弓足外观。（From Pareyson D，Marchesi C：Diagnosis，natural history，and management of Charcot-Marie-Tooth disease，Lancet Neurology 8：654，2009）

- 高达 70% 的患者出现足部畸形，包括高弓足和锤状趾（脚趾在趾间关节处屈曲，跖趾关节背伸）(图 54-1 C 和 D)。高达 8% 的患者可能有扁平足
- 尽管检查时发现明显的感觉缺失，患者可能没有明显的感觉症状
- 往往有踝反射消失，随着时间的推移，膝反射和上肢的反射可能也会减弱或消失
- 在某些情况下，周围神经的增粗导致其可被触及

病因学

据报道，CMT 可能会发生 90 多个基因突变，这些基因编码的蛋白质参与很多神经元和施万（Schwann）细胞通路，导致正常细胞功能或髓鞘形成障碍。

Dx 诊断

鉴别诊断

- 其他遗传性神经病
- 远端肌病
- 获得性周围神经病

评估

- 儿童期发病的周围神经病，尤其是有阳性家族史的患者，应怀疑 CMT
- 电生理学检查将神经病变分为脱髓鞘性或轴索损害性，并可区分获得性和遗传性脱髓鞘性神经病
- 基因检测可明确诊断，并有助于预测和计划生育
- 对于有典型表型和神经传导检查有脱髓鞘证据的患者，推荐的第一项检测是 *PMP22* 重复
- 如果 *PMP22* 重复或轴索病变阴性，考虑二代测序，其中包括许多 CMT 相关基因
- 整个外显子组测序或基因组测序的意义还不确定

Rx 治疗

长期管理

- 目前没有批准的药物用于治疗或减缓疾病进展
- 物理和职业疗法用于步态和平衡训练，提高力量，防止肌腱挛缩
- 矫形设备，如踝足矫形器，有助于改善步态，并减少跌倒
- 当足部畸形无法通过矫形器矫正或有顽固性疼痛时，可考虑对足部畸形进行外科治疗
- 运动似乎是安全的，可以改善力量和功能
- 尽可能避免使用神经毒性药物（如长春新碱）
- 莫达非尼可用于治疗疲劳

预后

- CMT1A 患者进展缓慢，患者保留自主行动
- 其他类型可能进展更快，运动能力丧失
- 预期寿命没有减少

转诊

- 神经病学，或物理医学与康复医学协调护理
- 伸展、步态和平衡训练的物理和职业治疗
- 矫正器修配师
- 遗传咨询师
- 矫形外科手术可用于难以改善的顽固性疼痛或足部畸形

! 重点和注意事项

患者信息可在以下网址找到：

- CMT 协会（cmtausa.org）
- 肌营养不良症协会（www.mda.org）
- 遗传性神经病基金会（hnf-cure.org）

推荐阅读

Bird TD: Charcot-Marie-Tooth hereditary neuropathy overview. In Pagon RA et al, [editor.]: *GeneReviews* [Internet], University of Washington, Seattle. (Initial posting September 28, 1998, revised 2019.).

Laura M et al: Prevalence and orthopedic management of foot and ankle deformities in Charcot-Marie-Tooth Disease, *Muscle & Nerve* 57:255, 2018.

Pareyson D et al: New developments in Charcot-Marie-Tooth neuropathy and related diseases, *Curr Opin Neurol* 30:471, 2017.

Saporta ASD et al: Charcot-Marie-Tooth disease subtypes and genetic testing strategies, *Ann Neurol* 69(22), 2011.

Vallat JM et al: The various Charcot-Marie-Tooth diseases, *Curr Opin Neurol* 26:473-480, 2013.

第 55 章　神经纤维瘤病
Neurofibromatosis

Craig Blakeney

安荣成　译　南勇　审校

基本信息

定义

神经纤维瘤病（neurofibromatosis，NF）是一种常染色体显性遗传疾病，会影响骨骼、神经系统、软组织和皮肤。神经纤维瘤病主要有三种亚型：NF 1 型（NF1）、NF 2 型（NF2）和神经鞘瘤病（schwannomatosis，SWN）。神经鞘瘤病直到最近才被认为是一种独特的疾病，目前对此知之甚少。

同义词

NF1：von Recklinghausen 病，周围性神经纤维瘤病

NF2：双侧听神经纤维瘤病，中枢性神经纤维瘤病

ICD-10CM 编码

Q85.00　未明确的神经纤维瘤病

Q85.01　1 型神经纤维瘤病

Q85.02　2 型神经纤维瘤病

流行病学和人口统计学

- 发病率 NF1 为每 3000 活产儿中 1 例，NF2 为每 25 000 活产儿中 1 例
- 患病率 NF1 为 1/5000，NF2 为 1/210 000
- NF1 和 NF2 是常染色体显性遗传，大约 50% 的病例没有家族史
- 这两种疾病在美国影响了大约 10 万人
- 对男性和女性的影响是相同的
- NF1 可能与视神经胶质瘤、星形细胞瘤、脊髓神经纤维瘤、嗜铬细胞瘤和慢性粒细胞白血病有关
- NF2 可能与脑膜瘤、脊髓神经鞘瘤和白内障有关

- 对于神经鞘瘤病，发病率为 1/30 000，而且该病大多数是散发的

体格检查和临床表现

- NF1 的共同特征包括：
  1. 咖啡斑（2 岁以下儿童占 100%）
     a. 皮肤色素沉着（图 55-1）发生在身体的任何地方，除了面部、手掌和脚底
     b. 年龄很小时出现，并且在青春期时大小和数量会增加
     c. 局灶或弥散
  2. 腋窝和腹股沟雀斑（70%）
  3. 多发性神经纤维瘤（图 55-2）可以是软的或硬的，有三种亚型：
     a. 皮肤：局限的，不是特定于 NF1
     b. 皮下：局限的，不是特定于 NF1

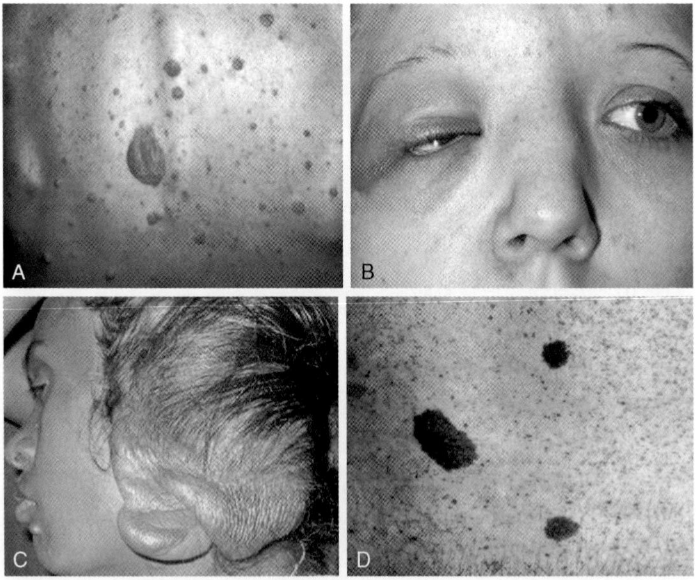

扫本章二维码看彩图

图 55-1 （扫本章二维码看彩图）1 型神经纤维瘤病的系统特征。 **A.** 离散型神经纤维瘤。**B.** 眼睑结节性丛状神经纤维瘤。**C.** 神经性象皮肿。**D.** 咖啡斑。（Courtesy S. Kumar Puri；From Kanski JJ，Bowling B：Clinical ophthalmology，a systematic approach，ed 7，Philadelphia，2010，WB Saunders.）

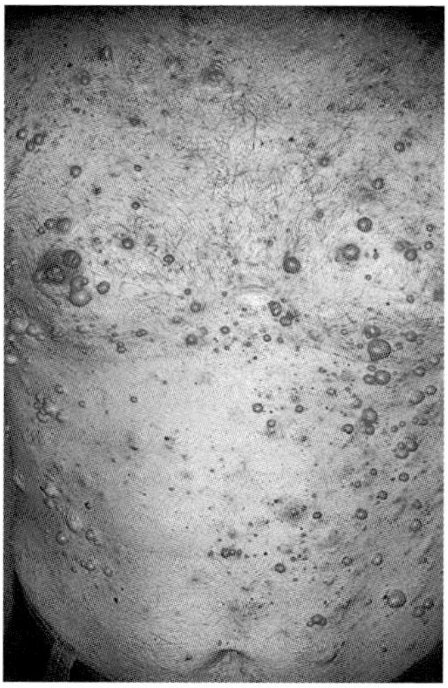

图 55-2 （扫本章二维码看彩图） 该患者存在多发性神经纤维瘤。（From Callen JP et al：Dermatological signs of systemic disease，ed 5，Philadelphia，2017，Elsevier.）

c. 丛状：非局限性，厚且不规则；可能会导致支持结构的破坏，NF1 的特异性表现

4. 超过 90% 的成年患者发现有虹膜斑块（虹膜小错构瘤）
5. 视觉缺陷可能与视神经胶质瘤有关（2% ～ 5%）
6. 神经发育问题，例如学习障碍和智力低下（30% ～ 40%）
7. 骨骼疾病，包括长骨发育不良、假关节、脊柱侧弯、身材矮小和骨矿物质密度减低

- NF2 的共同特征包括：
  1. 与双侧听神经瘤有关的听力损失和耳鸣（＞ 90% 的成年人）
  2. 白内障（81%）
  3. 头痛（可能是由于颅内脑膜瘤，在 80% 的患者中存在）
  4. 步态不稳
  5. 皮肤和皮下神经纤维瘤，但比 NF1 少见
  6. 咖啡斑（1%）（图 55-3）
- 神经鞘瘤病的共同特征包括脊髓（74%）、周围神经（89%）或除前庭神经以外的脑神经（9%）的痛性多发性神经鞘瘤

病因学

- NF1 是由位于 17 号染色体长臂的 DNA 突变引起，该基因负责编码神经纤维瘤蛋白
- NF2 是由位于 22 号染色体长臂中间的 DNA 突变引起，该基

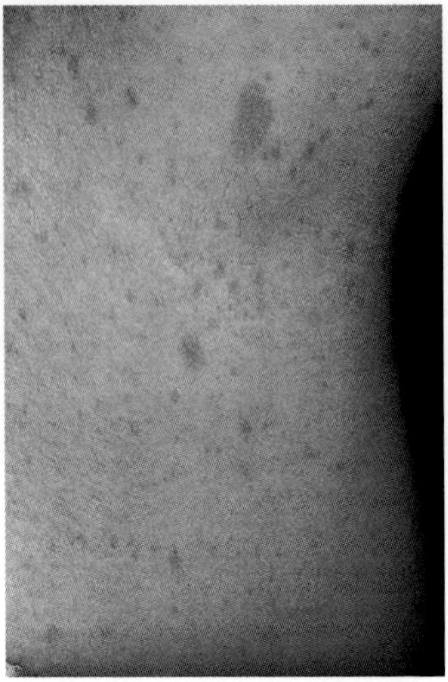

图 55-3 （扫本章二维码看彩图） 在该神经纤维瘤病患者中，腋窝可见一个咖啡斑和多个雀斑（Crowe 征）。（From Callen JP et al：Dermatological signs of systemic disease，ed 5，Philadelphia，2017，Elsevier.）

因负责编码 merlin 蛋白，这种蛋白是神经胶质瘤生长的有效抑制剂

- 这两种蛋白都被认为可以起到肿瘤抑制作用
- 神经鞘瘤病的病因尚不清楚；然而，大多数情况是由于 22 号染色体上的突变使两个不同的肿瘤抑制基因失活所致

Dx 诊断

- 如果患者具有以下两个或多个特征，则诊断为 NF1：
  1. 青春期前患者＞ 5 mm 咖啡斑或青春期后患者＞ 15 mm 咖啡斑有 6 个或更多个
  2. 2 个或多个任何类型的神经纤维瘤或 1 个丛状神经纤维瘤
  3. 腋窝或腹股沟雀斑
  4. 视神经胶质瘤
  5. 2 个或多个虹膜斑块（虹膜错构瘤）
  6. 蝶状翼发育不良或长骨皮质变薄，伴或不伴假关节
  7. 按先前诊断标准患有 NF1 患者的一级亲属（父母、兄弟姐妹或孩子）
- 如果患者具有以下两个标准之一，则诊断为 NF2：
  1. 通过适当的影像学检查（如 CT、MRI）发现双侧第Ⅷ脑神经肿块

2. 患有 NF2 的一级亲属和单侧第Ⅷ脑神经肿块或以下两项：神经纤维瘤、脑膜瘤、神经胶质瘤、神经鞘瘤或青少年后囊下晶状体混浊

- 神经鞘瘤病诊断标准为年龄＞ 30 岁，有以下两种标准中的任一种：

1. 两个非皮内神经鞘瘤，MRI 扫描未发现前庭肿瘤，无 NF2 突变
2. 一个非前庭神经鞘瘤和一级亲属符合上述标准

鉴别诊断

- 腹部神经纤维瘤病
- 黏液样脂肪瘤
- 结节性筋膜炎
- 纤维组织细胞瘤
- 节段性神经纤维瘤病

评估

神经纤维瘤病的诊断通常是显而易见的。检查是基于 NF1 的临床症状，NF2 和 SWN 的检查通常包括头部和脊柱的 MRI 评估。实际上，如果怀疑是 NF2，但未发现前庭神经鞘瘤，则提示诊断为 SWN。

实验室检查

- 希望对 NF1 进行产前诊断的人可以进行基因检测。没有单一标准检查，而需要多个检查。结果只能说明个体是否受到影响，但由于表达变化而无法预测疾病的严重程度
- 在 NF2 中，连锁分析测试对于患有 NF2 的个体可提供＞ 99% 的确定性

影像学检查

- 钆增强 MRI 是 NF1 和 NF2 患者的首选影像学检查。MRI 增加了对视神经胶质瘤、脊柱肿瘤、听神经瘤的检测率，“亮点”被认为代表错构瘤
- 所有诊断为 NF2 的患者均建议进行脊柱 MRI 检查，以排除髓内肿瘤

其他检查

- 伍德灯检查可能对于皮肤非常苍白的患者看到咖啡斑有用
- 建议对大于 6 岁的儿童进行裂隙灯检查，以确认是否存在虹膜斑块和囊下混浊

Rx 治疗

治疗主要针对 NF1 和 NF2 的症状和并发症。至于神经鞘瘤病，对于有症状或有可能引起脊髓压迫的肿瘤应予以切除。

非药物治疗

- 咨询预后以及遗传、心理和社会问题
- 听力测试和言语病理学评估

急性期常规治疗

- 除非有美容要求或怀疑存在恶性转化情况，否则通常不对皮肤肿瘤进行手术
- 可能需要手术治疗脊柱或脑神经纤维瘤、神经胶质瘤或脑膜瘤
- 可以通过手术切除来治疗听神经瘤

慢性期治疗

- 视神经胶质瘤和中枢神经系统肿瘤有影像学进展的患者可接受放射治疗
- 用伽玛刀进行立体定向放射外科手术可能是听神经瘤手术的替代治疗方法
- 贝伐珠单抗继续作为 NF2 脑膜瘤［表达血管内皮生长因子（VEGF）］的一种治疗选择仍在研究中

预后

- 预后因受累程度不同而各异
- 神经纤维瘤病无法治愈

转诊

神经纤维瘤病患者需要一个多学科的顾问团队，包括神经外科医生、耳鼻喉科医生、皮肤科医生、神经病学家、听力学家、言语病理学家、遗传学家和神经心理学家。

重点和注意事项

- Friedrich Daniel von Recklinghausen 于 1882 年首次报告了他的病例，尽管类似的记载可以追溯到 17 世纪
- 已在具有常染色体显性表型咖啡斑伴或不伴雀斑且无其他 NF1 特征的 NF1 突变阴性家庭中鉴定出较高的 *SPRED1* 突变检出率

注释

有关其他信息和患者资源，请参考 Neurofibromatosis Network 或 Neurofibromatosis Inc.（www.nfnetwork.org）。

推荐阅读

Blakeley JO, Plotkin SR: Therapeutic advances for the tumors associated with neurofibromatosis type 1, type 2, and schwannomatosis, *Neuro Oncol* 18(5):624-638, 2016.

Shah KN: The diagnostic and clinical significance of café-au-lait macules, *Pediatr Clin North Am* 57(5):1131-1153, 2010.

第 56 章　结节性硬化症
Tuberous Sclerosis

Ruby K. Satpathy

刘晓英　译　刘晓英　审校

基本信息

定义

结节性硬化症（tuberous sclerosis，TS）是一种遗传性神经皮肤疾病，其特征是累及多器官系统的多形性特征，包括大脑、肾和皮肤的多发良性肿瘤（错构瘤）。

同义词

结节性硬化综合征（tuberous sclerosis complex）

TS

TSC

ICD-10CM 编码

Q85.1　结节性硬化症

流行病学和人口统计学

发病率：TS 的发病率估计为每 6000 活产儿中 1 例。因此，它是继神经纤维瘤病之后第二常见的神经皮肤综合征。

患病率：在普通人群中，患病率大约为 1/10 000。

好发性别：TS 对性别或种族没有偏好。

遗传学：

- TS 是一种常染色体显性遗传疾病，几乎完全外显，但临床严重程度变异较大。只有 1/3 的病例是家族性的。明显的非家族性病例可以表现为自发性突变或嵌合体
- 遗传研究已经确定了两个 TS 基因。一个位于 9 号染色体（*TSC1* 基因），另一个位于 16 号染色体（*TSC2* 基因）。大约 68% 的病例是由新基因突变引起的。由于遗传传递和新发突变，导致产前诊断困难

体格检查和临床表现

- 皮肤学表现（图 56-1 至图 56-3）可能是接诊医生诊断该疾病的唯一线索，这也是儿童癫痫和智力低下的标志
- TS 的诊断标准在最近一次研讨会上进行了修订。表 56-1 列出了主要和次要特征
- 不到 50% 的 TS 患者会表现出经典的诊断三联征：癫痫、智力低下和面部血管纤维瘤（Vogt 三联征）（图 56-4）
- TS 的所有临床特征在 1 岁内可能并不明显。因此，儿童通常最初被诊断为可能的或很可能的 TS，在确认了附加特征之后才确诊为 TS
- 皮肤学表现：对有 TS 风险的患者进行仔细的皮肤检查仍然是确定诊断的最简单易行的方法（表 56-2）

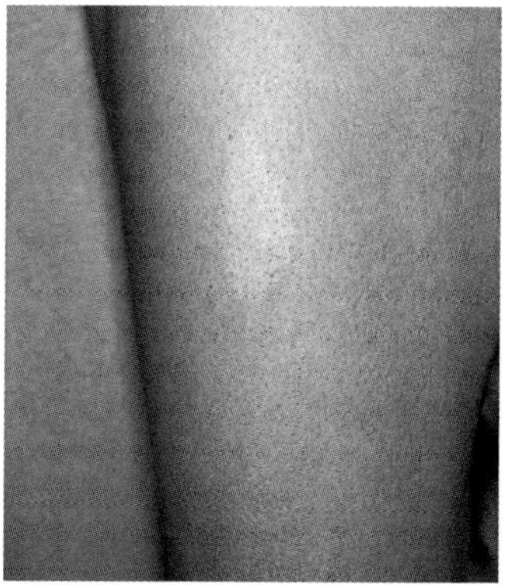

图 56-1（扫本章二维码看彩图）结节性硬化症患者大腿上的一个浅色的灰叶斑。（From Callen JP et al：Dermatological signs of systemic disease，ed 5，Philadelphia，2017，Elsevier.）

扫本章二维码看彩图

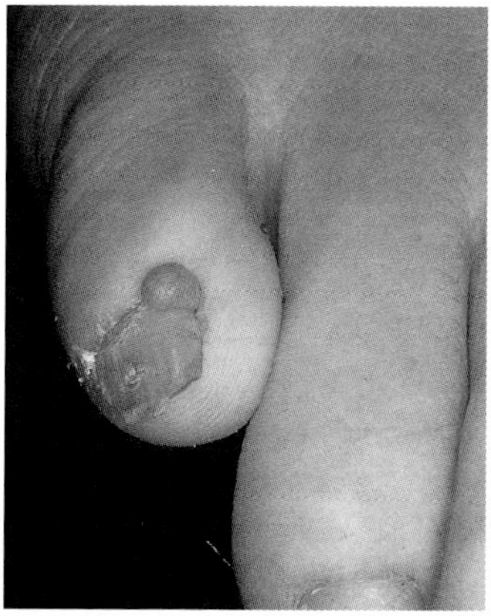

图 56-2（扫本章二维码看彩图）结节性硬化症患者的甲周纤维瘤。（From Callen JP et al：Dermatological signs of systemic disease，ed 5，Philadelphia，2017，Elsevier.）

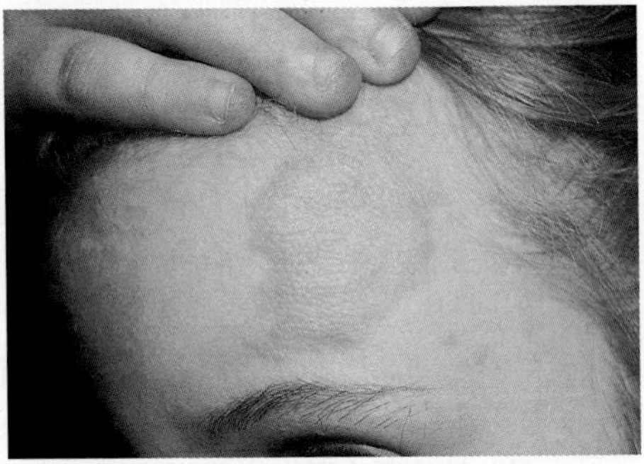

图 56-3（扫本章二维码看彩图）结节性硬化症患者结缔组织痣的代表性红斑。（From Callen JP et al：Dermatological signs of systemic disease，ed 5，Philadelphia，2017，Elsevier.）

表 56-1　结节性硬化综合征（TSC）的修订诊断标准

主要特征
1. 面部血管纤维瘤或前额斑块
2. 非外伤性指（趾）甲或甲周纤维瘤
3. 色素减退斑（≥ 3 个）
4. 鲨革斑（结缔组织痣）
5. 多发性视网膜错构瘤结节
6. 皮质结节
7. 室管膜下结节
8. 室管膜下巨细胞星形细胞瘤
9. 单个或多发的心脏横纹肌瘤
10. 肺淋巴管肌瘤病
11. 肾血管肌脂瘤
次要特征
1. 多发性、随机分布的牙釉质凹陷
2. 错构瘤性直肠息肉
3. 骨囊肿
4. 脑白质放射状移行束
5. 牙龈纤维瘤
6. 非肾性错构瘤
7. 视网膜色素缺失斑
8. Confetti 皮损
9. 多发性肾囊肿
明确的 TSC：两个主要特征或一个主要特征加上两个次要特征
很可能的 TSC：一个主要特征加上一个次要特征
可能的 TSC：一个主要特征或者两个或更多个次要特征

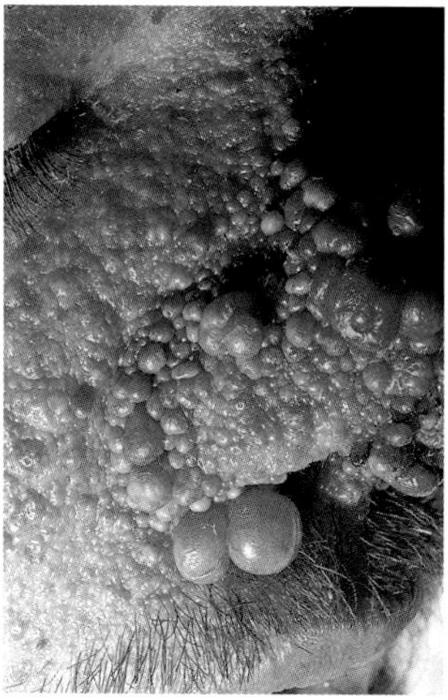

图 56-4（扫本章二维码看彩图）结节性硬化症患者的面部多发性血管纤维瘤。（From Callen JP et al：Dermatological signs of systemic disease，ed 5，Philadelphia，2017，Elsevier.）

表 56-2　结节性硬化综合征相关皮肤表现

皮肤损伤	描述	发病年龄	患病率（%）	诊断分类
脱色斑（“灰叶”斑）或 Fitzpatrick 斑	Wood 灯检查见叶形或多边形白斑	最早出现的皮肤损伤；通常在出生时或在婴儿期出现于臀部	97.2	主要
面部血管纤维瘤	红色至粉红色表面平滑的丘疹，对称分布于面部中央，不包括上唇区	2～5 岁；随年龄增长而变得显著	74.5	主要
鲨革斑	稍隆起的斑点或斑块，通常发现于背部，尤其是腰骶部；表面粗糙类似桔皮；称为结缔组织痣，或称为胶原瘤	婴儿期罕见；随年龄增长，大小和数量会增加	48.1	主要
皮肤赘瘤（Molluscum pendulum）	颈部多发质软、有蒂的皮肤赘生物；少见于腋窝或腹股沟	常见于 10 岁以内；婴儿期少见	22.6	次要
前额纤维斑	黄褐色或肤色的不同大小和形状的斑块，通常位于前额或头皮上	常见于任何年龄，出生时或婴儿早期也可见	18.9	主要
甲周纤维瘤	肤色或微红色结节，见于外侧甲沟或甲床或沿近端甲襞分布。脚趾较手指多见	青春期或青春期后不久出现；随年龄增长而更为常见	15.1	主要
Confetti 样斑	多发 1～2 mm 白色斑点，对称分布于四肢	10～20 岁或成年期	2.8	次要

- 神经系统表现：这是 TS 患者发病率和死亡率的主要原因。以皮质结节、室管膜下结节和室管膜下巨细胞星形细胞瘤为主要表现形式的脑错构瘤通常导致顽固性癫痫，最常见的是婴儿痉挛。90% ～ 96% 的 TS 患者有癫痫发作。大约 85% 的患者在 2 岁内出现第一次癫痫发作。行为和认知功能障碍，包括孤独症和智力低下，可见于 40% ～ 50% 的患者
- 肾和肺部表现与 TS 密切相关
- 血管肌脂瘤是 TS 患者最常见的肾脏病变。TS 患者临床上明显的肺部受累相对少见，发病率为 1% ～ 6%。最常见的病变是淋巴管肌瘤病（lymphangiomyomatosis，LAM），是一种进行性囊性肺病，伴有进行性呼吸困难和自发性气胸，好发于育龄期女性
- 心血管表现：这些通常是 TS 患者最早的诊断性发现。横纹肌瘤是婴幼儿最常见的原发性心脏肿瘤，在 TS 患者中其发病率为 47% ～ 60%。事实上，80% ～ 95% 的心脏横纹肌瘤患者有 TS
- TS 最常见的眼部表现是视网膜错构瘤，出现于 40% ～ 50% 的患者

病因学

TS 是一种常染色体显性遗传病。

Dx 诊断

鉴别诊断

皮肤表现：

- 贫血痣
- 无色素痣（无色痣）
- 白癜风

评估

- TS 的皮肤学表现对疾病诊断很有帮助。当 TS 以常染色体显性遗传时，皮肤病症状几乎普遍存在于患者双亲中的一位
- 目前没有特异性的产前检查
- 早期识别 TS 至关重要，因为尽早完善推荐的诊断性评估［神

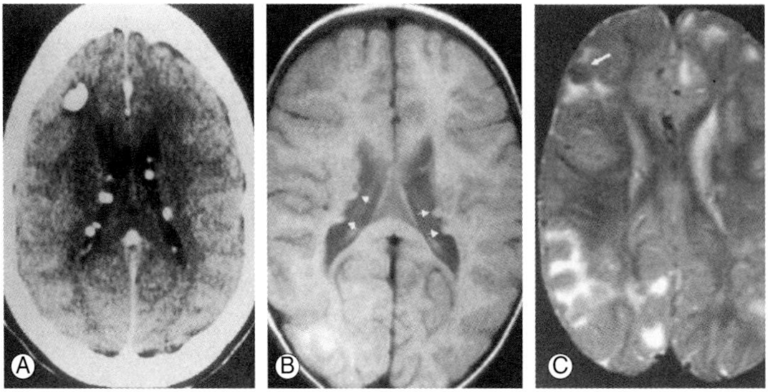

图 56-5　结节性硬化症。A. 计算机断层扫描显示室周的室管膜下钙化结节。右侧额叶也可见皮质钙化结节。**B.** T1 加权成像（WI）显示室管膜下结节（箭头示）位于侧脑室内层（与白质等信号）。**C.** T2WI 显示皮质下白质和与皮质结节对应的皮质内异常 SI 灶。右额叶结节（箭头示）可能钙化（低 SI）。（From Grossman R，Yousem D：Neuroradiology：the requisites，2003，Mosby. In Grant LA：Grainger & Allison's diagnostic radiology essentials，ed 2，2019，Elsevier.）

经影像学检查、脑电图、心电图、肾超声、脑 MRI（图 56-5）和胸部 CT］可以预防严重的临床后果

- TS 综合征（TS complex，TSC）的一些表现，特别是肾血管肌脂瘤和肺淋巴管肌瘤病（LAM）出现较晚，增加了未确诊 TSC 成人的发病率和死亡率风险

实验室检查

- 分子遗传学检测：近年来，TS 的分子遗传学检测已进入临床应用。通过多种方法来识别 *TSC1* 和 *TSC2* 基因的突变，最常见的方法是从患者血样中提取出 DNA，对单个外显子进行聚合酶链反应（PCR）扩增，然后进行 DNA 测序
- TS 的 DNA 检测在以下几种情况可能有用：
  1. 它有助于确定 TS 的临床诊断，特别是许多临床症状和体征尚未出现的年轻患者
  2. 很多有 TS 家族史的家庭中，有一个散发的 TS 新生儿病例。基因检测可以使家人安心，让父母亲、孩子和其他家庭成员明确自己没有携带 TS 基因突变
  3. DNA 检测有助于产前诊断

Rx 治疗

目前对于 TS 的管理是对症治疗。

非药物治疗

尽管由于基因表达的变异性，很难给予准确的基因咨询，但仍应该给患者家庭成员提供基因咨询。

急性期常规治疗和慢性期治疗

- 目前可用于去除患者面部血管纤维瘤的方法包括冷冻手术、刮除术、皮肤磨削术、化学剥除术、切除术和激光治疗
- 部分患者抗癫痫药物有效；不幸的是，有部分难治性癫痫患者抗癫痫药物治疗无效，在这些患者中，神经外科干预成为挽救生命的选择
- 在这类耐药性癫痫的 TS 病例中，早期服用氨己烯酸（γ-乙烯基-γ-氨基丁酸），一种选择性的 GABA 转氨酶不可逆抑制剂，能阻止 80% ～ 100% 的婴儿痉挛发作。氨己烯酸在许多欧洲国家上市，但在美国仍然不可用，并且还没有得到 FDA 的批准
- 栓塞和（或）肾保留术是肾血管肌脂瘤的可选方案
- LAM 患者推荐使用卵巢切除术、甲羟孕酮和他莫昔芬，但其疗效尚不清楚。终末期 LAM 患者可进行肺移植
- 尽管有关于青春期肿瘤生长的病例报道，大多数横纹肌瘤随着年龄的增长而退化。只有在危及生命（如血流动力学受损）的情况下考虑手术
- 口服西罗莫司（雷帕霉素）可诱导与 TS 相关的脑星形细胞瘤消退。目前正在进行的西罗莫司治疗淋巴管平滑肌瘤病的临床试验很有希望
- 神经外科手术切除是 TSC 患者室管膜下巨细胞星形细胞瘤的标准治疗方法。依维莫司是西罗莫司的哺乳动物靶点（一种受 TSC 基因产物调节的蛋白质）抑制剂，有关依维莫司的临床试验显示室管膜下巨细胞星形细胞瘤的体积和癫痫发作频率明显减少

转诊

由多学科小组，包括遗传学科、神经内科、眼科、肾内科、皮肤科、神经外科和整形外科，对疑似 TS 的患儿进行评估。

重点和注意事项

预防

据推测，如果能建立 TS 的产前诊断，并尽早给予西罗莫司，可能会阻止 TS 的发生。

推荐阅读

Krueger DA et al: Everolimus for subependymal giant-cell astrocytomas in tuberous sclerosis, *N Engl J Med* 363:1801-1811, 2010.

Seibert D et al: Recognition of tuberous sclerosis in adult women: delayed presentation with life-threatening consequences, *Ann Intern Med* 154:806-813, 2011.

第 57 章　遗传性神经病
Neuropathy，Hereditary

Joseph S. Kass，Gavin Brown
刘晓英　译　刘晓英　审校

基本信息

定义

任何影响周围神经系统的疾病，包括神经根、神经丛和单个周围神经，具有遗传基础，已经或能够世代传播。

有许多不同类型的遗传性周围神经病，包括 Dejerine-Sottas 病、遗传性代谢性神经病、遗传性感觉和自主神经病（hereditary sensory and autonomic neu-ropathies，HSAN）和遗传性运动神经病。大多数疾病都是在婴儿期或儿童期被诊断出来，成人临床医生很少见到这些患者。因此，本章只讨论成人临床医生可能遇到的遗传性运动感觉神经病。

同义词

Charcot-Marie-Tooth（CMT）病
遗传性运动感觉神经病（hereditary motor-sensory neuropathy，HMSN）
遗传性压力易感性神经病（hereditary neuropathy with liability to pressure-sensitive palsies，HNPP）

ICD-10CM 编码

G60.0　遗传性运动感觉神经病
G60.8　其他遗传性和特发性神经病
G60.9　遗传性和特发性神经病，未指明

流行病学和人口统计学

所有 CMT：约 30/10 万

- CMT 1 型（脱髓鞘型病理生理学）：1/2500

- CMT 2 型（轴索型病理生理学）：7/1000
- CMT 4 型和 CMT-X：罕见（轴索型或脱髓鞘型病理生理学）

HNPP：（2 ～ 5）/10 万

体格检查和临床表现

CMT：临床表现多变

- CMT-1 的发病年龄比 CMT-2 早，但两者都可能从儿童到老年出现
- 严重受累的患者有严重的远端无力和肌肉萎缩，手部（骨间肌受累明显）和足部畸形（高弓足、锤状趾）
- 轻度受累的患者可能只有足部畸形（高弓足），很少或没有无力及感觉丧失
- 下肢重于上肢，患者会抱怨步态异常（跨阈步态），这会导致他们绊倒和摔倒
- 查体发现感觉受累，但感觉方面的主诉（感觉异常、麻木、感觉迟钝）并不常见
- 反射降低或消失
- 某些患者有上肢的姿势性震颤

HNPP（又名腊肠体样周围神经病）：

- 发病年龄通常为青春期
- 疾病的特点是周围神经反复卡压，伴有相应的体征和症状[沿解剖分布的感觉异常和（或）无力]。最常见的是：
  1. 腕正中神经（腕管综合征）
  2. 肘部尺神经（肘管综合征）
  3. 无痛性臂神经丛病
  4. 股外侧皮神经（感觉异常性股痛）
  5. 腓骨头腓神经
- 可能与全身性多发性神经病有关

病因学

CMT：已鉴定出 30 多个亚型，并有多种染色体异常

- 最常见的突变是 *PMP-22* 重复，导致 CMT1A 脱髓鞘表型
- 其他突变包括 P0（脱髓鞘）和神经丝轻链突变（脱髓鞘或轴索表型）

Dx 诊断

鉴别诊断

CMT：其他遗传、代谢和多系统疾病，包括：

- 脊髓小脑共济失调
- Friedreich 共济失调
- 脑白质营养不良
- Refsum 病（血清植烷酸升高）
- 脊髓远端肌肉萎缩和远端肌病，可表现为高弓足和其他足部畸形
- 慢性炎性脱髓鞘性多发性神经病（CIDP）

HNPP：

- 遗传性神经痛性肌萎缩症（hereditary neuralgic amyotrophy，HNA），典型表现是疼痛而不是无痛。此外，在 HNA，没有全身性多发性神经病的证据
- 伴传导阻滞的多灶性运动神经病（multifocal motor neuropathy with conduction block，MMNCB），自身免疫介导的纯运动神经病
- 与肾衰竭相关的神经病
- 铅中毒神经病
- 与副蛋白血症相关的神经病（病理表现为脱髓鞘）

评估

CMT：

- 逐渐起病的病史对于区分 CMT 和其他形式的神经病非常重要
- 有谱系图的详细家族史至关重要，考虑检查多个家庭成员
- 病史应评估潜在的重金属暴露
- 感觉障碍的病史并不多见，应及时寻找获得性神经病或其他遗传性神经病的依据（如 Fabry 病）

HNPP：通过肌电图（EMG）和神经传导检查确定多发性神经卡压病后行基因检测。

实验室检查

- 神经电生理学：必须首先进行肌电图和神经传导检查（nerve conduction study，NCS）以确定病理生理学类型：脱髓鞘或

轴索型。这将指导基因检测

- CMT-1 的 NCS 可以通过传导速度非常慢（15 ～ 30 m/s）、远端潜伏期延长来提示脱髓鞘的生理特征。也可以区别遗传性脱髓鞘疾病与获得性脱髓鞘疾病 [如慢性炎性脱髓鞘性多发性神经病（CIDP）]，后者存在传导阻滞
- 在 HNPP 中，NCS 上可以看到远端潜伏期广泛延长，并伴有同一部位叠加的卡压性神经病变
- 肌电图可显示神经再生，表现为宽大的多相运动单位电位（motor unit potentials，MUP）伴 MUP 募集减少
- 可对某些 CMT 亚型进行基因检测：
  1. CMT-1A：染色体 17p11-PMP-22 重复
  2. CMT-1B：染色体 1q22-P0 突变
  3. CMT-2E：染色体 8p21 神经丝轻链（NF-L）点突变
  4. CMT-X：连接蛋白 32 突变
  5. HNPP：17p11 染色体缺失，包括 *PMP-22* 基因
- 血清和 24 h 尿液中重金属（砷、铅等）水平
- 血清蛋白电泳（serum protein electrophoresis，SPEP）、尿蛋白电泳（urine protein electrophoresis，UPEP）、免疫固定电泳（副蛋白）
- 抗 GM1 抗体（50% 的 MMNCB 患者呈阳性）
- 腰椎穿刺可显示 CIDP 患者 CSF 蛋白质升高
- 周围神经活检：
  1. 脱髓鞘伴“洋葱球形成”。在 HNPP 中可见到腊肠体样或局灶性髓鞘增厚
  2. 除非诊断不确定，否则一般不行活检

影像学检查

- 脊柱平片：用于评估脊柱侧凸
- MRI：存在分离性感觉缺失（脊髓丘脑束功能完整的背柱功能障碍）或上运动神经元受累时（痉挛、巴宾斯基征、阵挛、腱反射增强）需完善 MRI
- 排除导致手臂或腿部无力的脑部或脊髓压迫性病变
- 一些遗传性外周脱髓鞘疾病（如 CMT-X）与 MRI 上的脑内白质异常有关
- 排除结构性、感染性或炎性神经根病变

Rx 治疗

目前还没有明确的治疗方案。主要是支持治疗。

非药物治疗

- 物理治疗（physical therapy，PT）和职业治疗（occupational therapy，OT），帮助步态和协调
- 根据神经病变的严重程度，PT 和 OT 可提供步行辅助设备，如踝足矫形器、手杖、助行器或轮椅
- 腕关节夹板治疗腕管综合征
- 肘垫（脚跟垫）用于缓冲肘部的尺神经
- 跟腱强化治疗
- 牵张训练
- 足部畸形相关疼痛使用止痛药
- 矫形外科医师根据需要对足部畸形进行外科矫正

长春新碱可能使现有的神经病变恶化（对于肿瘤学家来说，知道患者肿瘤是否需要化疗药物非常重要）。

手术治疗

- HNPP 患者可能不应接受腕部正中神经或肘部尺神经的手术减压，这些神经对操作非常敏感。据报道，尺神经移位术疗效不佳
- 麻醉师应了解手术患者的 HNPP 诊断，以防止在手术过程中发生压迫性神经病变

遗传咨询

在确定诊断后，必须为患者和家属进行常规检查。患者和家庭生活的许多方面都受到影响，包括：

- 患者和（或）患者父母或子女的未来后代
- 社会心理方面，包括社会功能、婚姻、就业
- 财务需求
- 医疗和人寿保险

预后

- CMT：缓慢进展，患者通常在晚期仍保留运动功能。预期寿

命正常。呼吸系统受累（即膈神经受累伴膈肌麻痹）的患者预期寿命可能较短

- HNPP：预后良好

处理

门诊护理。常规随访预约最初应每 6 个月一次，然后每 1 ～ 2 年一次。

转诊

- 神经科相关领域专家
- 足底外科治疗复发性足部问题，包括适当的足弓

重点和注意事项

患者及家庭教育

患者可以受益于肌营养不良协会（Muscular Dystrophy Association，MDA）提供的资源。

相关内容

Charcot-Marie-Tooth 病（相关重点专题）

神经病理性疼痛（相关重点专题）

第十篇

脑血管疾病

第 58 章　一过性黑矇
Amaurosis Fugax

Joseph S. Kass，Tzu-Ching（Teddy）Wu

刘晓英　译　刘晓英　审校

基本信息

定义

一过性黑矇是由暂时性视网膜缺血引起的暂时性单眼视力丧失。

ICD-10CM 编码

G45.3　一过性黑矇

流行病学和人口统计学

发病率（美国）：一种少见但重要的颈动脉疾病。

发病高峰：约 55 岁。

体格检查和临床表现

- 起病急，通常持续数秒至数分钟，并经常伴有暗区，好似在眼睛前方拉上遮光罩或窗帘（通常向下）
- 视力丧失可以是全盲、偏盲或象限盲
- 急性期：视网膜动脉可见胆固醇栓子（Hollenhorst 斑块）

病因学

- 通常是来自颈内动脉或心脏的栓塞
- 心脏栓子最常见于心房颤动
- 颈内动脉栓子在颈动脉成像（如 CT 血管造影、MR 血管造影或颈动脉超声）中表现为颈动脉狭窄
- 巨细胞动脉炎引起视网膜动脉炎症
- 高黏血症，如镰状细胞病，导致眼动脉血管供血区缺血
- 高凝状态
- 可逆性脑血管收缩综合征

Dx 诊断

鉴别诊断

- 视网膜性偏头痛：与一过性黑矇相比，视力丧失起病更慢，通常超过 15 ～ 20 min
- 视盘水肿时会出现短暂的视物模糊；颅内压间歇性升高会短暂影响视盘灌注，并导致持续 1 ～ 2 s 的短暂性视力丧失。发作可能是双眼的。如果在评估时视力持续下降（即视力不恢复），则应扩大鉴别诊断范围，包括：
  1. 前部缺血性视神经病：动脉炎［典型巨细胞动脉炎（giant cell arteritis，GCA）］或非动脉性病变
  2. 视网膜中央静脉阻塞

评估

- 检查应聚焦于栓塞来源，但 GCA 始终应在考虑之中
- 仔细检查视网膜，可以看到栓子并明确诊断（图 58-1）
- 颈动脉杂音听诊
- 检查所有脉搏活动和颞动脉压痛
- 询问 GCA 症状（头皮压痛、头痛、发热、下颌运动障碍）
- 检查颅内动脉粥样硬化（对侧肢体和面部无力或感觉丧失、失语症等）导致的偏侧脑卒中症状

实验室检查

- 全血细胞计数，包括红细胞沉降率和 C 反应蛋白
- 血生化检查，包括血脂
- 心肌酶和心电图
- 基于年龄和病史，可酌情考虑高凝状态检查

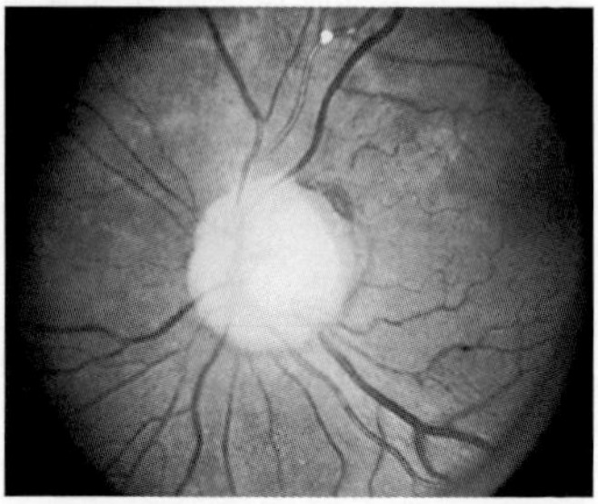

图 58-1　胆固醇晶体栓子位于动脉分叉处。［From Stein JH（ed）：Internal medicine，ed 5，St Louis，1998，Mosby.］

影像学检查

- 首选头颈部 CT 或 MR 血管造影来检查颈动脉和颅内血管系统。如果存在 CT 或 MR 血管造影的禁忌证，选择颈动脉超声
- 用弥散加权成像技术对大脑进行磁共振成像检查，以寻找梗死灶，特别是表现为局灶性神经功能紊乱的患者
- 对于有心脏病证据的患者和无明显短暂性神经功能缺失来源依据的患者，经胸超声心动图可用于筛查栓子来源。经食管超声心动图对检测心源性栓子（室壁血栓、心耳、卵圆孔未闭、主动脉弓）更敏感
- 对于心房颤动患者，如果没有发现颈动脉狭窄或巨细胞动脉炎，则对心房颤动进行长期监测

Rx 治疗

非药物治疗

- 饮食（减少饱和脂肪酸和高胆固醇食物）
- 锻炼
- 停止吸烟

急性期常规治疗

- 急诊就诊
- 阿司匹林
- 如果怀疑 GCA，给予泼尼松，并在 48 h 内进行颞动脉活检

慢性期治疗

- 如果狭窄程度＞ 50%，通过颈动脉内膜切除术降低风险。对于高危外科患者，采取颈动脉支架置入术
- 管理血管风险因素，如高血压、高脂血症（他汀类药物治疗）、糖尿病、戒烟等
- 动脉粥样硬化和颈动脉后干预（postcarotid intervention）给予抗血小板治疗；如果病因是心房颤动，则抗凝治疗

预后

颈动脉狭窄＞ 50% 且未行颈动脉内膜切除术的患者中，存在短暂性单眼失明的患者，3 年内发生脑卒中的风险约为 10%；存在大脑

半球短暂性脑缺血发作（transient ischemic attack，TIA）的患者，3 年内发生脑卒中的风险约为 20%。

转诊

- 与任何 TIA 一样，如果条件允许，急诊患者应在经过认证的卒中中心急诊及住院检查
- 如果颈动脉严重狭窄，并合并以下情况，考虑行颈动脉内膜切除术或颈动脉支架置入术：
  1. 同侧高度狭窄（≥ 70%），但同侧狭窄 50% ～ 69% 也可考虑手术
  2. 在严重或溃疡性疾病的情况下，尽管接受药物治疗，但仍有 TIA 反复发作

重点和注意事项

- 眼底镜检查视网膜动脉胆固醇栓子以明确诊断
- 需认识到短暂性视力丧失还有其他多种原因
- 参考其他短暂性脑缺血发作的紧急评估

相关内容

颈动脉狭窄（相关重点专题）
巨细胞动脉炎（相关重点专题）
短暂性脑缺血发作（相关重点专题）

第 59 章 短暂性脑缺血发作

Transient Ischemic Attack

Corey Goldsmith，Joseph S. Kass，Prashanth Krishnamohan

王震雨 译 南勇 审校

基本信息

定义

短暂性脑缺血发作（transient ischemic attack，TIA）是由局灶性脑、脊髓或视网膜缺血引起的短暂性神经功能缺损发作，不伴 MRI 上急性梗死征象。根据定义，TIA 症状应在 24 h 内缓解，但通常在 60 min 内缓解。尽管症状完全消失，20% ～ 50% 临床疑似发生 TIA 的患者 MRI 显示有急性组织梗死的迹象。

同义词

TIA
一过性黑矇
眼科 TIA
"小卒中"
卒中前兆

ICD-10CM 编码

G45.9 短暂性脑缺血发作，未指明
G45.8 其他短暂性脑缺血发作及相关综合征
Z86.73 短暂性脑缺血发作（TIA）和无残留缺陷的脑梗死的个人史

流行病学和人口统计学

发病率：每年每 10 万人中有 70 ～ 101 例。

发病高峰：年龄在 60 岁以上。

患病率：在美国为 20 万～ 50 万。TIA 或小卒中后每年发生卒中的风险为 3% ～ 4%。

好发性别和种族：男性＞女性；非洲裔美国人＞白种人。

危险因素：与缺血性卒中一样。

体格检查和临床表现

- TIA 经常表现出短暂的神经系统症状，包括同侧的短暂性单眼失明（一过性黑矇）、对侧麻木或无力、对侧同向偏盲和（或）失语症
- 框 59-1 总结了颈动脉 TIA
- 框 59-2 总结了椎基底动脉 TIA

框 59-1　颈动脉短暂性脑缺血发作

症状
　对侧偏瘫、偏盲、偏身感觉丧失
　失语症，如果发生在优势半球
　偏侧忽略，如果发生在非优势半球
　同侧一过性黑矇
相关发现
　颈动脉斑块
　视网膜动脉栓塞
检查
　超声检查（颈动脉多普勒检查）
　磁共振成像血管造影（MRA）
　脑动脉造影
治疗
　药物：血小板抑制剂（如阿司匹林）
　降低风险的措施（如控制血压、血糖、胆固醇）
　手术：如果狭窄＞ 70% 且有症状，则行颈动脉内膜切除术
　血管内：支架置入

（From Kaufman DM，Geyer HL，Milstein MJ：Kaufman's clinical neurology for psychiatrists，ed 8，Philadelphia，2017，Elsevier.）

框 59-2　椎基底动脉短暂性脑缺血发作

症状
　眩晕、呕吐、耳鸣
　口周感觉异常或麻木
　构音障碍、吞咽困难
　跌倒发作
相关发现
　眼球震颤
　共济失调
　脑神经功能障碍
检查
　超声检查（经颅多普勒检查）
　磁共振成像血管造影（MRA）
　脑动脉造影
治疗
　药物：血小板抑制剂（见框 57-1）
　降低风险的措施
　手术：无

（From Kaufman DM，Geyer HL，Milstein MJ：Kaufman's clinical neurology for psychiatrists，ed 8，Philadelphia，2017，Elsevier.）

病因学

栓塞（10% ～ 15% 心脏栓塞）、大血管动脉粥样硬化血栓性疾病（20% ～ 25%）、腔隙性疾病、灌注不足、高凝状态、动脉炎。

Dx 诊断

鉴别诊断

癫痫发作、低血糖、偏瘫性偏头痛、脑出血、脑肿瘤、前庭疾病、贝尔麻痹、脑膜炎、多发性硬化、硬膜下血肿、脑脓肿、颈椎或腰椎疾病、转换障碍

评估

考虑到 TIA 后 48 h 内发生卒中的风险很高（高达 10%），建议住院接受检查。卒中的大多数直接风险是继发于颈动脉疾病。

美国心脏协会建议在 TIA 评估中使用 ABCD2 评分。它包括以下因素：年龄≥ 60 岁，1 分；收缩压≥ 140 mmHg 或舒张压≥ 90 mmHg，1 分；临床特征，单侧无力 2 分，言语障碍 1 分；TIA 持续时间，≥ 60 min 为 2 分，10 ～ 59 min 为 1 分；存在糖尿病，1 分。根据指南，如果 TIA 患者症状在 72 h 内仍存在且 ABCD2 评分≥ 3，则应住院治疗。关于该量表的实用性存在一些争议，因为它无法解释在超声心动图、颈动脉多普勒或 ECG 上看到的变化，这些变化可能使患者面临卒中的急迫危险（颈动脉狭窄、Afib、心脏血栓等）。该计分系统的替代方案正在研究中。

实验室检查

全血细胞计数、基本代谢指标、凝血酶原时间、活化部分凝血活酶时间、沉降率、空腹血脂指标、血糖和血红蛋白 A1c（用于检测潜在的糖尿病）和 TSH。

影像学检查

- 应进行 CT 扫描以排除出血；如果可以立即使用，MRI 和弥散加权成像来确定是否发生梗死
- 血管成像应通过头颈部磁共振血管造影（MRA）、头颈部计算机断层扫描血管造影（CTA）或颈动脉多普勒 / 经颅多普勒（CD/TCD）获得。如果症状定位于后循环，则应获取

MRA 或 CTA 代替 CD/TCD
- 应获取经胸超声心动图
- 所有有 TIA 症状的 50 岁以下患者均应行超声心动图发泡试验
- 应获取心电图，以排除心律失常（如心房颤动）的存在
- 至少应进行 24 h 心律监测以筛查心律失常。现在，许多卒中中心在临床怀疑指数较高的情况下，对数周至数月的动态心律进行长期监测，以识别特定患者的阵发性心房颤动
- 阵发性心房颤动在 TIA 患者中很常见。最近的一项研究发现，与标准的短期 ECG 监测方法相比，无创动态心电图监测 30 天可显著提高心房颤动的检出率达 5 倍以上，并且使抗凝治疗的比率几乎提高一倍

Rx 治疗

非药物疗法

- 对于 TIA 病因是颈动脉狭窄 ≥ 50% 的患者，应考虑颈动脉内膜切除术或颈动脉支架置入术。在 TIA 或缺血性卒中后的 2 周内，疗效最高。请参阅“颈动脉狭窄”一章以获取更多信息
- 在临床试验阴性结果公布后，颅内血管成形术和支架置入术的使用已大大减少，仅适用于某些未能通过最大剂量药物治疗积极控制血小板的患者，或某些严格控制危险因素的患者（如高脂血症、高血压、糖尿病的治疗，以及体重减轻、睡眠呼吸暂停的治疗和戒烟等）

急性期常规治疗

- 在没有禁忌证的情况下，应考虑对心房颤动患者进行抗凝治疗。抗凝剂的选择包括直接口服抗凝剂（如达比加群、利伐沙班、阿哌沙班、艾多沙班、贝曲沙班）和（或）华法林。在患有 TIA 并伴有心房颤动或心脏血栓的患者中，应迅速实现抗凝治疗。那些不适合直接口服抗凝药物且需要长期使用华法林的患者，应首先使用静脉肝素或依诺肝素以及华法林开始治疗，直至达到 INR 介于 2.0 ～ 3.0，此时华法林应继续作为单一疗法
- 尽管尚无令人信服的证据表明在没有心脏栓塞来源的 TIA 的急性治疗中使用肝素，但在同一血管区域内出现复发症状的患者，

其持续时间、严重性和（或）频率增加（渐进性 TIA/ 口吃性 TIA）可能受益于待用的心脏和血管成像以及可能来源的识别

慢性期治疗

- 长期疗法包括抗血小板或抗凝治疗，并控制四个主要危险因素：高血压、血脂异常、糖尿病和戒烟
- 应使用抗血小板治疗来降低复发性 TIA 或随后的卒中风险。预防卒中通常使用三种抗血小板药：阿司匹林、双嘧达莫和氯吡格雷。这些都是合理的选择，但医务人员在选择抗血小板药物时应考虑患者的合并症
- 为防止心房颤动患者发生卒中，建议使用剂量调整后的华法林直接口服抗凝剂（INR 2.0 ～ 3.0）或使用口服抗凝剂代替抗血小板剂

重点和注意事项

- 诊断为 TIA 的患者在 1 年内的全因死亡率为 25%
- 正在评估急性 TIA 和轻度卒中的双重抗血小板治疗。最近的一项试验显示，在症状发作后 24 h 内可以接受治疗的 TIA 或轻度卒中患者中，氯吡格雷和阿司匹林的组合优于单独使用阿司匹林，可在最初 90 天内降低卒中的危险，但确实增加了出血的危险。大部分益处集中在前 7 ～ 30 天，因此在 TIA 后的前 30 天使用双重抗血小板治疗可能是合理的
- 1987—2003 年进行的研究估计，TIA 发生后的前 3 个月卒中或急性冠状动脉综合征的风险为 12% ～ 20%。新数据估计 1 年风险为 6.2%。脑成像显示的多发性脑梗死、大动脉粥样硬化和 ABCD 评分[①]为 6 或 7 分，其中每一项都使卒中的风险增加 1 倍以上[②]

预防

- 应该鼓励健康的生活方式和管理心脑血管危险因素
- 尚未证明抗血小板治疗可有效预防 TIA 或卒中，但对二级预

① Amarenco P et al：One-year risk of stroke after transient ischemic attack or minor stroke，N Engl J Med 374：1533-1542，2016.

② Kernan WN et al：Pioglitazone after ischemic stroke or transient ischemic attack，N Engl J Med 374：1321-1331，2016.

防非常有益

患者及家庭教育

应就卒中的早期征兆向患者提供咨询，并指示患者如果出现卒中症状，应立即就医。应鼓励患者追求健康的生活方式，包括运动和戒烟。此外，患者应在控制血压和血糖方面发挥积极作用。可以在 http://www.strokecenter.org/ 上找到更多的教育资料。

相关内容

颈动脉狭窄（相关重点专题）
心房颤动（相关重点专题）
急性缺血性卒中（相关重点专题）
卒中的二级预防（相关重点专题）

推荐阅读

Davis SM, Donnan CA: Secondary prevention after ischemic stroke or transient ischemic attack, *N Engl J Med* 366:1814-1822, 2012.

Easton JD et al: Definition and evaluation of transient ischemic attack: a scientific statement for healthcare professionals from the American Heart Association/American Stroke Association Council; Council of Cardiovascular Surgery and Anesthesia; Council of Cardiovascular Radiology and Intervention; Council on Cardiovascular Nursing; and the Interdisciplinary Council on Peripheral Vascular Disease, *Stroke* 40:2276-2293, 2009.

Kernan WN et al: Guidelines for the prevention of stroke in patients with stroke and transient ischemic attack: a guideline for healthcare professionals from the American Heart Association/American Stroke Association, *Stroke* 45:2160-2236, 2014.

Giles MF, Rothwell PM: Systematic review and pooled analysis of published and unpublished validations of the ABCD and ABCD2 transient ischemic attack risk scores, *Stroke* 41(4):667-673, 2010.

Gladstone DJ et al: Atrial fibrillation in patients with cryptogenic stroke, *N Engl J Med* 370:2467-2477, 2014.

Mohr JP et al: Long-term medical management of ischemic stroke and transient ischemic attack due to arterial disease. In Mohr JP, ed: *Stroke: pathophysiology, diagnosis, and management,* Sudlow & Warlow, Philadelphia, pp 1129-1150.

Wang Y et al: Clopidogrel with aspirin in acute minor stroke or transient ischemic attack, *N Engl J Med* 369:11-19, 2013.

第 60 章　急性缺血性卒中
Stroke，Acute Ischemic

Corey Goldsmith，Prashanth Krishnamohan

安荣成　译　南勇　审校

基本信息

定义

缺血性卒中是由于脑缺血导致细胞死亡而引起的局灶性神经功能缺损的突然发作。本章目的是帮助临床医师在症状最初的几小时内做出有关急性脑卒中患者治疗的决策，这是确定性治疗干预的关键时刻。

同义词

卒中

脑缺血发作

脑血管意外（这是一个非特定性术语，不建议使用）

ICD-10CM 编码

I63　脑梗死

I63.3　脑动脉血栓形成引起的脑梗死

I63.4　脑动脉栓塞引起的脑梗死

I63.5　未明确的脑动脉闭塞或狭窄引起的脑梗死

I63.6　非化脓性脑静脉血栓形成引起的脑梗死

I63.8　其他脑梗死

I63.9　未指定的脑梗死

I67.89　其他脑血管疾病

流行病学和人口统计学

发病率：

- 在美国，每年约有 795 000 例新发或复发卒中
- 在美国，卒中是引起死亡的第五大原因（每年有 165 000 人死亡），也是导致长期残疾的主要原因

患病率：在美国约有 450 万卒中幸存者。

危险因素：高血压、血脂异常、糖尿病和吸烟是四个主要可改变的危险因素。其他危险因素包括年龄、性别、心房颤动（心源性栓塞型卒中最常见的原因）、机械性心脏瓣膜、卵圆孔未闭、近期心肌梗死、代谢综合征、颈动脉狭窄、椎动脉狭窄、颅内动脉狭窄、高凝状态、无临床心房颤动症状的亚临床房性心动过速、镰状细胞病和肥胖症。

遗传学：多因素。

体格检查和临床表现

当患者出现急性缺血性卒中时，最重要的考虑因素是确定患者最后一次正常表现的时间、病因（缺血性或出血性）以及严重程度，因为这些方面将决定急性治疗。最后一次表现正常的时间是患者最后一次被（自己或他人）看到正常的时间。如果他们醒来时即有症状，那么最后一次正常的时间就是患者上床睡觉的时间。

临床表现随中枢神经系统受累动脉和区域的不同而异。临床表现不能可靠地区分出血性和缺血性原因，必须进行影像学检查。以下是基于受累脑血管区域的常见卒中综合征临床表现的不完整列表。请注意，此列表并不全面，并且可能未在此处列出针对特定综合征的所有表现。

- 大-中型动脉：
  1. 优势半球大脑中动脉（MCA）：优势侧面部和手臂＞腿部无力和感觉缺失伴失语症（表达性、感受性或两者兼有），可能存在偏盲
  2. 非优势半球 MCA：非优势侧面部和手臂＞腿部无力和感觉缺失伴偏侧忽略，可能存在偏盲
  3. 大脑前动脉（ACA）：对侧腿无力和感觉缺失
  4. 颈内动脉：对侧 MCA 和 ACA 的组合
  5. 基底动脉：通常先出现眩晕、恶心、呕吐和复视，然后出现急性意识丧失。可能出现四肢轻瘫或四肢瘫痪，包括闭锁综合征
  6. 大脑后动脉：单侧偏盲；如果是双侧，则失明伴病觉缺失（Anton 综合征）
  7. 小脑后下动脉：外侧延髓（Wallenberg）综合征——同侧面部针刺觉和温度觉丧失，对侧肢体针刺觉和温度觉丧失；

同侧 Horner 综合征和同侧腭无力导致吞咽困难、构音障碍。也有眩晕、眼球震颤、共济失调

- 小动脉：腔隙综合征；腔隙综合征中无皮质相关的体征
  1. 纯运动性轻偏瘫：通常是由于内囊或脑桥缺血性病变所致
  2. 单纯的偏侧感觉丧失：通常是由于丘脑的缺血性病变所致
  3. 共济失调性轻偏瘫：共济失调与轻偏瘫不成比例；通常是由于内囊或脑桥的缺血性病变所致
  4. 感觉运动性卒中：通常是由于涉及丘脑和内囊的缺血性病变
  5. 构音困难-手笨拙综合征：可能存在多种定位，但通常是在脑桥；面部无力、构音困难以及轻度的手笨拙和无力

病因学

病因包括动脉粥样硬化、心源性栓塞、动脉-动脉栓塞、小血管脂质透明变性、动脉炎、动脉夹层和血管痉挛。

Dx 诊断

鉴别诊断

急性缺血性卒中的鉴别诊断包括出血性卒中（脑出血）、蛛网膜下腔出血或硬膜下出血、癫痫发作伴发作后偏瘫、偏头痛伴轻偏瘫或其他先兆、晕厥、低血糖、高血压性脑病和转换障碍。

实验室检查

- 立即进行（框 60-1）：全血细胞计数、代谢全套检查（包括血糖和肾功能）、PT/INR、APTT、肌钙蛋白 I 和尿液分析。血糖是开始静脉注射 t-PA 之前唯一需要的测试
- 美国国立卫生研究院卒中量表（表 60-1）：简短、集中的神经系统检查，旨在对卒中的严重程度进行数字估计；可以由接受过培训的任何医疗保健提供者执行；可能增加正确评估卒中的可能性
- 心电图和远程监测
- 超声心动图检查潜在的心源性栓塞、感染性心内膜炎和心内分流

框 60-1　立即进行的诊断性检查：疑似急性缺血性卒中患者的评估

所有患者

脑 CT 平扫（如果可用的话 MRI）
血糖水平
血清电解质和肾功能检查
心电图
心肌缺血标志物
全血细胞计数，包括血小板计数
凝血酶原时间 / 国际标准化比值
活化部分凝血活酶时间
氧饱和度

部分经选择的患者

头颈 CT 血管造影或头颈 MR 血管造影
CT 或 MR 灌注
肝功能检查
毒理学筛查
血液酒精水平
妊娠测试
动脉血气检查（如果怀疑缺氧）
胸部 X 线片（如果怀疑肺部疾病）
腰椎穿刺（如果怀疑有蛛网膜下腔出血但 CT 扫描阴性）
脑电图（如果怀疑癫痫发作）

CT，计算机断层扫描；MRI，磁共振成像。

（From Christensen H et al：Abnormalities on ECG and telemetry predict stroke outcome at 3 months，J Neurol Sci 234：99-103，2005.）

影像学检查

- 立即进行（图 60-1）：头颅 CT 平扫，可排除出血
- 如果很难评估是否存在可进行干预的血栓以及头颅 CT 灌注难以评估可拯救的脑组织程度，则在某些患者中，头颈部 CT 血管造影检查非常必要（表 60-2）
- 使用脑卒中方案对大脑进行 MRI 评估，以评估脑卒中的程度（因为 CT 通常不会在数小时内显示缺血性卒中），但在超急性期，很少需要 MRI 确定再灌注治疗的适当性

有关常规检查，请参见“短暂性脑缺血发作”，与缺血性卒中相同。

表 60-1　美国国立卫生研究院卒中量表（NIHSS）

1A. 意识水平（LOC） 0＝清醒 1＝嗜睡，但可唤醒 2＝昏睡，反应迟钝 3＝昏迷	**1B. LOC 问题** 询问月份和他（她）的年龄 0＝都正确回答 1＝正确回答一个 2＝均不能正确回答	**1C. LOC 命令** 睁开和闭上眼睛 非瘫痪手握拳及松开 0＝正确执行两项任务 1＝正确执行一项任务 2＝两项任务均不正确
2. 最佳凝视（水平） 0＝正常 1＝部分凝视麻痹 2＝强制凝视或完全凝视麻痹	**3. 视野** 0＝无视力丧失 1＝部分偏盲 2＝完全偏盲 3＝双侧偏盲	**4. 面神经麻痹** 0＝正常 1＝轻微瘫痪 2＝部分瘫痪（下面部完全或几乎完全瘫痪） 3＝上面部和下面部完全瘫痪
5. 手臂运动 **右** 手臂伸开，手掌朝下 90°（如果坐着）或 45°（如果仰卧位）坚持 10 s 0＝无下落 1＝下落；肢体在 10 s 内向下落，但不撞击床或其他支持物 2＝努力去对抗重力 3＝不能对抗重力 4＝不能运动 **左**	**6. 腿部运动** **右** 腿伸展 30°，始终仰卧位测试坚持 5 s 0＝无下落 1＝下落；肢体在 5 s 内向下落，但不撞击床或支持物 2＝努力去对抗重力 3＝不能对抗重力 4＝不能运动 **左**	**7. 肢体共济失调** 指鼻试验和跟膝胫试验 0＝无共济失调 1＝一个肢体出现 2＝两个肢体出现
8. 感觉 对针刺觉或有害刺激的反应 0＝正常 1＝轻度至中度感觉缺失 2＝严重至完全感觉缺失	**9. 最佳语言** 0＝无失语，正常 1＝轻度至中度失语 2＝严重失语 3＝缄默，完全失语，昏迷	**10. 构音障碍** 0＝正常 1＝轻度至中度 2＝严重（包括由于失语引起的缄默或言语不清） 如果插管则不得分
11. 忽视和注意力不集中 0＝无异常 1＝存在 2＝重度（两种模态）	**总评分：**	

（From Vincent JL et al：Textbook of critical care，ed 7，Philadelphia，2017，Elsevier.）

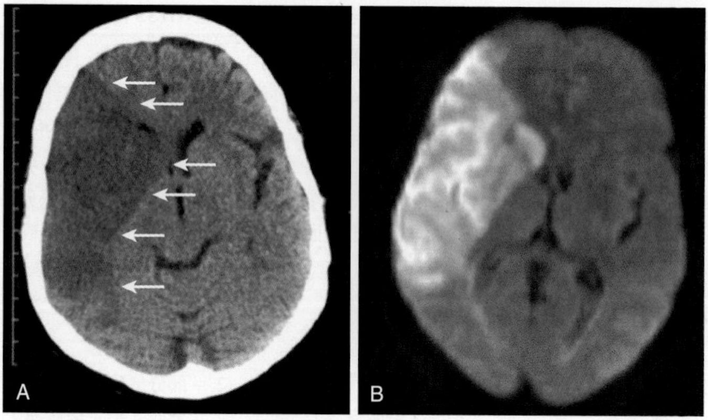

图 60-1 在 CT 平扫（**A**）和弥散加权 MRI（**B**）上可见右侧大脑中动脉梗死。有占位效应，该患者有脑疝综合征的风险

表 60-2 卒中的成像方式

成像方式	优点	缺点
脑血管造影	• 可以明确评估脑循环（黄金标准） • 如果发现血栓，则允许部署动脉内溶栓和血栓切除术设备 • 允许评估侧支循环	• 侵入性（重大风险） • 高成本 • 并非在所有设施上都可用
多普勒检查	• 无创 • 可以在患者的床边进行	• 受患者的身体习惯限制 • 取决于操作者
磁共振血管造影	• 颈部和大脑大动脉的绝佳视野 • 不需对比材料	• 危重患者，不能忍受仰卧位、具有起搏器或其他铁磁硬件或患有幽闭恐惧症的患者无法执行
磁共振灌注	• 评估脑血流动力学 • 可能显示缺血半暗带（通过及时干预可以挽救脑组织）	• 不常使用 • 标准化程度不高
CT 血管造影	• 颈部和大脑大动脉的绝佳视野 • 在分辨率上类似于磁共振血管造影	• 需要静脉对比增强
CT 灌注	• 评估脑血流动力学 • 可能显示缺血半暗带（通过及时干预可以挽救脑组织）	• 在某些情况下较难解释 • 许多设施通常不提供 • 需要静脉对比增强

Rx 治疗

非药物治疗

一般注意事项：

- 应保持气道和呼吸通畅
- 应提供充足氧气以使氧饱和度保持≥ 92%
- 应使用气动加压装置或药物治疗以帮助预防深静脉血栓形成
- 避免口服摄入任何物质，直到评估吞咽功能正常为止；这有助于避免吸入性肺炎
- 尽早建议患者进行康复训练
- 在某些情况下，考虑进行颅骨切除术的神经外科干预。可能进行颅骨切除术的典型情况包括小脑缺血伴有脑干和（或）第四脑室受压以及大脑中动脉缺血。现有证据表明，早期行单侧颅骨切除术（< 48 h）可能会更好，从而在恶性半球性卒中取得更好的疗效。单侧颅骨切除减压术在死亡率方面显示出良好的益处，但在残疾和功能恢复方面却没有太大的益处

急性期常规治疗

静脉溶栓：

- 静脉注射 t-PA 或阿替普酶是美国 FDA 批准的唯一治疗急性缺血性卒中的药物
- 尽管 FDA 的指征仍在 3 h 之内，但一般认为给药时间窗是在症状发作 4.5 h 之内。美国心脏协会 / 美国卒中协会建议，与 3 h 给药相比，t-PA 给药窗口可延长至 4.5 h，伴有一些额外的排除标准
- 对于静脉注射 t-PA 有严格的标准（见表 60-3）
- 该方案的实施基于体重，最大允许剂量为 90 mg
- 脑卒中患者使用静脉注射 t-PA 发生脑出血的风险约为 6%。使用 t-PA 后疑似颅内出血的处理总结于框 60-2
- 血管内干预仅对可及的大血栓有用。因此，如果卒中患者可以接受静脉 t-PA 治疗，则应开始使用静脉 t-PA 治疗，然后及时评估患者是否可行血管内介入治疗。表 60-4 总结了急性缺血性卒中患者血管介入治疗的 AHA 建议

表 60-3　急性缺血性卒中急性溶栓的资格标准

资格标准

- 导致可测量的神经功能缺损的缺血性卒中的诊断
- 神经系统症状不应轻微、孤立。在治疗有严重缺损的患者时应谨慎行事
- 开始治疗前＜ 4.5 h 出现症状
- 神经系统症状不应自发清除
- 卒中的症状不应提示蛛网膜下腔出血
- 患者或家属应了解治疗的潜在风险和益处

溶栓禁忌证

- CT 上颅内出血的证据
- 既往 3 个月内有头部外伤或卒中史
- 既往 3 个月内心肌梗死
- 既往 21 天内胃肠道或泌尿道出血
- 既往 7 天内在不可按压的部位进行动脉穿刺
- 既往 14 天内做过大手术
- 既往颅内出血的病史
- 血压升高（收缩压＞ 185 mmHg，舒张压＞ 110 mmHg）
- 检查时有活动性出血或急性外伤（骨折）的证据
- 口服抗凝药，或者如果口服抗凝药，INR ≥ 1.7 是禁忌证
- 如果在过去 48 h 内接受肝素治疗，则 APTT 必须在正常范围内
- 血小板计数≤ 100 000 mm^3
- 血糖浓度≥ 50 mg/dl（2.7 mmol/L）
- 癫痫发作伴有残留神经功能缺损
- CT 显示多叶梗死（低密度区＞ 1/3 脑半球）

APTT，活化部分凝血活酶时间；CT，计算机断层扫描；INR，国际标准化比值。
（From Hoffman R et al：Hematology，basic principles and practice，ed 7，Philadelphia，2018，Elsevier.）

框 60-2　使用组织纤溶酶原激活剂（t-PA）后可疑性脑出血的处理

- 如果 t-PA 输液仍在进行中，请中止
- 立即进行头部 CT 平扫
- 立即监测 PT、PTT、血小板计数、纤维蛋白原水平、血型及交叉配血情况
- 万一发生出血，请咨询血液学和神经外科专家
- 输注 6 ～ 8 单位的冷沉淀物，然后再输注 6 ～ 8 单位的血小板
- 在 1 h 内静脉内注射 4 ～ 5 g 氨基己酸，随后每小时予以 1 g 口服或静脉注射
- 每 4h 检查一次纤维蛋白原，并进行冷沉淀物输注以保持纤维蛋白原＞ 150 mg/dl
- 每 15 min 监测一次血压
- 定期重复检查 CBC、PT、PTT
- 考虑复查头颅 CT

CBC，全血细胞计数；CT，计算机断层扫描；PT，凝血酶原时间；PTT，部分凝血活酶时间。
（From Parrillo JE，Dellinger RP：Critical care medicine，principles of diagnosis and management in the adult，ed 5，Philadelphia，2019，Elsevier.）

表 60-4　AHA 对急性缺血性卒中患者进行血管内治疗的建议

如果患者符合以下所有标准，则应使用支架取栓器进行血管内治疗（Ⅰ类；证据水平，A）：
1. 卒中前改良 Rankin 评分为 0 ～ 1（功能独立）
2. 根据专业医学会指南，急性缺血性卒中在发病后 4.5 h 内接受静脉内重组组织纤溶酶原激活剂
3. 颈内动脉或大脑中动脉近端的闭塞
4. 年龄 18 岁以上
5. 美国国立卫生研究院卒中量表（NIHSS）评分为 6 或更高
6. Alberta 卒中计划早期 CT 评分（ASPECTS）为 6 或更高
7. 症状发作后 6 h 内可开始治疗（腹股沟穿刺）

CT，计算机断层扫描。

（From Zipes DP：Braunwald's heart disease，a textbook of cardiovascular medicine，ed 11，Philadelphia，2019，Elsevier.）

用于血管内介入治疗的即时脑血管造影

见图 60-2 和图 60-3。方法如下：

- 美国心脏协会 / 美国卒中协会 2018 年指南建议，对于高度选择的患者，即在最后一次表现正常后 16 h 内出现大血管闭塞（large vessel occlusion，LVO）症状的患者，建议使用血管内

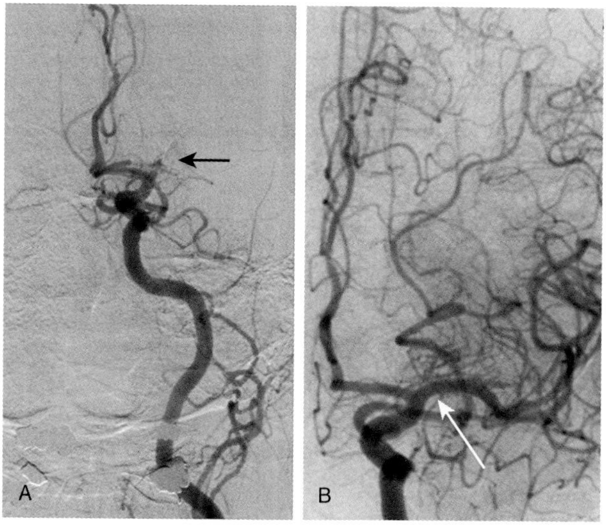

图 60-2　A. 脑血管造影显示左侧大脑中动脉闭塞，导致数小时严重的卒中症状。**B.** 用 Merci 凝块回收系统打开动脉，导致血流恢复正常

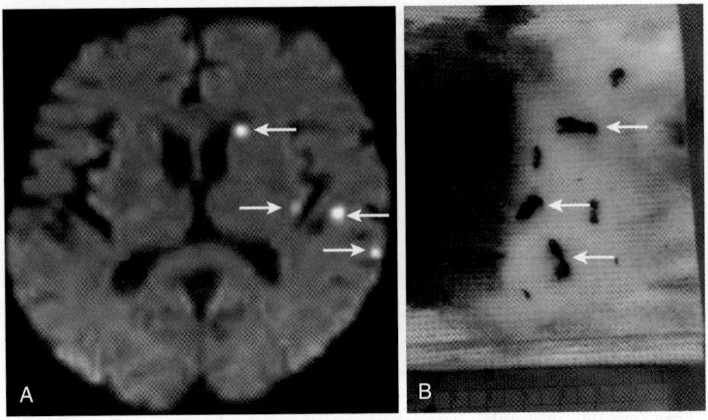

图 60-3　A. 同一患者的弥散加权磁共振成像，如上图所示，这时显示干预后仅有轻度的左侧大脑缺血。该患者临床表现正常。**B.** 使用 Merci 凝块回收系统从大脑中动脉取出的血栓

支架取栓术，并建议在 24 h 内实施较为合理

1. 如果符合条件，应在该组中进行静脉注射 t-PA
2. 如果患者的 NIHSS 评分≥ 6 或怀疑有大血管卒中，则应对所有的患者进行头颈 CT 血管造影或 MRA 检查，进行可能的 LVO 评估
3. 在已知最后一次表现正常后 6 ～ 24 h 内的急性缺血性卒中患者，无创血管造影提示有大血管闭塞（LVO），建议进行 CT 灌注、DW-MRI 或灌注，以帮助患者选择机械血栓切除术

- 如果他们在卒中之前相对独立，并且 NIHSS 评分≥ 6，ASPECTS 评分≥ 6，同时出现大血管闭塞［尤其是颈内动脉或 MCA 区段 1（M1），但也可在 MCA 区段 2 或 3（M2/3）或其他脑大动脉血管］的时间距最后一次表现正常不超过 6 h，则应使用支架取栓器进行机械血栓切除术。需要在症状发作后 6 h 内开始治疗（腹股沟穿刺）
- 如果可以在最后已知正常的 16 h（最长不超过 24 h）内对前循环 LVO 且符合 DAWN 或 DEFUSE-3 标准［临床严重程度和（或）梗死体积与缺血半暗带（危险组织）相比不匹配］的患者开始治疗，则应使用支架取栓器进行机械血栓切除术。改善功能结局所需的治疗数量仅为 2.8，因此应积极评估患者

的可能治疗方法

- 并发症可能来自血管内手术本身，包括与静脉注射 t-PA 相关脑出血类似的出血风险。最近的一项 meta 分析显示，缺血性卒中患者，采用机械血栓切除术的血管内治疗与采用 t-PA 进行标准治疗的患者相比，其功能改善、血管造影血运重建率更高，但有症状的颅内出血或 90 天全因死亡率无显著差异①②
- 通常仅在综合性卒中中心可以进行血管内干预

高血压：急性卒中期间血压升高很常见，并且在没有特异性治疗的情况下通常会下降。除非有下面几种情况，否则无须紧急处置：血压非常高（如收缩压＞ 220 mmHg），有高血压引起器官损伤的证据，或考虑进行溶栓治疗。在这种情况下，需要将血压降低（如果可以安全地实现）至＜ 185/110 mmHg。在存在急性缺血性卒中的情况下急剧降低血压是有风险的，因为它可能导致梗死组织扩展到缺血半暗带中。当不需要进一步降低时，建议在最初的 24 h 内降低 15% ～ 25%

低血压：急性缺血性卒中存在全身性低血压提示预后不良。应寻找原因，并补充生理盐水提高血容量。心律失常应予以治疗。血管升压药诱发的高血压可能对某些缺血半暗带处于危险中的特定病例有用，但强烈建议谨慎使用。

低血糖症：低血糖症可以模仿卒中。及时评估血糖水平并根据需要进行补充很重要。

高血糖症：高血糖症应考虑患者的口服摄入量，以调整胰岛素治疗。高血糖症的存在会使缺血性卒中的结果恶化，但最近的证据尚未显示使用胰岛素泵积极治疗可改善结局。

发热：急性卒中时发热是不利的。强烈建议在降低高热的同时查明原因，并解决问题。

抗血小板治疗：建议在卒中发作后 48 h 内口服、直肠或管饲服用阿司匹林（325 mg/d），以减少缺血性卒中复发的可能性。也可以使用批准用于预防继发性卒中的其他口服抗血小板方案（如氯吡格

---

① 仅建议在开始静脉注射 rt-PA 之前进行检测

② 尽管在给予患者组织纤溶酶原激活剂之前希望知道这些检测的结果，但在等待结果的同时不应延迟溶栓治疗，除非①临床怀疑有出血异常或血小板减少症；②患者已接受肝素或华法林；或③患者使用抗凝剂的情况未知

雷、阿司匹林加缓释双嘧达莫)。接受 t-PA 的患者在给药后的最初 24 h 内不能接受抗血小板药或抗凝剂治疗。在患有急性缺血性卒中和心房颤动的患者中，在急性情况下应避免使用肝素输注或低分子量肝素进行全身抗凝治疗，因为这可能会导致症状性颅内出血而加重病情，并且几乎没有证据表明该治疗有任何益处。但是急性期过后，应进行抗凝治疗。

处理

患有急性缺血性卒中的患者应在卒中病房或重症监护室进行护理。应常规进行远程监护并配备卒中专项护理的护士。一旦患者稳定并完成检查，就应安排康复。

转诊

患有急性缺血性卒中的患者应转移到能够提供卒中护理的专科医院。根据症状的严重程度和持续时间，即使患者不适合静脉注射 t-PA，患者也可能有资格在综合性卒中中心进行即时血管内介入治疗。如果出现脑水肿，应在急性期由神经外科医生进行进一步评估，可能会对患者有所帮助。

重点和注意事项

预防

- 急性缺血性卒中的预防，取决于对个别患者危险因素的积极管理
- 交叉参考：卒中、二级预防
- 阵发性心房颤动在隐源性卒中患者中很常见。最近的一项研究发现，与标准的短期 ECG 监测方法相比，30 天无创动态心电图监测显著提高了心房颤动的检出率（达 5 倍以上），并使抗凝治疗的比率几乎提高 1 倍

患者和家庭教育

需要教给患者和家人有关减少卒中复发风险的方法，包括改变生活方式。在适当时，也应完成有关康复目标的教育。

相关内容

卒中，二级预防（相关重点专题）

短暂性脑缺血发作（相关重点专题）

心房颤动（相关重点专题）

推荐阅读

Albers GW et al: Thrombectomy for stroke at 6 to 16 hours with selection by perfusion imaging, *N Engl J Med* 378:708-718, 2018.

Broderick JP et al: Endovascular therapy after intravenous t-PA versus t-PA alone for stroke, *N Engl J Med* 368:893-903, 2013.

Bushnell C: McCullough: Stroke prevention in women: synopsis of the 2014 American Heart Association/American Stroke Association guideline, *Ann Intern Med* 160:853-857, 2014.

Gladstone DJ et al: Atrial fibrillation in patients with cryptogenic stroke, *N Engl J Med* 370:2467-2477, 2014.

Healey JS et al: Subclinical atrial fibrillation and the risk of stroke, *N Engl J Med* 366:120-129, 2012.

Jovin TG et al: Thrombectomy within 8 hours after symptom onset in ischemic stroke, *N Engl J Med* 372:2286-2306, 2015.

Juttler G et al: Hemicraniotomy in older patients with extensive middle-cerebral-artery stroke, *N Engl J Med* 370:1091-1100, 2014.

Nogueira RG et al: Thrombectomy 6 to 24 hours after stroke with a mismatch between deficit and infarct, *N Engl J Med* 378:11-21, 2018.

Parsons M et al: A randomized trial of tenecteplase vs. alteplase for acute ischemic stroke, *N Engl J Med* 366:1099, 2012.

Powers WJ et al: Guidelines for the early management of patients with acute ischemic stroke: a guideline for healthcare professionals from the American Heart Association, 2018. Association: American Stroke Association, *Stroke*, 2018.

Prabhakaran S et al: Acute stroke intervention: a systematic review, *J Am Med Assoc* 313(4):1451-1462, 2015.

Saver JL et al: Stent-retriever thrombectomy after intravenous t-PA vs. t-PA alone in stroke, *N Engl J Med* 372:2285-2295, 2015.

Saver JL et al: Time to treatment with endovascular thrombectomy and outcomes from ischemic stroke: a meta-analysis, *J Am Med Assoc* 316(12):1279-1288, 2016.

van den Berg et al: Two year outcome after endovascular treatment for acute ischemic stroke, *N Engl J Med* 376:1341-1349, 2017.

Wechsler LR: Intravenous thrombolytic therapy for acute ischemic stroke, *N Engl J Med* 364:2138-2146, 2011.

第 61 章　亚临床脑梗死
Subclinical Brain Infarction

Khawja A. Siddiqui，Corey Goldsmith

安荣成　译　南勇　审校

基本信息

定义

亚临床脑梗死（subclinical brain infarct，SBI）定义为存在梗死脑组织而无短暂神经系统症状或卒中样症状病史。它最初是在临床病理研究中发现的。神经影像学的出现使其检测和特征描述变得更加容易。在 CT 扫描中，通常将其描述为类似于脑脊液（cerebrospinal fluid，CSF）的低密度区域。在脑部 MRI 上，其定义为界限清楚、通常大于 3 mm 的圆形病变，表现为 T1 低信号、T2 高信号。

同义词

SBI

无症状脑梗死

隐性脑梗死

ICD-10CM 编码

I63.9　脑梗死，未指明

流行病学和人口统计学

发病率：50 岁以上人群每年发病率为 2% ～ 4%，且发病率随着年龄的增长而增加。

发病高峰：峰值发病率发生在老年人群以及既往有卒中或短暂性脑缺血发作（TIA）病史的人群中。既往有短暂性脑缺血发作病史的人群，亚临床脑梗死的发生率可能高达每年 19%，而经历颈动脉内膜切除术的人群则高达 23%。

患病率：根据所研究的人群，亚临床脑梗死的总患病率为 8% ～ 62%。它随着年龄增长和心血管危险因素而增加。

遗传学：内皮一氧化氮合酶（eNOS）、血管内皮生长因子（VEGF）、亚甲基四氢叶酸还原酶（MTHFR）和蛋白激酶 C η（PRKCH）的遗传多态性与亚临床脑梗死的风险增加相关。

危险因素：年龄、高血压、代谢综合征、颈动脉疾病、慢性肾疾病、冠状动脉疾病、心力衰竭、高同型半胱氨酸血症、阻塞性睡眠呼吸暂停综合征和其他心血管危险因素。

体格检查和临床表现

- 根据定义，亚临床脑梗死单独发生时是无表现或无症状的。它在高危人群中可能多次发生，其临床表现也会随着发作次数的增加而更为明显
- 该病与认知能力显著下降相关，并增加了痴呆症和功能下降的风险
- 亚临床脑梗死的存在还使缺血性卒中或 TIA 的患病风险加倍，并且多发 SBI 与随后发生的更严重的缺血性卒中相关

病因学

亚临床脑梗死的病因与任何其他梗死非常相似。也就是说，它是由于大脑特定区域的血液供应停止而发生。亚临床脑梗死是亚临床、无症状的，这可能是由于亚临床脑梗死发生在大脑的非言语区或小到足以使神经可塑性修复。

Dx 诊断

鉴别诊断

血管周围间隙扩张
慢性症状性梗死
慢性脑微血管疾病

评估

- CT 扫描，但灵敏度低
- 通过 MRI 上 T1 和 T2 序列的不同表现可识别亚临床脑梗死

实验室检查

亚临床脑梗死没有实验室检查，但其与低密度脂蛋白和 C 反应蛋白升高相关。

影像学检查

脑部 CT 扫描或 MRI。

Rx 治疗

积极控制血管危险因素，以减少卒中、心血管疾病和痴呆症的后续风险。

! 重点和注意事项

专家点评

- 孤立的亚临床脑梗死没有临床表现，但是这些病变的积累会导致认知能力下降，并增加痴呆的风险
- 亚临床脑梗死将随后的卒中风险增加 50% 以上。因此，当在无症状个体中检测到这些时，它们可能指向未知的血管危险因素。识别和纠正这些危险因素可能会产生重大收益

相关内容

卒中，急性缺血（相关重点专题）

卒中，二级预防（相关重点专题）

推荐阅读

Fanning JP, Wong AA, Fraser JF: The epidemiology of silent brain infarction: a systematic review of population-based cohorts, *BMC Med* 12:119, 2014.

Kovacs KR et al: Silent brain infarction–a review of recent observations, *Int J Stroke* 8(5):334-347, 2013.

Windham BG et al: Small brain lesions and incident stroke and mortality: a cohort study, *Ann Int Med* 163:22-31, 2015.

第 62 章　出血性卒中
Stroke，Hemorrhagic

A. Basit Khan，Corey Goldsmith，Prashanth Krishnamohan

安荣成　译　南勇　审校

基本信息

定义

出血性卒中是由于脑部或周围出血引起的局灶性神经功能缺损的突然发作。

同义词

脑出血（intracerebral hemorrhage，ICH）

颅内出血

脑血管发作（这是一个非特异性术语，不应使用）

术语“蛛网膜下腔出血”是指出血的特定部位，该部位通常由于动脉瘤破裂而发生。请参阅“蛛网膜下腔出血”以获取更多信息。

ICD-10CM 编码

I61　脑出血

I61.0　大脑半球内脑出血，皮质下

I61.1　大脑半球内脑出血，皮质

I61.2　大脑半球内脑出血，未指明

I61.3　脑干脑出血

I61.4　小脑脑出血

I61.5　脑出血，脑室内

I61.6　脑出血，多发局限性

I61.9　非创伤性脑出血，未指明

流行病学和人口统计学

发病率：在美国，每年大约有 795 000 例新发或复发卒中，其中约 10% 为出血性[①]。

危险因素：

- 高血压
- 抗凝药的使用
- 溶栓治疗
- 酗酒
- 违禁药物使用（如可卡因）
- 脑血管淀粉样变
- 年龄增加
- 非洲裔美国人
- 胆固醇、低密度脂蛋白和甘油三酯升高
- 抗血小板治疗导致的绝对危险轻度增加
- 慢性肾疾病的不确定效果，以及 5- 羟色胺再摄取抑制剂的选择性使用

遗传学：多因素。

体格检查和临床表现

临床表现随受累大脑区域的不同而有所变化。表 62-1 总结了脑功能水平与临床体征之间的相关性。没有临床方法可以区分原发性脑出血和缺血性卒中，因此影像学检查是需要的。影像学还可帮助确定诊断是伴有出血性转化的缺血性卒中还是原发性脑出血。

以下是高血压性脑出血的常见部位：

- 基底节
- 小脑
- 脑桥

老年人的脑叶出血很可能是由于血管淀粉样病变引起的。

对于昏迷的患者，系统、详细的体格检查是有必要的（框 62-1）。ICH 评分是一种基于 CT 扫描结果的被广泛使用的分级量表，用于估算死亡率。用于计算 ICH 评分的参数包括就诊时的 Glasgow 昏迷量表（GCS）评分（0 ～ 2 分）、患者年龄 ≥ 80（1 分）、脑出血量

---

① Chatterjee S et al：New oral anticoagulants and the risk of intracranial hemorrhage：traditional and Bayesian meta-analysis and mixed treatment comparison of randomized trials of new oral anticoagulants in atrial fibrillation，JAMA Neurol 70（12）：1486-1490，2013.

表 62-1　脑功能水平与临床体征之间的相关性

结构	功能	临床表现
大脑皮质	意识行为	语音（包括任何声音） 有目的的运动 自发 对命令的反应 对疼痛的反应
脑干激活和感觉通路（网状激活系统）	睡眠-觉醒周期	睁眼 自发 对命令的反应 对疼痛的反应
脑干运动通路	肢体反射运动	屈肌姿势（去皮质） 伸肌姿势（去大脑）
中脑第Ⅲ对脑神经	支配睫状肌和某些眼外肌	瞳孔反应
脑桥中脑内侧纵束	连接脑桥凝视中枢与第Ⅲ对脑神经核	核间性眼肌麻痹
脑桥上部		
第Ⅴ对脑神经	面部和角膜	角膜反射-感觉
第Ⅷ对脑神经	面部肌肉神经支配	角膜反射-运动反应 眨眼 痛苦表情
脑桥下部		
第Ⅷ对脑神经（前庭部分）通过脑干途径与第Ⅲ、Ⅳ、Ⅵ对脑神经连接	反射性眼动	玩偶眼 冷热反应
脑桥延髓交界处压力	自发呼吸 维持血压	呼吸和血压不需要机械或化学支持
脊髓	原始保护性反应	深层肌腱反射 巴宾斯基反射

（From Parrillo JE，Dellinger RP：Critical care medicine，principles of diagnosis and management in the adult，ed 4，Philadelphia，2014，Elsevier.）

≥ 30 ml（1 分）、脑室内有血液（1 分）以及幕下起源的出血（1 分）。分数范围为 0 ～ 6 分，分数为 0 表示死亡率为 0，分数为 6 表示死亡率为 100%。

框 62-1 神经学特征：改良格拉斯哥昏迷量表

言语反应	**自发眼动**
言语切题	定向运动
言语混乱	游动性共轭运动
不适当的言语	游动性共轭偏视
不能理解的言语	各种异常运动
没有言语	消失
睁眼反应	**头眼反射**
自主睁眼	正常（不可预测）
呼唤睁眼	充分
刺痛睁眼	最小
没有	消失
运动反应	**眼前庭反射**
遵嘱动作	正常（眼球震颤）
可定位	声音共轭运动
撤回（屈曲）	最小的或共轭偏视
屈曲异常	消失
没有	**腱反射**
瞳孔反应	正常
存在	亢进
消失	消失

（From Parrillo JE，Dellinger RP：Critical care medicine，principles of diagnosis and management in the adult，ed 4，Philadelphia，2014，Elsevier.）

病因学

- 血管破裂
- 动脉瘤
- 动静脉畸形
- 脑肿瘤
- 血管淀粉样病变

Dx 诊断

鉴别诊断

- 缺血性卒中
- 癫痫伴发作后瘫痪

- 晕厥
- 偏头痛伴轻偏瘫
- 转换障碍

实验室检查

- 全血细胞计数、包括血糖和肾功能在内的代谢检查、凝血酶原时间 / 国际标准化比值、活化部分凝血活酶时间、尿液分析和毒理学筛查
- 心电图和远程监控

影像学检查

- 立即进行：头部 CT 平扫对于出血是高度敏感的（图 62-1）
- CT 或 MR 血管造影可排除潜在的血管畸形。CTA 上 CT 点征已被证明是血肿扩大的可靠早期预测指标
- 脑 MRI 梯度回波序列对出血（包括计算机断层扫描可能看不到的脑内微出血）也高度敏感。MRI 也可能有助于识别潜在的脑部肿瘤或血管畸形，特别是如果出血发生在不典型部位时。在急性情况下，MRI 可能仅显示血肿，但在初始出血后约 6 周，重复 MRI 检查可能有助于排除这些其他病因

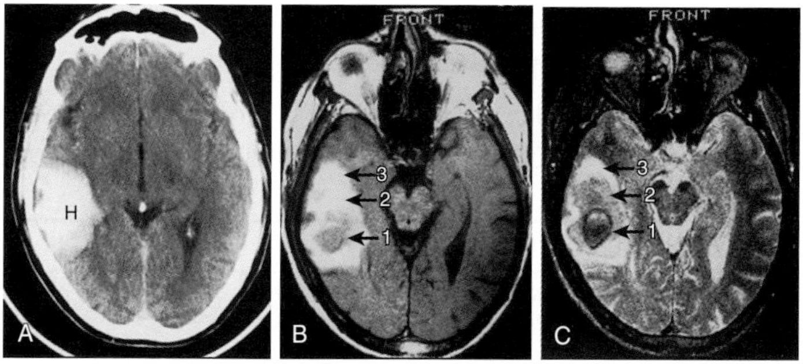

图 62-1 出血。轴向计算机断层扫描图像（**A**）显示右颞叶大面积急性出血（H）。T1 加权（**B**）和 T2 加权（**C**）磁共振成像显示不同破裂阶段的出血。在 T1 和 T2 加权图像上，病变中心较暗，表明氧合血红蛋白（1）。在 T1 加权图像上中间区域明亮，在 T2 加权图像上中间区域呈灰色，表明细胞内高铁血红蛋白（2）。在 T1 和 T2 加权图像上，外缘均很亮，表明细胞外高铁血红蛋白（3）。（From Vincent JL et al：Textbook of critical care，ed 6，Philadelphia，2011，Saunders.）。

Rx 治疗

非药物治疗

- 在许多情况下，需要紧急进行神经外科评估，用以选择是否清除血肿或通过放置脑室外引流（external ventricular drain，EVD）或减压手术等方法减轻升高的颅内压
- 在小脑出血＞ 3 cm 的病例中，如果病情出现恶化，表现为脑干水肿或脑积水时，应立即进行手术
- 在某些病例，脑叶或脑深部血块可以考虑进行手术治疗，尽管有关疗效的证据水平不高。目前，指南建议对大脑皮质 1 cm 以内的＞ 30 ml 的脑叶血凝块患者进行标准颅骨切开术
- 最近的无创外科手术技术，例如注射溶栓剂治疗脑室内出血和微创血肿清除手术，似乎很有希望。目前正在进行临床试验，以评估这些方法是否可以改善死亡率和神经系统结局

急性期常规治疗

急性脑出血的医疗管理基础包括：

- 控制高血压
- 凝血功能障碍的矫正
- 颅内压升高的处理
- 癫痫发作的治疗

高血压（框 62-2）：应将血压迅速降低 15%，然后逐步安全地达到每个患者的目标范围。从理论上讲，这可能会减少血肿的扩大。

框 62-2 自发性脑出血患者血压升高的治疗指南

1. SBP ＞ 200 mmHg 或 MAP ＞ 150 mmHg：连续静脉输注以快速降低血压，每 5 min 监测一次 BP
2. SBP ＞ 180 mmHg 或 MAP ＞ 130 mmHg，有证据或怀疑 ICP 升高：考虑使用 ICP 监测仪，并使用间歇性或连续性静脉注射药物来降低血压，保持脑灌注压＞ 60 ～ 80 mmHg
3. SBP ＞ 180 mmHg 或 MAP ＞ 130 mmHg，没有证据或怀疑 ICP 升高：考虑适度降低 BP（如 MAP 为 110 mmHg 或目标血压为 160/90 mmHg），采用间歇性或连续性静脉注射药物，并每 15 min 对患者重复进行临床检查

ICP，颅内压；MAP，平均动脉压；SBP，收缩压。

（Modified from Broderick J et al：Guidelines for the management of spontaneous intracerebral hemorrhage in adults：2007 update，Stroke 38：2001-2023，2007.）

临床试验（INTERACT 2 试验）中，在紧急情况下将收缩压（SBP）控制在 140 mmHg 或更低值是安全的，与较不积极的血压控制（目标 SBP < 180 mmHg）相比，结局无明显改善。ATACH 2 研究了在症状发作 4.5 h 内，随机分组患者的积极降血压治疗。患者随机分组为标准降压使收缩压降至 140 ～ 179 mmHg 和快速降压使收缩压降至 110 ～ 139 mmHg。该试验因神经病学结局或死亡率无差异而提前中止，但快速降压治疗组的患者遭受了更多的肾损伤。有证据表明，与使用间歇性药物治疗导致明显的血压变异相比，持续静脉注射药物更能持续控制血压。2015 年发布的最新指南指出，对于收缩压在 150 ～ 220 mmHg 之间且无急性降压治疗禁忌证的脑出血患者，将收缩压快速降低至 140 mmHg 是安全的，并可有效改善神经功能预后。对于收缩压> 220 mmHg 的脑出血患者，考虑通过持续静脉输注和频繁的血压监测积极降低血压可能是合理的。

矫正凝血功能障碍：

- 早期血肿扩大与不良预后相关
- 硫酸鱼精蛋白用于治疗肝素引起的脑出血。在初始的 2 ～ 3 h 内，每 100 单位肝素使用鱼精蛋白的剂量为静脉注射 1 mg（最大剂量为 50 mg）
- 现在建议使用凝血酶原浓缩复合物（prothrombin concentrate complex，PCC）逆转华法林相关的脑出血。新鲜冰冻血浆（FFP）也可以用于此，尽管与 PCC 相比，FFP 的缺点是给药量大，有可能导致并发症，如肺水肿和凝血功能障碍逆转时间稍长。维生素 K 应与 FFP/PCC 一起静脉给药，以产生持续作用。由于证据不足和对血栓栓塞事件风险增加的担忧，不建议常规使用重组Ⅶ因子浓缩物
- 伊达赛珠单抗（Idarucizumab）是一种人源化的单克隆抗体片段，可用于紧急逆转直接凝血酶抑制剂达比加群（Pradaxa）的抗凝血作用
- Andexanet alfa，一种重组修饰的人因子 X2 诱饵蛋白，对于逆转阿哌沙班（艾乐妥）、利伐沙班（拜瑞妥）和艾多沙班（Savaysa）的抗凝血作用是有效的
- 溶栓相关脑出血的治疗建议包括考虑输注血小板和冷沉淀物
- 尽管减少了血肿的扩大，止血治疗并未显示出能够改善结局。通过使用临床表现和影像学信息来确定能从更积极的止血干预中受益的患者，人们正在努力确定处于早期血肿扩大高风

险的患者

- 根据 PATCH 试验，对于接受阿司匹林治疗而患有脑出血的患者，血小板输注似乎比没有血小板输注的结果更差。与非输血组相比，输血组在 3 个月的死亡率或依赖率明显更高

颅内压升高：这种情况应采用分级方法进行治疗，其中可能包括抬高床头、镇痛 / 镇静、过度换气和高渗疗法。在临床上怀疑 ICP 升高或 GCS < 8 的患者中，可能需要对 ICP 进行侵入性监测。如果保守治疗无法控制 ICP，则应采用脑室外引流（EVD）放置或其他减压措施（如颅骨切开术）。

癫痫发作：如果发生癫痫发作，应积极治疗，必要时包括静脉注射药物。预防性抗癫痫药尽管已被广泛实践，但不建议常规使用。怀疑癫痫发作或原因不明意识水平低下的患者应进行连续的脑电图监测。

支持性治疗：

- 高血糖：高血糖水平预示患者预后不良。血糖水平应降至 < 200 mg/dl
- 对于发热，除寻找发热原因外，还应使用退热药治疗
- 应注意避免缺氧。气道和呼吸管理应尽早进行，并与 ICH 的主要治疗同时进行
- 应使用气压装置以防止深静脉血栓形成。一旦确定出血稳定，大多数情况下可以在 48 ～ 72 h 后开始深静脉血栓预防
- 尽早动员进行康复锻炼

处理

对于大出血或不稳定的患者，请立即转诊至卒中中心

转诊

出血性卒中患者应转移到有资质的医院，那里的医疗工作者应熟练治疗卒中和脑血管疾病，包括提供神经外科服务和神经重症监护。根据症状的严重程度和持续时间，患者可能需要神经外科干预。

重点和注意事项

- 预后与出血量成反比
- 特定的逆转剂可能适用于华法林、肝素、直接口服抗凝药（direct oral anticoagulant，DOAC）或溶栓相关性出血

- 在安慰剂对照试验中，尚无促凝血药物可以安全有效地减轻自发性脑出血

预防

- 预防取决于对个别患者的危险因素进行积极管理，包括高血压、吸烟、饮酒和使用可卡因
- 与华法林相比，当用于心房颤动的卒中预防时，直接口服抗凝药——达比加群、阿哌沙班、利伐沙班和艾多沙班，均与医源性 ICH 的整体风险降低相关。对于 ICH 高危患者，任何当前可用的直接口服抗凝药均可被视为一线用药

患者及家庭教育

患者和家属需要理解，大多数患者不会很快实现功能独立，康复将是一个漫长的过程。教育应强调针对个体情况适当地避免使用抗凝药物。

推荐阅读

Anderson CS et al: Rapid blood-pressure lowering in patients with acute intracerebral hemorrhage, *N Engl J Med* 368:2355-2365, 2013.

Baharoglu MI et al: Platelet transfusion versus standard care after acute stroke due to spontaneous cerebral haemorrhage associated with antiplatelet therapy (PATCH): a randomised, open-label, phase 3 trial, *Lancet* 387(10038):2605-2613, 2016.

Chatterjee S: New oral anticoagulants and the risk of intracranial hemorrhage: traditional and Bayesian meta-analysis and mixed treatment comparison of randomized trials of new oral anticoagulants in atrial fibrillation, *JAMA Neurol* 70(12):1486-1490, 2013.

Demchuk AM et al: Prediction of haematoma growth and outcome in patients with intracerebral haemorrhage using the CT-angiography spot sign (PREDICT): a prospective observational study, *Lancet Neurol* 11:307-314, 2012.

Frontera JA et al: Guideline for reversal of antithrombotics in intracranial hemorrhage: executive summary. A statement for healthcare professionals from the Neurocritical Care Society and the Society of Critical Care Medicine, *Crit Care Med* 44:2251, 2016.

Hackam DG, Mrkobrada M: Selective serotonin reuptake inhibitors and brain hemorrhage: a meta-analysis, *Neurology* 79(18):1862-1865, 2012.

Hemphill 3rd JC et al: The ICH score: a simple, reliable grading scale for intracerebral hemorrhage, *Stroke* 32:891-897, 2012.

Hemphill 3rd JC et al: Guidelines for the management of spontaneous intracerebral hemorrhage: a guideline for healthcare professionals from the American Heart Association/American Stroke Association, *Stroke* 46(7):2032-2060, 2015.

Jauch E et al: Emergency neurological life support: intracerebral hemorrhage, *Neurocritical Care*1-11, 2015.

Morgenstern LB et al: Guidelines for the management of spontaneous intracerebral hemorrhage: a guideline for healthcare professionals from the American Heart Association/American Stroke Association, *Stroke* 41(9):2108-2129, 2012.

Mozaffarian D et al: Heart disease and stroke statistics—2015 update: a report from the American Heart Association, *Circulation e29-* e322, 2015.

Qureshi AI et al: Intensive blood pressure lowering in patients with acute cerebral hemorrhage, *N Engl J Med* 375:1033-1043, 2016.

第 63 章　卒中，二级预防
Stroke，Secondary Prevention

Joseph S. Kass，Corey Goldsmith

安荣成　译　南勇　审校

基本信息

定义

卒中的二级预防包括在原发事件（包括短暂性脑缺血发作）和早期康复之后预防脑血管缺血性或出血性卒中的复发。

同义词

脑部发作
卒中
脑血栓形成
脑出血
脑梗死

ICD-10CM 编码

I65.2　颈动脉闭塞和狭窄
I65.0　椎动脉闭塞和狭窄
I65.9　未明确的大脑前动脉闭塞和狭窄
I66　大脑动脉闭塞和狭窄，未导致脑梗死
I65.1　基底动脉闭塞和狭窄

流行病学和人口统计学

卒中是美国的第五大死亡原因，也是致残的主要原因。每年共有 795 000 人患有卒中，其中 185 000 人是卒中复发。因此，对缺血性卒中的二级预防仍然是良好的治疗策略。二级预防专门针对可改变的危险因素。

危险因素：年龄是最重要的不可改变的危险因素。可改变的危险因素包括高血压、高血脂、吸烟、过量饮酒、缺乏运动、肥胖（即体重指数＞ 25 kg/m^2）、阻塞性睡眠呼吸暂停、非法药物使用

（苯丙胺、可卡因）和糖尿病。

遗传学：如果特发性卒中发生在 65 岁以下的父母中，则是多因素的，并且与家庭的相关性强。

体格检查和临床表现

- 脑卒中的表现可能有所不同。通常，患者会突然丧失运动、感觉、视觉或认知功能，这些具有明确的发作时间，并被他人或患者本身注意到
- 体格检查发现四肢或身体一侧的无力和（或）麻木、面部下垂、视野丧失、无法理解他人或与他人交流，这使人们怀疑卒中事件

病因学

- 卒中大致分为缺血性或出血性（即实质内出血或蛛网膜下腔出血）。仅凭病史无法区分缺血性和出血性卒中。因此，需要进行影像学检查以确认卒中亚型
- 缺血性卒中可能是由于大血管动脉粥样硬化、心房颤动或心肌病引起的心源性栓塞或小血管疾病（如腔隙性卒中）引起。罕见原因包括毒品的使用（如可卡因滥用）、动脉夹层等，当年轻人发生缺血性卒中时，应考虑高凝状态
- 脑出血的最常见原因是较难控制的高血压。年龄较大的脑叶出血患者很可能患有淀粉样血管病变，是导致他们出血性卒中的原因。脑动脉瘤的自发破裂会导致蛛网膜下腔出血

Dx 诊断

鉴别诊断

- 癫痫发作和发作后状态
- 脑肿瘤
- 复杂性偏头痛
- 低血糖
- 心因性障碍

评估

- 血糖水平、HbA1c

- 活化部分凝血活酶时间、凝血酶原时间及国际标准化比值、血常规和全面的代谢检查
- 空腹血脂
- 没有明显危险因素的年轻卒中患者的高凝状态检测

影像学检查

- 头部 CT 平扫可以区分缺血性和出血性卒中。脑 MRI 更具有特异性，更具预后研究价值
- 颈动脉超声和经颅多普勒检查可用于检测大血管颅外颈动脉粥样硬化，但对颅内血管系统或后循环的可视化无用。头部和颈部的磁共振血管造影（MRA）和计算机断层扫描血管造影（CTA）可提供整个颅外和颅内血管系统的影像，同时提供前循环和后循环的影像。MRA 可以在没有造影强化的情况下进行，而 CTA 需要注射碘造影剂，对于肾功能不全的患者可能不适合
- 超声心动图检查可以发现由于结构畸形引起的心源性栓塞原因
- 监测心律以发现心房颤动。单纯的 ECG 很少能检测到阵发性心房颤动，而这可能是缺血性卒中或短暂性脑缺血发作（TIA）的根源。许多患者可能会忽略 24 h 动态心电图检查。如果对心脏栓塞源存在高度怀疑，应考虑与心脏病学家合作放置监测装置，因为许多阵发性心房颤动的病例需要更长时间的监测

Rx 治疗

卒中的二级预防针对可改变的危险因素。这些措施包括生活方式的改变，例如适当的饮食、运动、减肥、戒烟、避免大量饮酒，以及下列危险因素改变。

抗血小板或抗凝药物的选择：所有患有非心源性栓塞性缺血性卒中或 TIA 的患者均应服用阿司匹林（50 ～ 325 mg/d）、阿司匹林和缓释双嘧达莫或氯吡格雷联合应用。当不再需要其他急救时，不再建议长期使用氯吡格雷和阿司匹林联合治疗二级卒中，因为这会增加脑出血的死亡率。在某些情况下，在初始 30 ～ 90 天之内联合使用氯吡格雷和阿司匹林的短期治疗是合理的。一般而言，替格瑞洛与阿司匹林相比，并未显示出对继发性卒中的预防作用，尽管它

可能改善颅内狭窄。有卒中或TIA病史的患者禁用普拉格雷。如果患者在卒中或TIA发作时已在使用抗血小板药物，则应评估抗血小板药物的依从性以及控制其他危险因素的程度，建议考虑换用另一种药物。

在特定情况下防止卒中

- 非瓣膜性心房颤动（AF）导致的心源性栓塞性卒中：所有继发于非瓣膜性心房颤动的缺血性卒中患者，其CHA2DS2-VASc评分均＞2，因此建议进行抗凝治疗。可以推荐两种一线药物治疗：直接口服抗凝剂（DOAC），例如阿哌沙班、达比加群、艾多沙班和利伐沙班；华法林，控制国际标准化比值（INR）在2.0～3.0之间。已经证明DOAC可以降低脑出血的发生率。尽管DOAC比华法林价格昂贵，但它们不需要监测，不存在与华法林相关的饮食问题，并且药物与药物之间的相互作用较少。但是，使用酶诱导药物（如苯妥英钠）的患者或使用蛋白酶抑制剂的HIV患者无法使用DOAC。对于具有明显肾功能不全的患者（参见FDA提供的有关肾功能不全和每种DOAC剂量的特定信息）以及机械性心脏瓣膜或瓣膜性心房颤动的患者，仍首选使用华法林。最近已经提供了一些DOAC的可逆疗法。使用DOAC的复发性卒中患者，在停药至少48 h后才应接受组织纤溶酶原激活剂（t-PA）治疗。对于使用华法林的患者，INR低于1.7即可进行t-PA给药。没有证据表明阿司匹林单一疗法有助于减少心源性栓塞事件。Active-A试验表明，对于不能耐受华法林的患者，阿司匹林和氯吡格雷的联合治疗比单独使用阿司匹林的疗效稍好，但是接受双重治疗的患者出血的风险增加。由于双重抗血小板疗法和DOAC具有相似的出血发生率，但在预防心源性栓塞性卒中方面具有不同的疗效水平，因此几乎从未推荐使用阿司匹林和氯吡格雷双重疗法代替DOAC。此外，已显示阿哌沙班和阿司匹林单一疗法的出血率相似。因此，以前可以使用阿司匹林而不是华法林的有出血风险的患者，现在可以开具阿哌沙班处方，尽管具有相同的出血风险，但在降低卒中风险方面具有实际益处
- 人工金属瓣膜导致的心源性栓塞性卒中：建议使用华法林抗凝治疗，目标INR在2.5～3.5之间

- 由于颅外大血管动脉粥样硬化（如有症状的颈动脉狭窄）而导致的卒中：对于近期 TIA 或缺血性卒中且患侧颈动脉狭窄严重（70% ～ 99%）的患者，建议进行颈动脉内膜切除术（CEA）或颈动脉支架置入术，如果没有禁忌证，最好在事件发生后的 14 天内进行。对于近期有 TIA 或缺血性卒中且同侧颈动脉中度狭窄（50% ～ 69%）的患者，仅在外科医生的围术期发病率和死亡率低于 6% 的情况下才建议进行干预。狭窄＜ 50%，则没有 CEA 适应证。对于围术期并发症风险较低或处于平均水平的患者，可应用颈动脉支架置入术替代 CEA。在年龄较大（＞ 70 岁）的患者中，CEA 具有更好的预后
- 有症状的颅内动脉粥样硬化（如海绵窦段颈动脉狭窄、基底动脉狭窄）：有症状的颅内动脉狭窄支架置入试验（SAMMPRIS）证明，对于卒中复发的预防，颅内动脉粥样硬化药物治疗比血管成形术和支架置入术具有优势。因此，除了可变的危险因素管理（包括高强度他汀类药物和 SBP ＜ 140 mmHg）外，每天使用阿司匹林加氯吡格雷 75 mg，使用 90 天是合理的。使用华法林与使用阿司匹林相比没有优势
- 卵圆孔未闭（patent foramen ovale，PFO）：美国神经病学学会 2016 年指南建议对患有 PFO 的卒中患者进行抗血小板药物治疗，尽管最近的试验（CLOSE 和 REDUCE 试验）表明 PFO 闭合装置可获益，特别是在房间隔动脉瘤或大型心房间分流的治疗中
- 脑出血：要立即处理，请参阅关于脑出血的章节。抗凝或抗血小板药物应维持 3 ～ 4 周，如果有明显的指征（如非瓣膜性心房颤动），可以重新开始使用。美国卒中协会 / 美国心脏协会 2014 年指南建议自发性脑叶出血后避免长期抗凝（如华法林、肝素），而有明确的指南推荐，在所有脑出血病例中都应考虑使用抗血小板治疗（如阿司匹林、氯吡格雷、Aggrenox）。在这些情况下，考虑进行神经内科咨询
- 对于隐匿性卒中，建议使用抗血小板治疗。对于年轻的卒中患者以及无明显原因或因不寻常原因（如高凝状态、夹层）卒中的患者，应考虑与神经科医生咨询

预防卒中后长期的并发症

- 由物理、职业和言语治疗师进行的评估将减少卒中事件后的长期残疾。美国卒中协会 2014 年指南建议采用多学科的康复方法，研究表明可改善患者的生存和恢复。在与康复专家讨论后，可以考虑进行家庭康复
- 缺血性卒中后抑郁症发生率很高，应对患者进行筛查

调整风险因素

- 高血压：建议对患有缺血性卒中或 TIA 的人进行预防卒中复发和预防其他血管事件的抗高血压治疗。绝对目标血压和降压应该个体化，但目标血压＜ 140/90 mmHg 是合理的。缺血性卒中后的初始几天应逐渐降低血压，以防止脑灌注不足和卒中延长。出血性卒中后，血压应迅速降低。前面列出的生活方式改变应作为综合性抗高血压治疗计划的一部分
- 糖尿病：不受控制的高血糖会导致颅内和颅外动脉粥样硬化的加速。血红蛋白 A1c 水平的目标应＜ 7%
  1. 在一项涉及具有缺血性卒中或 TIA 病史的患者的近期试验中，接受吡格列酮治疗的患者发生卒中或心肌梗死的风险低于接受安慰剂的患者。吡格列酮还与较低的糖尿病风险相关，但与体重增加、水肿和骨折的高风险相关
- 高脂血症：对于缺血性卒中或 TIA 伴胆固醇水平升高的患者，建议使用他汀类药物，目标是使低密度脂蛋白＜ 70 mg/dl。SPARCL 研究表明，与服用安慰剂的患者相比，每天服用 80 mg 阿托伐他汀的患者，发生复发性缺血性卒中的风险在统计学上显著降低
- 吸烟：必须绝对戒烟。尝试为患者提供药物治疗或咨询服务。二手烟暴露同样危险，因此请咨询二手烟暴露
- 肥胖：所有患有缺血性卒中和 TIA 的超重患者，均应考虑减轻体重，以维持体重指数在 18.5 ～ 24.9 kg/m^2 之间，且女性腰围＜ 35 英寸（88.9 cm）和男性腰围＜ 40 英寸（101.6 cm）
- 过量饮酒：患有重度缺血性卒中或 TIA 的饮酒者，应消除或减少饮酒量。男性可以考虑每天不超过两杯的轻至中度饮酒量，非怀孕女性每天不超过一杯
- 阻塞性睡眠呼吸暂停：由于该人群阻塞性睡眠呼吸暂停的高患病率和预后的改善，应考虑进行睡眠监测

处理

卒中二级预防是生活方式改变和药物干预的多因素方法，旨在预防残疾或使残疾有限化。

转诊

对于复杂的复发性卒中，建议至有卒中治疗经验的神经科医生处就诊。

重点和注意事项

改变危险因素是预防卒中的最佳方法。改变生活方式是卒中二级预防的重要方面。务必考虑患者是否负担得起治疗和规律随访的能力。经验告诉我们，除非我们询问，否则患者不会让我们知道他们是否能够负担得起治疗。

预防

预防是治疗的目标，依从性是最重要的因素。如前所述，回顾降低危险因素和药物治疗的方法。

患者及家庭教育

可以从以下来源获取更多信息：

- 美国心脏协会，国家中心，德克萨斯州达拉斯，Greenville 大街 7272 号，邮政编码 75231
- 美国卒中协会，1-888-4-STROKE 或 1-888-478-7653
- H.O.P.E. 用于卒中，250 Duck Pond Drive，Wantagh，NY 11793，516-804-8495

相关内容

短暂性脑缺血发作（相关重点专题）

推荐阅读

Furie KL: Guidelines for the prevention of stroke in patients with stroke or transient ischemic attack: a guideline for healthcare professionals from the American Heart Association/American Stroke Association, *Stroke* 42:227-276, 2011.

Kernan WN et al: Guidelines for the prevention of stroke in patients with stroke and transient ischemic attack: a guideline for healthcare professionals from the American Heart Association/American Stroke Association, *Stroke*

45:2160–2236, 2014.
Koziol K et al: Dual antiplatelet therapy for secondary stroke prevention: use of clopidogrel and acetylsalicylic acid after noncardioembolic ischemic stroke, *Can Fam Phys* 62(8):640645, 2016.
Spence JD: Secondary stroke prevention, *Nat Rev Neurol* 6:477-486, 2010.
Stroke Prevention by Aggressive Reduction in Cholesterol Levels (SPARCL) Investigators: High-dose atorvastatin after stroke or transient ischemic attack, *N Engl J Med* 355:549-559, 2006.
Winstein CJ et al: Guidelines for adult stroke rehabilitation and recovery: a guideline for healthcare professionals from the American Heart Association/ American Stroke Association, *Stroke* 47:e98, 2016.

第 64 章　蛛网膜下腔出血
Subarachnoid Hemorrhage

Farhan A. Mirza，Justin F. Fraser

王震雨　译　南勇　审校

基本信息

定义

蛛网膜下腔出血（subarachnoid hemorrhage，SAH）是指出血进入颅内蛛网膜下腔。这可以是非创伤性的（通常是由于脑动脉瘤破裂），也可以是创伤性的。这里我们将着重于非创伤性蛛网膜下腔出血。框 64-1 描述了 Hunt 和 Hess 对动脉瘤性蛛网膜下腔出血患者的临床分类。

框 64-1　Hunt 和 Hess 蛛网膜下腔出血的临床分类

Ⅰ	无症状或轻微头痛及颈项强直
Ⅱ	中度至重度头痛和颈项强直 ± 脑神经麻痹
Ⅲ	轻度局灶性缺损、昏睡或意识错乱
Ⅳ	木僵，中度至重度偏瘫
Ⅴ	深昏迷，去大脑强直

（From Vincent JL et al：Textbook of critical care，ed 6，Philadelphia，2011，Saunders.）

同义词

蛛网膜下腔出血

SAH

ICD-10CM 编码

I60　蛛网膜下腔出血

I60.1　大脑中动脉蛛网膜下腔出血

I60.2　前交通动脉蛛网膜下腔出血

I60.3　后交通动脉蛛网膜下腔出血

I60.4　基底动脉蛛网膜下腔出血

I60.5　椎动脉蛛网膜下腔出血

I60.7　颅内动脉的蛛网膜下腔出血，未指明

流行病学和人口统计学

发病率：非创伤性 SAH 发病率为每年每 10 万人 6 ～ 8 例。

好发性别：年龄大于 55 岁的女性患 SAH 的风险比同龄男性高出 25%。

好发年龄：发病的平均年龄为 55 岁。

发病高峰：大多数动脉瘤性 SAH 发生在 55 ～ 60 岁。

遗传学：

- 与普通人群相比，一级亲属发生 SAH 的风险要高出 5 ～ 12 倍
- 常染色体显性遗传性多囊肾病约 8% 的患者伴有脑动脉瘤。如果其中一名家庭成员患有动脉瘤破裂，建议对有这种情况的家庭进行筛查
- 马方综合征、Ehler Danlos 综合征等胶原血管疾病也与动脉瘤的形成有关

危险因素：尽管基因似乎是导致蛛网膜下腔出血的一个因素，但生活方式因素更为重要。这些危险因素包括吸烟、高血压、口服避孕药、怀孕、使用苯丙胺或可卡因。

体格检查和临床表现

- 90% 以上的病例以突发、剧烈的头痛为主要症状。大约 50% 的头痛被经典地描述为"一生中最严重的头痛"，并在 1 min 内达到最大强度——即所谓的雷击样头痛。这种头痛可能伴有恶心、呕吐、颈部疼痛、癫痫或完全意识丧失
- 30% ～ 60% 的患者报告在实际出血事件发生前几周有头痛史。这些很可能是哨点出血，代表微出血
- 精神状态改变和昏迷可能是出血的直接效应（出血性肿块效应），但更可能是颅内压急剧升高的结果
- 后交通动脉瘤可表现为眼球运动（第Ⅲ对脑神经）麻痹，通常累及瞳孔肌纤维，即使在未破裂的情况下也是如此
- 表 64-1 描述了世界神经外科医师联合会 SAH 的临床分型

病因学

- 囊状动脉瘤破裂是自发性 SAH 最常见的原因（75% ～ 80% 为自发性 SAH）
- 特发性 SAH，又称血管造影阴性 SAH，占自发性 SAH 的 5% ～ 20%。在这些病例中，血管造影没有发现引起出血的病

表 64-1　世界神经外科医师联合会蛛网膜下腔出血的临床分型

等级	格拉斯哥昏迷评分（GCS）	神经缺损
Ⅰ	15	无
Ⅱ	13 ～ 14	无
Ⅲ	13 ～ 14	存在
Ⅳ	7 ～ 12	存在或无
Ⅴ	3 ～ 6	存在或无

（From Vincent JL et al：Textbook of critical care，ed 6，Philadelphia，2011，Saunders.）

因。这种疾病也被称为良性中脑周围 SAH，被认为是由于脑干周围池的静脉丛破裂而引起

- 自发性 SAH 的其他病因包括动静脉畸形、肿瘤出血、血管炎、罕见可逆性脑血管收缩综合征、脑静脉窦血栓形成或颅内脑动脉夹层
- 可卡因滥用、镰状细胞性贫血、凝血障碍和垂体卒中也可导致 SAH
- 创伤

Dx 诊断

鉴别诊断

- 由于高血压、淀粉样血管病、创伤、瘤内出血、缺血性卒中伴出血性转换、脑静脉窦出血伴静脉窦血栓形成、真菌动脉瘤破裂而导致的颅内动脉或小动脉（不是通过蛛网膜下腔的动脉）自发破裂引起的脑出血
- 其他头痛综合征：由可逆性脑血管收缩综合征引起的雷击样头痛（常伴有复发性雷击样头痛）、偏头痛、性头痛、咳嗽性头痛、劳力性头痛，以及继发病因，包括但不限于垂体卒中或急性脑积水

影像学检查

- 头部 CT（图 64-1）可在 95% 以上病例显示出血，特别是在出血后的急性期（即 24 ～ 48 h）。框 64-2 描述了初次 CT 蛛网膜下腔出血的 Fisher 分级（Fisher Ⅲ与血管痉挛的最高风

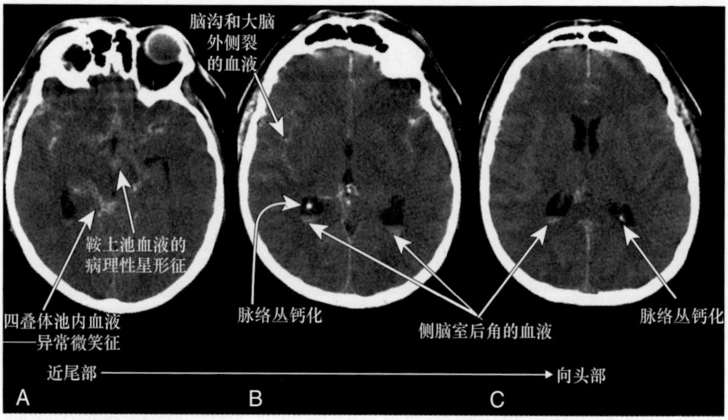

图 64-1　蛛网膜下腔出血（SAH），CT 平扫，脑窗。CT 平扫脑窗显示急性蛛网膜下腔出血呈白色。从 **A** 到 **C**，非连续的轴向切片，从尾侧进展到头侧。在这个弥漫性 SAH 病例，可见蛛网膜下腔出血充满脑沟，并延伸至脑池、大脑外侧裂，甚至侧脑室。在 **A** 中，血（白色）充满鞍上池。星形结构通常充满脑脊液（黑色）。通常情况下，四叠体池是一个笑脸形的黑色新月形，充满脑脊液，但在这种情况下，它充满了血液。侧脑室后角的脉络膜丛出现异常亮斑（钙化）是常见的正常现象，不要误认为是出血。注意它们的密度与颅骨的密度相似。（From Broder JS：Diagnostic imaging for the emergency physician，Philadelphia，2011，Saunders.）

框 64-2　初次 CT 蛛网膜下腔出血的 Fisher 分级

1	CT 未见出血
2	CT 发现弥散性出血或垂直层厚度＜ 1 mm
3	CT 发现局部蛛网膜下腔血凝块和（或）垂直层厚度≥ 1 mm
4	CT 发现脑实质内或脑室内血凝块伴有弥散性 SAH 或无 SAH
改良的 Fisher 分级	
1	极少量或弥散性薄 SAH，不伴 IVH
2	极少量或薄 SAH，伴 IVH
3	厚的脑池血凝块，不伴 IVH
4	厚的脑池血凝块，伴 IVH

CT，计算机断层扫描；IVH，脑室内出血；SAH，蛛网膜下腔出血。
（From Vincent JL et al：Textbook of critical care，ed 6，Philadelphia，2011，Saunders.）

险相关）。3% ～ 5% 的蛛网膜下腔出血在头部的初次 CT 可能漏诊。如果临床怀疑，头颅 MRI，特别是 FLAIR 序列，有助于发现蛛网膜下腔的血液

- 所有在头痛发生后 6 ～ 12 h “头部 CT 正常”的疑似 SAH 病例均应进行腰椎穿刺，以获得最高检出率。以下提示 SAH：
  1. 脑脊液 1 号和 4 号试管中红细胞数超过 100 000/m^3。这是为了区别于外伤性出血，外伤性出血从第 1 管至第 4 管的红细胞计数会下降
  2. 脑脊液中存在黄染或胆红素
  3. 也可以通过以下两个标准排除 SAH：脑脊液红细胞计数 ＜ 2000×10^6/L 和无黄变
- 脑 CT 血管造影（图 64-2）
- 必要时进行 3D 处理的数字减影血管造影，是蛛网膜下腔出血病因诊断的金标准

实验室检查

- 基本实验检查，包括全血细胞计数（CBC）、血生化、凝血酶原时间、部分凝血活酶时间、血小板计数
- 血清肌钙蛋白评估严重心脏应激；肌钙蛋白升高提示儿茶酚胺激增引起的心肌缺血，并与不良预后相关
- SAH 患者容易发生脑性耗盐，导致低钠血症。应该经常监测钠的含量

Rx 治疗

非药物治疗

- 保证气道、呼吸和循环良好

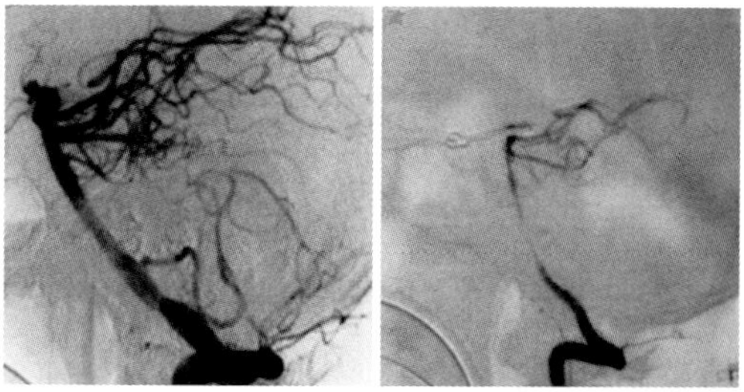

图 64-2　蛛网膜下腔出血后即刻获得的基线血管造影照片（左）和 7 天后复查血管造影照片（右），显示基底动脉严重血管痉挛，远端血流减少。（From Vincent JL et al：Textbook of critical care，ed 7，Philadelphia，2017，Elsevier.）

- 一旦稳定，完善神经系统检查
- 脑积水和颅内压增高患者可能需要进行脑脊液（CSF）引流，也推荐 Hunt 和 Hess 3 级或更高的患者使用

急性期常规治疗

- 危重症护理管理：最初的管理策略是为了稳定患者，防止再出血和脑积水。72 h 内发生再出血的概率高达 23%，并与极高的死亡率相关
- 血压控制：在动脉瘤固定前，严格的血压控制是最重要的，以防止再次破裂。血压控制可以通过静脉注射尼卡地平等降压药来实现。建议收缩压低于 140 mmHg。建议放置动脉导管。动脉瘤固定后，血压参数可放宽标准
- 颅内压控制：50% 以上蛛网膜下腔出血患者可继发脑积水、脑水肿、脑梗死等，并出现颅内压升高。插入脑室导管治疗急性脑积水，维持颅内压＜ 20 mmHg 可挽救生命。治疗无效的脑积水患者可能需要永久性的脑脊液分流
- 在动脉瘤性蛛网膜下腔出血的病例中，治疗的重点是闭塞 / 排除动脉瘤以防止再出血。最常见的治疗方法是：
  1. 显微外科夹闭术：通过开颅术，在动脉瘤颈部放一个夹子
  2. 动脉瘤填塞（图 64-3）：通过数字减影血管造影进行；包括在动脉瘤内放置铂线圈或在载瘤动脉内放置支架，以引起动脉瘤囊血栓形成。目前大多数动脉瘤都采用血管内治疗
- 血管痉挛：脑血管痉挛是 SAH 的并发症之一，可导致脑缺

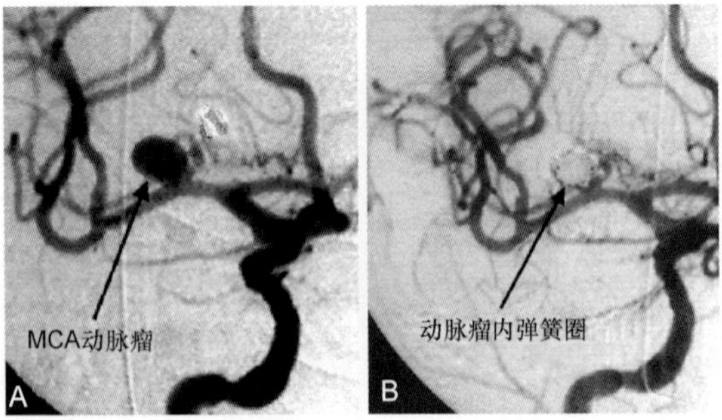

图 64-3 血管造影照片显示大脑中动脉（MCA）动脉瘤，通过放置可拆卸线圈使动脉瘤内血栓形成。**A.** 放置之前；**B.** 放置之后。（From Vincent JL et al: Textbook of critical care，ed 7，Philadelphia，2017，Elsevier.）

血、残疾和死亡。通常发生在出血后的第 4 ～ 14 天（但可能长达第 21 天发生），并在第 6 ～ 8 天达到高峰。治疗策略包括：

1. 目前治疗血管痉挛的药物主要集中在控制血压，典型的平均动脉压目标在 90 ～ 100 mmHg（动脉瘤被固定后），并且等血容量而不是高血容量，因为后者被发现会导致严重的心肺和血流动力学并发症。"三重 H"疗法——高血压、高血容量和血液稀释——最初被用于维持脑灌注，但由于其多种并发症而不再被推荐
2. 尼莫地平（60 mg 每 4 h 一次，或如果血压较低，可以 30 mg 每 2 h 一次）在出血后第 4 ～ 21 天口服，即使不能显著减少血管造影检测到的血管痉挛数量，也可以改善预后
3. 必要时可采用动脉内治疗，如动脉内钙通道阻滞剂和球囊血管成形术

- 大约 3% 的患者在急性期癫痫发作；预防性使用抗癫痫药物是有争议的，不推荐使用，但出现癫痫的患者应适当使用抗惊厥药物
- 疼痛控制：使用短效和轻度镇静药物（如可待因、低剂量吗啡）
- 监控和治疗脑性耗盐和任何其他电解质异常或贫血
- 维持正常体温

慢性期治疗

- 控制可逆的危险因素（吸烟、高血压、药物使用）
- 对神经系统缺损进行物理治疗和康复

预后

- SAH 常伴有不良预后，相关死亡率在 30% ～ 40%；尽管过去 20 年来治疗效果有所改善，但仍有 10% ～ 15% 的患者在到达医院前死亡
- 住院治疗存活下来的几乎一半患者存在影响他们生活的认知障碍或残疾

转诊

患者应该在一个脑血管中心进行治疗，该中心可以进行开放性手术和血管内手术，并有一个在护理神经外科患者方面经验丰富的危重症监护单元。

重点和注意事项

专家点评

- “雷击样”样头痛应考虑 SAH，直到通过头部 CT 伴或不伴腰椎穿刺（LP）评估证明为其他。MRI FLAIR 序列也是一种有用的方式
- 所有 SAH 患者均应在危重症护理环境（最好是神经重症监护病房）中与神经外科共同管理
- 防止再出血的措施包括足够的血压控制和通过填塞或夹闭治疗动脉瘤

预防

控制一些可改变的危险因素，特别是吸烟和血压，可能有助于降低动脉瘤破裂的风险。

患者及家庭教育

- SAH 是一种严重的疾病，大多数幸存者发生重要的神经或认知障碍。一个良好的支持系统和适当的身体和认知康复计划可能对幸存者有用
- 若患者的一级亲属有 2 ～ 3 个有 SAH，则筛查可能是有用的

推荐阅读

Lawton MT, Vates GE: Subarachnoid hemorrhage, *N Engl J Med* 377:252-266, 2017.

Perry JJ et al: Differentiation between traumatic tap and aneurysmal subarachnoid hemorrhage: prospective cohort study, *BMJ* 350:h568, 2015.

Perry JJ et al: Validation of the Ottawa subarachnoid hemorrhage rule in patients with acute headache, *CMAJ* 189:E1379-E1385, 2017.

第 65 章　脑动静脉畸形
AV Malformations，Cerebral

Stephen L. Grupke，Justin F. Fraser

欧英炜　译　南勇　审校

基本信息

定义

脑动静脉畸形（AVM）是一种先天性血管病变，其特征是血液从高压的动脉血管直接流入薄壁静脉，而不经过相应的毛细血管或小静脉系统（图 65-1）。

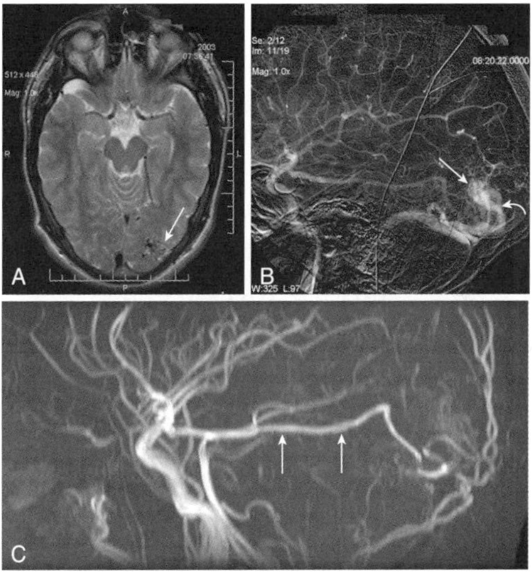

图 65-1　一名 14 岁儿童左枕部动静脉畸形（AVM）。A. 磁共振图像显示左侧枕叶多血流空洞（箭头）。**B.** 导管血管造影的侧位图证实 AVM（箭头）和早期引流静脉（弯箭头）的存在。**C.** 磁共振血管造影的侧方最大强度投影图像显示扩大的大脑后动脉分支（箭头），它为异常血管提供营养。（From Fuhrman BP et al：Pediatric critical care，ed 4，Philadelphia，2011，WB Saunders.）

同义词

大脑动静脉畸形
动静脉畸形

ICD-10CM 编码

Q28.2　脑血管动静脉畸形

流行病学和人口统计学

发病率：

- 大型前瞻性研究中，检出率为每年每 10 万人中 1.1 ～ 1.4 人发病
- 最常见并且临床最危险的表现是出血，出血的发生率为每年 2% ～ 4%

患病率：估计每 10 万人中约 1.3 人。

好发性别和年龄：

- 男性优势略大；不同人群的研究表明，男：女比例为 1.04：1 至 1.2：1
- 发生出血的峰值年龄约为 20 岁，但也有可能发生在年轻和年长的患者中

危险因素：

- 男性和遗传性出血性毛细血管扩张症（hereditary hemorrhagic telangiectasia，HHT）是 AVM 的危险因素
- 既往有出血、单一引流静脉、弥漫性病灶形态，都会增加出血的风险

遗传学：

- 在大多数情况下，颅内 AVM 是散发的
- 大约 20% 的 Osler-Weber-Rendu 综合征［也称为遗传性出血性毛细血管扩张症（HHT）］患者中存在 AVM。这是一种常染色体显性遗传病，可导致皮肤、肺、肝、大脑和其他器官血管形成异常

体格检查和临床表现

- 最常见的表现是出血，症状因出血的位置和程度而异
- 患者可能出现与 AVM 病灶相关的癫痫发作或神经缺陷
- 可能存在头痛和搏动性耳鸣

- 在婴儿中，AVM 可表现为心力衰竭、巨头畸形或脑积水
- 可以通过头皮或眼眶进行杂音听诊
- AVM 也可能和颅内动脉瘤一并出现，它们可能出现在较远的、不相关的血管，也可能出现在营养动脉瘤的近端动脉（血流相关动脉瘤），或者也可能发生在 AVM 病灶内（内腔动脉瘤）。患者发生蛛网膜下腔出血可能与动脉瘤有关，而不是 AVM

病因学

大多数情况下，AVM 是先天性异常，由妊娠前三个月胚胎动脉和静脉血管丛间毛细管床的形成失败而引起；目前报道的 AVM 都是散发的。

Dx 诊断

鉴别诊断

脑 AVM 的鉴别诊断包括其他血管病变，如海绵状静脉畸形、硬脑膜动静脉瘘和颅内动脉瘤。表 65-1 比较了血管畸形，表 65-2 描述了血管瘤和血管畸形的主要差异。

实验室检查

- 在行增强 CT 血管造影或脑血管造影之前，进行全血细胞计数（CBC）和基础代谢检查组合（basic metabolic panel，BMP）及肾功能检查

表 65-1　血管畸形

类型	举例
毛细血管	葡萄酒色痣
静脉	静脉畸形 局限性血管角化瘤（小静脉过度角化） 先天静脉扩张症
动脉	动静脉畸形
淋巴系统	浅淋巴管畸形（局限性淋巴管瘤） 深部淋巴管畸形，伴有大囊肿和（或）微囊肿（囊状淋巴管瘤）

（From Kliegman RM et al：Nelson textbook of pediatrics，ed 19，Philadelphia，2011，WB Saunders.）

表 65-2　血管瘤和血管畸形的主要区别

	血管瘤	血管畸形（毛细血管、静脉、淋巴管、动脉和动静脉畸形，单独出现或复杂组合）
临床表现	出生时可见变异 后续会快速增长 缓慢、自行消退	出生时通常可见（AVM 为静态） 和皮肤生长的速度成比例（或稍慢），终身存在
性别比（女：男）	3：1～5：1，严重的情况下 7：1	1：1
病理学	增殖期：内皮细胞、平滑肌细胞和肌动蛋白阳性细胞增生	扁平内皮细胞
	多层基底膜	薄的基底膜
	病灶中肥大细胞含量更高	细胞壁经常不规则地衰减（在 VM、LM 中）
影像学	多普勒超声检查中，快血流病变	多普勒超声检查中，CM、LM、VM 为慢血流，AVM 为快血流
	MRI 上提示肿瘤性肿块伴低信号空洞	MRI：慢血流（LM、VM）时 T2 加权图像呈高信号；快血流（AVM）时 T1 和 T2 加权图像呈流空隙
	动脉造影上的小叶瘤	AVM 动脉造影可见 AV 分流
骨改变	很少发生畸形改变，没有侵入性	慢血流 VM：骨骼扭曲，变薄，发育不全
		慢血流 CM：过度增生

续表

	血管瘤	血管畸形（毛细血管、静脉、淋巴管、动脉和动静脉畸形，单独出现或复杂组合）
		慢血流 LM：骨骼扭曲、肥大和侵袭
		快血流 AVM：破坏性，很少有广泛的溶骨性损害
		混合性畸形［如慢血流（毛细血管－淋巴管－静脉畸形，Klippel-Trenaunay 综合征）或快血流（毛细血管－动静脉畸形，Parkes Weber 综合征）］：四肢骨骼过度生长，巨人症
组织样本的免疫组化改变	增殖性血管瘤：高表达 PCNA、Ⅳ型胶原酶、VEGF、尿激酶、bFGF、葡萄糖转运体 -1	PCNA、Ⅳ型胶原酶、尿激酶、VEGF 和 bFGF 表达不足；一种家族性（罕见）VM 形式与 9p 突变基因（*VMCM1*）相关
	消退性血管瘤：高水平的组织金属蛋白酶 -1 抑制剂，bFGF	
血液学改变	无凝血功能障碍（Kasabach-Merritt 综合征是婴儿期其他血管瘤的并发症，如卡波西样血管内皮瘤和簇状血管瘤）	慢血流的 VM、LM 或者 LVM 可能伴有局部血管内凝血病变伴出血风险（弥散性血管内凝血）

AVM，动静脉畸形；bFGF，碱性成纤维细胞生长因子；CM，毛细血管畸形（葡萄酒色痣）；LM，淋巴管畸形；LVM，淋巴－静脉畸形；MRI，磁共振成像；PCNA，增殖细胞核抗原；VEGF，血管内皮生长因子；VM，静脉畸形。

（From Eichenfeld LF et al：Textbook of neonatal dermatology，Philadelphia，2001，WB Saunders.）

- 在有出血倾向的情况下，凝血酶原时间（PT）、国际标准化比值（INR）和部分凝血活酶时间（PTT）应得到监测和纠正

影像学检查

- 在急性期，应进行头颅 CT 扫描以检查出血情况，对头部进行 CT 血管造影描述病变可能会有所帮助（尽管可能存在钙化，并可能造成急性小出血）
- 相比 CT 平扫，头颅 MRI 更好地描绘了病灶及其与周围软组织结构的关系；但是，在急性出血期，这些细节将被掩盖
- 四血管脑血管造影（动脉图）是评估 AVM 的最佳研究。多个投影中的血管造影有助于确定滋养和引流血管的数量和位置，以进一步制订治疗方案（图 65-2）。由于血管壁的异常组织学和流经血管的高压血流，病灶处的高分辨率图像也可能揭示出其他不规则之处，如动脉瘤

Rx 治疗

用抗癫痫药物治疗癫痫发作，口服止痛剂治疗头痛，均可以减轻症状。

非药物治疗

- 非急诊门诊：脑血管造影提供病变的特征。根据血管造影的特点，Spetzler-Martin AVM 分级系统可用于指导治疗。一般来说，5 级 AVM 被认为是不可切除的，因为治疗的风险可能

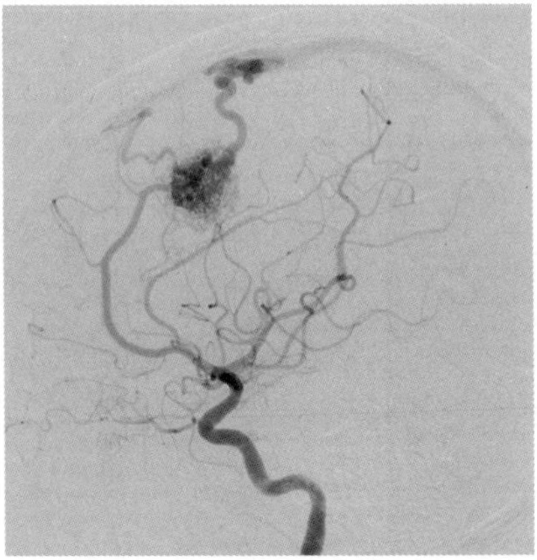

图 65-2　额叶动静脉畸形。大脑前动脉为上矢状窦提供主要的动脉供应，并有静脉引流

大于出血的风险。目前治疗 AVM 的手段包括手术切除、放射治疗和血管内栓塞（使用液体胶或栓塞剂）

- 手术切除：有经验的神经外科医生对低级别病变的治愈率很高（在已发表的研究中约为 95%）。切除范围应包括切除 AVM 所有病灶；如果不能完全切除病灶，可能会增加复发的风险。Spetzler-Martin 分级量表的评分增加，则会增加神经并发症的发生风险。术中影像技术如吲哚菁绿血管造影和传统数字减影血管造影可用于验证完整的切除
- 放射外科：AVM 的明确替代治疗，传统上用于治疗在重要区域（如脑干）的 AVM；立体定向放射外科越来越多地用于更高 Spetzler-Martin 分级的 AVM。AVM 放射治疗后，影像学证实血管闭塞率从 47% ～ 90% 不等
- 血管内栓塞包括经动脉超选择性阻塞 AVM。它已成为一种重要的辅助手段。目前已被批准并推荐在切除术前应用。术前栓塞可以降低 AVM 内动脉血流和压力，有助于手术切除的速度和安全性。此外，栓塞术通常可用于治疗内腔动脉瘤或血流相关动脉瘤，并配合手术切除或放射治疗。并不推荐仅用栓塞治疗 AVM
- 治疗方案的决定应综合考虑治疗方式相关的发病率及未来出血或神经系统恶化的风险。顽固性癫痫发作或严重头痛导致的残疾可能使有创性治疗成为更有吸引力的选择
- 急性脑出血：在急性出血时，必须维持气道通畅和呼吸稳定，必要时可插管。急诊神经外科介入行血栓清除可能是必要的。在急性情况下，AVM 的显微手术切除是否可行仍存在争议

处理

无论患者是选择已知病变的治疗还是出现了急性出血，患者都应在有脑血管疾病治疗经验的重症监护病房接受治疗。一旦患者稳定，应安排适当的康复。

转诊

- 脑 AVM 应由有资历的神经外科医生进行管理
- 必要情况下，应转诊到放射医学进行辅助放射治疗
- 有必要推荐介入放射科医师进行血管内治疗
- 建议在初级卒中中心或其他提供所有治疗模式的专门中心进行治疗

重点和注意事项

专家点评

- 没有两个 AVM 是完全相同的，主要还是依靠个性化的治疗决策。此外，许多 AVM 可以通过一种或几种治疗方式联合使用来有效治疗。患者的年龄、整体健康状况、影像学特征、手术路径和每种治疗方式的潜在风险等因素都是治疗时要考虑的重要变量。对未破裂的 AVM 进行干预的可行性仍存在争议。在最近的一项随机试验中，比较药物治疗和特殊干预（神经外科、栓塞、放射治疗或联合治疗）消除 AVM 的神经残障率，干预组高于保守治疗组[①]
- 脑动静脉畸形的年出血风险约为 3%，但根据畸形的临床和解剖特征，其风险可能低至 1%，也可能高至 33%。如果患者有既往出血病史，AVM 的滋养血管上有动静脉瘤，动静脉瘤的静脉流出道受到限制，出血的风险就会增加[②]

患者及家庭教育

如果一个已知 AVM 的患者突发神经功能缺陷或卒中样症状，可能出现了潜在出血，需要紧急医疗护理。如果家庭成员中存在颅内或其他类型的 AVM，应向患者的初级保健医生告知，因为需要考虑是否存在诱发颅内 AVM 的遗传条件。

推荐阅读

Al-Shahi Salman R et al: Outcome after conservative management or intervention for unruptured brain arteriovenous malformations, *JAMA* 311:1661-1669, 2014.

Solomon RA, Connolly ES: Arteriovenous malformations of the brain, *N Engl J Med* 376:1859-1866, 2017.

① Mohr JP et al：Medical management with or without interventional therapy for unruptured brain arteriovenous malformations（ARUBA）：a multicentre nonblinded，randomized trial，Lancet 383：614-621，2014.

② Solomon RA，Connolly ES：Arteriovenous malformations of the brain. N Engl J Med 376：1859-1866，2017.

第 66 章 未破裂颅内动脉瘤 Unruptured Intracranial Aneurysms（UIAs）

Sudad Kazzaz，Joseph S. Kass

安荣成 译 南勇 审校

基本信息

定义

未破裂颅内动脉瘤（unruptured intracranial aneurysm，UIA）是在主要动脉分叉处发现的获得性动脉瘤。多数发现于 Willis 环内，其中 85% 位于前循环。这些动脉瘤破裂导致超过 80% 的非创伤性蛛网膜下腔出血（SAH）。

同义词

颅内小动脉瘤

囊状动脉瘤

UIA

ICD-10CM 编码

I67.1 脑动脉瘤，未破裂

流行病学和人口统计学

发病率：目前尚不清楚未破裂颅内动脉瘤的发病率。

患病率：在没有合并症且平均年龄为 50 岁的人群中，未破裂颅内动脉瘤的患病率约为 3%。

好发性别和年龄：未破裂颅内动脉瘤在女性的发病率是男性的 3 倍，并且更常发生于 60 岁以上人群。在儿童中，未破裂颅内动脉瘤在男孩的发病率是女孩的 2 倍。

遗传学：尚未发现引起未破裂颅内动脉瘤的特定基因突变。然而，已经有超过 19 个单核苷酸多态性（single nucleotide polymorphisms，SNP）与散发性动脉瘤相关。已经发现位于 4、8 和 9 号染色体上 *EDNRA*、*CDKN2B* 和 *SOX17* 基因的 SNP 与未破裂颅内动脉瘤的发生具有非常强的相关性。

- 增加未破裂颅内动脉瘤风险的遗传性疾病包括常染色体显性遗传性多囊肾病、马方综合征、Ⅳ型 Ehlers-Danlos 综合征、Ⅰ型多发性内分泌肿瘤、1 型神经纤维瘤病和遗传性出血性毛细血管扩张症。不常见的是，动脉瘤可以伴随系统性红斑狼疮、肌纤维发育不良、镰状细胞病和主动脉缩窄而发生

危险因素：危险因素包括女性、老龄、家族史、遗传因素、吸烟和高血压。

- 还应考虑增加蛛网膜下腔出血风险的危险因素，因为动脉瘤破裂会导致蛛网膜下腔出血。这些因素包括大量饮酒、高剂量雌激素、年轻人群使用可卡因和低体重指数

体格检查和临床表现

未破裂颅内动脉瘤通常长时间内无症状且未被发现，但也可能出现非特异性症状，例如头痛或眩晕。在动脉瘤破裂之前，任何颅内动脉瘤都处于生长阶段。小的动脉瘤（< 5 mm）可能无症状，而较大的动脉瘤可能压迫周围结构并表现出特定的神经功能缺损。例如，由后交通动脉或基底动脉的动脉瘤引起第Ⅲ对脑神经麻痹，由大脑中动脉的动脉瘤引起轻偏瘫，以及由海绵窦的动脉瘤引起海绵窦综合征。在极少数情况下，栓子可能起源于动脉瘤，并在其他区域引起短暂性缺血发作或梗死。

病因学

动脉瘤的形成是一个多因素过程，涉及血流动力学压力、炎症和导致动脉壁减弱的分子变化。囊状动脉瘤通常因为血管薄壁且缺乏中膜而形成突起。梭状动脉瘤较少见，由于动脉本身的扩张而形成。目前认为，血流动力学对血管的压力会导致内皮功能障碍，并引发动脉壁炎症和重塑过程，而吸烟和结缔组织疾病等其他因素也是其中的原因。

Dx 诊断

评估

- 应该在有蛛网膜下腔出血史的患者中调查未破裂颅内动脉瘤的存在

- 具有明显家族史（2 个以上一级亲属有未破裂颅内动脉瘤或蛛网膜下腔出血）、常染色体显性遗传性多囊肾病、主动脉缩窄或小头畸形原发性侏儒症的患者，应当提供 MRA 或 CTA 筛查

实验室检查

在调查未破裂颅内动脉瘤时，实验室检查无法提示。

影像学检查

- 大多数未破裂颅内动脉瘤是在脑部 MRI 或 CT 上偶然发现的。然而，MRA 和 CTA 已被证明可以检测到较小的动脉瘤，并且是筛查未破裂颅内动脉瘤的首选检查。有造影剂禁忌证的患者可以使用 MRA 筛选
- 当考虑对未破裂颅内动脉瘤进行手术治疗时，可使用数字减影血管造影

Rx 治疗

非药物治疗

- 减少吸烟等危险因素
- 运动与动脉瘤形成和破裂的风险减少有关

急性期常规治疗

- 未破裂颅内动脉瘤的主要手术治疗是血管内栓塞和手术钳夹。但是，关于未破裂颅内动脉瘤的外科治疗指南很少。目前，人们认为小于 3 mm 的稳定未破裂颅内动脉瘤不应接受手术治疗，而出现头痛或神经麻痹的患者则应进行手术治疗。除此之外，还需要详细讨论手术风险和获益以及个体化的治疗方案
- 已知未破裂颅内动脉瘤患者出现严重头痛或神经压迫症状时，应高度怀疑蛛网膜下腔出血的发生

慢性期治疗

- 血压管理，目标收缩压＜ 140 mmHg
- 使用阿司匹林可降低动脉瘤破裂的风险

补充和替代药物

无。

处理

保守治疗的患者动脉瘤破裂风险与年龄、吸烟状况、血压、动脉瘤的大小和位置以及既往蛛网膜下腔出血的病史有关。估计该风险在 1 年内为 1.4%，在 5 年内为 3.4%。目前，建议对有家族史、多发未破裂颅内动脉瘤或多个风险因素的人群进行动脉瘤定期监测。

转诊

就诊于血管神经病学或神经外科。

预防

减少可改变的危险因素，如吸烟。

患者及家庭教育

美国神经外科医师协会，网址：www.aans.org/Patients/Neurosurgical-Conditions-and Treatments/Cerebral-Aneurysm。

相关内容

蛛网膜下腔出血（相关重点专题）

推荐阅读

Brown R et al.: Unruptured intracranial aneurysms: epidemiology, natural history, management options, and familial screening, *Lancet Neurol* 13:393-404, 2014.

Burkhardt J et al: Management of small incidental intracranial aneurysms, *Neurosurg Clin N Am* 28:389-396, 2017.

Etminan N et al: Unruptured intracranial aneurysms: development, rupture and preventive management, *Nat Rev Neurol* 12:699-713, 2016.

Hackenberg K et al: Unruptured intracranial aneurysms contemporary data and management, *Stroke* 49:2268-2275, 2018.

Malhotra A et al: Growth and rupture risk of small unruptured intracranial aneurysms: a systematic review, *Ann Int Med* 167:26-33, 2017.

Signorell F et al: Hemodynamic stress, inflammation, and intracranial aneurysm development and rupture: a systematic review, *World Neurosurg* 115:234-244, 2018.

Thompson B et al: Guidelines for the management of patients with unruptured intracranial aneurysms, *Stroke* 46:2368-2400, 2015.

第 67 章　颈动脉狭窄 Carotid Artery Stenosis

Saagar N. Patel，Joseph S. Kass，Prashanth Krishnamohan

刘晓英　译　刘晓英　审校

基本信息

定义

颈动脉狭窄是指颈动脉管腔狭窄，通常是由于动脉粥样硬化所导致。

同义词

颈动脉粥样硬化性疾病

ICD-10CM 编码

I65.29　未明确颈动脉闭塞和狭窄

I65.21　右颈动脉闭塞和狭窄

I65.22　左颈动脉闭塞和狭窄

I65.23　双侧颈动脉闭塞和狭窄

流行病学和人口统计学

发病率：每年 2.2/1000 ～ 8/1000。

患病率：11/10 万～ 77/10 万；估计 50 ～ 60 岁人群中每 1000 人有 5 人、大于 80 岁人群中每 1000 人有 100 人颈动脉狭窄超过 50%。[注：颈动脉狭窄的发生率是未知的，因为筛查不是常规的。然而，短暂性脑缺血发作（TIA）的发生率是众所周知的，这是颈动脉狭窄的常见症状。]

好发性别和年龄：男：女比例为 2：1。白人比非裔美国人和亚洲人更常见。

发病高峰：发病高峰在 50 ～ 60 岁。

遗传学：多因素。双胞胎研究（单合子与双合子）提示家族影响。

危险因素：高血压、血脂异常、糖尿病、吸烟是四大危险因素。

体格检查和临床表现

颈动脉狭窄的患者通常无症状，但很多患者不是存在颈动脉杂音，就是经历过短暂性脑缺血发作（TIA）。

- 颈动脉杂音：颈动脉杂音是评估系统性动脉粥样硬化的更合适的指标，相对于卒中而言，更适用于对缺血性心脏病的预测
- TIA：颈动脉狭窄的典型症状是同侧短暂性单眼失明（一过性黑矇）、对侧麻木或乏力、对侧或同侧偏盲或失语症

病因学

- 动脉粥样硬化（目前最常见）
- 动脉瘤
- 动脉炎
- 颈动脉夹层
- 纤维肌性发育不良
- 放射后坏死
- 血管痉挛

Dx 诊断

鉴别诊断

动脉瘤、动脉炎和颈动脉夹层。

评估

系统询问病史、检查和诊断分析，以评估颈动脉狭窄以及导致 TIA 和卒中的其他危险因素。颈动脉狭窄大约是 10% 缺血性卒中的主要病因。

实验室检查

全血细胞计数，全套代谢检查，空腹血脂检查，凝血酶原时间（PT）/ 国际标准化比值（INR），活化部分凝血活酶时间（APTT），糖化血红蛋白（HbA1c）。

影像学检查

- 四种成像模式可用于评估颈动脉狭窄（表 67-1）
- 短暂性脑缺血发作或卒中患者应通过颈动脉超声、磁共振血

表 67-1　颈动脉狭窄的影像学检查

成像模式	优点	缺点
脑血管造影	• 金标准 • 评估斑块形态 • 评估侧支形成	• 侵入性 • 成本高 • 并发症发生率 4% • 严重并发症或死亡发生率 1%
颈动脉超声	• 对高度狭窄（> 70%）的检测敏感性高 • 创伤小 • 成本低	• 受身体习惯的限制 • 依赖于技术人员 • 高估狭窄程度 • 不能区分高度狭窄和完全闭塞
磁共振血管成像（MRA）	• 对高度狭窄（> 70%）的检测敏感性高 • 较少依赖操作员	• 高估狭窄程度 • 危重患者、不能忍受仰卧位患者、有起搏器或其他铁磁硬件患者或幽闭恐怖症患者无法进行 * • 昂贵 • 与其他方式相比，所需时间更长
计算机断层扫描血管成像（CTA）	• 对高度狭窄敏感性高	• 血清肌酐浓度> 1.5 mg/dl 的患者不能进行 • 有电离辐射

* 一项研究显示，17% 的患者不能忍受 MRA 继发的幽闭恐怖症，或者不能在检查中静卧

管造影或计算机断层扫描血管造影评估颈动脉狭窄。传统血管造影可用于确定狭窄程度和制订介入治疗计划（图 67-1）

- 美国预防医学工作组建议在一般成人人群中无须进行无症状

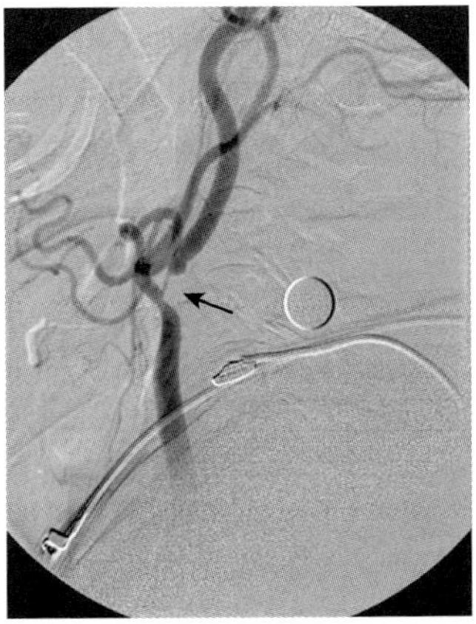

图 67-1　传统血管造影显示颈内动脉分叉处严重狭窄

颈动脉狭窄的筛查

- 对于无症状的颈动脉杂音患者、有多种动脉粥样硬化危险因素的患者，或在其他部位存在已知动脉粥样硬化性疾病（如冠心病、外周动脉疾病或腹主动脉瘤）的患者，可考虑采用颈动脉超声检查
- 经颈动脉超声显示狭窄＞ 50% 的患者，可每年复查颈动脉超声以评估病情进展，并对血管危险因素进行强化医疗管理

Rx 治疗

急性期常规治疗

- 常规医学治疗应以减少危险因素为目标。颈动脉狭窄的主要危险因素是高血压、糖尿病、血脂异常和吸烟（见“脑卒中，二级预防”）
- 抗血小板治疗：颈动脉狭窄患者有三种抗血小板选择——阿司匹林，阿司匹林＋双嘧达莫，或氯吡格雷

非药物治疗

颈动脉内膜切除术（carotid endarterectomy，CEA）和颈动脉血管成形及支架置入术（carotid angioplasty and stenting，CAS）（图 67-2）是两种非药物治疗方案。选择哪种血运重建取决于是否有症状、狭窄程度、共患病、患者的手术风险以及手术医生的经验和预后数据。表 67-2 总结了增加颈动脉手术风险的相关因素。

在一项涉及无症状严重颈动脉狭窄且手术并发症风险不高的患者的临床试验中，与动脉内膜切除术相比，支架置入术在 1 年的主要研究终点发生率方面并不劣于动脉内膜切除术。在长达 5 年的随访分析中，研究组之间在非医源性卒中、所有卒中和生存率方面没有显著差异[1]。

无症状颈动脉狭窄

对于无症状的患者，颈动脉血运重建术（CEA 或 CAS）的益处

① Rosenfield K et al，for the ACT I Investigators：Randomized trial of stent versus surgery for asymptomatic carotid stenosis，N Engl J Med 374：1011-1020，2016.

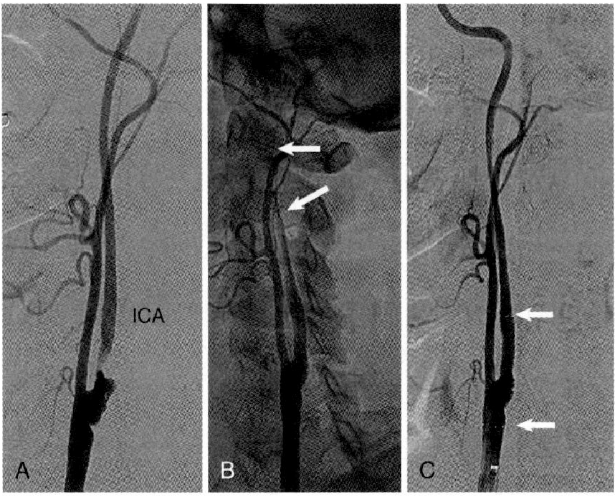

图 67-2　症状性颈动脉狭窄的颈动脉支架置入术。A. 左颈内动脉起源处狭窄。**B.** 已安放支架。箭头表示血栓过滤器的标志。**C.** 最终的血管造影，箭头提示支架的边缘。（From Zipes DP：Braunwald's heart disease，a textbook of cardiovascular medicine，ed 11，Philadelphia，2019，Elsevier.）

表 67-2　与颈动脉手术风险增加相关的因素

解剖学因素
高位颈或胸内病变
曾做过颈部手术或放疗
对侧颈动脉闭塞
既往同侧颈动脉内膜切除术
对侧喉神经麻痹
气管切开术
共患病
年龄＞ 80 岁 *
Ⅲ、Ⅳ级充血性心力衰竭
Ⅲ、Ⅳ级心绞痛
左主干冠心病
两支或三支冠状动脉疾病
需要心脏直视手术
射血分数≤ 30%
近期心肌梗死
严重慢性阻塞性肺病

* 颈动脉支架置入术后发生脑血管意外（脑卒中）的风险增加，颈动脉内膜切除术导致心肌梗死的风险增加。

（From Zipes DP：Braunwald's heart disease，a textbook of cardiovascular medicine，ed 11，Philadelphia，2019，Elsevier.）

尚不清楚。在美国，90% 以上的颈动脉干预治疗都是在无症状患者身上进行的，尽管有证据表明，高达 90% 的这些患者正在接受一种根本不必要的、可能有害的手术。相反，德国和意大利对无症状狭窄进行干预的比例约为 60%，加拿大和澳大利亚为 15%，丹麦为 0[①]。

根据最新的指导方针，对于狭窄程度> 70% 的无症状患者，如果预期的围术期风险低于 3%，在充分考虑了并发症和预期寿命，并与患者详细讨论了风险和益处后，才建议进行手术。值得注意的是，CEA 治疗无症状颈动脉狭窄的临床试验是在积极治疗血管危险因素的时代之前进行的。最近开展的无症状颈动脉狭窄与积极的现代医疗管理的对比研究将对以往研究中迟迟不能解决的问题给予解答。

症状性颈动脉狭窄

对于在过去 6 个月内发生过非致残性缺血性卒中或短暂性脑缺血发作的患者，如果颈动脉狭窄程度严重（70% ～ 99%），且围术期卒中或死亡的预期发生率< 6%，则建议采用 CEA 进行血运重建手术。预防 2 年内发生卒中所需治疗的人数是 6。

对于在前 6 个月内发生非致残性缺血性卒中或短暂性脑缺血发作（TIA）且颈动脉中度狭窄（50% ～ 69%）的患者，建议根据患者的年龄、性别和共患病进行 CEA。为了预防 5 年内卒中风险，15 例中度颈动脉狭窄患者必须接受 CEA。对中度症状性颈动脉狭窄患者推荐 CEA 时，考虑的因素包括年龄、性别和共患病。NASCET 试验研究了 CEA 与药物治疗的疗效，结果表明女性 CEA 的并发症发生率高于男性。然而，CREST 试验比较了 CEA 和颈动脉支架置入术，发现两种干预措施之间的性别相关结局没有差异。它确实发现对于 70 岁以上患者，CEA 优于颈动脉支架术。所有接受 CEA 的患者术前应开始服用阿司匹林（ASA；每日 81 或 325 mg）和大剂量他汀类药物。这种治疗方案，连同血压控制和积极处理其他血管危险因素，应该无限期长期使用。

对于手术风险高或颈部解剖不适合手术的患者，CAS 可作为 CEA 的替代方案。在老年患者中，CEA 优于 CAS。对于接受 CAS 治疗的患者，建议给予至少 30 天的双重抗血小板治疗。在可行的情

① Spence DJ，Naylor AR：Endarterectomy，stenting，or neither for asymptomatic carotid artery stenosis，N Engl J Med 374：1087-1088，2016.

况下，除非有明确的禁忌证，否则应在事件发生后 14 天内进行早期血运重建。对于接受早期干预的患者，CEA 与 CAS 相比，与较低的围术期并发症发生率相关。

对于＜ 50% 狭窄、完全闭塞或有严重致残性卒中的患者，不建议进行外科血运重建。

对于那些被认为是 CEA 或 CAS 的手术高风险患者，与外科血运重建相比，单纯药物治疗的作用并不是很明确。

处理

处理和预后取决于几个变量（表 67-3）：狭窄程度、症状的存在、药物依从性和干预类型（如有）。

重点和注意事项

关于颈动脉狭窄患者最佳治疗的持续研究结果可能会导致指导方针的改变。

特别注意

一些研究表明，在双侧血流动力学显著狭窄（＞ 70%）的患者中，血压降低会导致卒中预后恶化。CEA 可能是这些患者的备选方案。

美国国家颈动脉闭塞手术研究（Carotid Occlusion Surgery Study，COSS）（www.cosstrial.org）重新检查了没有常规治疗的颈动脉闭塞（100% 阻塞）。最近发表的 COSS 试验结果表明，与单纯药物治疗相比，颞浅动脉–大脑中动脉吻合术不能为 2 年同侧卒中复发带来整体

表 67-3　颈动脉狭窄管理

颈动脉狭窄程度	＜ 50%	50% ～ 69%	70% ～ 99%
无症状性	内科治疗	• 内科治疗 • 无支持外科治疗的决定性证据基础。可考虑选择狭窄大于 60% 的患者*	• 内科治疗 • 高选择性患者采用 CEA*
有症状性	内科治疗	• CEA • CAS 也可以考虑	• CEA • CAS 也可以考虑

CAS，颈动脉支架置入术；CEA，颈动脉内膜切除术。

* 如果围术期并发症（脑卒中、心肌梗死和死亡）的预期发生率小于 3%，预期寿命大于 5 年，且风险和益处（包括医疗共病）已与患者及其家属进行了充分讨论，在狭窄＞ 70% 的无症状患者可以考虑 CEA

获益。

预防

预防颈动脉狭窄应包括追求健康的生活方式和管理动脉粥样硬化的危险因素。

患者及家庭教育

应该建议患者追求健康的生活方式，包括运动和戒烟。此外，患者应采取积极措施控制血压和血糖。进一步的教育材料可以在 www.strokecenter.org/education 查询。

相关内容

短暂性脑缺血发作（相关重点专题）

推荐阅读

Cole JW: Large artery atherosclerotic occlusive disease, *Continuum (Minneap Minn)* 23(1):133-157, 2017.

Grotta JC: Carotid stenosis, *N Engl J Med* 369:1143-1150, 2013.

Meschia JF et al: Evaluation and management of atherosclerotic carotid stenosis, *Mayo Clin Proc* 92(7):1144-1157, 2017.

Rantner B et al: Early endarterectomy carries a lower procedural risk than early stenting in patients with symptomatic stenosis of the internal carotid artery: results from 4 randomized controlled trials, *Stroke* 48:1580, 2017.

Rosenfield K, Matsumura JS, Chaturvedi S: For the ACT I Investigators: randomized trial of stent versus surgery for asymptomatic carotid stenosis, *N Engl J Med* 374:1011-1020, 2016.

Spence DJ, Naylor AR: Endarterectomy, stenting, or neither for asymptomatic carotid artery stenosis, *N Engl J Med* 374:1087-1088, 2016.

第 68 章　脑血管炎

Cerebral Vasculitis

Chloe Mander Nunneley，Joseph S. Kass

欧英炜　译　南勇　审校

基本信息

定义

脑血管炎是指一组以病理性炎症和血管壁白细胞破碎性改变为特征的异质性疾病。

同义词

中枢神经系统原发性血管炎（primary angiitis of the central nervous system，PACNS）

中枢神经系统血管炎

脑动脉炎

流行病学和人口统计学

发病率： PACNS 发病率约为每年每 100 万人中 2.4 例。

发病高峰： PACNS 一般高发于 30 ～ 40 岁。

好发性别： 男性患 PACNS 的风险是女性的 2 倍。对于继发性中枢神经系统血管炎，性别因素因潜在的自身免疫状况而异。

好发年龄： PACNS 通常出现在 20 ～ 40 岁，但可以发生在 17 ～ 70 岁之间。

遗传学： 多因素影响。

危险因素： 感染、结缔组织疾病、系统性血管炎和药物滥用是继发性脑血管炎的主要危险因素。PACNS 没有明确的危险因素。

分类：

- PACNS（完整的诊断标准见表 68-1）：累及大脑或脊髓的血管，而没有累及中枢神经系统以外的血管和器官
- 中枢神经系统继发性血管炎：系统性疾病（如系统性血管炎、结缔组织疾病、感染、恶性肿瘤或药物滥用）累及大脑或脊髓血管

表 68-1　中枢神经系统原发性血管炎的诊断标准

1. 获得性的、其他原因无法解释的神经或精神缺陷
2. 具备中枢神经系统血管炎的典型血管造影或组织病理学特征
3. 无全身性血管炎证据或任何可能引起该病血管造影或病理学特征的疾病证据

(From Hajj-Ali RA，Calabrese LH：Diagnosis and classification of central nervous system vasculitis，J Autoimmun 48-49：149-152，2014.)

体格检查和临床表现

- 脑血管炎的表现形式多样，包括以下表现：
  1. 非特异性症状：如隐匿性头痛、体重减轻、嗜睡、性格改变、谵妄甚至痴呆
  2. 局灶性神经系统表现：80% 的患者在病程中可见此类症状，与多发性硬化相仿，具有复发和缓解过程
  3. 40% 的患者会发生卒中；据报道，30% ～ 50% 的患者发生短暂性脑缺血发作
  4. 25% 的患者发生癫痫发作
  5. 其他常见表现包括脑出血（11%）和颅内占位性病变（15%）
- 继发性血管炎通常表现为卒中样症状。Sjögren 综合征和 Behçet 病的表现形式多样，可与多发性硬化、癫痫发作、运动障碍、脑病、痴呆和无菌性脑膜炎相仿

病因学

原发性脑血管炎的确切病因尚不清楚。它与各种传染性病原体有关，如带状疱疹病毒、支原体、HIV 和未知病毒。淀粉样血管病已被认为是原发性脑血管炎。

Dx 诊断

鉴别诊断（完整鉴别诊断见表 68-2）

- 可逆性脑血管收缩综合征（reversible cerebral vasoconstriction syndrome，RCVS）（完整诊断标准见表 68-3）
- 颅内动脉粥样硬化
- 多种病因引起的脑栓塞
- 血管内淋巴瘤
- 结节病

表 68-2　PACNS 的鉴别诊断

系统性血管炎	白塞（Behçet）综合征，结节性多动脉炎，肉芽肿合并多血管炎
全身性炎性疾病	系统性红斑狼疮、干燥（Sjögren）综合征、克罗恩病、结节样肉芽肿和血管炎
感染	病毒感染（如带状疱疹、HIV）、细菌感染（如结核、梅毒、神经莱姆病）、真菌感染（如曲霉病、诺卡菌病、隐球菌病、组织胞浆菌病）
脑血管造影异常的情况	可逆性脑血管收缩综合征、颅内早发动脉粥样硬化、纤维肌性发育不良、烟雾病及烟雾综合征、小血管动脉夹层、促血管和血管间淋巴增生性疾病、放射性血管病
与 PACNS 有类似 MRI 改变的脑部疾病	脑肿瘤（如血管内淋巴瘤、脑胶质瘤病）、遗传疾病（如 CADA-SIL、HERNS、*COL4A1* 突变）、可逆性后部脑病综合征、Susac 综合征、慢性高血压（“微血管脑缺血”）、脱髓鞘疾病（如多发性硬化、急性播散性脑脊髓炎、进行性多灶性白质脑病）
其他	高同型半胱氨酸血症、血小板性紫癜、卟啉症、抗磷脂抗体综合征、Kohlmeier-Degos
多灶性脑血栓栓塞的情况	心房颤动、胆固醇动脉粥样硬化性栓塞、心内膜炎、左心房黏液瘤及其他心脏肿瘤

CADA-SIL，脑常染色体显性遗传性动脉病伴皮质下梗死和白质脑病；HERNS，遗传性内皮病伴视网膜病变、肾病和卒中；HIV，人类免疫缺陷病毒；PACNS，原发性中枢神经系统血管炎。

（Hajj-Ali RA，Calabrese LH：Diagnosis and classification of central nervous system vasculitis，J Autoimmun 48-49：149-152，2014.）

表 68-3　RCVS 的诊断标准

1. 伴有或不伴有局灶性缺损或癫痫发作的严重急性头痛（常为雷击样）
2. 直接或间接血管造影术证明多灶性节段性脑动脉血管收缩
3. 无证据提示动脉瘤性蛛网膜下腔出血
4. 正常或接近正常的脑脊液（蛋白质浓度）

RCVS，可逆性脑血管收缩综合征。

（From Hajj-Ali RA，Calabrese LH：Diagnosis and classification of central nervous system vasculitis，J Autoimmun 48-49：149-152，2014.）

- 大脑常染色体显性遗传性动脉病伴皮质下梗死和白质脑病（cerebral autosomal dominant arteriopathy with subcortical infarcts and leukoencephalopathy，CADASIL）

- 脑膜血管性梅毒
- 血管侵入性真菌感染
- 水痘带状疱疹病毒血管病
- 结核性脑膜炎血管病

评估

脑活检（首选 MRI 病变区域，但如手术不可行，通常选取非优势侧颞叶尖端及上覆软脑膜）是诊断金标准，是明确诊断所必需的。血管的组织学可能是肉芽肿性、淋巴细胞性或坏死性，会提示血管壁损伤。

尽管增强或非增强头颅 MRI 的特异性很低，但其灵敏性却接近 100%。因此，正常的脑部 MRI 实际上排除了脑血管炎的诊断。最常见的病变是缺血性卒中，发生在 53% 的病例中。卒中常常是多发性和双侧性的，影响不同大小的血管区域，并处于不同的发展阶段。它们可能累及皮质、皮质下区域和软脑膜。增强 T2 加权像皮质下病变非常普遍，但不是特异性的。在 5% 的病例中可见肿块样病变，在 8% 的病例中可见脑膜增强，在 9% 的病例中可见颅内出血。

脑血管造影，无论是通过直接的血管造影或是通过间接的磁共振或 CT 血管造影，都可能显示出串珠样改变：即双侧弥漫性的狭窄和扩张交替区域。这一发现可能提示血管炎，但并非血管炎的特异性表现。中枢神经系统血管炎的其他非特异性血管造影结果包括单个血管或多个血管的内腔逐渐变细和梭形动脉扩张、多灶性血管闭塞、侧支循环发展、造影剂增强和冲洗时间延迟。此外，血管造影的分辨率进一步限制了其敏感性，因为它无法捕获小动脉和细动脉的形态学变化，因此，这些小血管的脑血管炎在血管造影上显示是正常的（图 68-1）。

实验室检查

- 腰椎穿刺：脑脊液（CSF）显示蛋白质升高、淋巴细胞增多和微生物培养阴性。开放压力可能会升高。应考虑获取脑脊液细胞学和流式细胞检测结果
- 基础实验室检测：应包括全血细胞计数及分类、血尿素氮和血肌酐、肝功能和肝酶、红细胞沉降率（ESR）、RPR（用于梅毒检测）、HIV、C 反应蛋白（CRP），以及通过显微镜进行尿液分析寻找肾血管炎的迹象。ESR 和 CRP 在 PACNS 中通

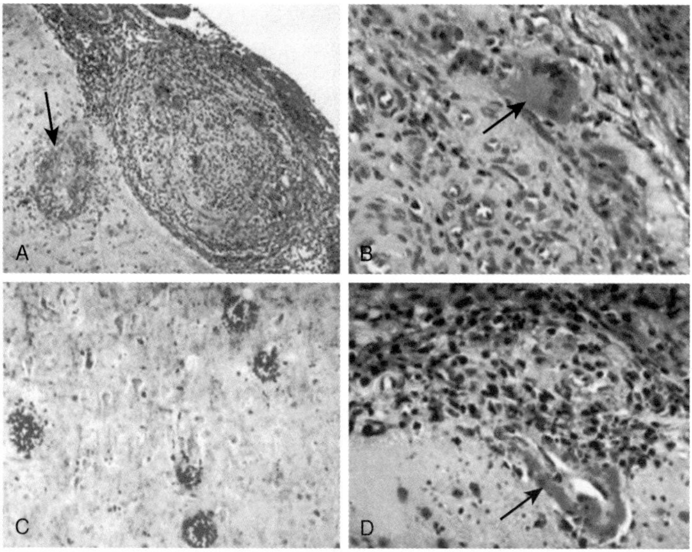

图 68-1　A. 低倍镜下苏木精伊红（HE）染色（10×）显示软脑膜弥漫性炎症，伴淋巴细胞、嗜酸性粒细胞和巨噬细胞浸润并破坏血管壁（箭头示）；B. 多核巨细胞（箭头示）；C. 银染色可见多发神经炎斑块；D. 刚果红染色显示血管壁内淀粉样蛋白（箭头示）。（From Jacobs DA et al：Primary central nervous system angiitis，amyloid angiopathy and Alzheimer's pathology presenting with Balint's syndrome，Surv Ophthalmol 49［4］：454-459，2004.）

常是正常的

- 评估系统性自身免疫性病因的特定血清学检测：抗核抗体（ANA）、类风湿因子、抗双链 DNA、抗 SS-A、抗 SS-B、抗中性粒细胞胞质抗体（c-ANCA 和 p-ANCA）、补体 3 和 4、冷球蛋白、HIV、乙型肝炎（与结节性多动脉炎相关）和丙型肝炎（与混合性冷球蛋白血症相关）。系统性自身免疫性疾病的标志物在 PACNS 中通常为阴性
- 超声心动图和心脏测量应排除心源性栓塞，如心房颤动、心脏血栓和心房黏液瘤
- 考虑对 PACNS 患者进行淋巴瘤筛查，因为霍奇金淋巴瘤和非霍奇金淋巴瘤均与 PACNS 相关

影像学检查

增强或平扫头颅 MRI 是首选的神经影像学检查。几乎 100% 的

患者可发现异常。最常报道的是大脑皮质以及深部白质和灰质改变（图 68-2）。血管造影在检测小血管变化方面灵敏度较差。实际上，许多患者的血管造影正常；而在脑血管造影上，脑血管的血管病变外观本身并不能鉴别炎性血管炎与非炎性血管病（如 RCVS）（RCVS 的诊断标准见表 68-3，PACNS 和 RCVS 的鉴别点见表 68-4）。

Rx 治疗

迄今尚无评估脑血管炎治疗的随机对照试验。治疗策略与系统性血管炎相似。

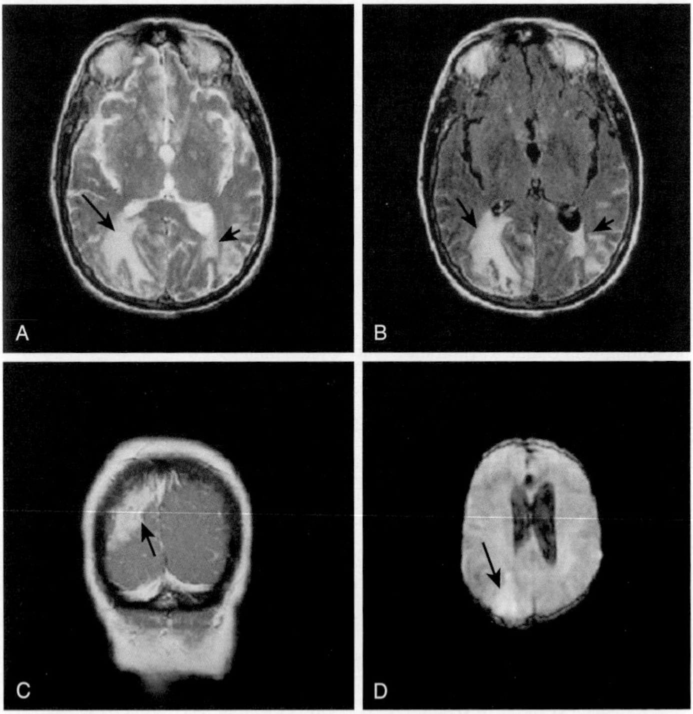

图 68-2 **A.** 轴向 T2 加权像显示双侧顶枕叶异常信号，右侧大于左侧（箭头示）。**B.** 轴向液体衰减反转恢复图像，进一步描绘了双侧枕旁病变的范围（箭头示）。**C.** 冠状位 T1 钆增强显像显示病变处软脑膜结节样增强（箭头示）。**D.** 弥散增强 MRI 示右侧枕旁区亮信号，提示缺血性改变（箭头示）。[From Jacobs DA et al：Primary central nervous system angiitis，amyloid angiopathy and Alzheimer's pathology presenting with Balint's syndrome. Surv Ophthalmol 49（4）：454-459，2004.]

表 68-4　PACNS 和 RCVS 的鉴别特征

	PACNS	RCVS
性别，发病平均年龄	男性，50 岁	女性，42 岁
头痛	隐匿，亚急性发作	急性发作，雷击样
临床过程	慢性，易复发	单相的
脑脊液检查	淋巴细胞增多，蛋白质升高	正常
脑部 MRI	100% 缺血病变异常信号，高信号 T2/FLAIR 病变	20% 缺血病变 MRI 正常，水肿、cSAH、ICH
脑血管异常	频繁发作不可逆	可逆
脑活检组织学发现	血管炎改变	无血管炎样改变

cSAH，凸面蛛网膜下腔出血；FLAIR，流体衰减反转恢复；ICH，颅内出血；MRI，磁共振成像；PACNS，中枢神经系统原发性血管炎；RCVS，可逆性脑血管收缩综合征。（Hajj-Ali RA，Calabrese LH：Diagnosis and classification of central nervous system vasculitis，J Autoimmun 48-49：149-152，2014.）

非药物治疗

建议患有永久性缺陷的患者接受物理治疗和职业治疗。

急性期常规治疗

类固醇：对于疑似病例，在排除感染原因后，开始用糖皮质激素进行经验性治疗。建议每天静脉滴注甲泼尼龙 1 g，连续 3 天，随后改为口服进行慢性治疗。

慢性期治疗

- 类固醇：以高剂量［1 mg/（kg · d）］持续口服泼尼松 4 ～ 6 周，然后在 12 个月内逐渐减量
- 免疫抑制治疗：除类固醇外，还应使用环磷酰胺静脉冲击或口服环磷酰胺 3 ～ 6 个月，以减少复发。病情稳定后，如硫唑嘌呤、甲氨蝶呤或麦考酚酯等温和且相对安全的免疫抑制剂可使用 2 ～ 3 年

处理

该病的病程和预后多样，取决于神经系统受累程度、缺陷严重程度和对治疗的反应。神经功能缺损可能会较快、较慢缓解，或可能毫无缓解。一些患者的头痛症状可能有所缓解，精神状态可能得

到改善。一些实验室检查结果及另一些 MRI 扫描结果可能得到些许改善

转诊

- 病因不明、年龄较小、顽固性头痛或诊断不确定的神经系统缺陷患者应进行神经科会诊
- 针对脑活检进行神经外科会诊可用于基于组织学的明确诊断
- 对于脑血管造影，建议介入神经放射学会诊
- 当怀疑是系统性血管炎或结缔组织疾病时，应进行风湿病会诊
- 如果怀疑感染，建议进行感染性疾病会诊

重点和注意事项

专家点评

- 脑血管炎是一种罕见的疾病，由于表现多样而难以诊断
- 早期识别临床症状和体征对于预防长期发病率和死亡率很重要
- 应排除全身性、感染性和非炎性血管病（如 RCVS）的病因
- 患者可能需要长期的免疫抑制治疗

相关内容

系统性血管炎（相关重点专题）

推荐阅读

de Boysson H et al: Primary angiitis of the central nervous system: description of the first fifty-two adults enrolled in the French cohort of patients with primary vasculitis of the central nervous system, *Arthritis Rheumatol* 66:1315-1326, 2014.

Hajj-Ali RA, Calabrese LH: Diagnosis and classification of central nervous system vasculitis, *J Autoimmun* 149-152, 2014.

第 69 章　中枢神经系统原发性血管炎
Primary Angiitis of the Central Nervous System

Catherine E. Najem

刘晓英　译　刘晓英　审校

基本信息

定义

- 中枢神经系统原发性血管炎（primary angiitis of the central nervous system，PACNS）是局限于中枢神经系统的血管炎的首选名称
- 当中枢神经系统血管炎发生于全身炎症性疾病［如系统性血管炎或系统性红斑狼疮（systemic lupus erythematosus，SLE）］或感染性疾病（如水痘-带状疱疹病毒感染）的背景下，考虑是继发性疾病
- PACNS 主要影响脑实质、脊髓和软脑膜的中小动脉，导致中枢神经系统功能障碍的症状和体征
- 它被定义为脑血管系统的炎症，而不伴其他器官的血管炎

同义词

PACNS

中枢神经系统血管炎

ICD-10CM 编码

I67.7　脑动脉内膜炎

流行病学和人口统计学

发病率：PACNS 是一种罕见的疾病。回顾性分析 101 例 PACNS 患者，报道年发病率为每 100 万人中 2.4 例。

好发性别：病例报道中，男：女比例为 2：1。

好发年龄：诊断时的中位年龄为 50 岁，尽管 PACNS 几乎可以

在每个年龄段发生。

体格检查和临床表现

- PACNS 的特点是前驱期较长，很少有患者急性发作
- 血管炎可影响中枢神经系统的任何部分，导致临床表现呈高度变异和非特异性
- 头痛是最常见的报告症状，通常是亚急性和隐匿性的。与可逆性脑血管收缩综合征（reversible cerebral vasoconstriction syndromes，RCVS）所见的突发性霹雳性头痛不同
- 其他症状包括认知障碍、卒中和短暂性脑缺血发作
- 发生卒中的 PACNS 患者通常在不同的解剖区域出现不止一次卒中
- 可能出现其他不太常见的症状，包括脑神经病变、共济失调和癫痫发作
- 通常缺乏提示系统性血管炎的体征和症状，如周围神经病变、发热、体重减轻或皮疹
- 脊髓可单独受累或与脑实质同时受累
- 影响脊髓的血管炎通常表现为脊髓病，伴有疼痛、运动无力和感觉障碍
- 未经治疗的 PACNS 的症状和体征将在数月内进展

病因学

- PACNS 的病因不明
- 已经提出了几种潜在的病因或机制，但对 PACNS 的病因仍然是高度推测性的
- 各种传染源被认为是致病因素，如水痘-带状疱疹病毒、西尼罗病毒、鸡败血症支原体和 HIV
- 某些患者同时存在脑淀粉样血管病和 PACNS，淀粉样沉积之间的关联也被认为是触发因素
- 尽管 PACNS 的病因尚不清楚，但中枢神经系统的炎症会导致血管狭窄、闭塞和血栓形成，导致病变血管区域的组织缺血和坏死
- 与皮质下区域相比，PACNS 更可能影响大脑皮质和软脑膜的血管
- 供应脑神经的血管也可能受累

Dx 诊断

- PACNS 的诊断基于排除其他诊断及支持性研究的一系列症状和体征
- 通常在以下所有情况都存在时作出诊断：
  1. 原因不明的获得性神经功能缺损
  2. 中枢神经系统内血管炎的典型血管造影或组织病理学特征的证据（表 69-1）
  3. 未发现系统性血管炎或其他任何可能引起血管造影或病理学结果的疾病

表 69-1　人口统计学特征、临床特征和影像学研究，区分中枢神经系统原发性血管炎和可逆性脑血管收缩综合征

特征	PACNS	RCVS
	人口统计学	
发病年龄	40 ～ 50 岁	20 ～ 40 岁
性别偏好	男	女
临床表现	变化多样	头痛 灾难性卒中或水肿
症状起始	隐匿的	急性或亚急性的
诱发因素	无	血管活性药物 子痫或产后状态 偏头痛
头痛	进展性	霹雳性
卒中发作	在病程中	早期，最初正常影像后几天
病程	进展性	单相 快速动态性质
诊断		
CSF	异常	正常
血管壁的高分辨率 MRI	动脉壁增强	缺乏对比增强
治疗	糖皮质激素或免疫抑制剂	钙通道阻滞剂或尼莫地平 镁
随访血管造影期间消退	数月	3 个月内

CSF，脑脊液；MRI，磁共振成像；PACNS，中枢神经系统原发性血管炎；RCVS 可逆性脑血管收缩综合征。

（From Hochberg MC et al：Rheumatology，ed 7，Philadelphia，2019，Elsevier.）

鉴别诊断

PACNS 在临床表现和放射学表现上可以被许多其他疾病所模仿（框 69-1）。PACNS 最常见的模拟疾病是一组被统称为可逆性脑血管收缩综合征（RCVS）的疾病（框 69-2）。

框 69-1　颅内动脉血管炎临床综合征

Ⅰ. 原发性中枢神经系统血管炎（PACNS）
  1. 中枢神经系统肉芽肿性血管炎
Ⅱ. 继发性中枢神经系统血管炎
  1. 系统性血管炎
    a. 白塞病
    b. 多动脉炎型坏死性动脉炎（PAN）
    c. 系统性肉芽肿性血管炎 /ANCA 相关血管炎（GPA、EGPA）
    d. 巨细胞动脉炎
    e. 过敏性血管炎和冷球蛋白血管炎
    f. 川崎病
  2. 系统性风湿病
    a. 系统性红斑狼疮
    b. 干燥综合征
    c. 风湿性关节炎
    d. 混合性结缔组织病或重叠综合征
    e. 硬皮病
    f. 结节病
    g. 炎性肠病
  3. 感染相关脑血管炎
    a. 病毒（水痘-带状疱疹病毒、西尼罗病毒、巨细胞病毒、乙型和丙型肝炎病毒）
    b. 逆转录病毒感染 /HIV-1
    c. 螺旋体（梅毒螺旋体、伯氏疏螺旋体）
    d. 真菌（曲霉菌属、球孢子菌属、组织胞浆菌属）
    e. 巴尔通体属
    f. 立克次体
    g. 细菌性脑膜炎
    h. 支原体
    i. 结核分枝杆菌
    j. 原虫病、阿米巴虫病、囊虫病
  4. 伴有淀粉样变的脑血管炎，淀粉样血管炎
  5. 与副肿瘤性疾病、副肿瘤性血管炎相关的脑血管炎

ANCA，抗中性粒细胞胞质抗体；EGPA，嗜酸性肉芽肿病伴多血管炎；GPA，肉芽肿病伴多血管炎；HIV，人类免疫缺陷病毒；PACNS，中枢神经系统原发性血管炎。
（From Hochberg MC et al：Rheumatology，ed 7，Philadelphia，2019，Elsevier.）

框 69-2　类似于中枢神经系统原发性血管炎的非炎症性血管病变

可逆性脑血管收缩综合征
颅内动脉粥样硬化
脑栓塞
高凝状态
颅内椎动脉夹层
神经纤维瘤病
肌纤维发育不良
Susac 综合征
常染色体显性遗传性脑动脉病伴皮质下梗死和白质脑病
烟雾病
急性多灶性鱼鳞板状色素上皮病
线粒体脑病、乳酸酸中毒和卒中样疾病（MELAS）
进行性多灶性白质脑病
可逆性后部白质脑病综合征
脱髓鞘综合征

（From Hochberg MC et al：Rheumatology，ed 7，Philadelphia，2019，Elsevier.）

实验室检查

- 实验室检测和血清学分析（框 69-3）主要用于排除中枢神经系统功能障碍的其他病因
- 脑脊液（CSF）分析是潜在 PACNS 患者评估的关键部分，除非有禁忌证，否则应在所有患者中进行
- 80% ～ 90% 有病理记录的患者 CSF 异常
- CSF 呈非特异性表现，但通常表现为脑脊液蛋白质升高和中度淋巴细胞增多
- 图 69-1 描述了 PACNS 的诊断流程

小血管 PACNS 的脑血管造影可能是正常的。然而，PACNS 的磁共振成像（MRI）和 CSF 不可能都是正常的

影像学检查

- 在评估可疑 PACNS 时，可使用各种神经影像学方法评估脑实质和脑血管异常
- 所有的患者都应该进行 MRI 检查
- 其他神经影像学检查方法取决于最初的 MRI 结果和患者个体差异
- 常规血管造影（图 69-2）仍然是可疑 PACNS 诊断检测的重

框 69-3 疑似中枢神经系统原发性血管炎的实验室评估

一般检查
全血细胞计数
全套代谢检查和肝功能检查
红细胞沉降率
C 反应蛋白
脂类全套
尿分析和尿微量白蛋白
尿液毒理学检查
凝血酶原和凝血活酶时间
蛋白质 S 和 C
血清和尿蛋白电泳和血清免疫球蛋白电泳
定量免疫球蛋白
急性肝炎全套，乙型和丙型肝炎病毒
HIV
血清学检查
类风湿因子
抗核抗体
抗 Ro/SSA、La/SSB、Sm 和 RNP 抗原的抗体
抗心磷脂抗体与狼疮抗凝物
血清补体水平：C2、C3、C4、CH^{50}
抗双链 DNA 抗体
抗中性粒细胞胞质抗体
血管紧张素转化酶
莱姆病滴度（ELISA 和 Western blot）
血清冷球蛋白
梅毒螺旋体、快速血浆抗原和荧光密螺旋体抗原
脑脊液检查
蛋白质
葡萄糖
细胞计数
IgG 水平及指标
寡克隆带
性病研究实验室（VDRL）
西尼罗病毒、巨细胞病毒、单纯疱疹病毒、带状疱疹病毒和 HIV 的病毒抗体、抗原和聚合酶链反应（PCR）
莱姆病滴度
ANCA 滴度
ACE 滴度
印度墨汁染色、革兰氏染色和常规培养，包括耐酸芽孢杆菌染色

ACE，血管紧张素转化酶；ANCA，抗中性粒细胞胞质抗体；CH^{50}，补体 50% 溶血剂量；ELISA，酶联免疫吸附试验；HIV，人类免疫缺陷病毒；RNP，核糖核蛋白。
（From Hochberg MC et al：Rheumatology，ed 7，Philadelphia，2019，Elsevier.）

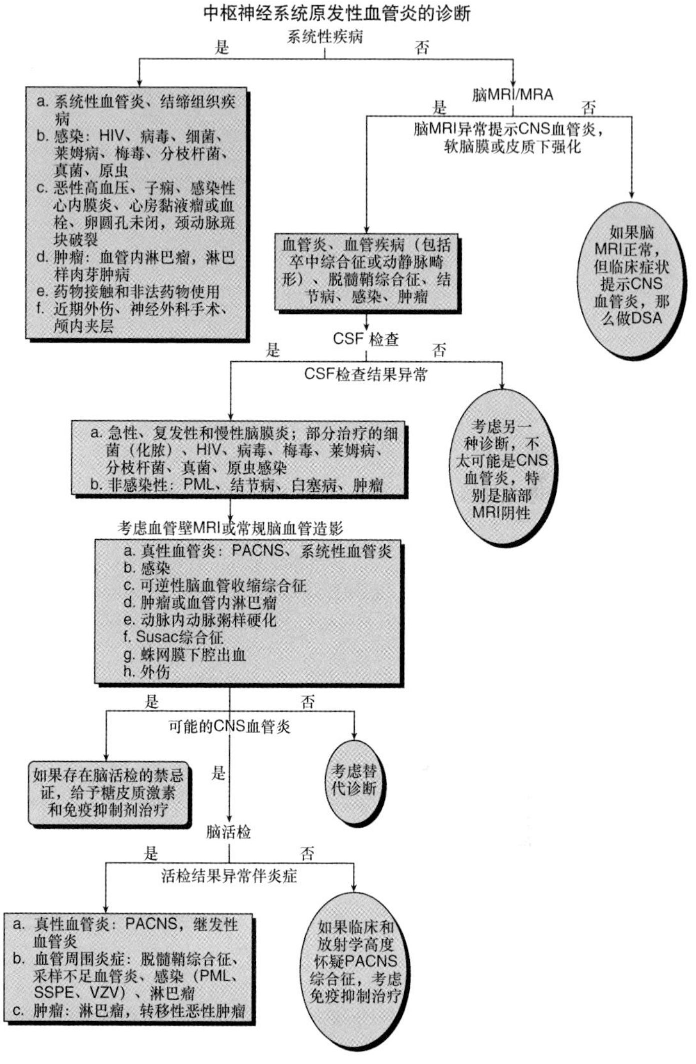

图 69-1　中枢神经系统原发性血管炎（PACNS）的诊断流程。PACNS 表现为一种病因不明的临床综合征，伴有精神状态改变、头痛和癫痫发作。CSF，脑脊液；CNS，中枢神经系统；DSA，数字减影血管造影；HIV，人类免疫缺陷病毒；MRA，磁共振血管造影；MRI，磁共振成像；PML，进行性多灶性白质脑病；SSPE，亚急性硬化性全脑炎；VZV，水痘-带状疱疹病毒。（From Hochberg MC：Rheumatology，ed 7，Philadelphia，2019，Elsevier.）

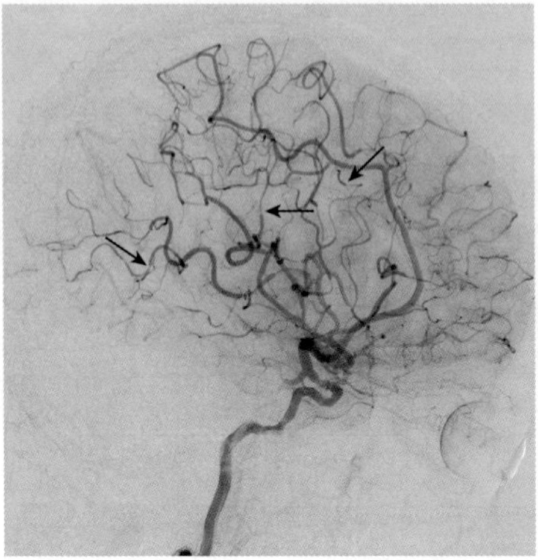

图 69-2 中枢神经系统原发性血管炎（PACNS）的脑血管造影。分布于大、中、小动脉的弥漫性不规则和严重的多灶性狭窄。典型的 PACNS 特征包括串珠状、节段性狭窄和扩张（箭头示）、动脉瘤性扩张、环周或偏心性血管不规则、多发性闭塞伴锐利截断面。（From Hochberg MC et al：Rheumatology，ed 7，Philadelphia，2019，Elsevier.）

要组成部分

- 血管造影可以检测多个血管的节段性狭窄。尽管不是特异病症，但这些影像学表现是 PACNS 的典型表现，有助于进一步排除其他诊断，如动脉粥样硬化、烟雾病和夹层。必要时，这些检测对于选择脑活检位置也有帮助
- 对于大多数疑似 PACNS 的患者，应进行脑活检。活检将有助于组织学上识别 PACNS（图 69-3），并排除其他病变或血管炎类似疾病，特别是感染或恶性肿瘤

Rx 治疗

急性期常规治疗

- PACNS 应使用糖皮质激素和环磷酰胺联合治疗（2C 级）
- 非典型 PACNS 的治疗应根据神经功能缺损的严重程度和范围进行个体化治疗
- 通过定期重新评估症状、神经系统表现和神经影像学异常，来监测对治疗的反应

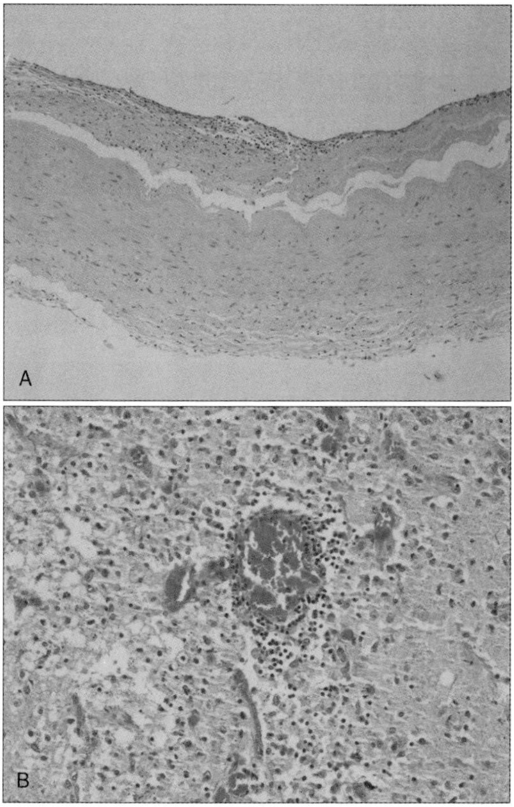

扫二维码看彩图

图 69-3 （扫二维码看彩图）肉芽肿性血管炎的脑活检结果。A. 一种大动脉炎性血管病，伴有成纤维细胞和平滑肌增生，以及动脉壁（内膜、中膜和外膜）单核细胞浸润。**B.** 肉芽肿性血管炎，混合上皮样细胞、浆细胞、巨噬细胞和散在肉芽肿（苏木素-伊红染色）。（From Hochberg MC et al：Rheumatology，ed 7，Philadelphia，2019，Elsevier.）

- 区分疾病损害和疾病进展很重要。由于脑梗死或小脑梗死而造成的神经功能缺损可能会恢复缓慢或根本无法恢复
- 对于某些患者，治疗可能只改善症状（如头痛的缓解），而不能使磁共振（MR）病变消退
- MRI 上发现新的病变是评估疾病进展的更可靠的方法
- 开始治疗后 4 ～ 6 周应随访 MR 检查，然后在整个治疗过程中每 3 ～ 6 个月复查一次，随后根据疾病的发展情况而定

慢性期治疗

我们建议在治疗 PACNS 期间采取措施预防骨质疏松症和肺孢子虫感染（1A 级）。

处理

通常因严重疾病表现而住院。

转诊

可于神经科相关领域专家处及风湿科、传染病科就诊。

重点和注意事项

- PACNS 主要影响脑实质、脊髓和软脑膜的中小动脉，导致出现中枢神经系统功能障碍的症状和体征
- PACNS 最常见的模拟疾病是一组称为可逆性脑血管收缩综合征（RCVS）的疾病
- PACNS 的诊断基于排除替代诊断和支持性研究的一系列症状和体征
- CSF 呈非特异性表现，但通常表现为脑脊液蛋白质升高和中度淋巴细胞增多
- PACNS 应使用糖皮质激素和环磷酰胺联合治疗（2C 级）

推荐阅读

Hajj-Ali RA, Calabrese LH: Diagnosis and classification of central nervous system vasculitis, *J Autoimmun* 48–49:149-152, 2014, https://doi.org/10.1016/j.jaut.2014.01.007. Review.

Hajj-Ali RA, Calabrese LH: Primary angiitis of the central nervous system, *Autoimmun Rev* 12(4):463-466, 2013.

第十一篇

颅脑外伤

第 70 章　硬膜外血肿
Epidural Hematoma

Fred F. Ferri

李恒杰　译　南勇　审校

基本信息

定义

硬膜外血肿（epidural hematoma，EDH）是血液在大脑周围的硬脑膜和颅骨内表面之间的潜在间隙中积聚。

同义词

硬膜外血肿 / 出血

EDH

ICD-10CM 编码

S06.4　硬膜外出血

I62.1　非创伤性硬膜外出血

S06.4X0A　无意识丧失的首次发生的硬膜外出血

S06.4X1A　首次发生的意识丧失 30 min 或更短的硬膜外出血

S06.4X9A　首次发生的病程不明的伴有意识丧失的硬膜外出血

流行病学和人口统计学

发病率：确切发病率仍未知；但是，在 1% ～ 4% 的颅脑外伤患者和 5% ～ 15% 的尸检病例中均发现存在硬膜外血肿。

好发性别和年龄：男性＞女性。

发病高峰：青少年和年轻人的发病率最高。50 ～ 60 岁的患者中很少见到。

遗传学：在由凝血功能障碍和血管畸形引起的自发性（非创伤性）EDH 中，遗传学起一定作用。

危险因素：头部外伤，尤其是涉及颅骨骨折的患者。

体格检查和临床表现

- 存在头部外伤史

- 体征和症状因严重程度而异
- 症状：精神状态改变、颈部僵硬、头痛、呕吐、嗜睡、意识错乱、失语、畏光和瘫痪
- 体征：47% 的患者会出现短暂的意识丧失，随后出现“中间清醒期”，在此期间患者没有任何神经系统体征或症状。随后便是临床恶化，包括呕吐、嗜睡、神志不清或癫痫发作。其他体征可能包括局灶性神经系统缺损，如四肢瘫痪、瞳孔不等和昏迷；还可能发现颅内压升高的体征，包括高血压的 Cushing 反射、心动过缓和呼吸窘迫。可能会观察到颅骨骨折的外部体征——裂口、瘀斑、脑脊液（CSF）鼻漏或耳漏。EDH 患者中有 75% ～ 95% 可发现颅骨骨折
- 伴有同侧第Ⅲ脑神经麻痹和对侧偏瘫的昏迷或意识丧失可能表明小脑幕切迹疝（颞叶钩回疝）形成

病因学

- 创伤性：通常由颞骨骨折引起的动脉损伤（脑膜中动脉）引起（图 70-1），但也可能是由脑膜前动脉损伤、顶点处硬脑膜动静脉（AV）瘘或静脉出血引起

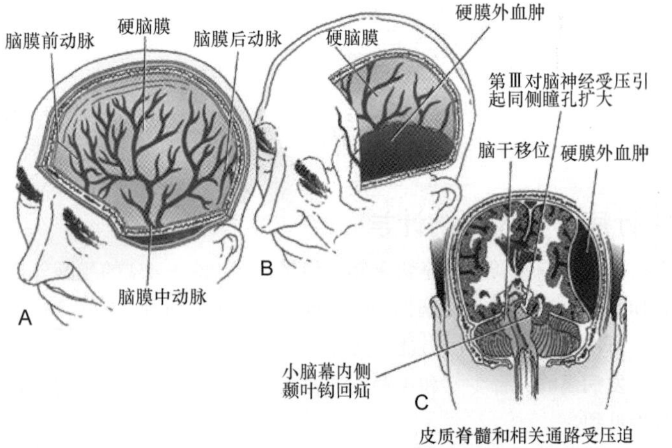

扫二维码看彩图

图 70-1 （扫二维码看彩图）**硬膜外血肿的典型病因是创伤造成的脑膜中动脉撕裂伤。A.** 脑膜中动脉。典型的外伤性硬膜外血肿是由该血管的撕裂伤引起。**B** 和 **C.** 颞骨鳞状部分线性骨折撕裂脑膜中动脉，导致硬膜外血肿。［From Rothrock JC：Neurosurgery. In Rothrock JC（ed.）：Alexander’s care of the patient in surgery, ed 13，Philadelphia，2007，Elsevier.］

- 非创伤性：由感染 / 糜烂性脓肿、凝血病、出血性肿瘤、血管畸形、手术后操作引起，以及在特殊人群（如孕妇、接受血液透析的患者）中发生

Dx 诊断

鉴别诊断

在头部外伤时：硬膜下血肿、蛛网膜下腔出血、脑挫伤、脑裂伤、弥漫性脑肿胀

评估

- 影像学检查是诊断的主要依据
- 头颅 CT 由于其简单性、广泛使用性和可用性而成为最常用的检查。典型的表现是“透镜状”高密度（图 70-2）。框 70-1 描述了 EDH 的 CT 表现
- 注意：在 8% 的病例中，由于严重贫血和严重低血压的原因，早期 CT 扫描（在血液积聚之前）尚无明确的显影
- 头颅 MRI：在临床强烈怀疑但在头颅 CT 没有 EDH 证据的情况下，更为敏感（图 70-3）
- 血管造影：很少需要，但其可用于评估潜在的血管病变
- 注意：由于脑疝的风险，EDH 禁忌腰椎穿刺（LP）

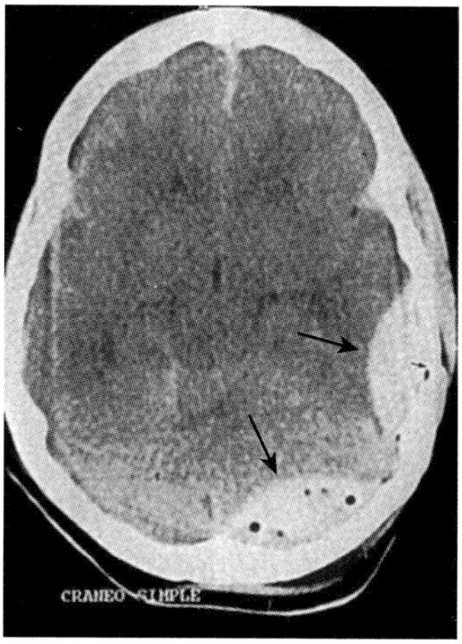

图 70-2　头颅 CT 显示一个 23 岁患者在交通事故后出现的 2 处硬膜外血肿。注意左侧颞骨线性骨折产生的气泡（箭头示）

框 70-1　硬膜外血肿的 CT 表现

- CT 表现：脑窗呈现可变的白色至灰色
- 位置：大脑周边，位置可变，但通常是颞区
- 形状：双凸圆盘状或透镜状
- 特点：不超过颅缝线
- 白色漩涡征（混杂密度血块），提示活动性出血
- 重点：可能会引起占位效应和脑疝形成
- 寻找中线偏移
- 注意脑室和脑沟消失情况
- 手术指征：出血厚度 15 mm 或中线移位 5 mm

（From Broder JS：Diagnostic imaging for the emergency physician，Philadelphia，2011，Saunders.）

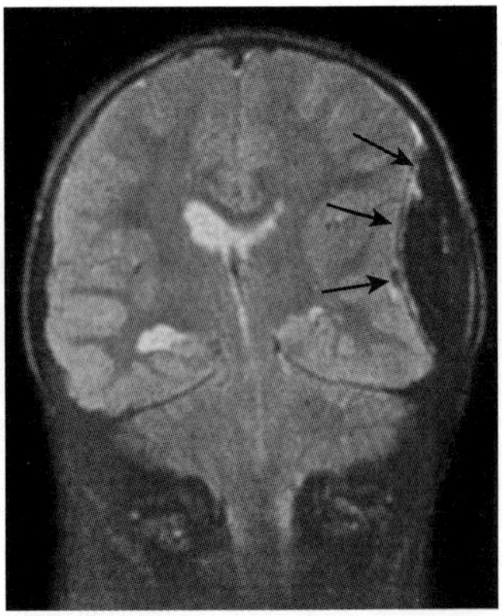

图 70-3　MRI 显示硬膜外血肿。冠状面 T2 加权像显示左颞区低密度轴外双凸样改变

实验室检查

- 实验室检查有助于诊断，但不是诊断或治疗的主要依据
- 全血细胞计数（CBC）可能有助于评估贫血，尽管在急性发作时血红蛋白水平可能正常
- 其他检查：根据情况，肾功能、电解质、肝功能、INR 等检查可能会有所帮助

Rx 治疗

急性症状性 EDH 是神经系统紧急情况，需要手术治疗以防止永久性脑损伤。

非药物治疗

- 立即进行手术减压，最好在创伤事件发生后 1 ～ 2 h 内
- 开颅手术和血肿清除术是首选治疗方法。病灶明确时，识别并结扎相应出血血管
- 钻孔血肿清除术：这是指在颅骨上钻孔以清除血肿。这是一种挽救生命的操作，如果外科手术专业技能有限，则可使用该方法

急性期常规治疗

- 心肺复苏和残疾评估
- 医疗复苏：头部抬高、加强换气、监测生命体征，并避免低血压和体温过高，必要时采取镇静措施
- 药物：静滴甘露醇进行渗透性利尿，脑部镇静药物，抗癫痫药可用于治疗或在某些情况下预防癫痫发作。同时，患者应该开始使用质子泵抑制剂，以减少上消化道出血的风险
- 应权衡利弊后再进行抗凝治疗
- 注意：头部外伤后不建议使用糖皮质激素治疗，可能与死亡率增加有关
- 手术评估：现有的最佳证据表明减压存在优势。仅当患者无症状、无局灶性神经功能缺损、无昏迷（格拉斯哥昏迷评分＞ 8）且 EDH 量小于 30 ml（血凝块厚度＜ 15 mm 和中线移位小于 5 mm）时才建议采取非手术治疗
- 非手术治疗包括密切监测、每小时进行一次神经系统检查以及连续头部 CT 扫描

慢性期治疗

- 无论是否治疗该疾病，都有永久性脑损伤的风险。大部分在最初 6 个月内能够恢复，而有些在 2 年后有所改善
- 相对来说，儿童恢复得更快
- 应该对患者进行康复锻炼的教育，并在出现新的神经系统症状时提醒医务人员
- 应始终向患者和家人提供支持和鼓励。

转诊

首诊应该是神经外科。如果无法实现，则需要就诊于普通外科。

临床护士、心理治疗师和社会工作者帮助患者和家属也是合适的。

重点和注意事项

- 急性症状性 EDH 是神经系统紧急情况。对于格拉斯哥昏迷评分低于 9 分、血肿量大于 30 ml 或存在瞳孔不等的患者，必须紧急进行手术清除血肿
- 任何有头部外伤史并导致意识丧失的患者均应怀疑 EDH
- 最初的复苏非常重要，但手术仍是治疗急性症状性 EDH 的主要手段

预防

应针对性地防止头部受到外伤：使用适当的安全装备（如头盔、安全帽）、安全驾驶、避免深水潜水。

患者及家庭教育

在线头部受伤支持小组会有所帮助：www.headinjury.com/linktbisup.htm，www.headinjury.com/，www.dailystrengthorg/c/Brain-Injury/support-group。

第 71 章　硬膜下血肿
Subdural Hematoma

Farhan A. Mirza，Justin F. Fraser

李恒杰　译　南勇　审校

基本信息

定义

硬膜下血肿（subdural hematoma，SDH）是指在大脑和硬脑膜之间的出血。硬膜下血肿分为急性硬膜下血肿（ASDH）或慢性硬膜下血肿（CSDH），在临床表现和治疗方面差异很大。

同义词

硬膜下出血

ICD-10CM 编码

I62.01　急性硬膜下血肿

I62.03　慢性硬膜下血肿

S06.5　外伤性硬膜下出血

流行病学和人口统计学

发病率：

- 急性硬膜下血肿的确切发病率未知，但在颅脑损伤患者中很常见
- 慢性硬膜下血肿最常见于老年人，估计发病率为每 10 万例有 1.72 ～ 13.1 例

患病率：未知。

好发年龄和性别：

- 慢性硬膜下血肿的发病率高峰多出现在 70 ～ 80 岁，男性明显更高
- 急性硬膜下血肿通常出现在外伤环境中，并可能发生在所有年龄段。特别是，摇晃婴儿综合征可能与婴儿的硬膜下血肿相关

危险因素：

- 创伤和抗血栓治疗是急性硬膜下血肿和慢性硬膜下血肿的最常见危险因素
- 继发于高龄的脑萎缩和酒精中毒是常见的危险因素，尤其是在慢性酒精中毒合并凝血病或血小板减少症的患者
- 低颅压相关的脑脊液分流或脑脊液漏并不常见，但可能导致急性或慢性硬膜下血肿

体格检查和临床表现

- 症状因起病急缓、出血量和出血位置而异。急性外伤性硬膜下血肿通常见于外伤性脑损伤患者，其格拉斯哥昏迷评分可能会因脑损伤程度、血肿大小和是否存在脑组织压迫而有所不同。当出现中线移位（即＞5 mm）时，它们会引起脑疝的表现（如同侧瞳孔变大、对侧肢体无力），需要立即进行手术
- 慢性硬膜下血肿患者可能表现出多种非特异性症状，如头痛、意识错乱、步态不稳、失禁、失语、偏瘫、短暂性脑缺血发作样症状和癫痫发作

病因学

硬膜下血肿通常是脑实质和硬脑膜之间桥静脉断裂和撕裂的结果。引起血液进入硬膜下腔的其他原因包括挫伤、脑实质出血延伸。自发性硬膜下血肿，应始终牢记脑血管畸形的情况，如动静脉（AV）畸形、动脉瘤和硬脑膜动静脉瘘。

Dx 诊断

鉴别诊断

脑脊液（CSF）水囊瘤、脑脓肿和脑肿瘤浸润。

评估

- 临床评估：患者病史，包括用药史，特别是抗凝药和抗血小板药；是否酗酒、近期创伤史、癌症病史，近期是否存在细菌感染
- 神经系统检查：格拉斯哥昏迷量表，脑神经，运动及感觉检查，头颅 CT

实验室检查

评估患者的凝血状态，包括血常规中血小板计数、凝血酶原时间、部分凝血活酶时间，以及肝功能检查（尤其是有酒精中毒或肝衰竭病史的患者）

影像学检查

头颅 CT（图 71-1）：表现出典型的新月形出血灶。对于昏迷和创伤患者，应包括颈椎 CT 扫描。急性硬膜下血肿 CT 平扫通常是高密度的，而慢性硬膜下血肿通常呈低密度灶。仅在怀疑肿瘤或感染时，需要增强。

Rx 治疗

- 纠正潜在的凝血障碍（如华法林、阿司匹林、氯吡格雷）
- 急性硬膜下血肿住院进行监测
- 对于清醒的、神经系统检查正常的患者，大多数硬膜下血肿患者无须手术治疗
- 慢性硬膜下血肿的药物治疗可以使用抗纤溶疗法联合氨甲环酸 650 mg/d，这项治疗已显示具有显著效果，尽管一项小型、随机、安慰剂对照试验在统计学上没有显著差异
- 应在所有病例中使用苯妥英钠或左乙拉西坦 7 天预防性抗癫

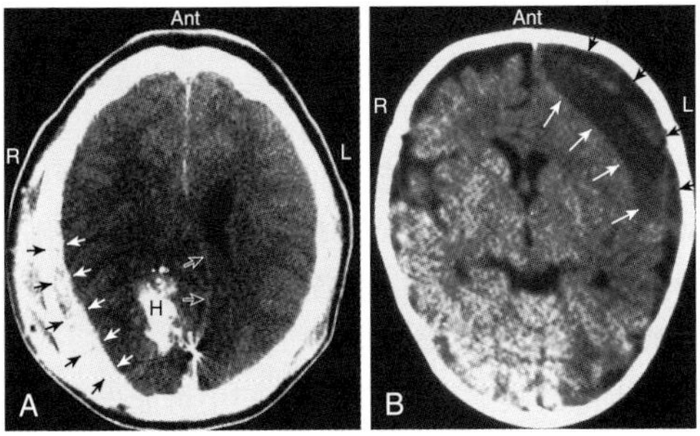

图 71-1　**A.** 急性硬膜下血肿的 CT 平扫显示，在大脑和颅骨之间的右后顶叶区域，出现密度增高的新月形区域（黑色和白色箭头）。还可看到实质内出血区域（H）。**B.** 显示不同患者的慢性硬膜下血肿。左额顶叶区域有一个密度降低区域（箭头示），该区域脑沟回消失，左侧脑室前角受压，中线略微向右侧移位。[From Mettler FA（ed）：Primary care radiology，Philadelphia，2000，WB Saunders.]

痫治疗，在急性和慢性硬膜下血肿中，血液对大脑的刺激性作用也可能导致癫痫发作。如果确实存在癫痫发作，应进行视频脑电图监测，并采取积极的治疗措施

非药物治疗

手术治疗指征如下：

- CT 扫描急性硬膜下血肿厚度＞ 10 mm，中线偏移＞ 5 mm，并且出现神经系统损伤（格拉斯哥昏迷评分＜ 9 分，瞳孔不等大或固定），应立即清除血肿
- 慢性硬膜下血肿存在占位效应、神经系统检查与基线相比有明显改变和（或）血肿体积增大时，应考虑通过开颅手术或钻洞引流进行血肿清除

处理

根据硬膜下血肿的大小和位置以及患者的体格检查，从门诊到 ICU 可能都需要监测。当考虑对患者进行临床监测时，应进行连续性的临床检查。患者基线体征和后续的临床检查结果比 CT 扫描结果更重要。

转诊

应提供神经外科会诊和手术的咨询。

重点和注意事项

专家点评

- 许多老年患者存在病灶较小的慢性硬膜下血肿或积液。除非这些与癫痫发作、临床或影像学进展有关，否则它们通常不需要急诊处置，或通常不需要神经外科干预。慢性硬膜下血肿手术治疗后复发很常见
- 老年患者的硬膜下血肿在 CT 平扫中可能出现高密度和低密度混杂表现；这一发现提示硬膜下和慢性出血的成分不同

患者及家庭教育

患有硬膜下血肿的个体发生癫痫的风险较高，因此监测非常重要。

第 72 章 创伤性脑损伤 Traumatic Brain Injury（TBI）

Farhan A. Mirza，Justin F.Fraser

李恒杰 译 南勇 审校

基本信息

定义

- 对头部的撞击导致不同程度的细胞和肉眼可见的变化，可通过临床检查和影像学检查发现
- 轻度创伤性脑损伤（traumatic brain injury，TBI）定义为意识丧失＜ 30 min，格拉斯哥昏迷量表（GCS）为 13 ～ 15 分，且影像学正常
- 中度 TBI 被定义为意识丧失 30 min 至 24 h，甚至更长时间的意识改变，GCS 为 9 ～ 12 分，伴或不伴影像学改变
- 严重 TBI 被定义为意识丧失＞ 24 h，GCS 为 3 ～ 8 分，并有延长的创伤后遗忘症，伴正常或异常影像

同义词

TBI
头部损伤
脑震荡
颅内挫伤

ICD-10CM 编码

S06.9 X0A　颅内损伤

S06.1X7A　创伤性脑水肿，伴任何持续时间的意识丧失或死亡，由于意识恢复之前的脑损伤所致，初次受损

S06.2X9A　弥漫性创伤性脑损伤，伴持续时间未定的意识丧失，初次受损

S06.300A　未指明的局灶性创伤性脑损伤，不伴意识丧失，初次受损

S06.305A	未指明的局灶性创伤性脑损伤，伴意识丧失超过 24 h，并且恢复到先前的意识水平，初次损伤
S06.309A	未指明的局灶性创伤性脑损伤，伴持续时间不定的意识丧失，初次损伤

流行病学和人口统计学

创伤性脑损伤（TBI）是全世界年轻人死亡的主要原因。城市化和机动车辆使用的增加导致 TBI 发病率总体增加，特别是在高收入国家和发展中国家。

发病率：全球每年有超过 1000 万人遭受 TBI，导致死亡或需要住院治疗。预计到 2020 年，TBI 将超过许多疾病，成为全世界死亡和残疾的主要原因。TBI 可能占全球死亡率的 9%，并且对世界每个国家的健康构成威胁。据估计，仅在美国，每年 TBI 的财务负担就超过 800 亿美元。根据美国疾病预防控制中心（CDC）的估计，2014 年约有 287 万的 TBI 患者于急诊就诊，包括住院和死亡人数。

患病率：据估计，美国的 TBI 患病率约为 530 万。在有 3.3 亿人口的欧盟，每年约有 777.5 万例新的 TBI 病例发生。根据 CDC 统计，与 TBI 相关的住院、急诊就诊和死亡人数的总比率从 2000 年的 521/10 万增加到 2010 年的 823.7/10 万。

发病高峰：根据 CDC 数据，美国的发病率大约为 103/10 万。在欧盟，发病率估计为 235/10 万。

好发性别和年龄：TBI 在年轻人中更常见，尤其是 15 ～ 25 岁的男性，并且由于失去生命而对社会造成了高昂的代价。75 岁以上老年人住院和死亡人数最高。

遗传学：TBI 和 Apo E ε4 的协同作用与 TBI 后阿尔茨海默病以及更大脑血肿和局部缺血的发生风险增加 10 倍有关。

危险因素：N/A。

体格检查和临床表现

TBI 患者可表现出一系列临床症状，包括恶心、呕吐、头痛、癫痫发作、精神状态改变和（或）昏迷。创伤性瘀斑，包括瘀伤、头皮裂伤、眶周或乳突瘀斑，提示颅底骨折，这些征象提示可能存在潜在的创伤性脑损伤。框 72-1 描述了头部轻微创伤患者的危险分层。TBI 分级通常是使用格拉斯哥昏迷量表（GCS）进行评估，范围从 3 ～ 15，使用眼、运动和言语检查（表 72-1）。

框 72-1　轻度颅脑外伤患者的危险分层

高风险

- 局灶性神经系统表现
- 瞳孔不等大
- 临床检查发现颅骨骨折
- 多发性创伤
- 严重、痛苦、分散注意力的损伤
- 锁骨上方有外伤迹象
- 格拉斯哥昏迷量表的初始评分为 14 或 15 分
- 意识丧失
- 创伤后神志不清或记忆缺失
- 逐渐恶化的头痛
- 呕吐
- 创伤后癫痫发作
- 出血病史或抗凝史
- 近期毒物摄入史
- 不可靠或未知的损伤史
- 先前的神经系统疾病诊断
- 先前的癫痫发作
- 怀疑虐待儿童
- 年龄在 60 岁以上或 2 岁以下

中等风险

- 格拉斯哥昏迷量表的初始评分为 15 分
- 短暂的意识丧失
- 创伤后记忆缺失
- 呕吐
- 头痛
- 中毒

低风险

- 当前无症状
- 没有其他损伤
- 体格检查无局灶表现
- 瞳孔正常
- 意识无改变
- 完整的定向和记忆
- 格拉斯哥昏迷量表的初始评分为 15 分
- 准确的病史
- 轻微的致病机制
- 不到 24 h 前受伤
- 无头痛或轻度头痛
- 不呕吐
- 没有预先存在的高风险因素

表 72-1 格拉斯哥昏迷量表（GCS）

成人		婴儿
睁眼	**E**	**睁眼**
自发睁眼	4	自发睁眼
呼唤睁眼	3	呼唤睁眼
刺激睁眼	2	刺激睁眼
无回应	1	无回应
最佳运动反应	**M**	**最佳运动反应**
遵嘱动作	6	正常动作
刺痛定位	5	刺痛定位
刺痛躲避	4	刺痛躲避
刺痛肢体屈曲（去皮质状态）	3	刺痛肢体屈曲（去皮质状态）
刺痛肢体过伸（去大脑状态）	2	刺痛肢体过伸（去大脑状态）
无回应	1	无回应
言语反应	**E**	**言语反应**
对答切题	5	咕咕叫
对答不切题	4	哭啼，但可安慰
言语含糊不清	3	持续急躁
不可理解的发声	2	对痛苦或不安不满
无回应	1	无回应

轻度 TBI，GCS 13 ～ 15 分；中度 TBI，GCS 9 ～ 12 分；严重 TBI，GCS 8 分或以下。

GCS 的范围为 3 ～ 15 分。如果插管，则用“T”代替言语部分。如果插管，可能的最高评分是 10T，最差评分是 3T。

在迟钝患者中，疼痛刺激可能是中枢性或周围性的。在怀疑有脊髓损伤和麻痹的患者中，可使用引起面部痛苦表情的中枢刺激来评估运动和眼部成分

病因学

最常见的病因是无意识跌倒（35%）、机动车事故（17%）以及对头部造成直接或间接创伤的攻击。死亡人数最多的是机动车事故。

估计美国每年有 283 000 名儿童因运动或娱乐相关的 TBI 在急诊部就诊。接触运动中发生的 TBI 约占这些就诊者的 45%。橄榄球、骑自行车、篮球、操场活动和足球相关 TBI 在急诊科就诊人数中占

最高比例[①]。

Dx 诊断

鉴别诊断

TBI 的鉴别诊断非常有限。但是，在 TBI 领域中有多种考虑和诊断被认为是可能的。这些在影像学部分将会列举。

评估

TBI 的检查始终是高级创伤生命支持（advanced trauma life support，ATLS）协议的一部分。初始和再次的评估以及随后的影像学检查构成了 TBI 的标准化方法。TBI 的重点检查包括：

- 病史：包括损伤时间、意识丧失的持续时间（如果存在）、癫痫发作、合并症、抗凝药和抗血小板药的使用（影像学上颅内出血事件需要逆转）
- 神经系统检查：格拉斯哥昏迷量表、脑神经、运动和感觉检查。评估头皮撕裂伤，特别是覆盖的颅骨骨折以及脑脊液耳漏或鼻漏
- 如果有明显的头部撞击史、多发外伤、意识丧失或头部创伤瘀斑，进行头部 CT 成像。框 72-2 总结了美国急诊医师学会关于轻度 TBI 成人患者神经影像学的临床决策

实验室检查

- 基本实验室检查包括血常规、基本代谢检查、凝血酶原时间、活化部分凝血活酶时间、尿液药物筛查和乙醇血液水平
- 对于未知抗血小板药物使用的情况，考虑血小板功能分析测试
- 当前没有特定的血液生物标志物（图 72-1 和图 72-2）

影像学检查（表 72-2）

CT 扫描是当前颅脑损伤的影像学检查基础。通常，除了头部 CT 平扫（图 72-3）外，如果怀疑动脉或脊柱损伤，则头颈部 CTA 和脊柱 CT 也有帮助。其他成像方式如 MRI，在某些情况下可能会

① Sarmiento K et al：Emergency Department Visits for Sports- and Recreation-Related Traumatic Brain Injuries Among Children—United States，2010—2016，MMWR 68；241，2019.

框 72-2 美国急诊医师学会关于轻度创伤性脑损伤成人患者的神经影像学临床决策

仅当存在以下一种或多种情况时，才应对意识丧失或创伤后遗忘症的成人患者进行头颅 CT 平扫检查（1 级推荐）：

- 头痛
- 呕吐
- 年龄＞ 60 岁
- 药物或酒精中毒
- 短期记忆缺失
- 锁骨上方创伤的物理证据
- 创伤后癫痫发作
- GCS 评分＜ 15 分
- 局灶性神经功能缺损
- 凝血病

对于没有意识丧失或创伤后遗忘症的颅脑外伤患者，如果存在以下情况，应考虑头颅 CT 平扫（2 级推荐）：

- 局灶性神经功能缺损
- 呕吐
- 严重头痛
- 年龄≥ 65 岁
- 颅底骨折的体征
- GCS 评分＜ 15 分
- 凝血病
- 危险的致病机制（如从汽车中弹出、行人被撞、从 3 英尺以上或 5 个台阶以上跌倒）

CT，计算机断层扫描；GCS，格拉斯哥昏迷量表。

（From Marx JA et al：Rosen's emergency medicine，ed 8，Philadelphia，2014，Elsevier.）

有帮助，但在急诊情况下通常是 CT 成像的附加检查。加拿大头部 CT 规则是确定获得 CT 扫描实用性的有用指南。这些基于以下风险因素：

高风险：

- 2 h 内 GCS 未能达到 15 分
- 怀疑是开放性骨折或颅底骨折的任何征象
- 2 次以上呕吐
- 年龄在 65 岁以上

低风险：

- 损伤或多发创伤的危险机制

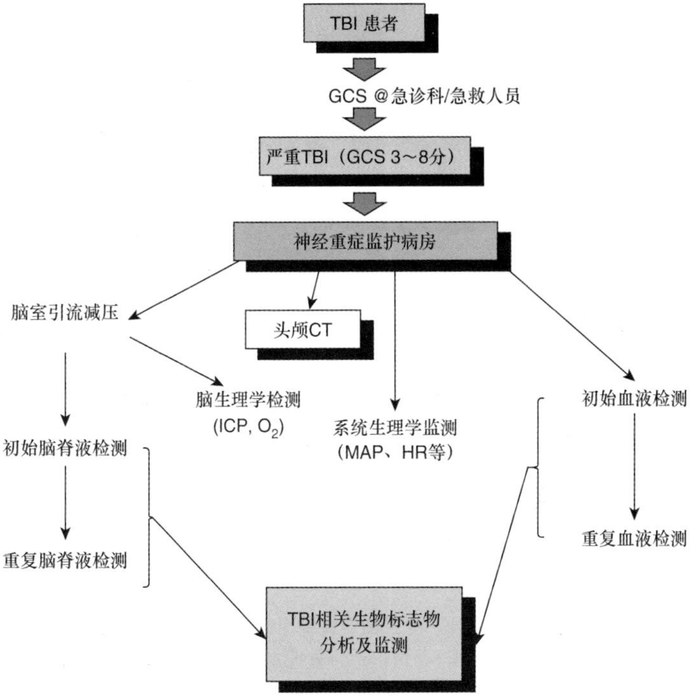

图 72-1　脑生物标志物在严重创伤性脑损伤（TBI）患者管理中的应用。 CT，计算机断层扫描；GCS，格拉斯哥昏迷量表；HR，心率；ICP：颅内压；MAP，平均动脉压。（From Vincent JL et al：Textbook of critical care，ed 7，Philadelphia，2017，Elsevier.）

- 意识丧失持续超过 30 min

以下是可以通过影像学识别的病理特征：

- 原发性轴外：硬膜外、硬膜下、蛛网膜下腔出血
- 原发性轴内：轴索损伤、皮质挫伤、脑或脑室内出血、脑软化（来自先前的 TBI 或血管损伤）
- 颅骨骨折：线性、凹陷性、开放性，累及额窦或颅底
- 穿透性脑损伤：枪伤，尖锐物体导致的脑实质和血管损伤
- 血管损伤：夹层、外伤性颈动脉-海绵窦瘘（carotid-cavernous fistula，CCF）、硬脑膜动静脉瘘（dural arteriovenous fistula，dAVF）、假性动脉瘤形成
- 继发性急性损伤：弥漫性脑肿胀 / 自我调节异常（在创伤后

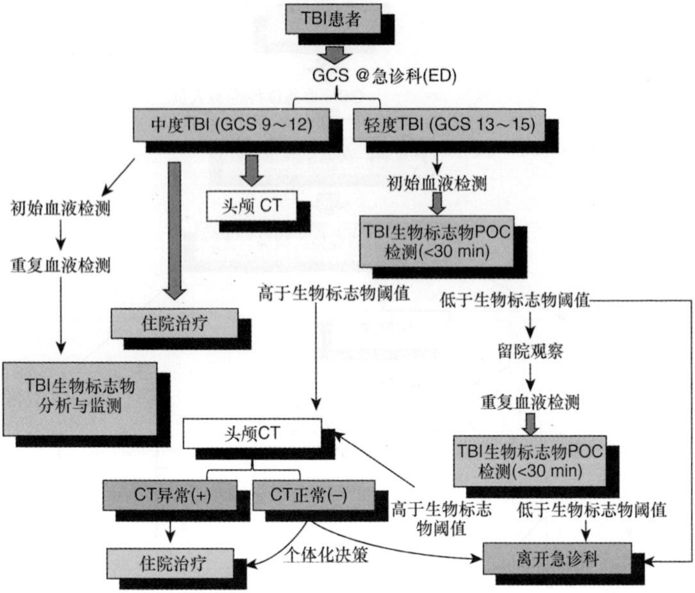

图 72-2　脑生物标志物在轻-中度创伤性脑损伤（TBI）患者管理中的应用。 CT，计算机断层扫描；GCS，格拉斯哥昏迷量表；POC，床旁检测。（From Vincent JL et al：Textbook of critical care，ed 7，Philadelphia，2017，Elsevier.）

出血的儿童中更常见）、梗死、穿透性创伤引起的感染、占位病变或脑水肿引起的脑疝

- 继发性慢性损伤：脑积水（创伤后由于正常脑脊液吸收途径的破坏而导致），脑软化症、脑脊液漏（来自颅底骨折，表现为耳漏或鼻漏）、软脑膜囊肿（最常见于婴儿，颅骨骨折导致潜在的硬脑膜损伤）

Rx 治疗

预防继发性损伤是院前和院内早期管理的主要目标。继发性损伤的最常见机制是颅内（颅内压、血肿）或全身性（缺氧、血容量不足、低血压）。根据严重程度（基于 GCS）对头部创伤患者进行早期分类，并将其运送到人员和设备齐全的机构以处理与头部创伤有关的问题，已经改善了头部创伤患者的整体预后，并预防了继发性损伤。然而，气道、呼吸和循环仍然是病情稳定的重要指标，直接

表 72-2　头部成像方式的比较

	CT	MRI	血管造影	颅骨 X 线照相
优点	快速 患者易实施监测 确定急性出血、占位效应、骨损伤、脑积水、脑室内出血、水肿	明确挫伤和挫伤周围水肿、创伤后缺血性梗死、脑干损伤	帮助定位急性创伤性病变 确定血管损伤、静脉窦损伤 检测占位效应	便捷使用 可能有助于筛查某些患者以进行进一步的影像学检查
缺点	来自患者运动、异物的伪影 条纹伪影可能使脑干或颅后窝模糊	慢 患者不容易进行监测 不能明确大多数急性出血性病变 对骨骼损伤无用	不能明确急性病变的性质 不能检测到幕下肿块	无法明确是否存在颅内损伤
适应证	急性重度头部外伤 急性中度头部外伤 疑似颅骨凹陷性骨折 高危的轻度头部外伤 疑似虐待儿童导致的轻度头部外伤 神经系统状况恶化	脑震荡后综合征的持续症状 疑似创伤后缺血性脑梗死 CT 扫描未发现疑似挫伤	疑似血管损伤 CT 扫描不能提供	CT 扫描不可做 穿透性头部外伤

CT，计算机断层扫描；MRI，磁共振成像。

（From Marx JA et al：Rosen's emergency medicine：concepts and clinical practice，J.A. Marx，7 ed，2010，Elsevier.）

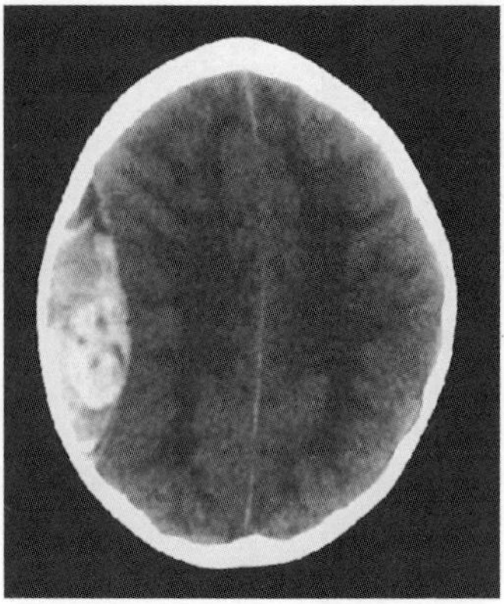

图 72-3 右侧隆突中部急性硬膜外血肿的非增强计算机断层扫描。有相关占位效应和轻微的中线移位。（From Marx JA et al：Rosen's emergency medicine：concepts and clinical practice，7 ed，2010，Elsevier.）

或间接影响 GCS 和总体结果。外伤性指南建议，GCS ≤ 8 的任何患者均应进行插管，以防止低氧血症和高碳酸血症。还应尽早开始静脉液体复苏，以防止血容量过低导致低血压，否则可使死亡率增加一倍。转移到一级创伤中心并在该中心接受护理与患者的预后良好相关。

包括重症监护和外科手术在内的院内管理细节不在本文讨论范围之内。一些要点总结如下。

- 高级创伤生命支持（气道、呼吸、循环、残疾、暴露）
- 通气支持
- 最佳的氧疗、通气情况和血容量情况
- 头部 CT（图 72-4）以评估占位性病变（血肿）或脑水肿。这些发现可能需要进行外科手术或颅内压监测。ATLS 指南建议在初始评估和头部 CT 之间最长不超过 30 min
- 如果是严重 TBI（GCS ≤ 8 分）或中度 TBI（GCS 8 ～ 13 分）且神经系统检查不明确，则应让患者进入重症监护室进行频繁的神经系统检查。TBI 指南建议对于 GCS ≤ 8 的患者应放置颅内压监测仪，以密切监测颅内压。ICP 监测仪种类繁多，最常使用的包括脑室外引流装置、脑实质内压力监测仪和带有脑组织氧分压监测和光纤压力监测仪的螺栓装置。近期的研究还支持对重度 TBI 患者使用脑组织氧监测。在某些情况下脑水肿与占位性病变不成比例时，可采用手术减压，包括通过颅骨切开术（手术完成后颅骨复位）与去骨瓣减压术（完全切除颅骨而不复位）清除血肿（硬膜外、硬膜下实质内挫伤）。根据骨折的形态来处理颅骨骨折。大多数病例的开放性、凹陷

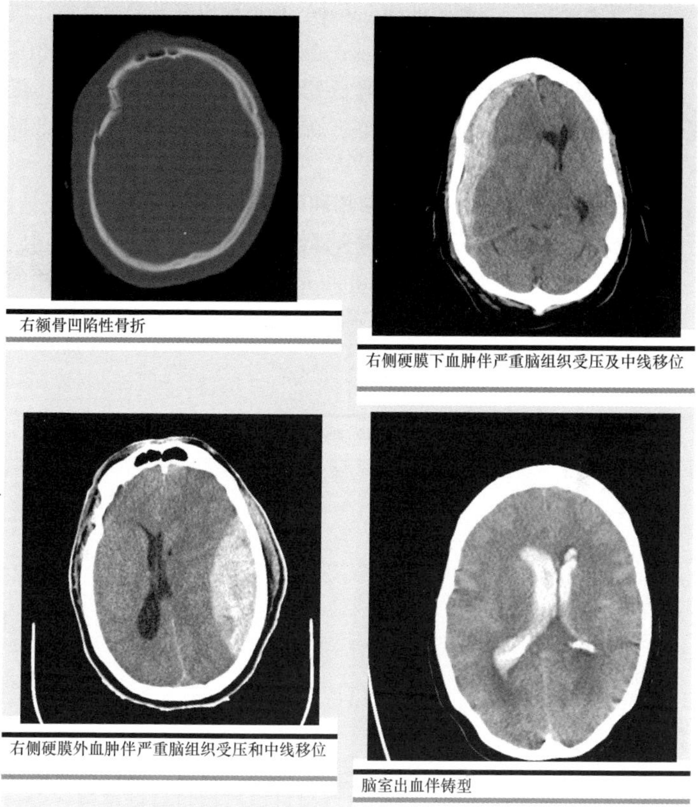

右额骨凹陷性骨折
右侧硬膜下血肿伴严重脑组织受压及中线移位
右侧硬膜外血肿伴严重脑组织受压和中线移位
脑室出血伴铸型

图 72-4　重型颅脑损伤患者预防急性癫痫发作的适应证。（From Marx JA et al：Rosen's emergency medicine：Concepts and clinical practice，7th ed，Philadelphia，2010，Elsevier.）

性骨折除使用广谱抗生素以外，还需要手术清创和抬高

- 避免电解质失衡，尤其是低钠血症和高血糖症，这可能会导致脑水肿并增加颅内压
- 抬高床头以便更好地静脉引流，降低颅内压
- 颅内压管理，可能包括以下内容：通过脑室外引流手术引流脑脊液、手术清除血肿、给予高渗液体以减轻水肿、药理镇静和麻痹、戊巴比妥诱发昏迷以及颅脑手术减压。与一般治疗相比，患有 TBI 和难治性颅内高压的患者进行去骨瓣减压术可降低死亡率，降低严重残疾发生率，但增加植物状态的

发生率[①②]。在颅脑外伤患者中，低温可以降低颅内高压，但是最近的一系列试验显示，在 TBI 后颅内压超过 20 mmHg 的患者，低温治疗加上降低颅内压的标准护理并没有比仅采用标准护理的结果更好。新的 TBI 指南不建议进行低温治疗

- 预防癫痫急性发作。最常用和研究最多的药物是苯妥英钠。框 72-3 中描述了预防严重头部创伤患者急性癫痫发作的适应证。左乙拉西坦（Keppra）也是目前在 TBI 领域普遍使用的有效的抗癫痫药。然而，癫痫预防并没有显示出能够阻止创伤性癫痫的远期发生

框 72-3　严重头部外伤患者预防急性癫痫发作的适应证

- 凹陷性颅骨骨折
- 瘫痪和插管的患者
- 受伤时癫痫发作
- 在急诊科癫痫发作
- 穿透性脑损伤
- 严重颅脑损伤（格拉斯哥昏迷量表评分≤ 8 分）
- 急性硬膜下血肿
- 急性硬膜外血肿
- 急性颅内出血
- 癫痫发作的既往史

- 除了序贯加压装置（sequential compression devices，SCD）用于不能移动或卧床的患者以预防 DVT 外，几乎所有的患者在住院第一天都建议预防 DVT
- 尽早开始胃肠外营养
- 建议对呼吸机依赖的患者进行早期气管切开，以减少机械通气天数

慢性期治疗

- TBI 可能导致短期或长期的情绪、生理和认知后遗症。已显

① Andrews PJD et al：Hypothermia for intracranial hypertension after traumatic brain injury，N Engl J Med 373：2103-2112，2015.

② Hutchinson PJ：Trial of decompressive craniectomy for traumatic intracranial hypertension，N Engl J Med 379：1119-30，2016.

示患有 TBI 的患者可从神经认知、职业和物理疗法中受益。GCS 评分是对脑损伤严重程度和疾病预后的综合衡量指标。创伤后记忆缺失、年龄、昏迷持续时间、最初 24 h 内 GCS 评分以及影像学研究量表是影响结局和决定长期预后的一些因素

- 慢性治疗着重于 TBI 的一些后遗症，包括但不限于以下内容：自主神经功能异常、躁动、睡眠障碍、创伤后癫痫、痉挛、吞咽困难、Trephined 综合征（皮瓣凹陷综合征）、创伤后脑积水、情感淡漠、大小便失禁、头痛和神经性疼痛综合征
- 金刚烷胺、唑吡坦、溴隐亭、苯丙胺和哌醋甲酯等神经兴奋剂用于康复阶段并有相关数据，但该领域缺乏良好的随机对照试验

处理

根据头部受伤的严重程度，患者可能需要入院康复或出院后门诊进行神经认知治疗。

转诊

如果在临床检查或头部 CT 发现高危表现，应尽早就诊于有神经外科专业人员的一级创伤中心，这与预后良好相关。

重点和注意事项

TBI 是主要的医疗健康问题。已经制订了能够及时和有效解决 TBI 的指南。但是，临床敏锐度和判断力是不可替代的，为了改善患者的护理和治疗效果，应持续锻炼。对高危患者的早期识别以及在一级创伤中心的早期影像学检查和早期评估与疾病的预后有关。现场或社区中医疗保健提供者的目标是早期识别患者。

患者及家庭教育

- 美国脑损伤协会 http://www.biausa.org/
- 脑损伤资源中心 http://www.headinjury.com/linktbisup.htm

相关内容

脑震荡（相关重点专题）

脑震荡后综合征（相关重点专题）

推荐阅读

Vella MA et al: Acute management of traumatic brain injury, *Surg Clin North Am* 97(5):1015-1030, 2017.

第 73 章　慢性创伤性脑病 Chronic Traumatic Encephalopathy（CTE）

Sudad Kazzaz，Joseph S. Kass

欧英炜　译　南勇　审校

基本信息

定义

慢性创伤性脑病（chronic traumatic encephalopathy，CTE）是一种神经生成障碍，常发现于运动员、退伍军人和那些反复头部受伤的人。它表现为认知、精神症状，有时还有运动症状。

同义词

CTE
创伤性脑病综合征（临床诊断）
拳击员痴呆（较老的术语）
拳击手酩酊样综合征（较老的术语）

ICD-10CM 编码
G93.49　其他脑病

流行病学和人口统计学

发病高峰和患病率：CTE 的发病率和患病率目前未知。在 202 名已故的前足球运动员中，177 名运动员（87%）无 CTE 的病理诊断。在患有严重 CTE 的患者中，有 89% 的人有行为、情绪症状或两者兼有，有 95% 的人有认知症状，有 85% 的人有痴呆症迹象①。

好发性别和年龄：CTE 可能在成年初期（20 ～ 30 岁）或后期（50 ～ 60 岁）发病。与性别的关系未知。

遗传学：目前尚无已知的遗传危险因素促成 CTE 的发展。

① Mez J et al：Clinicopathological evaluation of chronic traumatic encephalopathy in players of American football，JAMA 318（4）：360-370，2017.

危险因素：引起脑震荡的反复头部受伤是 CTE 发生的最强危险因素。运动员、退伍军人和反复头部外伤的受害者有最高风险。

体格检查和临床表现

目前，CTE 被认为以两种形式出现。首先出现在生命早期（20 ～ 30 岁），主要表现为精神病和行为表现。这些可能包括抑郁、焦虑、妄想、冲动、爆发力和攻击性。随着疾病的发展，认知问题更加普遍。第二种形式出现在生命的后期（60 岁），主要表现为认知障碍，并可能发展为痴呆症。这种形式的症状包括发作性记忆、注意力和执行功能受损。目前认为 CTE 分四个阶段进行，并且每个阶段的严重性都在增加。随着疾病的发展，症状会从头痛、注意力问题和抑郁发展为暴发性、攻击性、痴呆和自杀。

CTE 在体格检查中也会发现异常，其可能包括帕金森症和运动功能障碍的症状，如步态障碍、震颤、共济失调和构音障碍。已经发现，这些在拳击手中特别常见。

值得注意的是，CTE 的症状可能与额颞叶痴呆（frontotemporal dementia，FTD）亚型的行为表现相似，但在 FTD 中发现的特征性去抑制作用常常缺失。此外，脑外伤患者也可能会出现一些 CTE 症状，但这些症状会更加严重，而 CTE 则是在多年损伤后发展的。

病因学

CTE 被认为是由于反复头部受伤而发生的。只能通过尸检做出明确的诊断，尸检取决于疾病的阶段，可能在血管周围以及深皮质沟、杏仁核、海马、脑干和小脑中发现神经原纤维缠结和 p-tau 聚集体。

Dx 诊断

鉴别诊断

- 阿尔茨海默病
- 额颞叶痴呆
- 脑震荡后综合征
- 双相情感障碍
- 严重抑郁症

评估

有反复头部受伤史和先前所列症状的患者应怀疑 CTE。有关症状的病史和病程在诊断过程中最为重要。神经心理学测试可能有助于描述特定的认知缺陷。

实验室检查

实验室检查包括全血细胞计数、全面的代谢检查、甲状腺功能测试、HIV、梅毒。

影像学检查

- MRI 可能有助于排除其他原因的痴呆
- 先进的成像技术（如 PET、SPECT 和 DTI）在 CTE 中的实用性仍在研究中

Rx 治疗

非药物治疗

认知行为疗法有助于缓解抑郁和焦虑症状。

急性期常规治疗

- **选择性 5- 羟色胺再摄取抑制剂（SSRI）**，尤其是舍曲林和西酞普兰，对于治疗抑郁症状可能有效。建议对所有 CTE 患者进行密切的自杀监测
- 已显示**哌甲酯**有助于缓解躁动、烦躁和攻击性症状
- **疼痛管理**，以改善生活质量

补充和替代药物

无。

处理

CTE 是慢性和进行性的。应着重于通过疼痛管理、治疗和症状管理来改善生活质量。

转诊

患者可能会受益于至神经内科、精神科和心理科就诊。

重点和注意事项

专家点评

CTE 是一种缓慢发展的疾病。尽管应该在反复颅脑损伤患者中考虑这种诊断，但重要的是进行彻底的检查以排除可能出现类似症状的精神疾病和其他形式的痴呆。

预防

对于运动员来说，佩戴适当的防护设备以及使用技巧来避免运动时头部受到直接撞击非常重要。此外，如果怀疑有脑震荡，则不应在没有进一步评估的情况下允许球员继续比赛。

患者及家属教育

脑震荡基金会—CTE 资源，网址 https://concussionfoundation.org/CTE-resources。

疾病预防控制中心（CDC）—注意：预防脑震荡，网址 https://www.cdc.gov/headsup/index.html。

相关内容

脑震荡（相关重点专题）
抑郁症（相关重点专题）
脑震荡后综合征（相关重点专题）
自杀（相关重点专题）

推荐阅读

Mahar I et al: Psychiatric phenotypes in chronic traumatic encephalopathy, *Neurosci Biobehav Rev* 83:622-630, 2017.

Mez J et al: Clinicopathological evaluation of chronic traumatic encephalopathy in players of American football, *JAMA* 318(4):360-370, 2017.

Perrine K et al: The current status of research on chronic traumatic encephalopathy, *World Neurosurg* 102:533-544, 2017.

Stern R et al: Clinical presentation of chronic traumatic encephalopathy, *Neurology* 81:1122-1129, 2013.

第 74 章　脑震荡
Concussion

Peter J. Sell，Amity Rubeor

陈环　译　南勇　审校

基本信息

定义

- 脑震荡是一种表现为自限性症状的轻度创伤性脑损伤，在脑损伤程度中属较轻的一类
- 第四届国际脑震荡会议（2012 年）将脑震荡定义为“由创伤性生物力学力引起的影响大脑的复杂病理生理过程”，具有以下特征：①头部直接受到打击或身体受到打击，从而向头部传递“脉冲”力；②导致迅速发作的短暂的神经功能障碍，随后自行缓解；③各种临床症状，可不包括意识丧失；④这些症状很大程度上反映功能障碍而非结构损伤（因此，在标准结构神经影像学研究中未见异常）；⑤症状的缓解通常遵循一个连续的过程，但在一小部分病例中可能会延长

同义词

轻度创伤性脑损伤（mild traumatic brain injury，mTBI）

ICD-10CM 编码

S06.0　脑震荡

S06.0X0A　不伴意识丧失的脑震荡，初次遭遇

S06.0X0D　不伴意识丧失的脑震荡，随后遭遇

S06.0X0S　不伴意识丧失的脑震荡，后遗症

S06.0X1A　脑震荡伴有意识丧失 30 min 或更短，初次遭遇

S06.0X9A　脑震荡伴有意识丧失，持续时间不详，初次遭遇

流行病学和人口统计学

发病率：美国每年发生 380 万例与运动和娱乐相关的脑震荡。据估计，多达 50% 的脑震荡未被报告。

患病率：美国急诊科每年估计治疗 135 000 例与运动和娱乐相关的创伤性脑损伤（TBI），包括脑震荡，这些病例多发生在 5 ～ 18 岁的儿童中。

好发性别和年龄：

- 与成人相比，儿童和青少年更容易发生脑震荡，并且需要更长的时间才能恢复
- 部分研究表明，在男女都参加的运动中，女性患脑震荡的风险更高。在男性中，参加足球运动的发病率最高，其次是曲棍球，而女性则是足球。球员碰撞是最常见的原因

危险因素：

- 参加高强度的体育和娱乐活动
- 既往脑震荡病史
- 体重指数（BMI）> 27 kg/m^2 和训练少于每周 3 h 的运动员
- 发生与运动相关的脑震荡患者，在受伤后继续比赛的，恢复所需要的时间几乎是那些立刻停止运动的人的 2 倍

体格检查和临床表现

见表 74-1。

病因学

- 当旋转或角加速度力作用于大脑时，导致潜在的神经元件剪切应变，包括自主神经功能改变和脑血流控制受损
- 可能与对头骨的打击有关；然而，直接碰撞头部并不是必需的

Dx 诊断

鉴别诊断

- 偏头痛
- 颈椎劳损
- 创伤后前庭损伤

评估

- 脑震荡没有明确的诊断性检查。体格检查应包括平滑追踪（检查者在视野内水平移动手指）、扫视、凝视不稳定、会聚近点、调节和平衡。意识丧失或创伤后惊厥发作的患者应被

表 74-1　脑震荡的症状和体征

精神状态改变
遗忘症
精神混乱
定向障碍
容易分心
过度嗜睡
感到昏昏欲睡、目瞪口呆或模糊
意识水平受损
不适当的运动行为
注意力不集中
看到星星或闪光
回答问题或听从指示的速度慢
身体或躯体
共济失调或失去平衡
视物模糊
工作或运动能力下降
头晕
复视
疲劳
头痛
头重脚轻感
恶心、呕吐
协调性差
耳鸣
癫痫发作
口齿不清、语无伦次
眼神空洞或目光呆滞
眩晕
行为或心理
情绪不稳定
易怒
挫折容忍度低
人格变化
紧张、焦虑
悲伤、情绪低落

（From Patel DR et al：Sports concussions in adolescents，Pediatr Clin N Am 57：652，2010.）

送往急诊科

- 院前评估：
  1. 疑似脑震荡的运动员当天不应重返赛场。
  2. 使用标准化工具进行神经系统评估，例如，运动脑震荡评估工具（Sports Concussion Assessment Tool，SCAT-3）、Maddocks 问卷和脑震荡标准化评估（Standardized Assessment of Concussion，SAC）；SCAT-3 还包括了平衡失误评分系统（Blance Error Scoring System，BESS）
  3. 监测是否有恶化，不应让运动员独处
- 诊室评估：
  1. 病史记录应侧重于当前出现的症状。考虑使用脑震荡后综合征检查表
  2. 神经系统检查：
     a. 步态 / 平衡测试。参照平衡失误评分系统（BESS）
     b. 小脑协调：指鼻试验（在 SCAT-3 检查卡上测试）
     c. 调节和会聚反射保留
- 神经认知测试：
  1. 基于计算机的程序，例如 ImPACT、ANAM、CogSport
  2. 由神经心理学家进行的神经精神测试
- 当症状评估、平衡评估和神经认知检查联合使用时，脑震荡的诊断程度超过了 90%
- 参考 Buffalo 脑震荡跑步机检查，它可以识别脑震荡中的生理功能障碍，排除其他诊断，并且可以量化脑震荡恢复中活动的安全水平

影像学检查

- CT 检查并非普遍适用，应根据个人情况进行考虑。它适用于任何具有快速变化、局灶性神经系统检查异常或疑似颅内出血的运动员
- 参考遵循 PECARN 指南

Rx 治疗

急性期常规治疗

- 从运动中退出

- 休息
  1. 至少 24 h 无症状后方可重返赛场
  2. 遵循复赛指南（表 74-2）
  3. 没有证据支持脑震荡运动员长时间休息超过数周（参见“脑震荡后综合征”）。脑震荡后长期不活动与负面健康影响有关。轻度有氧运动可避免再次受伤的风险，减少脑震荡症状，这表明脑震荡后的低水平体力活动可能有益
- 认知休息以限制症状
  1. 将每天看屏幕的时间限制在 2 h 以内
  2. 学校的学术活动。在家工作 2 h，可以考虑返校半天
  3. 鼓励良好的睡眠卫生

慢性期治疗

参见“脑震荡后综合征”。

处理

- 生理恢复比症状恢复慢。涉及重返赛场前的无症状等待期的治疗方案是有必要的。表 74-2 总结了美国神经病学学会、美国运动医学会和国际脑震荡会议对脑震荡后重返赛场的建议

表 74-2　复赛指南

康复阶段	每个康复阶段的功能锻炼	每个阶段的目标
1. 无活动	充分的身体和认知休息	恢复
2. 轻度有氧运动	步行、游泳或固定式脚踏车，保持强度＜ 70% 的最大预测心率。无阻力训练	增加心率
3. 专项运动	冰球运动的滑冰训练，足球中的跑步训练，无头部撞击的活动	添加运动
4. 非接触式训练	进阶到更复杂的训练，例如足球和冰球运动的传球训练。可以开始渐进式阻力训练	运动、协调和认知负荷
5. 全接触训练	体检合格后，参加正常的训练活动	恢复信心，并通过教练组评估功能性技巧
6. 回到赛场	正常训练活动	

（From Putukian M：The acute symptoms of sports-related concussion：diagnosis and on-field management，Clin Sports Med 30（58），2011.）

- 如果某一级别的运动出现脑震荡症状，运动员应停止活动，休息直到症状消失，然后在未引发症状的级别重新开始
- 没有关于在脑震荡后取消运动员比赛资格或退役的循证指南。每一病例都应个体化考虑

转诊

如果担心恢复接触类或碰撞类运动的时间，则需要转诊至运动医学专家、神经心理学或脑震荡中心。转诊也适用于先前存在神经系统疾病（如偏头痛、抑郁或焦虑）的患者，以及患有多次脑震荡的患者。

重点和注意事项

预防

- 对所有运动员进行赛前评估
- 进行赛前的神经认知和平衡测试，以确定基线水平
- 目前没有证据支持使用头带或护齿器预防脑震荡
- 成人急性脑震荡的自我恢复时间为 1 ～ 2 周，青少年最长为 4 周

患者及家庭教育

疾病预防与控制中心：www.cdc.gov/TraumaticBrainInjury/causes.html.

相关内容

脑震荡后综合征（相关重点专题）

创伤性脑损伤（相关重点专题）

推荐阅读

Centers for Disease Control and Prevention: www.cdc.gov/TraumaticBrainInjury/causes.html.

Elbin RJ et al: Removal from play after concussion and recovery time, *Pediatrics* 138(3):e20160910, 2016.

Grool AM et al: Association between early participation in physical activity following acute concussion and persistent post-concussive symptoms in children and adolescents, *JAMA* 316:2504, 2015.

Halstead ME et al: Sports-related concussion in children and adolescents, *Pediatrics* 126(3):597-615, 2010.

Harmon KG: American Medical Society for Sports Medicine position statement: concussion in sport, *Clin J Sport Med* 23:1-18, 2013.

Leddy JJ et al: Use of graded exercise testing in concussion and return-to-activity management, *Curr Sports Med Rep* 12(6):370-376, 2013.

Master CL et al: In the clinic: concussion, *Ann Intern Med*, 2013.

McCrory P et al: Consensus statement on concussion in sport: the 4th International Conference on Concussion in Sport held in Zurich, November 2012, *Br J Sports Med* 47:250-258, 2013.

Mullally WJ: Concussion, *Am J Med* 130:885-892, 2017.

Patel DR et al: Sports related concussions in adolescents, *Pediatr Clin N Am* 57:649-670, 2010.

Putukian M: The acute symptoms of sports-related concussion: diagnosis and on-field management, *Clin Sports Med* 30:49-61, 2011.

第十二篇

中枢与周围神经系统肿瘤

第 75 章 听神经瘤
Acoustic Neuroma

Courtney Clark Bilodeau

欧英炜 译 南勇 审校

基本信息

定义

听神经瘤是一种起源于施万细胞的良性肿瘤，它通常分布在第八对脑神经（CN Ⅷ）的前庭分支。其症状通常是由于听神经分支（CN Ⅷ）、面神经（CN Ⅶ）和三叉神经（CN Ⅴ）受到压迫引起。舌咽神经（CN Ⅳ）和迷走神经（CN Ⅹ）较少受累。在极端情况下，听神经瘤压迫脑干可导致脑脊液（cerebrospinal fluid，CSF）流出受阻和颅内压（intracranial pressure，ICP）升高。

同义词

神经鞘瘤

施万细胞瘤

ICD-10CM 编码

D33.3　脑神经良性肿瘤。

流行病学和人口统计学

2 型神经纤维瘤病（neurofibromatosis type 2，NF2）的总发病率较高，约为每年 1/10 万。在美国，每年大约有 3000 个新诊断的听神经瘤患者。此类肿瘤好发于 40 ～ 60 岁人群。

体格检查和临床表现

- 最常见的症状是单侧听力丧失和（或）耳鸣。同时还可能出现平衡问题、眩晕、面部疼痛（三叉神经痛）和无力、吞咽困难、患侧耳胀或疼痛，可能也会发生头痛
- 颅内压升高的患者还可能出现呕吐、发热和视力改变
- 听力丧失是最常见的主诉，通常是高频听力的丧失

病因学

其病因尚不完全清楚，但长期暴露于声损伤可能与此有关。NF2 中一部分双侧听神经瘤可能是以常染色体显性方式遗传，这种疾病与 22q1 染色体缺陷有关。儿童因良性头颈部疾病暴露于低剂量辐射可能增加患听神经瘤的风险。没有确凿的证据表明长期暴露于手机的射频辐射与患脑部肿瘤相关。

Dx 诊断

鉴别诊断

- 良性位置性眩晕
- 梅尼埃病
- 三叉神经痛
- 小脑疾病
- 正常压力脑积水
- 老年性耳聋
- 血管瘤
- 椎基底动脉供血不足
- 耳毒性药物相关
- 其他肿瘤：
  ①脑膜瘤，神经胶质瘤
  ②面神经鞘瘤
  ③海绵状血管瘤
  ④转移性肿瘤

评估

- 对脑神经系统进行详细的神经学检查是至关重要的
- Rinne 和 Weber 测试有助于确定传导性或感音神经性听力丧失
- 常见的室内平衡试验（如 Romberg、Dix-Hallpike）通常是正常的
- 耳镜检查可以帮助排除其他引起听力丧失的原因

实验室检查

- 听力测试是有用的，常表现为不对称的、感音神经性的高频区域听力丧失

- 脑脊液中蛋白质含量可能升高

影像学检查

- 钆增强 MRI（图 75-1）是首选的检查方法。它可以检测到直径 2 mm 的肿瘤
- 有或无造影剂的高分辨率 CT 扫描可以发现直径 1 cm 及以上的肿瘤
- 治疗方案应基于肿瘤的大小、生长速度（年龄较大的患者往往肿瘤生长较慢）、神经功能缺损程度、保留听力的愿望、预期寿命、患者年龄和手术风险，也可以采用综合治疗方法

Rx 治疗

非药物治疗

- 手术是最终的治疗方法。手术入路的选择（颅中窝、迷路入路或乳突后枕下入路）取决于肿瘤的大小、所需的残余听力值以及手术风险的耐受程度。部分切除有时是为了尽量减少对附近组织的损伤风险。建议术中进行面神经监测
- 放疗（立体定向放射治疗、立体定向放射外科手术，或质子束放射治疗）适用于直径小于 3 cm 的肿瘤患者或无法耐受手术的患者。部分切除后的放疗也可用来减少并发症

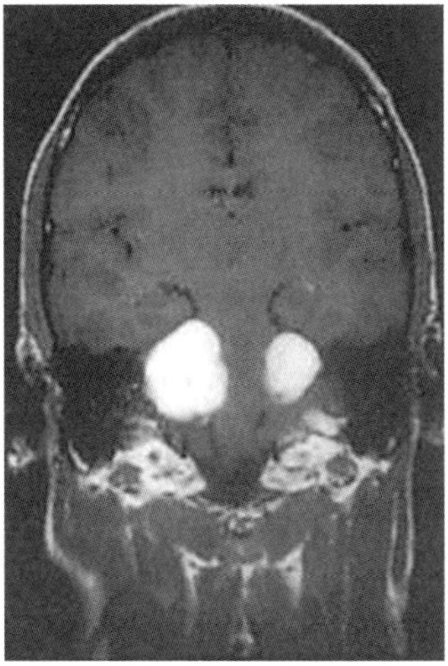

图 75-1　增强 MRI 示双侧听神经瘤。 冠状位。（From Kanski JJ，Bowling B：Clinical ophthalmology，a systematic approach，ed 7，Philadelphia，2011，Saunders.）

- 年龄本身并不是外科手术的禁忌证

常规治疗

- 贝伐珠单抗是一种抗血管内皮生长因子（VEGF）单克隆抗体，它已被证实能改善一些 2 型神经纤维瘤病患者的听力，并减少听神经瘤的生长体积
- 对于患较小体积肿瘤的虚弱患者，每 6 ～ 12 个月进行一次 MRI 随访可能是合适的。但如果手术推迟，听力丧失且不可恢复的风险可能会增加。此外，即使在随后的影像学检查中没有发现肿瘤的生长，也可能会发生进行性听力丧失

处理

超过 2/3 的小到中型肿瘤患者的听力可以保留到术前的水平。放射外科术后继发的放射相关肿瘤是罕见的。迄今仍没有标准的治疗后随访的相关建议。因此，建议采用个体化方法进行影像学和听力监测的随访。

转诊

建议立即转诊给能熟练操作三种手术入路的耳鼻喉科医生或神经外科医生。

重点和注意事项

专家点评

- 最常见的表现为单侧感音神经性耳聋
- 治疗效果很好，手术治愈率超过 95%
- 在仅接受观察的患者中，约有一半的患者肿瘤继续增大，约 1/5 的患者最终接受了手术治疗

患者及家庭教育

听神经瘤协会：https://www.anausa.org/。

相关内容

耳鸣（相关重点专题）

推荐阅读

Boari N et al: Gamma knife radiosurgery for vestibular schwannoma: clinical results at long-term follow-up in a series of 379 patients, *J Neurosurg* 121(Suppl):123-142, 2014.

Kondziolka D et al: The newly diagnosed vestibular schwannoma: radiosurgery, resection, or observation? *Neurosurg Focus* 33(3):E8, 2012.

Muzevic D et al: Stereotactic radiotherapy for vestibular schwannoma, *Cochrane Database Syst Rev* 12:CD009897, 2014.

Stangerup SE, Cayé-Thomasen P: Epidemiology and natural history of vestibular schwannomas, *Otolaryngol Clin North Am* 45(2):257-268, 2012.

Van Gompel JJ et al: Congress of Neurological Surgeons systematic review and evidence-based guidelines on emerging therapies for the treatment of patients with vestibular schwannomas, *Neurosurgery* 82(2):E52-E54, 2018.

You YP et al: Vestibular schwannoma surgical treatment, *CNS Neurosci Ther* 19:289-293, 2013.

第 76 章　星形细胞瘤

Astrocytoma

Bharti Rathore

刘晓英　译　刘晓英　审校

基本信息

定义

星形细胞瘤是一种起源于星形细胞（神经胶质前体细胞）的神经上皮肿瘤。对于不同级别星形细胞瘤的区别可以提供重要的临床预后信息（表 76-1）。根据世界卫生组织（WHO）分类，星形细胞瘤基于组织病理学分类如下：

- Ⅰ级：毛细胞星形细胞瘤
- Ⅱ级：弥漫性星形细胞瘤
- Ⅲ级：间变性星形细胞瘤
- Ⅳ级：胶质母细胞瘤
- Ⅲ级和Ⅳ级被认为是高级别星形细胞瘤（high-grade astrocytoma，HGA）或恶性肿瘤

表 76-1　星形细胞瘤的组织病理学比较

	毛细胞星形细胞瘤	弥漫性星形细胞瘤	间变性星形细胞瘤	多形性胶质母细胞瘤
潜在恶性程度	良性	低级别	高级别	非常恶性
年龄（大致）	儿童	20 ～ 40 岁	40 ～ 50 岁	50 ～ 60 岁
部位	视交叉或下丘脑＞小脑＞脑干 *	大脑半球（皮质＋白质）	大脑半球（皮质＋白质）	大脑半球（皮质＋白质）
增强	轻度	轻度	中度（环形）	明显的
血管源性水肿	最小	最小	中度	显著
钙化	常见	高达 20%	偶有	极少见

* 它通常是囊性的，有壁结节，位于颅后窝内，当在其他地方发现时通常呈实性或分叶状。

（From Grant LA：Grainger & Allison's diagnostic radiology essentials，ed 2，Philadelphia，2019，Elsevier.）

同义词

星形胶质瘤

ICD-10CM 编码

C71.9　脑恶性肿瘤，未指明

流行病学和人口统计学

根据监测、流行病学和最终结果（Surveillance，Epidemiology，and End Results，SEER）登记，原发性中枢神经系统肿瘤的发病率为每年 6.4/10 万，年龄调整死亡率为 4.4/10 万。根据美国脑肿瘤注册中心（CBTRUS）数据，星形细胞瘤约占中枢神经系统肿瘤的 10%。

病因学

- 中枢神经系统肿瘤没有明确的致病原因，只有少数患者能识别出危险因素。农民和石化工人的原发性脑肿瘤发病率较高。暴露于电离辐射是一小部分星形细胞瘤的已知危险因素
- 不同的遗传综合征与星形细胞瘤的风险增加和高频率相关
  1. 1 型神经纤维瘤病与星形细胞瘤的发病率增加有关
  2. Li-Fraumeni 综合征（p53 等位基因之一发生种系突变）与恶性胶质瘤发病率增加有关

星形细胞瘤的基因和染色体改变：

- p53 是一种由染色体 17p 上的 *TP53* 基因编码的肿瘤抑制因子，它的改变在至少 1/3 所有级别星形细胞瘤的发生中起着关键作用。此外，在高级别星形细胞瘤中，p53 的功能可能会因其他基因的改变而失去调控，包括 MDM2 或 MDM4 的扩增和 9p 的缺失，从而导致 *CDKN2A* 基因的 p14 产物丢失
- 异柠檬酸脱氢酶 1 基因（*IDH1*）的突变在很大一部分Ⅱ级和Ⅲ级星形细胞瘤以及其他胶质瘤中发生。IDH 突变肿瘤预后比 IDH 野生型肿瘤好

体格检查和临床表现

星形细胞瘤的症状在一定程度上取决于病变部位及其生长速度。星形细胞瘤通常具有以下一个或多个特征：

- 头痛（不太频繁）
- 新发局灶或全面性发作（＞ 50%）

- 恶心和呕吐
- 局灶性神经功能缺损（脑神经麻痹、偏瘫、共济失调）
- 精神状态改变
- 视盘水肿（罕见）

Dx 诊断

根据临床和影像学检查可临时诊断为星形细胞瘤。确诊和分级须完善组织病理学检查。

鉴别诊断

鉴别诊断内容庞大，包括导致头痛、癫痫、精神状态改变和局灶性神经功能缺损的任何病因。

评估

- 影像学检查方式可选择增强 MRI，能较详细地显示解剖及病理过程。对于不能或不愿意接受 MRI 的患者，可进行 CT 扫描。确诊星形细胞瘤需要活检和组织学检查证实
- 深部肿瘤、多中心肿瘤或弥漫性非灶性肿瘤在无法进行手术切除的情况下，可采用 CT 或 MRI 引导下的立体定向活检。外科手术的主要目的是最大限度地减灭肿瘤，减少肿瘤相关的占位效应和颅内压升高，提供组织行病理分析。切除术需采取神经功能风险最小的方式进行。外科治疗也可以迅速减少肿瘤体积，在肿块效应、水肿和脑积水方面具有潜在的益处

实验室检查

对于星形细胞瘤，没有诊断性的或支持诊断的血液学检查。

影像学检查

MRI（图 76-1）是首选的诊断性影像检查。增强 MRI 和磁共振血管成像用于定位肿瘤病灶，区分血管肿块和肿瘤，发现 CT 扫描未发现的低级别星形细胞瘤（low-grade astrocytoma，LGA），并提供清晰的颅后窝影像。

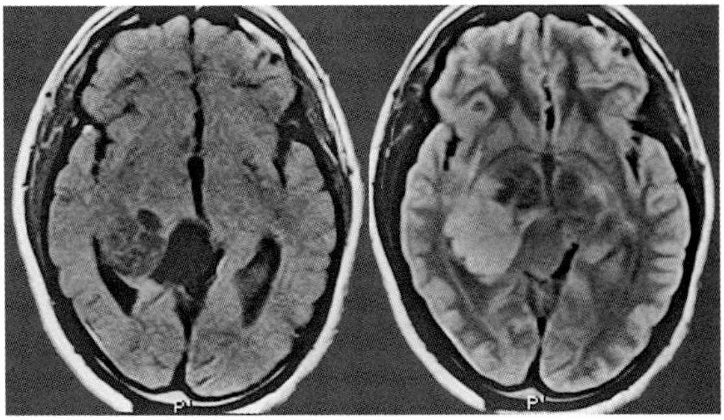

图 76-1　低级别星形细胞瘤的磁共振图像，显示右颞叶 T1 低信号，无强化，T2 呈高信号。（From Goetz CG，Pappert EJ：Textbook of clinical neurology，Philadelphia，1999，WB Saunders.）

Rx 治疗

急性期常规治疗

- 除非怀疑中枢神经系统淋巴瘤，否则所有原发性中枢神经系统肿瘤术前必须立即使用皮质类固醇（通常是地塞米松）。皮质类固醇能减轻脑水肿，从而减少因脑组织牵拉引起的继发性脑损伤。皮质类固醇需要在术后即刻继续使用，并尽快减量。如果颅内压升高和疝迫在眉睫，患者应开始静脉注射甘露醇，如果意识下降，应考虑机械通气及过度通气
- 术前预防性抗惊厥药的使用并非常规方案。美国实际操作模式似乎提示这种做法被广泛应用

阶段性特定治疗

- Ⅰ级星形细胞瘤通常是惰性和局限性肿瘤。完全手术切除是治疗的主要手段。只要手术可行，对这些肿瘤是有效的。如果完全手术切除由于肿瘤的位置而不可行，例如当肿瘤位于视神经通路、下丘脑和深中线结构时，在这些病例中可以观察到无症状患者，可以等到进展至最大程度安全切除。不幸的是，尽管进行了积极的近全切除，仍有不少病例出现延迟复发和最终的恶性转化
- 在Ⅱ级星形细胞瘤中，术后残余病变的情况是决定首次复发间隔时间的一个重要变量。术后应用 PCV 化疗（丙卡巴肼、

洛莫司汀和长春新碱方案）合并放疗可提高无进展生存率和总生存率

- 在Ⅲ级间变性星形细胞瘤中，手术切除可延长生存期，术后化疗和放疗是常规治疗。最近的随机临床试验证实了同时使用化疗药物（替莫唑胺）治疗 6 ～ 12 个月可提高生存率
- 对于Ⅳ级胶质母细胞瘤，手术切除可提高中位生存率。随机试验表明，化疗与放疗同时使用，再加上 6 个月的替莫唑胺单独化疗，可以提高生存率。不幸的是，即使采用化疗和放疗，这些患者的 2 年生存率也只有 16%

对复发的治疗

- 对于Ⅰ级星形细胞瘤，应考虑再次手术切除。对于肿瘤不能切除的患者，化疗或放疗可以提高无复发生存率，尽管化疗在成人中的作用仍然存在争议
- 对于Ⅱ级星形细胞瘤，如果不在辅助治疗中给予放疗，可考虑在复发期进行放疗。关于成人低级别胶质瘤化疗的资料很少。这些研究虽然病例数不多，在方法论上有很多不足之处，但也有很多值得鼓励的研究结果
- 对于复发的Ⅲ级间变性星形细胞瘤，过去用放疗治疗，化疗也有作用。亚硝脲方案和替莫唑胺（烷化剂）在这种情况下已显示出疗效
- 对于复发性胶质母细胞瘤患者，目前正在研究各种靶向治疗方法。伊立替康联合贝伐珠单抗或贝伐珠单抗单药治疗已开展 2 阶段研究，该研究的有效率分别为 38% 和 28%。中位生存时间分别为 8.7 个月和 9.2 个月。PD-1 检查点抑制剂目前正在评估中，并在复发患者中显示出有希望的早期结果
- 对于复发和新诊断的胶质母细胞瘤，肿瘤治疗电场（tumor-treatment fields，TTF）设备与替莫唑胺化疗联合使用证明了生存益处，并得到了 FDA 的批准

预后

- Ⅰ级星形细胞瘤预后良好，通常通过手术切除治愈
- Ⅱ级星形细胞瘤治疗后平均生存期约为 7.5 年
- Ⅲ级间变性星形细胞瘤的中位生存期约为 5 年。1p 和 19q 共缺失患者的生存率高于未缺失的患者

- 胶质母细胞瘤的中位生存期约为 14 个月

转诊

需要与神经外科医生、放射肿瘤学家和神经肿瘤学家进行多学科会诊，以协助诊断，并提供即时和后续治疗。

相关内容

脑肿瘤，良性（相关重点专题）

脑肿瘤，胶质母细胞瘤（相关重点专题）

推荐阅读

Alexander BM, Cloughesy TF: Adult glioblastoma, *J Clin Oncol* 35(21):2402-2409, 2017.

Berghoff A, van den Bent M: How I treat anaplastic glioma without 1p/19q codeletion, *ESMO Open* 4(Suppl 2):e000534, 2019. eCollection 2019.

Ruff MW, Uhm J: Anaplastic glioma: treatment approaches in the era of molecular diagnostics, *Curr Treat Options Oncol* 19(12):61, 2019.

Sayegh ET et al: Principles of surgery for malignant astrocytomas, *Semin Oncol* 41(4):523-531, 2014.

Stupp R et al: Maintenance therapy with tumor-treating fields plus temozolomide vs temozolomide alone for glioblastoma: a randomized clinical trial, *J Am Med Assoc* 314(23):2535-2543, 2015.

van den Bent MJ et al: Diffuse infiltrating oligodendroglioma and astrocytoma, *J Clin Oncol* 35(21):2394-2401, 2017.

第 77 章　颅咽管瘤
Craniopharyngioma

Fred F. Ferri

欧英炜　译　南勇　审校

基本信息

定义

颅咽管瘤是由 Rathke 囊的鳞状细胞残余物引起的肿瘤，位于漏斗或上前部垂体。

同义词

非腺瘤性垂体瘤亚型

ICD-10CM 编码

D44.3　垂体行为不确定的肿瘤

流行病学和人口统计学

发病高峰：任何年龄都可能发病；在 20 岁前达到顶峰，第二个小高峰发生在 50 ～ 60 岁。

好发性别：

- 男女性通常受到同等影响
- 颅咽管瘤是儿童中最常见的非神经胶质瘤，占所有小儿脑瘤的 3% ～ 5%

体格检查和临床表现

- 典型的发作是隐匿性的，症状在 1 ～ 2 年缓慢进展的病史很常见
- 临床表现通常与蝶鞍肿块效应有关。据报道，大约 75% 的患者有头痛和视觉障碍
- 常见的视觉缺陷是双颞侧偏盲。视神经受累伴有视敏度降低、暗点以及由于视束受累引起的同侧偏盲也可能发生
- 其他症状包括精神改变、恶心、呕吐、嗜睡或垂体衰竭症状。

在成年人中，性功能障碍是最常见的内分泌主诉，男性表现为阳痿，女性表现为原发性或继发性闭经。25% 的患者发现有尿崩症。在儿童中，颅咽管瘤可能合并有侏儒症

- 超过 70% 的儿童在诊断时表现出生长激素缺乏、梗阻性脑积水、短期记忆缺陷和心理运动减慢

病因学

颅咽管瘤被认为是由鳞状上皮细胞巢引起，鳞状上皮细胞巢通常在成人垂体结节周围的蝶鞍上区发现。

Dx 诊断

鉴别诊断

- 垂体腺瘤
- 空蝶鞍综合征
- 任何原因引起的垂体衰竭
- 原发性脑肿瘤（如脑膜瘤、星形细胞瘤）
- 转移性脑肿瘤
- 其他脑肿瘤
- 脑动脉瘤

实验室检查

- 甲状腺功能减退［高促甲状腺激素（TSH）伴低 FT_4、FT_3］
- 皮质醇增多症伴低促肾上腺皮质激素
- 低性激素（睾酮、雌三醇）伴低促卵泡激素和促黄体激素
- 尿崩症（高钠血症、低尿渗透压、高血浆渗透压）
- 催乳素可能正常或轻度升高
- 某些情况下可能需要垂体刺激试验

影像学检查

- 行 MRI（图 77-1）检查或 MRI 禁忌的情况下行头颅 CT 检查。MRI 特征包括多囊和实性增强的鞍上肿块。如果肿块较大，可能存在脑积水。CT 通常显示肿瘤内的钙化
- 进行双颞侧偏盲的视野测试
- 骨片可能会显示：

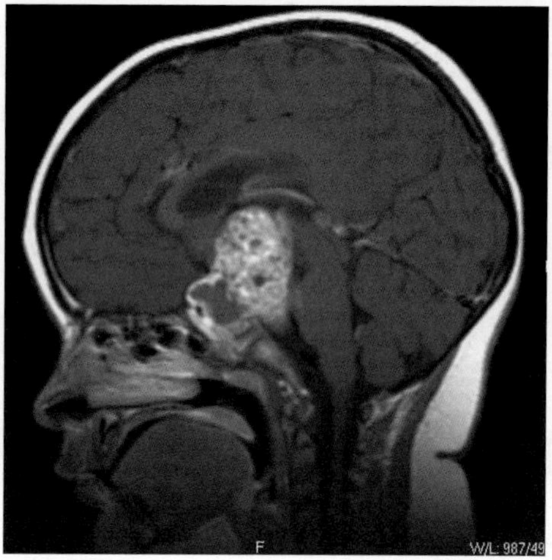

图 77-1　颅咽管瘤。磁共振成像（MRI）——注意，此颅咽管瘤在 MRI 上具有明显的鞍上扩展，具有异质性（实性>囊性）。尽管其位置可能会阻塞室间孔，但没有脑积水。（From Swaiman KF et al：Swaiman's pediatric neurology，principles and practice，ed 6，Philadelphia，2017，Elsevier.）

1. 蝶鞍增大或侵蚀（50%）
2. 鞍上钙化（50%）

Rx 治疗

常规治疗

- 传统上，手术已成为颅咽管瘤的主要治疗方法。但在某些情况下，可以选择放射治疗而不是手术
- 手术切除（治愈性或姑息性）：
  1. 经蝶骨手术治疗小的蝶鞍内肿瘤
  2. 大多数患者行额叶下颅骨切开术
- 总体预后良好，永久治愈的机会为 80% ～ 90%
- 术后放射治疗。
- 病变内 ^{32}P 照射或博来霉素治疗不可切除的肿瘤。放射的长期并发症包括继发性恶性肿瘤、视神经病变和血管损伤

预后

- 总体预后良好，永久治愈的机会为 80% ～ 90%

- 手术死亡率：3% ～ 16%（肿瘤大时会更高）
- 术后复发率：完全切除后＜ 20%，次全切除后约 60% 会复发。大多数复发病例发生在手术后的前 2 年内
- 5 年和 10 年生存率：手术和放疗分别为 88% 和 76%
- 与预后相关的最重要因素是切除范围和术后放疗
- 长期治疗后，很大比例的患者发生激素紊乱、视觉障碍和神经系统问题

第 78 章　脑膜瘤
Meningioma

Lily Pham

欧英炜　译　南勇　审校

基本信息

定义

脑膜瘤是起源于蛛网膜绒毛的蛛网膜细胞，通常生长缓慢的肿瘤；90% 是良性。

ICD-10CM 编码

D32.0　良性脑膜肿瘤

流行病学和人口统计学

发病率：每年 7.92/10 万，但随年龄增长而增加。是最常见的原发性中枢神经系统肿瘤，也是最常见的非恶性原发性中枢神经系统肿瘤。

好发性别和年龄：若在脑中，女：男比例约为 3：1（35 ～ 54 岁）；若在脊髓中，女：男比例高达 6：1；在儿童中为 1：1。

发病高峰：男性 50 ～ 60 岁，女性 60 ～ 70 岁，发病率随年龄而增加，65 岁后急剧增加，儿童罕见。

危险因素：电离辐射导致发病率增加和潜伏期缩短。2 型神经纤维瘤病（NF2）是一种常染色体显性遗传疾病，易发生多发性颅内肿瘤。大约一半的 NF2 患者患有脑膜瘤，且大多数是颅内的。研究表明激素与脑膜瘤的发生具有关联，特别是雌激素的暴露。多项前瞻性队列研究也发现较高的体重指数和脑膜瘤之间的联系，可能与增加的脂肪组织提高了循环中的雌激素水平有关。目前，没有确凿的证据支持手机使用与脑膜瘤后续发展之间的因果关系。

遗传学：脑膜瘤可能是孤立的，或发现与其他遗传疾病如 NF2 和家族性脑膜瘤有关。与脑膜瘤发病率增加相关的其他遗传性疾病包括 BAP1 肿瘤易感综合征、Rubinstein-Taybi 综合征、多发性内分泌瘤 1 型、Gorlin 综合征、Cowden 综合征 1、Werner 综合征和家族性脑膜瘤病。大约一半的脑膜瘤有 *NF2* 和 *DAL-1* 基因的等位基因丢失。染色体 1p、2p、6q、9q、10q、14q、17p 和 18q 的等位基因缺失可能与组织学进展有关。全基因组关联研究（genome-wide association studies，GWAS）发现，在 *MLLT10* 和可能的 *RIC8A* 基因中，两种基因组变异与脑膜瘤风险增加有关。此外，GWAS 分析还表明端粒长度较长与脑膜瘤风险增加之间存在关联。

体格检查和临床表现

- 神经系统症状因位置和大小而异（见表 78-1）；脑膜瘤可起源于任何部位的硬脑膜，但最常见于颅骨内和硬脑膜反折部位（如脑凸面和脑镰）。其他不常见的部位包括蝶骨翼、嗅沟和视神经鞘
- 存在局部症状，如视力丧失、听力丧失或精神状态改变，取决于发病部位和症状发展的时间进程
- 最常见的表现是局灶性或全面性癫痫发作或逐渐恶化的神经功能缺陷。30% ～ 40% 的患者在术前出现癫痫发作
- 典型脑膜瘤生长缓慢且无症状；许多脑膜瘤是无症状的，在神经影像学检查或尸检中偶然发现

病因学

- 脑膜瘤被认为是由遗传改变的多步进展而引起
- 在 2 型神经纤维瘤病和＞ 50% 的散发性脑膜瘤患者中发现 22 号染色体上 *NF2* 基因突变。该基因被认为是一种肿瘤抑制基因，该基因产物 merlin 蛋白也参与细胞骨架的组成

表 78-1　脑膜瘤的位置及其临床表现

位置	临床表现
矢状窦旁	尿失禁、痴呆、渐进性下肢轻瘫、癫痫发作
侧凸区	临床表现各异，取决于受压结构，包括缓慢进展的轻偏瘫、言语异常
嗅沟	嗅觉丧失、视觉障碍、痴呆、Foster-Kennedy 综合征
蝶鞍上	激素衰竭、双颞侧偏盲、视神经萎缩
蝶骨嵴	眼外神经麻痹、外生骨疣、眼球突出、癫痫发作

（From Goetz CG，Pappert EJ：Textbook of clinical neurology，Philadelphia，1999，WB Saunders.）

- *DAL-1* 位于染色体 18p 上，是另一种肿瘤抑制基因，已在约 40% 的散发性脑膜瘤亚群中被发现，这些亚群既没有 *NF2* 基因突变，也没有染色体 22q 等位基因缺失
- 在潜伏期为 10 ～ 20 年的情况下，脑辐射可能导致一些病例发生。由辐射引起的脑膜瘤通常更具侵袭性
- 怀孕期间脑膜瘤的生长速度和（或）进展增快，使用绝经后激素的妇女发病率增加，以及与乳腺癌之间的相关性，提示了与类固醇激素及其受体的关联

Dx 诊断

鉴别诊断

累及硬脑膜或硬膜下腔的其他边界清晰的颅内肿瘤：

- 听神经鞘瘤（典型情况下位于脑桥小脑连接处）
- 室管膜瘤、脂肪瘤和脊髓内转移瘤
- 淋巴瘤 / 腺癌的转移性疾病
- 炎性疾病，如结节病和韦格纳肉芽肿病
- 感染，如结核病

评估

在手术切除并组织学确认后行 CT 或 MRI 影像学检查。

实验室检查

根据世界卫生组织（WHO）分类，有 9 种良性组织学变异型（占所有脑膜瘤的 90%）和 4 种与复发率和转移率增加有关的变异型。80% 的脑膜瘤被划分为良性脑膜瘤或 WHO Ⅰ级。

影像学检查

- 头颅 CT 平扫或 MRI 可检测和确定脑膜瘤的范围（图 78-1）。CT 可显示骨肥厚和（或）瘤内钙化。在大多数情况下，增强 MRI（图 78-2）是显示肿瘤硬脑膜起源的首选成像方式，其特征为“尾征”，表现为沿脑实质外硬脑膜延伸的组织
- 在非增强扫描中，脑膜瘤通常表现为均匀的等密度或轻度高密度；它们也显示均匀强化。钆增强显像可以使未在平扫上显示出来的其他小病变成像

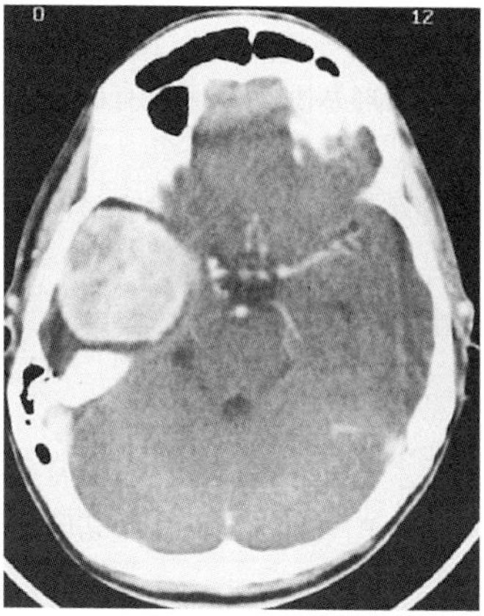

图 78-1　增强 CT 显示大的强化的右侧蝶骨翼脑膜瘤。[From Specht N(ed): Practical guide to diagnostic imaging, St Louis, 1998, Mosby.]

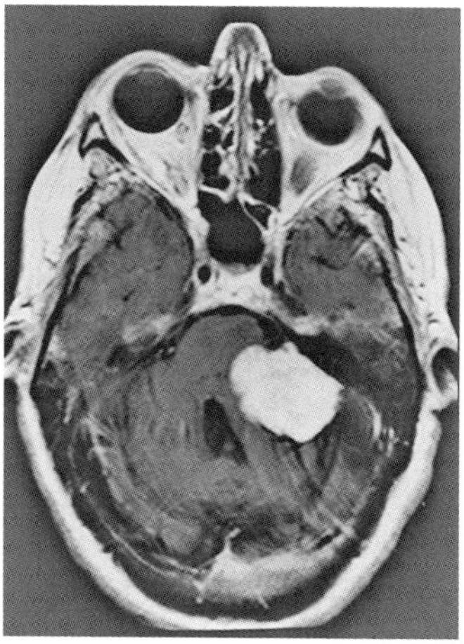

图 78-2　颅后窝脑膜瘤的磁共振成像显示一个轴外均匀增强的肿块，起源于小脑幕，并压迫小脑半球。(From Goetz CG, Pappert EJ: Textbook of clinical neurology, Philadelphia, 1999, WB Saunders.)

- 边缘模糊、明显水肿、肿瘤蕈状突起、脑实质浸润和不均匀强化提示更强的侵袭行为
- 正电子发射断层扫描（PET）可以帮助预测肿瘤的侵袭性和复发的可能性，但它不是常规使用

Rx 治疗

初级治疗取决于体征或症状、患者的年龄、肿瘤的位置和大小。如果偶然发现肿瘤和（或）肿瘤生长缓慢，不太可能引起症状，观察是合适的。

药物治疗

- 虽然已经研究了多种化疗药物，如羟基脲，但还没有确定有效的全身治疗方法
- 抑制激素受体，如黄体酮、雌激素和雄激素，并没有显示出临床获益
- 分子靶向治疗，如血管生成抑制，目前正在进行中

非药物治疗

- 治疗脑膜瘤的主要方法仍然是手术切除。当可行时，通常尝试完全切除。全切除后，复发率为 0 ～ 20%，而次全切除后 5 年内复发率为 20% ～ 50%
- 积极监测肿瘤复发非常重要
- 放射治疗是唯一有效的辅助治疗形式，可能对未完全切除或无法手术的肿瘤患者有益。立体定向放射治疗能在有限的毒性范围内提供局部控制

急性期常规治疗

- 对于引起显著占位效应的病变，类固醇有时用于减少脑水肿
- 如果患者出现癫痫发作，使用抗惊厥药。

慢性期治疗

- 在没有癫痫发作史的患者中，不建议预防性使用抗惊厥药
- 关于传统化疗疗效的数据有限，而且大部分证据并不可靠。评价最广泛的制剂是羟基脲、米非司酮（RU486）和干扰素 α-2b。最近，生长抑素类似物在多中心临床试验中进行了评估，主要是在恶性脑膜瘤中

预后

- 估计手术死亡率为 7%。当较好的病理学结果次要于不利的肿瘤位置（如颅底）时，脑膜瘤中可以观察到显著的发病率和死亡率。10 年相对存活率在脑部脑膜瘤为 80.4%，脊柱脑膜瘤为 93.2%
- 长期预后因病理学、肿瘤分级、位置和切除完整性而异。非恶性肿瘤的 10 年相对生存率为 81.5%，在最年轻的年龄组中存活率最高。恶性脑瘤的 10 年相对存活率为 53.5%，具有相似的年龄影响

- 大多数意外发现的脑膜瘤保持无症状，且生长速度缓慢。钙化肿瘤比非钙化肿瘤进展的可能性小
- 脑膜瘤可能在手术切除后复发或进展至较高等级。复发的危险因素包括染色体多个等位基因缺失、局部大脑侵犯、高有丝分裂率和高间变特征

转诊

- 所有病例均应向神经外科咨询
- 神经科、放射肿瘤科和肿瘤科根据是否存在其他后遗症或复发情况进行会诊

重点和注意事项

专家点评

- 许多脑膜瘤是被偶然发现，多数是良性、无症状的。确定肿瘤后，应在 3 ～ 6 个月内进行首次随访 MRI，以排除快速生长的非典型脑膜瘤
- “硬膜尾征”表现为邻近肿块的硬脑膜增厚，是神经影像学检查的典型表现
- 2 型神经纤维瘤病个体罹患脑膜瘤的风险很高

患者及家庭教育

- 脑膜瘤 Mommas：meningiomamommas.org
- 脑膜瘤支持和患者信息小组
- 国家脑肿瘤学会
- 脑膜瘤在线支持小组：brainstrust.org/meningioma.htm

推荐阅读

Braganza MZ et al: Lonizing radiation and the risk of brain and central nervous system tumors: a systematic review, *Neuro Oncol* 14:1316, 2012.

Ostrom QT et al: “CBTRUS Statistical report: primary brain and other central nervous system tumors diagnosed in the United States in 2011–2015, *Neuro-Oncology* 20(Suppl 4):1-86, iv, 2018, https://doi.org/10.1093/neuonc/noy131.

Ostrom QT et al: “Risk factors for childhood and adult primary brain tumors,” *Neuro-Oncology* 21(11):1357-1375, 2019, https://doi.org/10.1093/neuonc/noz123.

Wiemels J et al: Epidemiology and etiology of meningioma, *J Neurooncol* 99:307, 2010.

第 79 章　莫顿神经瘤
Morton Neuroma

Andrew P. Thome

刘岗　译　南勇　审校

基本信息

定义

莫顿神经瘤（Morton neuroma）是一种导致前足疼痛的压迫性趾间神经病，通常表现为位于跖骨头之间的前足疼痛或烧灼感。

同义词

莫顿跖骨痛
趾间神经瘤
趾间神经炎
跖部神经瘤
跖骨神经痛

ICD-10CM 编码

G57.6　跖神经损伤
G57.8　下肢其他单神经病
G57.9　下肢单神经病，未指明

流行病学和人口统计学

- 莫顿神经瘤影响位于足底四个足间隙中的跖趾总神经之一
  1. 术语"莫顿神经瘤"是指专门位于第二或第三跖骨间的神经瘤，而术语"神经瘤"用于描述任何间隙的神经病变
- 莫顿神经瘤通常是单侧的
- 该病在女性中更常见，通常出现在 30 ～ 60 岁

体格检查和临床表现

- 患有莫顿神经瘤的患者会出现前足疼痛和灼痛，疼痛通常位于受影响足间隙的跖骨头之间
- 疼痛为刺痛（stabbing）、灼痛或麻刺感（tingling），并可能放

射到脚趾

- 穿紧脚的鞋会加剧疼痛，患者常常感觉好像在大理石上行走
- 通常，通过在足间隙的足底面施加一个从跖骨头近端朝向远端的压力，可重现疼痛
- Mulder 征：在跖趾关节水平按压前足，同时在受影响的足间隙行足底按压，会引起明显的“咔嗒”声

病因学

- 虽然莫顿神经瘤的确切病因尚不清楚，但大多数组织学研究显示神经内增生的证据
- 可进一步认为莫顿神经瘤是在相邻的跖骨头之间或被跖横韧带卡压的卡压性跖趾总神经病（图 79-1）
- 跖趾总神经是足底内侧和外侧神经的分支，恰好在跖间深横韧带下方穿行后向远端走行供应足

扫二维码看彩图

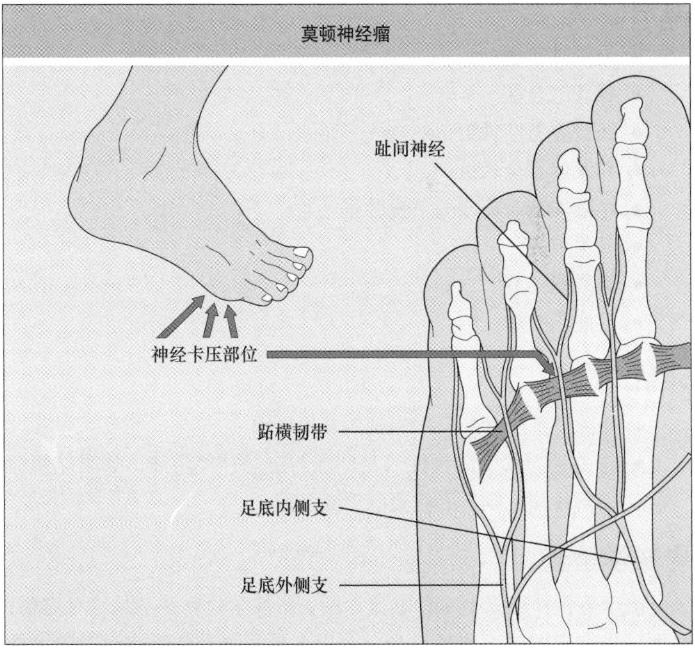

图 79-1 （扫二维码看彩图）在足跖面，趾间神经在跖横韧带下方而不是在跖骨头之间受到卡压（足底视图）。（From Hochberg MC：Rheumatology，ed 7，Philadelphia，2019，Elsevier.）

趾。在第三跖骨间隙内，足底内侧神经的交通支常与足底外侧神经的交通支汇合，供应第三、四趾。这种解剖变异导致较粗的神经，更容易在狭窄的跖骨头之间受到创伤，经常用这一原因来解释莫顿神经瘤为何尤其好发于第三间隙内

- 跖间深横韧带也可能与莫顿神经瘤有关，如果它变粗或有异常的条带，可能会压迫相关的神经
- 软组织肿块（如足底脂肪瘤）也可能导致韧带压迫神经，导致神经瘤的形成
- 切除的莫顿神经瘤的组织学检查显示神经宽度增加、脱髓鞘、神经内纤维化和神经内毛细血管增厚

Dx 诊断

莫顿神经瘤的诊断主要基于临床，实验室检查和影像学检查通常是不必要的。

鉴别诊断

- 周围神经病
- 踝管综合征
- 跖骨应力性骨折
- 弗莱伯不全骨折
- 跖趾关节囊炎或关节囊肿胀
- 骨关节炎
- 类风湿结节
- 足底脂肪瘤

评估

- 排除“鉴别诊断”中提到的其他原因
- 将少量局部麻醉剂注入足间隙行趾总神经阻滞，如果能暂时缓解疼痛，则具有重要的诊断价值

影像学检查

由于莫顿神经瘤是一种临床诊断，影像学检查并不是绝对需要；然而，当临床评估不清楚或当一个以上足间隙受到影响时，它可能是有用的。

- 可以进行负重 X 线检查，以排除其他病变

- MRI 可用于评估复发性神经瘤或不典型症状的患者
- 超声影像（图 79-2）可用于显示较大的神经瘤（通常表现为低回声肿块），一些能引起症状的较小病变可能会被超声影像遗漏

Rx 治疗

非药物治疗

- 更换鞋子是第一线的治疗
- 推荐穿低跟宽底鞋
- 足垫也可以起到缓解作用，因为它会使跖骨头张开，从而减轻神经瘤的压力
- 如果在前面的步骤中得到了足够的缓解，那么也可以考虑矫正治疗
- 物理疗法（包括冷冻疗法、超声波、深层组织按摩和伸展运动）的治疗和评估可能是有益的

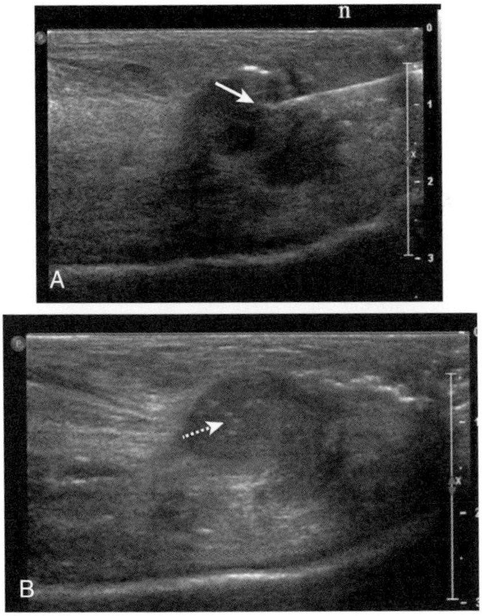

图 79-2　超声引导下在第三跖间隙内莫顿神经瘤注射类固醇和麻醉剂。A. 超声图像显示针尖在莫顿神经瘤内（实心箭头）。**B.** 注射后即刻的超声图像，显示莫顿神经瘤内多个点状回声灶（虚线箭头），表明已成功地将类固醇和麻醉剂注射到病灶内。（From Pope TL et al：Musculoskeletal imaging，ed 2，Philadelphia，2014，WB Saunders.）

急性期常规治疗

- 如果保守措施不成功，其他治疗选择包括使用皮质类固醇或硬化剂的连续注射（图 79-3）。最近一项有 41 名患者参加的一级随机对照试验显示，接受皮质类固醇注射的患者短期疗效良好。尽管如此，48% 的人在试验结束时选择了神经瘤的手术切除
- 非甾体抗炎药也可能起到缓解作用

慢性期治疗

- 最近的小规模研究支持使用新的保守模式，如射频消融、体外冲击波治疗和激光治疗
- 如果保守治疗不能解决症状，那么应该考虑手术干预（神经瘤切除术）
- 手术可能的并发症包括血肿形成、麻木、感染和“残端”神经瘤复发

处理

- 手术后，通常将患者置于部分负重状态。在首次手术后 2 ～ 3 周拆除缝线，一般在 4 ～ 6 周内恢复到以前的活动水平
- 如果神经瘤复发，可能会进行第二次手术

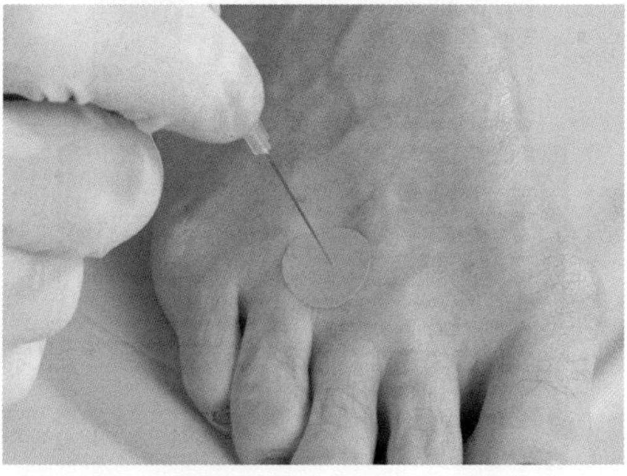

图 79-3　趾间（莫顿）神经瘤的注射治疗。这一区域最容易从背侧注射，通常是在第三和第四脚趾的跖骨头之间。标出压痛区，将针插入 1 英寸（2.54 cm），然后注射类固醇和麻醉剂。（From Firestein GS et al：Kelley's textbook of rheumatology，ed 9，Philadelphia，2013，WB Saunders.）

转诊

如果考虑手术，应转诊给足科医生或足踝矫形专科医生。

重点和注意事项

专家点评

- Dr. Thomas G. Morton 因在 1876 年揭示了这种疾病而受到赞誉
- 莫顿神经瘤可能发生在足部四个间隙中的任何一个，但最常影响的是第三间隙
- 如果保守治疗和连续注射失败，应该考虑手术切除神经瘤

推荐阅读

Di Caprio F et al: Morton's interdigital neuroma of the foot: a literature review, *Foot Ankle Surg* 24(2):92-98, 2018.

Espinoza N et al: Alcohol sclerosing therapy is not an effective treatment for interdigital neuroma, *Foot Ankle Int* 32(6):576, 2011.

Farai A, Hosur A: The outcome of using two different approaches for excision of Morton's neuroma, *Chin Med J* 123(16):2195, 2010.

Lizano-Diez X et al: Corticosteroid injection for the treatment of Morton's neuroma: a prospective, double-blinded, randomized, placebo-controlled trial, *Foot and Ankle Int* 38(9):944, 2017.

Owens R, Gougoulias N: Morton's neuroma: clinical testing and imaging in 76 feet, compared to a control group, *Foot Ankle Surg* 17(3):197, 2010.

Owens R, Guthrie H: Morton's neuroma: accuracy of clinical assessment, *J Bone Joint Surg* 93(3):312, 2011.

Schreiber K et al: What is the best way to treat Morton's neuroma? *J Fam Practice* 60(3):157, 2011.

Seok H, et al.: Extracorporeal shockwave therapy in patients with Morton's neuroma: a randomized, placebo-controlled trial, *J Am Podiatric Med Assoc* 106(2):93-99, 2016.

Thomson CE et al: Methylprednisolone injections for the treatment of Morton neuroma: a patient-blinded randomized trial, *J Bone Joint Surg Am* P5:790, 2013.

Valisena S, et al: Treatment of Morton's neuroma: a systematic review, *Foot Ankle Surg* 24(4):271-281, 2018, https://doi.org/10.1016/j.fas.2017.03.010.

Xu Z et al: The accuracy of ultrasonography and magnetic resonance imaging for the diagnosis of Morton's neuroma: a systematic review, *Clin Radiol* 70(4):351-358, 2015.

第 80 章 神经母细胞瘤

Neuroblastoma

Hussain Mohammad H. Naseri，Donny V. Huynh

安荣成 译 南勇 审校

基本信息

定义

神经母细胞瘤是神经节后交感神经元的肿瘤，通常起源于肾上腺髓质或交感神经链 / 神经节。它们通常在出生时就存在，但直到儿童期表现出相关症状时才被诊断出来。这种疾病几乎都发生于儿童时期。

ICD-10CM 编码

C74.90 未特指的肾上腺恶性肿瘤

流行病学和人口统计学

发病率（美国）： 占儿童期所有实体瘤的 8% ～ 10%（儿童期第三大常见癌症，仅次于白血病和脑瘤）；15 岁以下儿童中，每年每 100 万人中有 10.54 例。

好发性别： 男：女比例为 1：1.3。

高峰年龄： 儿童早期。平均发病年龄为 18 个月；33% 在 1 岁前发病，75% 在 5 岁前发病，97% 在 10 岁前发病。在极少数情况下，可通过胎儿超声发现神经母细胞瘤。

遗传学： 尽管大多数神经母细胞瘤是散发的，但 1% ～ 2% 的病例与家族性神经母细胞瘤相关。在 1p36 或 11q14-23 位点的种系缺失与家族性神经母细胞瘤相关，相同的缺失也发现于散发性神经母细胞瘤的体细胞中。目前发现 *N-MYC* 基因（2p23）有扩增现象，该基因编码碱性螺旋-环-螺旋亮氨酸拉链家族中的核转录因子。在神经母细胞瘤中，*N-MYC* 扩增的患病率约为 22%，与晚期疾病和不良预后有关。在家族性神经母细胞瘤中也观察到 ALK 种系突变（高危组为 14%，中危组为 6%，低危组为 8%）。*ATRX* 突变几乎只出现在高危神经母细胞瘤的大龄儿童中，并且与端粒延长（端粒的替代延长）有关。

体格检查和临床表现

- 神经母细胞瘤最常见的表现是腹部肿块。神经母细胞瘤可发生在沿交感神经系统的任何部位。最常见的原发部位是肾上腺（40%），其次是腹部肿块（25%）、胸部（15%）、颈部（5%）和骨盆（5%）。约 1% 的情况下，无法识别原发部位。转移性神经母细胞瘤见于 70% ～ 80% 的儿童。最常见的转移部位是局部淋巴结、骨髓、骨皮质、眼眶、肝和皮肤
- 脊髓 / 脊柱旁：可能表现为局部腰痛、脊髓压迫征象——截瘫或粪便 / 尿潴留、腹部肿块、疼痛或便秘
- 如果累及星状神经节，可表现为 Horner 合征（上睑下垂、瞳孔缩小、无汗症）
- 胸部：呼吸困难、吞咽困难、感染、慢性咳嗽
- 与转移瘤有关的继发症状：疲劳、慢性疼痛（通常是骨性疼痛）、全血细胞减少、眶周瘀斑、眼球突出、厌食症、体重减轻、原因不明的发热、多个皮下淤青结节、易怒
- 进行性小脑共济失调
- 副肿瘤综合征：斜视性眼阵挛-肌阵挛综合征（opsoclonus-myoclonus syndrome，OMS）被描述为“跳舞的眼睛，跳舞的脚”，表现为肌阵挛性抽搐和各个方位的眼球运动。这可能是在肿瘤诊断之前的初步表现，存在于 1% ～ 3% 的神经母细胞瘤患者中；在所有患有斜视性眼阵挛-肌阵挛综合征的患者中，大约 50% 患有潜在的神经母细胞瘤。因此，患有这种综合征的患者必须接受神经母细胞瘤的评估；若存在，神经母细胞瘤通常具有更有利的生物学特征。肿瘤可能分泌血管活性肠肽，在极少数情况下会引起水样腹泻。腹泻的另一原因是继发于肠淋巴管扩张的蛋白质损失性肠病

Dx 诊断

评估

- 仔细的全身体格检查以寻找肿块
- 尽可能进行活检和肿瘤切除

实验室检查

- 全血细胞计数、凝血功能、红细胞沉降率

- 24 h 尿液儿茶酚胺：高达 90% 的肿瘤分泌高香草酸（HVA）和香草扁桃酸（VMA）
- 非特异性血清标志物，如神经元特异性烯醇化酶、乳酸脱氢酶（细胞更新增加的标志物）和铁蛋白
- 骨髓活检：核型、DNA 指数、*N-MYC* 拷贝数
- 最低诊断标准是基于国际共识小组，并且需要有以下条件之一：①对肿瘤组织所做的明确病理诊断，或②含有明确肿瘤细胞的骨髓穿刺物联合血清或尿液中儿茶酚胺代谢物水平升高
- 已对神经母细胞瘤患儿的遗传学/生物学变量进行了研究，尤其是组织学、肿瘤 DNA 的非整倍性以及肿瘤组织内 *N-MYC* 癌基因的扩增，因为治疗决策可能基于这些因素
  1. 超二倍体 DNA 与良好的预后相关，尤其是在婴儿中
  2. *N-MYC* 扩增与患者年龄无关，与预后不良有关，这可能是由于 1p 染色体缺失和 17q 染色体获得
  3. 研究中的其他生物学因素包括 GABA 能受体概况、神经营养蛋白受体的表达、端粒酶 RNA 水平、血清铁蛋白和乳酸脱氢酶

影像学检查

- 胸部 X 线片、腹部平片、骨骼检查、腹部和肾/膀胱超声
- 胸部和腹部的 CT 扫描或 MRI（图 80-1 至图 80-3），以提供

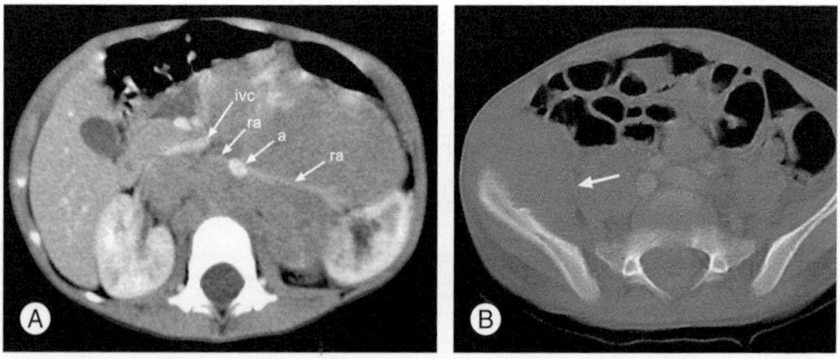

图 80-1　腹部神经母细胞瘤：增强 CT。A. 椎骨前肿瘤在腹膜后腔延伸跨过中线，向前移位并包裹主动脉（a），也包裹肾动脉（ra）。下腔静脉（ivc）被部分包裹，向前外侧移位，并受到肿瘤和淋巴结压迫。肿块延伸至两个肾门处。**B.** 右髂骨的浸润性病变，可见大的软组织成分（箭头）向内突出（占位性肿块）。（From Grant LA：Grainger & Allison's diagnostic radiology essentials，ed 2，Philadelphia，2019，Elsevier.）

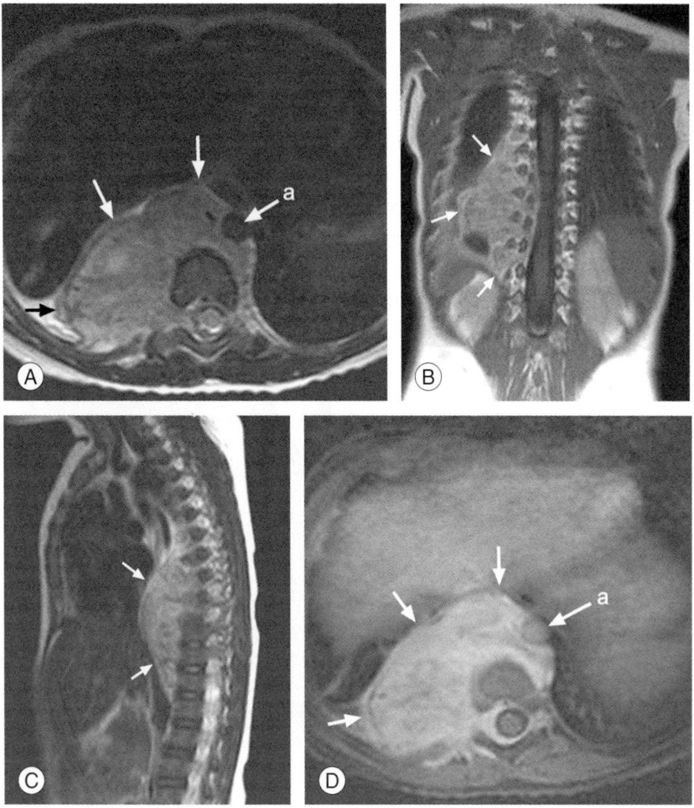

图 80-2　向椎管内延伸的胸神经母细胞瘤：MRI。**A** 和 **B.** 轴位和冠状位 T1WI ＋钆增强。**C.** 矢状位 T1WI ＋钆增强。**D.** 轴位 T2WI。大的后纵隔肿块（箭头），主动脉（a）被包裹并向前外侧移位。大量肿瘤组织通过右神经孔延伸入椎管，使得脊髓向左移位。图示明显延伸入右侧椎旁软组织。（From Grant LA：Grainger & Allison's diagnostic radiology essentials，ed 2，Philadelphia，2019，Elsevier.）

有关局部淋巴结、血管浸润和远处转移的信息

- 用 ^{131}I-MIBG（间碘苄胍）进行身体扫描，其可被神经母细胞吸收，对骨和软组织转移敏感（64% 的患者会发生甲状腺功能障碍）
- 用 Tc-99MDP 进行骨扫描可以显示溶骨性病变和转移瘤

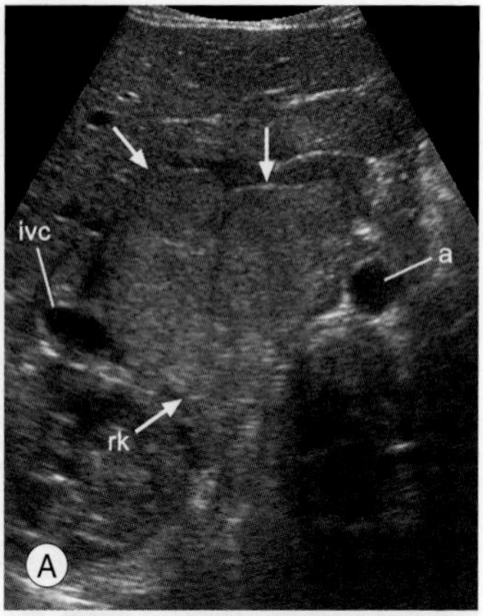

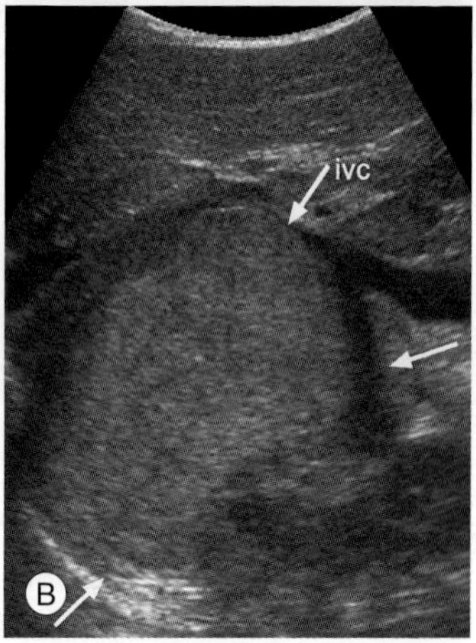

图 80-3 腹部神经母细胞瘤。A. 穿过右腹部的横断面超声显示在右肾（rk）前部有一个实性椎旁肿块（箭头）。主动脉（a）和下腔静脉（ivc）因肿块而移位。**B.** 通过右侧面的纵向图像显示肿块（下部箭头）和拉伸的下腔静脉（ivc）。（From Grant LA：Grainger & Allison's diagnostic radiology essentials，ed 2，Philadelphia，2019，Elsevier.）

分期［根据国际神经母细胞瘤分期系统（INSS）进行分期］	
Ⅰ	局部肿瘤，完全切除，伴或不伴镜下残留病变
$Ⅱ_A$	局部肿瘤，不完全切除；同侧淋巴结阴性
$Ⅱ_B$	局部肿瘤，伴或不伴不完全切除；同侧淋巴结阳性
Ⅲ	不可切除的单侧肿瘤穿过中线浸润，伴或不伴淋巴结受累
Ⅳ	转移至远处淋巴结、骨、骨髓、肝、皮肤和（或）其他器官，除外$Ⅳ_S$期定义的情况
$Ⅳ_S$	局限性原发性肿瘤，其扩散仅限于皮肤、肝或骨髓；限于 18 个月以下的婴儿

鉴别诊断

- 其他小的、圆形的蓝细胞儿童期肿瘤，如淋巴瘤、横纹肌肉瘤、软组织肉瘤和原始神经外胚层肿瘤（PNET）
- Wilms 瘤（肾母细胞瘤）。表 80-1 描述了区分 Wilms 瘤与神经母细胞瘤的特征。斜视眼阵挛-肌阵挛综合征可能伴发于其他肿瘤（如肝母细胞瘤）、感染（如柯萨奇病毒、莱姆病、立克次体、HIV）、摄入（苯妥英钠、阿米替林、地西泮、锂）、毒物暴露和代谢紊乱（生物素反应性多发性羧化酶缺乏症）

表 80-1　区分 Wilms 瘤与神经母细胞瘤的特征

特征	Wilms 瘤	神经母细胞瘤
年龄	2～3 岁	＜2 岁
起源	肾	腹膜后神经嵴
肾占位效应	内在占位效应	外部压迫
侧别	10% 双侧	几乎总是
钙化程度	＜15%	85%～95%
血管受累	5%～10% 肾静脉受侵犯	经常包绕

（From Weissleder R et al：Primer of diagnostic imaging，ed 5，St Louis，2011，Mosby.）

Rx 治疗

- 总体而言，治疗取决于几个因素，包括诊断时的年龄、疾病分期、原发肿瘤和转移瘤部位、肿瘤组织学以及肿瘤的定量 DNA 含量
- 手术：尤其适用于低危肿瘤
- 对于不可切除的肿瘤或对化疗无反应的肿瘤，可尝试放射治疗
- 多种药物化疗是治疗的主要手段（如顺铂、依托泊苷、多柔比星、环磷酰胺）
- 对于Ⅳ期疾病或因存在扩散性病变或不利标志物（如 *N-MYC* 扩增）而处于最高风险的患者，积极化疗后进行自体骨髓移植
- 新型疗法包括使用单克隆抗体和疫苗的免疫疗法，这些疫苗尝试激发对疾病的免疫反应，以及使用诱导凋亡或具有抗血管生成作用的肿瘤靶向药物。ch14.18［一种针对肿瘤相关双

唾液酸神经节苷脂（GD2）的单克隆抗体］免疫疗法具有抗神经母细胞瘤活性。最近的试验表明，与高危神经母细胞瘤患者的标准疗法相比，ch14.18、GM-CSF 和白细胞介素 2 免疫疗法可显著改善预后。患有斜视性眼阵挛–肌阵挛综合征的儿童可能会受益于免疫治疗（如泼尼松、地塞米松冲击治疗、静脉注射免疫球蛋白、血浆置换、环磷酰胺或麦考酚酯）

预后

- 总生存率＞ 40%。1 岁以下的儿童治愈率高达 90%
- 大约 70% 的神经母细胞瘤患者在诊断时已有转移灶
- 预后与诊断时的年龄、临床分期以及局部淋巴结受累有关。局限性疾病的儿童和诊断时＜ 1 岁且具有良好临床特征的婴儿预后较好，而预后较差可见于Ⅳ期疾病的较大儿童（存活率 20%，而Ⅰ期存活率＞ 95%）、诊断时年龄大于 1 岁、*N-MYC* 拷贝数增加、肾上腺肿瘤和慢性 1p 缺失
- 接受神经母细胞瘤治疗的儿童可能有再次发生恶性肿瘤的风险，包括肾细胞癌、骨髓增生异常综合征和白血病，特别是在高危神经母细胞瘤化疗后。其他长期影响包括甲状腺功能不全（^{131}I-MIBG）、心脏毒性（多柔比星）和听力损失（顺铂）

转诊

转至对儿童和青少年肿瘤具有丰富经验的多学科肿瘤学团队进行治疗。

重点和注意事项

- 神经母细胞瘤主要是儿童早期的肿瘤，起源于存在交感神经系统组织的部位
- 由于肿瘤性肿块或转移性骨痛而表现出临床症状
- 儿童可表现出典型的副肿瘤性神经系统症状，包括小脑共济失调和斜视性眼阵挛–肌阵挛综合征
- 最近的试验表明，与早期试验中使用的方案相比，对中度危险的神经母细胞瘤患者采用基于生物学的治疗方法，包括化疗的持续时间大大减少及化疗药物的剂量减少，生存率显著升高。这些数据为采用更精细的危险分层进一步减少化疗提供了支持

- 尽管最近取得了进展，但高危神经母细胞瘤患者中有 50% ~ 60% 会复发，并且目前尚无可治愈的挽救性疗法

推荐阅读

Baker DL et al: Outcome after reduced chemotherapy for intermediate-risk neuroblastoma, *N Engl J Med* 363:1313-1323, 2010.

Cheung NK et al: Association of age at diagnosis and genetic mutations in patients with neuroblastoma, *J Am Med Assoc* 307(10):1062-1071, 2012.

Louis CU et al: Antitumor activity and long-term fate of chimeric antigen receptor-positive T cells in patients with neuroblastoma, *Blood* 118(23):6050-6056, 2011.

Maris JM: Recent advances in neuroblastoma, *N Engl J Med* 362:2202-2211, 2010.

Pinto NR et al: Advances in risk classification and treatment strategies for neuroblastoma, *J Clin Oncol* 33(27):3008-3017, 2015.

Yu AL et al: Anti-GD2 antibody with GM-CSF, interleukin-2 and isotretinoin for neuroblastoma, *N Engl J Med* 363:1324-1334, 2010.

第十三篇

头　痛

第三十章

第 81 章 偏头痛
Migraine Headache

Corey Goldsmith，Joseph S. Kass

刘晓英 译 刘晓英 审校

基本信息

定义

偏头痛是一种反复发作的严重头痛，要么发作前有局灶性神经系统症状（先兆性偏头痛），要么独立发生而没有发作前的局灶性神经系统症状（无先兆偏头痛），要么具有非典型表现（偏头痛变异型）。偏头痛先兆（框 81-1）的特点是视觉或感觉症状持续超过 5 ～ 60 min。如果先兆包括单侧运动无力，偏头痛被称为偏瘫型。伴有或不伴有先兆的偏头痛，头痛通常为中度至重度，单侧、搏动性，运动时加重，伴有恶心、呕吐、畏光、畏声。偏头痛每月发生≥ 15 天且持续时间≥ 3 个月则称为慢性偏头痛；否则，称为偶发性偏头痛。

框 81-1 偏头痛的先兆

感觉现象
- 特定感觉
  - 视觉、嗅觉、听觉、味觉
- 感觉异常，尤其是嘴唇和手

运动障碍
- 轻偏瘫、偏瘫

神经精神改变

失语

知觉障碍，尤指尺寸、形状和时间

情感和行为
- 焦虑、抑郁、易怒，及多动（少见）

（From Kaufman DM et al：Kaufman's clinical neurology for psychiatrists，ed 8，Philadelphia，2017，Elsevier.）

ICD-10CM 编码

G43.909 偏头痛，未指明，非顽固性，无偏头痛持续状态

G43.1 先兆性偏头痛（经典偏头痛）

G43.0　无先兆偏头痛（普通偏头痛）
G43.2　偏头痛持续状态
G43.3　复杂性偏头痛

流行病学和人口统计学

发病率：从婴儿期开始增加，在 20 ～ 30 岁达到高峰，然后下降

患病率（在美国）：偏头痛非常常见，在美国每 6 个人中就有 1 人患偏头痛。偏头痛是急诊室就诊的第四或第五位常见原因，也是全世界残疾人士花费时间的第七大原因。

好发年龄：18 ～ 49 岁为患病高峰。

好发性别：女∶男比例为 3∶1。

遗传学：家族性倾向，超过 50% 的偏头痛患者有家族成员受累。

- 一些少见的偏头痛变异型为常染色体显性遗传［家族性偏瘫性偏头痛、伴皮质下梗死和白质脑病的常染色体显性遗传性脑动脉病（CADASIL）］；家族性偏瘫性偏头痛与钙通道病、钠通道病和 Na^{+}/K^{+}-ATP 酶功能障碍有关

体格检查和临床表现

- 两次发作之间正常
- 无先兆偏头痛正常
- 对于先兆性偏头痛或偏头痛变异型，可能有局部运动或感觉异常
- 常见的光环类型包括闪烁的暗点、明亮的锯齿形（防御工事）和其他视觉扭曲，如视物显大或视物显小（物体放大或缩小）。同侧视觉障碍、感觉障碍如偏身感觉异常、言语障碍或偏瘫（家族性或散发性偏瘫性偏头痛）也可以独立发生或与视觉症状相关

病因学

偏头痛的病理生理学尚不清楚，虽然原发性神经元事件导致三叉神经血管反射而引起神经源性炎症。降钙素基因相关肽（CGRP）由三叉神经节释放，与脑膜血管周围的受体结合导致炎症。5- 羟色胺、P 物质和一氧化氮也有参与，但确切的作用机制不清楚。皮质扩散抑制也可能是导致先兆的原因

Dx 诊断

无先兆偏头痛：

- 满足标准的 5 次发作
- 头痛发作持续 4 ～ 72 h
- 头痛至少满足以下特征中的两种：
  1. 定位于单侧
  2. 搏动性
  3. 中度或重度疼痛
  4. 加重或导致回避日常体育活动
- 头痛期间至少有以下一种情况：
  1. 恶心和（或）呕吐
  2. 畏光、畏声

有典型先兆的偏头痛：

- 至少两次发作
- 先兆至少包括以下一项，但没有运动无力：
  1. 完全可逆的视觉症状，包括阳性和（或）阴性特征
  2. 完全可逆的感觉症状，包括阳性和（或）阴性特征
  3. 完全可逆的言语障碍
- 至少有以下特征中的两项：
  1. 同侧视觉症状和（或）单侧感觉症状
  2. 至少有一种先兆症状在＞ 5 min 时间逐渐发展和（或）不同的先兆症状依次出现＞ 5 min
  3. 每个症状持续 5 ～ 60 min
- 出现先兆期间或 60 min 内发生偏头痛

鉴别诊断

- 偏头痛的诊断只有在反复发作 5 次之后方可诊断
- 应始终调查首次或最严重的头痛，鉴别包括所有次要原因的头痛
- 头痛的危险信号（red flag）可以被记忆为 SSNOOP5：
  1. S：发热、体重减轻的全身性症状
  2. S：任何导致免疫抑制的次要危险因素，癌症
  3. N：神经功能缺损，意识改变
  4. O：发作是突然的，瞬间雷霹样

5. O：年龄较大，年龄＞50 岁的新发头痛应考虑巨细胞动脉炎
6. P：模式，即头痛模式的改变
7. P：怀孕
8. P：体位或姿势性
9. P：视盘水肿
10. P：因 Valsalva 动作或用力触发

- 表 81-1 比较了紧张型头痛和偏头痛
- 对偏头痛有用的记忆符号 POUND：搏动（Pulsatile）、持续一天（One day in duration）、单侧（Unilateral）、恶心或呕吐（Nausea/vomiting）、丧失能力（Disabling）

表 81-1　紧张型头痛与偏头痛的比较

	紧张型头痛	偏头痛
部位	双侧	偏侧 *
性质	隐痛	搏动性疼痛 *
严重程度	轻至中度	中度至重度
伴随症状	无	恶心、听觉过敏、畏光
行为	持续工作	居家休养
酒精影响	减轻头痛	加重头痛

* 在大约一半的患者，至少在发病时。
（From Kaufman DM et al：Kaufman's clinical neurology for psychiatrists，ed 8，Philadelphia，2017，Elsevier.）

评估

- 一般来说，对于符合偏头痛发病年龄、有家族史和体格检查正常的反复、典型的发作，不需要额外的检查
- 如果检查中出现异常表现、有危险信号的头痛和（或）意外发现，则需要调查其他原因

实验室检查

对于有突发头痛病史和偏头痛诊断不明确的患者进行腰椎穿刺。

影像学检查

- 对于有任何继发性头痛危险信号的患者，如 SSNOOP5 记忆法所述（见上文“鉴别诊断”），需完善影像学检查

- 尽管头颅 CT 平扫可用于在紧急情况下评估蛛网膜下腔出血或急性颅内出血的其他原因，但头颅 MRI（增强或不增强）是几乎所有头痛类型的首选影像学检查

Rx 治疗

考虑使用头痛日志 / 日记来确定头痛的诱因，记录治疗效果，并跟踪头痛病史。

非药物治疗

- 避免任何可识别的刺激因素：咖啡因、烟草和酒精可能会引发头痛发作，饮食或其他环境因素也可能引发（不常见）
- 避免情绪压力，减少日常生活的变化，保持规律的睡眠、饮食和锻炼
- 放松训练、行为疗法和生物反馈。研究表明，在患有慢性偏头痛的年轻人中，与头痛教育加阿米替林相比，认知行为疗法（cognitive-behavioral therapy，CBT）加阿米替林可显著减少头痛和偏头痛相关残疾的天数
- 对无先兆偏头痛患者的试验表明，针灸可能与长期偏头痛复发减少有关[①]

急性期止痛治疗

- 偏头痛引起的胃潴留导致吸收不良，因此许多口服药物无效。严重恶心或呕吐的患者应选择非口服给药途径
- 非甾体抗炎药，如酮咯酸、布洛芬和萘普生，或联合镇痛药，可用于轻度偏头痛的一线治疗
- 应该避免含有巴比妥酸的化合物，因为它们有潜在成瘾性，并且会导致药物过度使用性头痛
- 阿片类药物对偏头痛患者无效，不应使用

急性期顿挫治疗

- 曲普坦类药物（皮下注射、口服、鼻内）是用于顿挫治疗（abortive therapy）的经典药物。meta 分析显示 10 mg 利扎曲

① Zhao L et al：The long-term effect of acupuncture for migraine prophylaxis：a randomized clinical trial，JAMA Intern Med 177（4）：508-515，2017.

普坦、40 mg 依来曲普坦和 12.5 mg 阿莫曲普坦最有效。也可以服用舒马曲普坦，尤其是与萘普生合用。早期用药可提高疗效。心脏病和偏瘫性偏头痛是曲普坦类药物的相对禁忌证

- 除了曲普坦类药物，还可以使用静脉止吐药（丙氯拉嗪、甲氧氯普胺、氯丙嗪）。急性肌张力障碍性反应、QT 延长和静坐不能是该类药物罕见的不良反应。通常不用作单药治疗
- 麦角胺、麦角胺联合用药（口服 / 灌肠）和双氢麦角胺（DHE 45）（皮下注射、静脉滴注、肌内注射、鼻内给药）对偏头痛有很好的疗效。DHE 通常与止吐药（表 81-2）联合使用，但不能在曲普坦给药 24 h 内给予
- 静脉注射地塞米松可用于预防复发，但由于有中毒风险，不应频繁使用
- 枕大、枕小神经阻滞也可用于缓解急性疼痛。这些注射可与耳颞、眶上和滑车上神经阻滞相结合，以实现对感觉疼痛区域的麻醉
- 最近的一项 3 期试验显示了瑞美吉泮（Rimegepant；一种口服基因相关肽受体）在急性治疗中的疗效[①]

预防性治疗

- 当头痛导致 1 个月内超过 5 天丧失能力，对症治疗存在禁忌或无效，应采取预防性治疗。在认定药物预防失败前，所有预防性治疗应维持至少 3 个月
- 已确定的预防性治疗方案包括 β 受体阻滞剂（普萘洛尔、噻吗洛尔、阿替洛尔、美托洛尔）、三环类抗抑郁药（阿米替林、去甲替林）以及抗癫痫药物托吡酯和丙戊酸钠
- CGRP 单克隆抗体：一类以 CGRP 分子或其受体为靶点的新型可注射药物。目前有三种 FDA 批准的药物，分别是 Erenumab（Aimovig）、Fremanezumab（Ajovy）和 Galcanezumab（Emgality），还有更多的药物正在研究中。这些药物可以作为治疗癫痫和慢性偏头痛的一线药物
- 不太成熟的选择包括钙通道阻滞剂、选择性去甲肾上腺素 -5-羟色胺再摄取抑制剂、美金刚和其他抗癫痫药物

---

① Lipton RB et al：Rimegepant，an Oral Calcitonin Gene-Related Peptide Receptor Antagonist，for Migraine，N Engl J Med 381：142-149，2019.

表 81-2 偏头痛的顿挫和止痛治疗 *

药物	给药方式	剂量
曲普坦类（5- 羟色胺激动剂）		
舒马曲普坦	皮下	6 mg，2 h 后重复给药（最大剂量每天 2 剂）
舒马曲普坦	口服	25 mg、50 mg、100 mg，每 2 h 重复给药（最大剂量每天 200 mg）
舒马曲普坦	滴鼻	5 mg、20 mg，每 2 h 重复给药（最大剂量每天 40 mg）
佐米曲普坦	口服	1.25 mg、2.5 mg、5 mg，每 2 h 重复给药（最大剂量每天 10 mg）
佐米曲普坦	滴鼻	5 mg，每 2 h 重复给药（最大剂量每天 10 mg）
佐米曲普坦	口腔崩解片	2.5 mg、5 mg，每 2 h 重复给药（最大剂量每天 10 mg）
那拉曲普坦	口服	1 mg、2.5 mg，每 4 h 重复给药（最大剂量每天 5 mg）
利扎曲普坦	口服	5 mg、10 mg，每 2 h 重复给药（最大剂量每天 30 mg）
阿莫曲普坦	口服	6.25 mg、12.5 mg，可以每 2 h 重复给药（最大剂量每天 25 mg）
依来曲普坦	口服	20 mg、40 mg，可以每 2 h 重复给药（最大剂量每天 80 mg）
夫罗曲普坦	口服	2.5 mg，可以每 2 h 重复给药（最大剂量每天 7.5 mg）；也可用于小型预防
麦角胺制剂		
麦角胺和咖啡因	口服	2 片，每 30 min 重复给 1 片（最大剂量每天 6 片）
麦角胺和咖啡因	直肠	1 粒栓剂，1 h 后重复给药（最大剂量每天 2 剂）
麦角胺	舌下	1 片，1 h 后重复给药（最大剂量每天 2 片）
双氢麦角胺	肌内注射	0.5 ～ 1.0 mg，每隔 1 h 给药，重复 2 次（最大剂量发作时 3 mg）
	皮下 静脉 滴鼻	

续表

药物	给药方式	剂量
异美汀＋氯醛比林＋对乙酰氨基酚	口服	1～2粒胶囊，每4 h重复给药（最大剂量每天8粒）
非甾体抗炎药		
对乙酰氨基酚＋（不应单独使用）	口服	2片，每6 h重复给药（最大剂量每天8片阿司匹林＋咖啡因）
萘普生	口服	550～750 mg，1 h后重复给药（最大剂量每周3次）
甲氯芬那酸	口服	100～200 mg，1 h后重复给药（最大剂量每周3次）
氟比洛芬	口服	50～100 mg，1 h后重复给药（最大剂量每周3次）
布洛芬	口服	200～300 mg，1 h后重复给药（最大剂量每周3次）
止吐药		
异丙嗪	口服	50～125 mg
	肌内注射	对于偏头痛没有明显益处，可以使用
丙氯拉嗪	口服	1～25 mg
	直肠	2.5～25 mg（栓剂）
	肌内/静脉注射	5～10 mg，有力证据表明具有强效
氯丙嗪	口服	10～25 mg
	直肠	50～100 mg（栓剂）
	静脉注射	最高35 mg，监测下使用，一些证据表明有良好的疗效
曲美苄胺	口服	250 mg
	直肠	200 mg
甲氧氯普胺	口服	5～10 mg
	肌内注射	10 mg
	静脉注射	5～10 mg
茶苯海明	口服	50 mg

* 对于不良反应和禁忌证，在处方这些药物之前，请咨询制造商的药品说明书。
（Modified from Wiederholt WC：Neurology for non-neurologists，ed 4，Philadelphia，2000，WB Saunders.）

- 眶上经皮电刺激已被 FDA 批准用于预防偏头痛发作，在欧洲和北美广泛使用
- FDA 已批准注射肉毒杆菌毒素 A（Botox）仅用来预防成人慢性偏头痛患者的头痛（头痛≥ 15 天 / 月，持续≥ 3 个月）
- 使用神经减压手术治疗偏头痛仍有很大争议，且效果并不理想。这只能与头痛专病医生合作进行

预后

随着年龄的增长，许多患者偏头痛的频率会持续降低。

转诊

如果不确定诊断或治疗无效，请至神经科头痛专科医生处就诊。

重点和注意事项

- 偏头痛的性质改变或头痛不同于患者的典型表现，需要重新评估
- 长期频繁使用止痛药会导致药物过度使用性或反弹性头痛。早期预防性用药是关键
- 避免使用麻醉剂、巴比妥类和苯二氮䓬类药物，因为它们会形成习惯。麻醉剂和巴比妥类药物也会导致药物过度使用性头痛
- 先兆性偏头痛与卒中和血栓栓塞风险相关，是女性使用联合口服避孕药的相对禁忌证

推荐阅读

Charles A: Migraine, *N Engl J Med* 377:553-561, 2017.

Gilmore B, Magdalena M: Treatment of acute migraine headache, *Am Fam Physician* 83(3):271-280, 2011.

Jackson JL et al: Botulinum toxin A for prophylactic treatment of migraine and tension headaches in adults, *J Am Med Assoc* 307(16):1736-1745, 2012.

MacGregor EA: In the clinic, migraine, *Ann Int Med* 159(9):ITC5-1, 2013.

第 82 章　丛集性头痛
Cluster Headache

Michael Pohlen，Joseph S. Kass，Siddharth Kapoor
王震雨　译　南勇　审校

基本信息

定义

从集性头痛是指累及单侧眼眶、眶上区或颞部的极剧烈疼痛，每次发作持续 15 ～ 180 min，发作频率为隔天 1 次至每天 8 次，发作时间达数周至数月。丛集性头痛发作时，病发同侧伴有由副交感神经兴奋引起的一种或多种症状和体征，如结膜充血、流泪（图 82-1）、鼻充血、流鼻涕、头面部流汗、瞳孔缩小、上睑下垂或眼睑水肿。大多数患者在发作时还有焦躁或激动不安的反应。

同义词

睫状神经痛
红斑性头痛
Bing 红斑性面痛
霍顿头痛

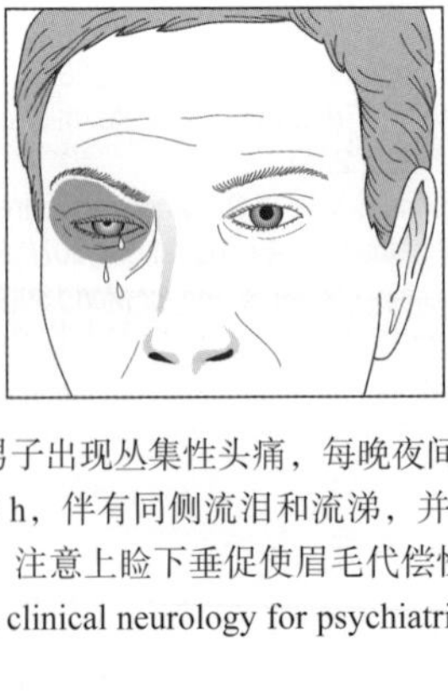

图 82-1　这名 43 岁的男子出现丛集性头痛，每晚夜间右侧眼眶周围单侧剧烈刺痛，持续 45 min 至 3 h，伴有同侧流泪和流涕，并伴有上睑下垂和瞳孔缩小（部分霍纳综合征）。注意上睑下垂促使眉毛代偿性抬高。（From Kaufman DM，et al.：Kaufman’s clinical neurology for psychiatrists，ed 8，Philadelphia，2017，Elsevier.）

ICD-10 编码

G44.001　丛集性头痛综合征，不明原因，难治性
G44.009　丛集性头痛综合征，不明原因，非难治性
G44.011　发作性丛集性头痛，难治性
G44.019　发作性丛集性头痛，非难治性
G44.021　慢性丛集性头痛，难治性
G44.029　慢性丛集性头痛，非难治性

流行病学和人口统计学

发病率：0.05% ～ 1%。

好发性别：男性患病率至少是女性的 5 倍。

好发年龄：发病高峰年龄为 20 ～ 40 岁。

遗传学：尽管对遗传方式尚不清楚，但多达 20% 的患者有家族史。

体格检查和临床表现

- 多在夜间发作，酒精为触发因素
- 发作时表现为结膜充血、流泪、鼻充血、流鼻涕、头面部流汗、霍纳综合征
- 相比于偏头痛患者，本病发作时多伴有焦躁不安或行为活跃
- 在发作期间，与发作相伴随的症状为同侧，但可能下一次发作会切换到另一侧
- 有 5% 的患者会遗留霍纳综合征的部分症状，其余检查则正常

病因学

下丘脑后侧灰质激活引起三叉神经与副交感神经的兴奋，从而启动丛集性头痛的发作。但在病理生理学上仍有争议。

Dx 诊断

根据《头痛疾病国际分类（第 3 版）》，丛集性头痛的诊断需要具备以下所有条件：

- 重度或极重度的单侧眼眶、眶上区和（或）颞部疼痛发作至少 5 次，持续 15 ～ 180 min
- 隔日 1 次至每日 8 次，发作可能呈季节性聚集或在某个时间

聚集

- 头痛发作时伴有不安感或激动，和（或）至少以下（同侧）症状之一：
  1. 结膜充血和（或）流泪
  2. 鼻充血和（或）流鼻涕
  3. 眼睑水肿
  4. 额部和面部出汗
  5. 额部和面部潮红
  6. 瞳孔缩小和（或）上睑下垂
  7. 耳部胀满感
  8. 不安感或行为活跃

诊断发作性丛集性头痛需要以上标准以及持续性发作，也称为丛集期。该时期持续 1 周至 1 年，并且间隔至少 1 个月的缓解期。

诊断慢性丛集性头痛需要符合丛集性头痛的标准，加上至少 1 年的发作期，且缓解期少于 1 个月。

鉴别诊断

- 偏头痛
- 三叉神经痛
- 原发性针刺样头痛
- 颞动脉炎
- 疱疹后神经痛
- 静脉窦血栓形成
- 颈动脉海绵窦瘘或其他海绵窦病变
- 其他三叉自主神经性头痛
- 头痛的鉴别诊断

评估

诊断依据临床表现。

影像学检查

- 无阳性发现，除非有病史或检查提示局灶性神经功能缺损或头痛性质改变或是新发
- 初次诊断时，可能需要对脑部进行 MRI 检查并结合血管成像，以排除继发性头痛

Rx 治疗

非药物疗法

发作期间避免饮酒、组胺、硝酸甘油和烟草。

中止发作治疗

- 以 12 L/min 或更高的流速面罩吸入 100% 的氧气 15 min，可中止 60% ～ 80% 的患者发作
- Galcanezumab-gnlm 是首个经 FDA 批准的治疗成人发作性丛集性头痛的药物。这种药物的注射剂型最先被批准用于偏头痛，是针对降钙素基因相关肽（CGRP）的人源化单克隆抗体，可阻止其与 CGRP 受体的结合。与安慰剂相比，它减少了丛集性头痛每周的平均发作次数
- 在大约 75% 的患者中，皮下或鼻用曲坦类药物（如舒马普坦、佐米曲普坦）将在 20 min 内使患者摆脱疼痛。只有注射和鼻用制剂才能达到足够快的起效速度
- 如果在可预见的发作之前给予复方咖麦胺（Cafergot）、奥曲肽、鼻内利多卡因或二氢麦角胺，可能会中止发作或预防发作。尽管吲哚美辛和其他 NSAID 在长时间发作中可能有效，但通常在口服镇痛药生效之前，症状就消失了

预防性治疗

对于发作性丛集性头痛的患者，应在丛集期开始时进行预防性治疗，并逐渐减量。患有慢性丛集性头痛的患者应开始增加预防性治疗的剂量，直到获得良好的控制为止。预防性治疗应从维拉帕米开始。替代治疗药物的选项也在下面列出。

- 维拉帕米：起始剂量为 240 mg/d，耐受时可增加至 960 mg/d。每天给药 3 次可能比延长释放更有效。一度房室传导阻滞的风险可能随着剂量的增加而增加，因此应检查 ECG
- 托吡酯：最高剂量 50 mg，2 次 / 日；可用作维拉帕米的附加药物
- 锂：200 mg，3 次 / 日，频繁进行监测和调整，以保持血清水平在 0.4 ～ 1 mEq/L。与维拉帕米同等有效，但副作用更多
- 酒石酸麦角胺：丛集期使用，每天 3 ～ 4 mg

- 褪黑激素：每晚 10 mg。证据薄弱，来自零星的病例报告
- 泼尼松：每天 60 mg 口服 1 周，然后逐渐减量；减量期间头痛可能会再次出现
- 使用局部麻醉药（包括利多卡因和布比卡因）以及类固醇（如甲泼尼松龙、地塞米松或曲安西龙），可以使枕大和枕小神经阻滞，以缩短发作期。美国头痛协会的共识指南最近已经发布
- 新兴的证据表明，蝶腭神经节阻滞有益于该病，可用于治疗和预防丛集性发作

预后

随着年龄的增长，缓解期会增加。

转诊

难治性丛集性头痛可能需要至头痛专科就诊。

重点和注意事项

专家点评

- 丛集性头痛分为发作性（发作长达 1 年，无头痛期超过 1 个月）和慢性（＞ 1 年，无缓解）。发作性丛集性头痛的发生率是慢性丛集性头痛的 6 倍
- 家庭吸氧疗法对于丛集性头痛患者是有效的

推荐阅读

Goadsby PJ et al: Trial of galcanezumab in prevention of episodic cluster headache, *N Engl J Med* 381:132-41, 2019.
Nesbitt AD, Goadsby PJ: Cluster headache, *BMJ* 344:e2407, 2012.
Weaver Agostoni J: Cluster headache, *Am Fam Physician* 88(2):122-128, 2013.

第83章　紧张型头痛
Tension-Type Headache

Jonathan H. Smith

刘岗　译　张骅　审校

基本信息

定义

紧张型头痛（tension-type headache，TTH）是一种非常普遍的不伴有恶心或呕吐的原发性头痛疾病。虽然以前被认为是由心理因素和肌肉收缩引起，但现在认为其发病涉及神经生物学机制。

ICD-10CM 编码

G44.201　紧张型头痛，非特异性，顽固性

G44.209　紧张型头痛，非特异性，非顽固性

流行病学和人口统计学

最常见的头痛类型，占所有就诊于初级保健医师的头痛患者的70%，女性比男性发病率高。

体格检查和临床表现

紧张型头痛呈隐匿性进展病程，从很少发作（每月＜1天）到慢性的频繁发作。虽然被认为是一种“无特征”的头痛，但畏光或畏声仍可能存在。同时出现的问题（如焦虑、抑郁和过度使用止痛药）可能会加剧头痛。检查时患者可能会有颅周触痛，其余的检查应该是正常的。

病理生理学

- TTH不再认为由心理问题或异常肌肉收缩所致。与偏头痛相似，TTH可能是有几种不同病理生理机制的异质性疾病
- 在发作性TTH中，外周机制可能占主导地位，而在慢性TTH中，可能涉及中枢机制

Dx 诊断

国际头痛协会有关紧张型头痛的诊断标准如下：

- 至少 10 次头痛发作
- 持续时间可从 30 min 至 7 天
- 至少有以下两项特征：
  1. 双侧头痛
  2. 性质为压迫性或紧箍样（非搏动性）
  3. 轻到中度头痛
  4. 日常活动如行走或爬楼梯不加重头痛
- 符合以下两条：
  1. 无恶心或呕吐
  2. 畏光或畏声，仅其中一种
- 不能用其他诊断来更好地解释

鉴别诊断

- 偏头痛［预期会出现相关症状（如恶心）；参见“偏头痛”章节］
- 颈椎疾病
- 颅内肿块（可能出现局灶性神经系统体征、癫痫发作，或出现将患者从睡眠中唤醒的头痛）
- 特发性颅内高压（更常见于育龄期肥胖妇女）
- 药物过度使用性头痛
- 继发性头痛（如阻塞性睡眠呼吸暂停、颞下颌关节综合征、甲状腺功能减退或亢进、药物不良反应）

评估

- 无须进行常规检查，可以临床确诊
- 所有接受头痛评估的患者都要仔细询问病史以识别任何头痛的危险信号特征（参见“偏头痛”章节中鉴别诊断的 SSNOOP5 记忆法），并做体格检查（寻找是否有视盘水肿）
- 神经影像学检查（最好是 MRI 增强扫描），仅应在通过病史识别出危险信号特征或检查中出现不明原因的神经系统表现时进行
- 对 50 岁及以上患者行红细胞沉降率和 C 反应蛋白检测以筛查是否有巨细胞动脉炎

Rx 治疗

目前的证据支持非药物和药物联合干预产生协同效应。非药物疗法包括行为睡眠调整、针灸、认知行为疗法、放松训练和生物反馈。

急性期治疗

- 单纯的止痛药（如非甾体抗炎药、对乙酰氨基酚）
- 含有咖啡因的复方止痛药可用作二线治疗，尽管这种治疗如果每月使用超过 10 天可能会导致药物过度使用性头痛
- 与偏头痛一样，紧张型头痛应避免使用含麻醉剂和巴比妥酸盐的止痛药

预防性治疗

- 首选三环类抗抑郁药（如每天临睡前阿米替林 10 ～ 50 mg 口服）
- 其他药物：米氮平、文拉法辛和替扎尼定

预后

头痛的预后一般较好。但有些患者对治疗没有反应。

转诊

如果患者在病史询问或体格检查时存在危险信号特征，或者如果患者治疗后没有改善，需要至头痛专科医生处就诊。

! 重点和注意事项

必须避免过度使用咖啡因以及含有麻醉剂和巴比妥酸盐的药物，因为有反跳性头痛的风险。

推荐阅读

Bendtsen L et al: EFNS guideline on the treatment of tension-type headache: report of an EFNS task force, *Eur J Neurol* 17:1318, 2010.

Kaniecki RG: Tension-type headache, *Continuum* 18(4), 2012.

Linde K et al: Acupuncture for tension-type headache, *Cochrane Database Syst Rev* 4:CD007587, 2016.

第十四篇

眩 晕 病

第 84 章　迷路炎
Labyrinthitis

Michael Pohlen，Joseph S. Kass，Sharon S. Hartman Polensek

刘晓英　译　刘晓英　审校

基本信息

定义

迷路炎是一种周围性前庭疾病，其特征是急性眩晕发作，通常伴有恶心和呕吐。它可能伴有听力损失和步态异常，可能是浆液性或脓性。

同义词

急性迷路炎
急性前庭神经病
前庭神经炎
病毒性神经迷路炎

ICD-10CM 编码

H81.23　前庭神经元炎，双侧
H83.09　迷路炎，未指明耳
H83.01　迷路炎，右耳
H83.02　迷路炎，左耳
H83.03　迷路炎，双侧

流行病学和人口统计学

发病率（在美国）：对于任何年龄段，是伴有恶心的长期自发性眩晕的最常见原因。

好发年龄：任何年龄。

体格检查和临床表现

临床表现：

- 眩晕、恶心和呕吐，发作时间超过数小时

- 症状通常在 24 h 内达到高峰，然后在数周内逐渐消退
- 在第 1 天，由于自发性眼球震颤，患者通常难以聚焦视物
- 通常为良性病程，在 1 ～ 3 个月内完全恢复，老年患者可能有持续数月的顽固性头晕

体格检查

- 眼球震颤
- 恶心
- 呕吐
- 眩晕随着头部运动而恶化
- 冷热水测试眼震电图异常
- 受累耳或双耳可能有听力损失
- 耳镜检查正常
- 神经系统检查正常；可能有前庭功能降低的征象，如甩头试验（head thrust test）阳性

病因学

起病 1 ～ 2 周通常是类似病毒感染样表现。迷路炎可以是细菌性或病毒性，可以是鼓膜源性（如感染从中耳、窦部或岩尖部扩散到内耳引起）、脑膜源性或者是脑炎或脑脓肿所致血源性。圆窗膜被认为是炎症介质从中耳到内耳的最可能的途径，随后导致迷路炎。

Dx 诊断

鉴别诊断

- 急性迷路缺血（迷路动脉缺血性卒中）
- 迷路瘘管
- 良性阵发性位置性眩晕
- 梅尼埃病
- 胆脂瘤
- 药物诱发的前庭蜗神经损伤
- 前庭蜗神经（第Ⅷ对脑神经）肿瘤
- 头部外伤
- 椎基底动脉卒中
- 上半规管破裂

评估

- 耳镜检查
- 神经系统检查，密切关注脑神经
- 床边前庭功能试验，特别是甩头试验或头 Heave 检查
- 有听力损失症状，测听力图
- 如果表现不典型，则进行冷热水试验

实验室检查

- 常规实验室检查通常没有帮助
- 如果有明显呕吐史，检查电解质、尿素氮和肌酐

影像学检查

- 影像学检查不是必需的
- 钆增强 MRI 可显示骨迷路增强。如果脑神经检查异常、头痛、怀疑卒中或前庭蜗神经肿瘤，可经内耳道切面行脑部磁共振非增强或增强的薄层扫描
- 如果有外伤史或怀疑有胆脂瘤病史，可以经颞骨切面行头部 CT 薄层扫描

Rx 治疗

非药物治疗

- 给予安慰
- 首先卧床休息，然后鼓励在允许的情况下增加活动量

急性期常规治疗

- 治疗方法是使用止吐药，如异丙嗪或昂丹司琼；前庭抑制药，如抗组胺药美克洛嗪或苯海拉明；抗胆碱能药东莨菪碱；以及苯二氮䓬类药物地西泮或劳拉西泮。这些药物只能在急性期持续使用几天。其中一些药物，尤其是东莨菪碱，在老年人中应谨慎使用。甲泼尼龙每天 100 mg，连续 3 天，3 周以上缓慢减量
- 没有证据表明伐昔洛韦有帮助

慢性期治疗

- 没有特殊的慢性治疗药物
- 前庭康复对有持续症状的患者很有用

处理

通常不需要住院，除非患者不能进食流质食物。

转诊

- 如果症状持续或存在神经系统异常，需至相关领域专家处就诊
- 需考虑前庭康复，尤其是老年人

重点和注意事项

专家点评

迷路炎是一个术语，通常指与听力损失相关的外周前庭病变。前庭神经炎一词通常在听力不受影响时使用。尽管有这种技术上的区别，许多医生经常互换使用这些术语。

相关内容

良性阵发性位置性眩晕（相关重点专题）

前庭神经炎（相关重点专题）

第 85 章　梅尼埃病
Ménière Disease

Katherine Kostroun，Joseph S. Kass，Sharon S. Hartman Polensek

刘晓英　译　刘晓英　审校

基本信息

定义

梅尼埃病是一种以反复眩晕为特征的综合征，伴有波动性听力损失、耳鸣和耳闷。

同义词

内淋巴积液

Lermoyez 综合征

特发性内淋巴积液

ICD-10CM 编码

H81.01　梅尼埃病，右耳

H81.02　梅尼埃病，左耳

H81.03　梅尼埃病，双侧

H81.09　梅尼埃病，未指明耳

流行病学和人口统计学

发病率（美国）：约 190/10 万。

好发性别：女：男比例为 1.3：1。

发病高峰：30 ～ 60 岁。

体格检查和临床表现

- 听力可能会单侧降低
- 严重发作时可能出现苍白、出汗和恶心
- 患者通常会有饱腹感和压力感，伴有听力下降和单耳耳鸣
- 患者通常会出现严重眩晕，几分钟内达到峰值，然后数小时后逐渐消退

- 检查时可能出现自发性眼球震颤
- 典型表现为急性发作后持续数天的不平衡感
- 甩头试验阳性，可能有前庭病变

病因学

- 未知；已提出病毒、自身免疫性和遗传原因
- 内淋巴积液是尸检的组织学特征。内淋巴积液可引起细胞化学变化，破坏内淋巴液的稳态，导致螺旋神经节细胞死亡

Dx 诊断

美国耳鼻喉科学-头颈外科学学会（AAO-HNS）提出梅尼埃病的诊断指南。

鉴别诊断

- 听神经瘤
- 偏头痛性眩晕
- 多发性硬化
- 自身免疫性内耳综合征
- 中耳炎
- 椎基底动脉疾病
- 迷路炎

评估

- 虽然进一步的诊断性检查可能有助于支持诊断，但主要是根据病史进行诊断。梅尼埃病的诊断指南见表 85-1
- 听力图可能显示感音神经性听力损失，主要是低频受影响。听力损失可能在发作后部分或完全恢复。反复发作可导致持续性和渐进性感音神经性耳聋
- 眼震电图可显示外周前庭缺损
- 前庭诱发肌源性电位（vestibular-evoked myogenic potential，VEMP）和耳蜗电图（electrocochleography，ECoG）对梅尼埃病的敏感性和特异性均较低，临床上没有实用价值

实验室检查

没有对梅尼埃病特异性的实验室血清学检测。甲状腺检查、葡

表 85-1　梅尼埃病诊断指南

定义	临床表现
确诊梅尼埃病	组织病理学证实
明确的梅尼埃病	≥ 2 次明确的自发性眩晕发作 20 min 至 12 h 单耳听力测试有低频至中频感音神经性听力损失，在眩晕发作之前、期间或之后至少有一次耳朵受累 受累耳有波动性听觉症状（听力、耳鸣或耳闷感） 其他前庭疾病不能更好地解释
很可能的梅尼埃病	一次明确的眩晕发作 至少有一次听力测试记录的听力损失 耳鸣或耳闷 排除其他原因
可能的梅尼埃病	发作性眩晕，不伴听力损失记录，或波动性或固定性感音神经性听力损失（SNHL），伴平衡不稳但非发作性 排除其他原因

萄糖、血红蛋白 A1C、抗核抗体、尿液分析、血生化检查、梅毒快速血浆反应素试验、莱姆病抗体和过敏试验可用于筛查其他疾病，如甲状腺或自身免疫性疾病、糖尿病、耳肾综合征、梅毒、莱姆病和过敏介导的梅尼埃病。

影像学检查

- MRI 可排除听神经瘤或其他耳蜗后病变，尤其是小脑或中枢神经系统功能障碍时
- 最近的研究显示了鼓室内钆增强 MRI 的作用

Rx 治疗

非药物治疗

在发作期限制活动。

急性期常规治疗

- 丙氯拉嗪每次 5 ～ 10 mg 口服，每 6 h 一次，或每次 25 mg 口服，一天 2 次
- 异丙嗪每次 12.5 ～ 25 mg 口服，每 4 ～ 6 h 一次
- 地西泮 5 ～ 10 mg 口服或者静脉滴注治疗急性发作

- 美克洛嗪每次 25 mg，每 6 h 一次
- 东莨菪碱贴片

慢性期治疗

- 利尿剂，如呋塞米、氢氯噻嗪或乙酰唑胺
- 改变生活方式，包括限盐和避免咖啡因
- 对于顽固性病例，受累耳鼓室内注射庆大霉素；内淋巴囊手术

处理

- 患者通常由耳神经科医生或耳鼻喉科专家随访
- 病程通常发作和缓解交替出现
- 大多数患者可以通过药物治疗。所有的患者中，10% ～ 30% 会因为持续性眩晕导致功能丧失而接受外科手术。

转诊

如果在药物治疗的情况下仍持续发作，耳鼻喉科就诊进行手术治疗。

推荐阅读

Harris JP, Alexander TH: Current-day prevalence of Ménière's syndrome, *Audiol Neurootol* 15(318), 2010.

Le CH et al: Novel techniques for the diagnosis of Ménière's disease, *Curr Opin Otolaryngol Head Neck Surg* 21:492-496, 2013.

Lopez-Escamez JA et al: Diagnostic criteria for Menière's disease, *J Vestib Res* 25(1), 2015.

Semaan MT, Megerian CA et al: Contemporary perspectives on the pathophysiology of Ménière's disease: implications for treatment, *Curr Opin Otolaryngol Head Neck Surg* 18:392-398, 2010.

第 86 章 前庭神经元炎
Vestibular Neuronitis

Rocco J. Richards

李正熙 译 刘晓英 审校

基本信息

定义

前庭神经元炎是一种外周前庭系统突发功能障碍的综合征，通常表现严重，伴有持续的眩晕、恶心和呕吐。

同义词

前庭神经炎
急性神经炎
神经迷路炎
前庭神经病

ICD-10CM 编码

H81.2 前庭神经元炎
H81.23 前庭神经元炎，双侧
H81.20 前庭神经元炎，未指明耳
H81.21 前庭神经元炎，右耳
H81.22 前庭神经元炎，左耳

流行病学和人口统计学

前庭神经元炎是外周前庭性眩晕的第二大常见病因，发病率约为 3.5/10 万。尽管病因尚不明确，其通常被认为源于病毒感染所致的选择性前庭神经炎症反应。支持感染学说的事实包括：它以疾病流行的方式发生，可感染数个家庭成员，春天及夏天早期多见。男：女比率接近 1：1。前庭迷路的上部受到选择性损伤，其受第八对脑神经的前庭上分支的支配。

体格检查及临床表现

数小时内急性起病，数天或数周内缓解，但也可遗留长期后遗症，如残存的平衡障碍和非特异性头晕，可持续数月。其症状包括突发、自发、孤立性眩晕，自发性周围性眼球震颤（水平而非改变方向的眼震）以及平衡障碍。患者报告剧烈的旋转感，难以站立或行走，并向患侧倾倒。自主神经症状包括面色苍白、大汗淋漓、恶心和呕吐。

病因学

病因尚不清楚。但怀疑是病毒及病毒感染后炎症所致。致病因素可能包括带状疱疹病毒、单纯疱疹病毒 I 型再激活及其他病毒，但证据尚不充分。

Dx 诊断

鉴别诊断

- 小脑梗死
- 迷路炎：类似的眩晕症状，外加单侧听力丧失
- 迷路梗死
- 听神经瘤
- 外周淋巴瘘
- 偏头痛相关眩晕
- 梅尼埃病
- 多发性硬化

评估

- 患者在做行走训练或闭目难立征（Romberg 征）时可能会倒向患侧
- *Hallpike* 操作（头位变换眼震检查）：观察眼球震颤，询问患者是否诱发了眩晕症状
- 甩头试验：紧抓患者头部，快速小幅度转头，先往一侧，然后向对侧，过程中患者注视检查者鼻子。阳性结果为向患侧纠正眼位（扫视）的动作缺如或减少。该检查结果阳性支持前庭神经元炎的诊断
- 一般不需要实验室检查和影像学检查，但有助于排除其他病因

实验室检查

- 眼震电图（ENG）：一组眼球活动试验，可提供前庭及眼球运动系统的客观评估，可能有助于定位病变部位
- 听力图：正常

影像学检查

脑影像学：CT 或 MRI 正常。

Rx 治疗

非药物治疗

当患者能耐受时，可给予前庭训练，能加速恢复。

急性期常规治疗

大部分治疗都是经验性的，对症治疗。还需要更多研究。

- 皮质激素：虽然有循证医学证据认为皮质激素治疗的证据不足，但医生通常还是会处方皮质激素。有研究表明，起病 3 天内给予糖皮质激素治疗能改善长期前庭功能恢复，减少住院时间，可能还改善冷热试验结果，促进半规管不全麻痹恢复。也有研究表明差异不显著
- 抗组胺药：如美克洛嗪、茶苯海明、异丙嗪
- 抗胆碱能药：东莨菪碱
- 止吐药：氟哌利多、丙氯拉嗪
- 苯二氮䓬类：如地西泮、劳拉西泮
- 伐昔洛韦：可单用或联用，可能对治疗前庭神经元炎疗效不佳

慢性期治疗

- 前庭康复训练
- 抗 GABA 药
- 抗组胺药

处理

大部分患者可门诊治疗，但如果患者呕吐难以控制时亦需要住院治疗。如果因为严重的呕吐导致脱水，可能需要简单的胃肠外营养治疗。

转诊

- 如果诊断不明确，并且如果患者有良性阵发性位置性眩晕（benign paroxysmal positional vertigo，BPPV）的风险，或者如果症状迁延不愈，则建议到五官科就诊
- 如果怀疑中枢来源的眩晕或偏头痛，则建议到神经科就诊

重点和注意事项

专家点评

- 如果听力受损或出现其他神经系统体征和症状，则诊断不太可能是前庭神经元炎
- 尽管患者可从剧烈的急性症状中恢复，轻微的前庭功能缺陷可长期存在，即使不是永久存在（如残存的平衡障碍和非特异性头晕）
- 前庭适应的头部运动训练可减少平衡障碍

患者及家庭教育

前庭疾病协会：https://vestibular.org/。

相关内容

良性阵发性位置性眩晕（相关重点专题）
梅尼埃病（相关重点专题）
迷路炎（相关重点专题）

推荐阅读

Goudakos JK et al: Corticosteroids in the treatment of vestibular neuritis: a systematic review and meta-analysis, *Otol Neurotol* 31(2):183-189, 2010.
Karlberg ML, Magnusson M: Treatment of acute vestibular neuronitis with glucocorticoids, *Otol Neurotol* 32(7):1140-1143, 2011.
Saber Tehrani AS et al: Diagnosing stroke in acute dizziness and vertigo: pitfalls and pearls, *Stroke* 49:788-795, 2018.

第 87 章　良性阵发性位置性眩晕 Benign Paroxysmal Positional Vertigo

Padmaja Sudhakar，Sachin Kedar

刘晓英　译　刘晓英　审校

基本信息

定义

良性阵发性位置性眩晕（benign paroxysmal positional vertigo，BPPV）是一种迷路病变，是最常见的眩晕原因。其特点是短暂发作性的旋转感，伴有持续不到 1 min 的眼球震颤。这些发作通常是由头部相对于重力的位置变化所引起。

同义词

BPPV

ICD-10CM 编码

H81.1　良性阵发性眩晕

流行病学和人口统计学

常见于老人和女性。

发病率：发病率随年龄增长而增加。约 10% 的老年人群有未确诊的 BPPV，到 80 岁时累积发病率接近 10%。

患病率：终生患病率为 2.4%。报告的患病率为每 10 万人中有 10.7 ～ 64 例。BPPV 是目前最常见的眩晕类型。

好发性别和年龄：女性（2∶1 ～ 3∶1）；发病高峰，50 ～ 60 岁。

遗传学：未知。

危险因素：头部外伤、内耳手术、病毒性迷路炎、梅尼埃病、偏头痛。大多数是特发性的。

体格检查和临床表现

- 70% 的患者出现特定头部位置导致的短暂阵发性眩晕和眼球震颤
- 发作通常由头部位置变化所引起，如上下床、在床上翻滚、

头向前倾斜或向前弯曲
- 发作持续时间短，通常持续 30～40 s，但可能会重复数天或数月
- 通常不存在听力异常
- 坐起后倒转方向可看到眼球震颤，震颤方向取决于受影响的半规管，反复测试时有疲劳感
- 很少持续性眩晕和失衡

后半规管

虽然后半规管、水平半规管或上半规管可作为孤立或不同的组合受到影响，但后半规管的受累最常见（60%～90%），将在下文中讨论。眼球震颤是向上和旋转的，可以由 Dix-Hallpike 操作诱发。

Dix-Hallpike 手法：头部向一侧倾斜 45°，患者从坐姿快速移动到仰卧位，头部以 15°～20° 的角度悬挂在检查床的末端。后半规管保持在矢状面，自由漂浮的耳石碎片向下移动并离开壶腹。可见向上的旋转的眼球震颤，旋转方向指向耳垂。

水平半规管

由于水平半规管所导致的眩晕可能会自发缓解，因此受累情况可能会被低估。当头在仰卧位时，它会产生朝地面跳动的向地性眼球震颤或向天花板跳动的离地性眼球震颤。看向受累侧耳朵时眼球震颤更明显。

右侧水平半规管头侧滚试验（诱导向地性眼球震颤）：患者从坐姿移到仰卧位，然后头部向左旋转 90°。耳石碎片离开水平半规管的壶腹帽，可见向左侧的向地性眼球震颤（朝向地面）。下一步，头部右转 90°，由于耳石碎片向右侧水平半规管的壶腹帽移动，可见到更为明显的右侧向地性眼球震颤。

右侧水平半规管仰卧头侧滚试验（诱发远地性眼球震颤）：将患者从坐姿移到仰卧位，然后将头部向左旋转 90°。由于耳石碎片靠近或附着在右侧水平半规管上，导致右侧水平半规管的壶腹帽偏转，出现一个强烈的、向右侧跳动的远地性眼球震颤（向天花板方向）。随即，头部朝相反方向旋转 90°。右侧水平半规管壶腹帽向相反方向偏转，出现一个微弱的向左跳动的远地性眼球震颤。

前半规管

很少累及，因为它位于迷路的最上方，所以耳石碎片卡顿在前半规管的可能性比较小。可出现一种向下旋转的眼球震颤，旋转方向指向耳垂。在这些病例中，必须排除中枢性病变。

病因学

基本的病理过程被认为是由于耳石碎片在内耳的内淋巴液中移动。碎片可能存在于壶腹帽（嵴帽结石症）或游离漂浮在靠近壶腹帽的半规管内（管结石症）。静态头部位置产生相对于重力的变化时，碎片在半规管内移动，产生虚假的旋转感。

Dx 诊断

Dix-Hallpike 操作诱发典型的眼球震颤是诊断 BPPV 的诊断标准。然而，25% 的有症状患者可能不会出现眼球震颤。这些病例应考虑转诊至神经科相关领域医师或神经耳科医师。图 87-1 示眩晕和头晕的诊断流程。

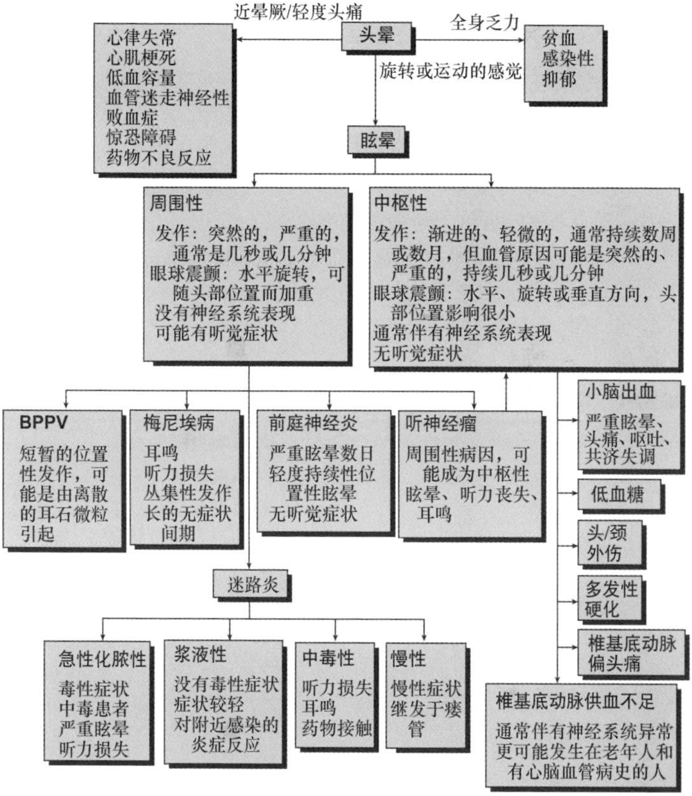

图 87-1　眩晕和头晕的诊断流程。BPPV，良性阵发性位置性眩晕。（From Marx JA et al：Rosen's emergency medicine：concepts and clinical practice，ed 7，Philadelphia，2010，Elsevier.）

鉴别诊断

- 前庭神经炎
- 前庭偏头痛
- 梅尼埃病
- 卒中
- 框 87-1 列出了伴有和不伴有听力损失的眩晕原因
- 表 87-1 描述了真性眩晕的鉴别诊断

评估

无；BPPV 是一种临床诊断。

影像学检查

仅在鉴别诊断高度怀疑卒中时需完善影像学检查。

Rx 治疗

- BPPV 通常在 2 ～ 4 周内自愈。常常在第 1 年复发，远期复发率为 30% ～ 50%
- 恶心和呕吐可给予药物对症治疗
- Canalith 复位操作（后半规管的 Epley 和 Semont 复位）有效。这个复位法可将耳石碎片从半规管“冲洗”到前庭，在那里

框 87-1　引起眩晕的原因（伴或不伴听力损失）

伴有听力损失	不伴听力损失
传导性	*急性眩晕*
• 渗出性中耳炎	• 外淋巴管瘘
• 慢性化脓性中耳炎或胆脂瘤应考虑	• 良性位置性眩晕
感觉神经性	• 癫痫
• 外淋巴管瘘	• 迷路炎
• 肿瘤	*复发性或慢性眩晕*
• 梅尼埃病	• 听神经瘤
• 偏头痛	• 多发性硬化
• 遗传综合征	
• 颞骨骨折	
• 前庭震荡	

（From Marx JA et al：Rosen's emergency medicine：concepts and clinical practice，ed 7，Philadelphia，2010，Elsevier.）

表 87-1　真性眩晕的鉴别诊断

病因	病史	伴随表现	查体
周围性			
1. 良性阵发性位置性眩晕	短暂的，与位置相关的，疲劳	恶心、呕吐	仅改变体位即可诱发眩晕。 床旁常可诱发水平旋转性眼球震颤
2. 迷路炎			
● 浆液性	轻度至重度体位性症状。通常耳、鼻、喉或脑膜共存感染或存在先期感染	可出现轻度到重度听力下降	通常无毒性症状的患者有轻度体温升高
● 急性化脓性	严重症状。并发内耳急性渗出性感染	通常出现严重听力下降、恶心、呕吐	发热患者有毒性症状，急性中耳炎
● 中毒	症状逐渐加重：患者服用药物引起	快速进展的严重听力下降，恶心和呕吐	听力损失。共济失调是慢性期的共同特征
3. 梅尼埃病	反复发作的严重旋转性眩晕，通常持续数小时。通常突然发病。丛集性发作。远期症状不缓解	恶心、呕吐、耳鸣、听力下降	无体位性眼球震颤
4. 前庭神经炎	突然出现严重眩晕，数小时内强度增加，然后在数天内逐渐消退。轻度位置性眩晕通常持续数周至数月。 有时在初次发作前有感染或中毒史。发病率最高是在 20 ～ 30 岁和 40 ～ 50 岁	恶心、呕吐。不会出现听觉症状	可出现朝向患耳的自发性眼球震颤

续表

病因	病史	伴随表现	查体
5. 听神经瘤	症状逐渐加重。后期出现神经症状。好发于30～60岁的女性	听力下降、耳鸣。肿瘤增大时出现真性共济失调和神经系统体征	单侧听力下降。肿瘤增大时出现真性躯体共济失调和其他神经系统体征。可能有角膜反射减弱或缺失。可能存在第八对脑神经功能缺损
中枢			
1. 血管性疾病			
• 椎基底动脉供血不足	对于任何无明显病因的孤立性新发眩晕老年患者，应予以考虑。可能有动脉粥样硬化病史。最初的发作通常是几秒到几分钟	经常头痛。通常神经系统症状包括构音障碍、共济失调、无力、麻木、复视。耳鸣和耳聋少见	通常会出现神经系统功能缺失，但最初的神经系统检查是正常的
• 小脑出血	突发严重症状	头痛、呕吐、共济失调	毒性症状。辨距不良，真性共济失调。同侧第Ⅵ对脑神经麻痹
• 小脑后下动脉闭塞（Wallenberg综合征）	与严重的神经症状有关的眩晕	恶心、呕吐、痛温觉减退、共济失调、声音嘶哑	同侧面部和身体对侧痛温觉减退或消失，腭、咽、喉麻痹。霍纳综合征（同侧上睑下垂、瞳孔缩小和面部出汗减少）
• 锁骨下盗血综合征	典型表现是运动中晕厥，但大多数患者症状较轻微	除了眩晕，可能还有上臂乏力、抽筋、轻度头晕症状	大多数患者患侧桡动脉搏动减少或消失，或双侧收缩压有差异。

续表

病因	病史	伴随表现	查体
2. 头部外伤	症状开始于头部外伤或之后不久。体位性症状为创伤后最常见的症状。可持续数周至数月，有自限性	常有轻度恶心	偶有颅底骨折
3. 颈部外伤	通常在挥鞭样损伤后 7 ～ 10 天发病。症状可能持续数周至数月。转头后数秒至数分钟发作	颈部疼痛	颈部压痛，运动时疼痛，头部转向挥鞭侧时出现位置性眼球震颤和眩晕
4. 椎基底动脉偏头痛	眩晕几乎总是伴随着头痛。患者过去常有类似的发作。大多数患者有偏头痛家族史。综合征通常始于青春期	头痛前往往出现构音障碍、共济失调、视觉障碍或感觉异常	发作后无遗留神经或耳科症状
5. 多发性硬化	有眩晕症状者占 7% ～ 10%。通常在病程 1/3 处出现。发作时症状可能很严重，提示迷路疾病。发病年龄通常在 20 ～ 40 岁。通常有其他发作史，有不同的神经症状或体征	恶心、呕吐，可能很严重	可能有水平、旋转或垂直眼球震颤。眩晕症状消退后，眼球震颤可能会持续。双侧核间眼肌麻痹和共济失调眼动提示多发性硬化
6. 颞叶癫痫	可能是该疾病患者最初或突出的症状	记忆障碍、幻觉、恍惚状态、癫痫发作	可能有失语或抽搐
7. 低血糖	糖尿病患者和任何有其他不能解释的症状的患者都应考虑	出汗、焦虑	心动过速，可能出现精神状态改变

（From Marx JA et al：Rosen’s emergency medicine：concepts and clinical practice，ed 7，Philadelphia，2010，Elsevier.）

它们被再吸收。美国神经病学学会和美国耳鼻咽喉头颈外科学会推荐采用 Epley 手法治疗后半规管 BPPV。如果患者没有效果，可能与手法技术有关，或者可能是难治性的。一次就诊应该进行多少次手法复位并未达到一致共识。如果第 2 次操作后仍然存在眼球震颤，许多人宁愿做 2 ～ 3 次。其他复位法，如 Barbecue、Vannucchi 和 Gufoni，是用来复位水平半规管的耳石碎片的，这里不讨论

EPLEY 复位法

- 头部朝未受影响的一侧旋转 90° 。然后头和躯干朝着同一个方向再旋转 90° ，患者卧位朝向未受影响的一侧，头部指向地板。耳石碎片向同一方向移动，产生短暂的眼球震颤。然后患者转到坐姿，这样碎片就可以通过共同的骨脚从半规管内掉进椭圆囊里
- 每个姿势应保持 30 s 或直到眼球震颤或眩晕消失。有时可以看到对侧眼球震颤。对于患者来说，保持直立姿势静坐大约 15 min，然后谨慎行走

非药物治疗

切断壶腹神经（单侧神经）和堵塞受累半规管，即使是针对难治性病例也很少运用。

急性期常规治疗

Canalith 手法复位。

慢性期治疗

如果需要多种治疗方法，应指导患者在家中进行这些手法复位。

转诊

患者可至神经耳科医生、耳鼻喉科医生、神经科医生处就诊。

重点和注意事项

- BPPV 是一种良性和自限性疾病，但可能会导致残疾
- 诊断为临床诊断，Canalith 复位操作有效

患者及家庭教育

- 保障措施

- 防止跌倒

相关内容

梅尼埃病（相关重点专题）

前庭神经炎（相关重点专题）

推荐阅读

Kim JS, Zee DS: Clinical practice. Benign paroxysmal positional vertigo, *N Engl J Med* 370(12):1138-1147, 2014.

第十五篇

睡眠障碍

第 88 章　发作性睡病
Narcolepsy

Don Hayes

李声琴　译　南勇　审校

基本信息

定义

发作性睡病（嗜睡症）是一种慢性神经性睡眠障碍，其特征是白天过度嗜睡和快速眼动（rapid eye movement，REM）睡眠失调。这是继阻塞性睡眠呼吸暂停综合征后导致白天嗜睡的第二大常见原因。REM 睡眠失调的症状包括猝倒、睡眠麻痹、清醒与睡眠过渡期间的幻觉。也可能出现频繁醒来或睡眠中断的睡眠困难。表 88-1 总结了睡眠障碍的国际分类。

表 88-1　睡眠障碍国际分类：定义和病理生理学

类型	诊断标准 *	病理生理学
1 型发作性睡病	存在以下 2 项或多项：猝倒、MSLT 阳性、CSF 下丘脑分泌素水平低	下丘脑分泌素缺乏（98%） HLA-DQB1*06:02
2 型发作性睡病	MSLT 阳性；大多数情况下没有或不清楚猝倒	未知，具有异质性（约 16%） 下丘脑分泌素缺乏 HLA-DQB1*06:02（约 40%）
继发性发作性睡病	如上所述，但是由于神经系统疾病引起	伴有或不伴下丘脑分泌素缺乏，各种疾病
特发性睡眠增多症	在 MSLT 期间没有猝倒，没有 SOREMP	未知，可能具有异质性

* 异常多重睡眠潜伏期试验（multiple sleep latency test，MSLT）：睡眠潜伏期≤ 8 min，≥ 2 次睡眠起始 REM 期（sleep-onset RME periods，SOREMP），包括夜间 SOREMP。有关详细信息，请参见《国际睡眠障碍分类》（第 3 版）。（美国睡眠医学会：*International classification of sleep disorders*，ed 3，Darien，IL，2014，American Academy of Sleep Medicine.）

CSF，脑脊液

（From Kryger M，Roth T，Dement WC et al：Principles and practice of sleep medicine，ed 6，Philadelphia，2017，Elsevier.）

同义词

中枢性嗜睡症
发作性睡病伴猝倒症
发作性睡病-猝倒综合征
发作性睡病伴下丘脑分泌素（hypocretin）缺乏症
Gélineau 综合征

ICD-10CM 编码

G47.411　发作性睡病伴猝倒症
G47.419　发作性睡病不伴猝倒症

流行病学和人口统计学

发病率： 每年 0.74/10 万。

患病率： 1/2000。

好发性别： 男女发病率相同。

发病年龄： 高峰年龄 15 ～ 30 岁（10 ～ 55 岁均可发病）。

遗传学：

- 与人类白细胞抗原（human leukocyte antigen，HLA）亚型有关，特别是 DQB1*0602，它存在于 95% 的猝倒患者和 96% 的下丘脑分泌素缺乏患者
- 如果家庭成员受到影响，患发作性睡病的风险会增加 20 ～ 40 倍
- 单卵双胞胎的同病率为 17% ～ 36%，因此证明了不完全外显率，并表明疾病过程中存在环境因素影响

风险因素： 麻醉、头部外伤、脑膜炎或脑炎病史、发作性睡病家族史、肿瘤、血管畸形、卒中和肥胖。

体格检查和临床表现

- 慢性发作性睡病患者白天可能会出现强烈的睡眠冲动
- 60% ～ 100% 的发作性睡病患者会发生猝倒，据报道，猝倒是由于强烈的情绪（更常见的是大笑）导致的自主性肌肉控制部分或完全丧失，但意识保留。这是最独特的症状，被认为是发作性睡病的特异病征
- 据报道，60% ～ 80% 的发作性睡病患者出现入睡前（从清醒至入睡）或觉醒前（从睡眠至清醒）幻觉
- 睡眠麻痹，定义为在睡眠和清醒之间的过渡期肌张力丧失，

发生在 60% ～ 80% 的发作性睡病患者中。它可能会伴有幻觉，并可能被感觉刺激中断

- 只有大约 1/3 的患者会出现发作性睡病的所有 4 种症状：慢性白天嗜睡、猝倒、入睡前幻觉和睡眠麻痹
- 60% ～ 80% 的发作性睡病患者会出现睡眠碎片化，并且常被误认为是失眠或其他内在睡眠障碍
- 据报道，其他发作性睡病的症状包括：在 40% 的患者中出现自动行为或半目的性运动，在 50% 的患者中出现记忆障碍

病因学

下丘脑分泌素 / 促食欲素（orexin）信号传导的丧失、遗传因素和脑损伤是目前发作性睡病发生的确定因素。可能是视神经脊髓炎谱系疾病的一种表现。

下丘脑分泌素 / 促食欲素

- 下丘脑外侧神经元产生的下丘脑分泌素 -1 和下丘脑分泌素 -2（也称为促食欲素 -A 和促食欲素 -B）的缺失
- 在发作性睡病伴猝倒症的患者中，脑脊液（CSF）的下丘脑分泌素 -1 水平低至检测不到
- 不伴猝倒症的发作性睡病可能有不同的原因，因为这些患者的 CSF 下丘脑分泌素水平通常是正常的，因此这些患者可能存在完全独立的机制，或者可能是由于分泌下丘脑分泌素的神经元损失较少或信号受损所致

次要病因

- 据报道，包括肿瘤、血管畸形和卒中在内的中枢神经系统病变都会引起继发性发作性睡病
- 对下丘脑分泌素神经元或其投射的直接损伤是由中枢神经系统病变引起的继发性发作性睡病的最可能原因
- 发作性睡病在遗传综合征中已有报道，包括 Prader-Willi 综合征和尼曼-匹克病 C 型，以及视神经脊髓炎谱系疾病和副肿瘤综合征

Dx 诊断

鉴别诊断

白天过度嗜睡：

- 孤独症
- 常染色体显性遗传性小脑共济失调、耳聋和发作性睡病
- 行为诱发的睡眠不足综合征
- 中枢性或阻塞性睡眠呼吸暂停（睡眠呼吸障碍）
- 昼夜节律紊乱
- 抑郁
- 间脑病变
- 药物或酒精滥用
- 甲状腺功能减退症
- 睡眠时间长或短的特发性睡眠增多症
- 睡眠卫生不良
- 睡眠不足
- 颅内压升高

失眠症：

- Kleine-Levin 综合征
- 药物效果
- 月经相关的嗜睡症
- 创伤后发作性睡病
- 癫痫发作
- 睡眠碎片化（多种原因）

猝倒：

- 癫痫发作
- 周期性麻痹
- 心血管功能不全
- 心因性（多种原因）
- 下丘脑或脑干病变

评估

- 因为在许多疾病中都会出现持续性嗜睡，所以排除其他睡眠障碍很重要
- 发作性睡病通常通过临床病史进行诊断。Epworth 睡眠量表对于确定白天过度睡眠的程度非常有用（表 88-2）
- 如果白天过度嗜睡的情况下有明显的猝倒病史，则无须进一步检查即可诊断发作性睡病。如果不存在猝倒，或者需要确

表 88-2　Epworth 睡眠量表

下述情况下，与只是感到疲倦相比，您打瞌睡或睡着的可能性有多大？这指的是您最近的通常生活方式。即使您最近没有做过这些事情，也要试着弄清楚它们会如何影响你。使用下列评分，为每种情况选择最合适的分数。 0 ＝从不会打瞌睡 1 ＝打瞌睡的概率很小 2 ＝打瞌睡的概率中等 3 ＝打瞌睡的概率很高	
情况	**打瞌睡的概率**
久坐和读书	
看电视	
坐在公共场所（剧院或会议室）不活动	
作为一名乘客，乘车 1 h 无停顿	
情况允许时，下午躺下来休息	
坐下来与某人交谈	
午饭后安静地坐着（不喝酒）	
乘车时，在路途中停了几分钟	
全部情况	

（From Johns MW：A new method for measuring daytime sleepiness：the Epworth Sleepiness Scale，Sleep 14：540-545，1991.）

定诊断，或者如果存在其他睡眠障碍，就需要进行睡眠实验室检测

- 病史应包括有关白天嗜睡严重程度的问题，同时还应评估睡眠呼吸障碍、情绪引起的短暂性肌无力、入睡或觉醒时的幻觉，以及醒来后无法移动。临床评估还应解决癫痫发作和副肿瘤疾病的症状，同时询问既往是否有卒中或遗传疾病。详细的家族史是必不可少的。下丘脑功能障碍，如不明原因的体重增加、内分泌异常、昼夜节律紊乱和自主神经系统问题，可能会提供有用的见解
- 应进行彻底检查，包括详细的神经系统检查
- 夜间多导睡眠图和多重睡眠潜伏期试验（MSLT）仍然是诊断发作性睡病的金标准。还应进行药物筛查以排除药物对睡眠的影响

实验室检查

无。

Rx 治疗

发作性睡病可以通过行为和药物联合方案进行治疗。表 88-3 总结了成人初始治疗方案。

表 88-3 成人初始治疗方案示例

一般措施

避免改变睡眠时间表。

避免过量进食和饮酒。

夜间睡眠的规律时间：晚上 10:30 到次日 7 点。

小睡：如果可能的话，有策略地定时小睡（例如，午餐时间 15 min，下午在 5:30 小睡 15 min）。

嗜睡的药物治疗

兴奋剂药物的作用因人而异。药物的剂量和时间应个性化以优化药效。对于预期的困倦，如果需要，可建议增加额外的剂量。

莫达非尼*100 ～ 200 mg（早上醒来时服用）和午餐时间 100 ～ 200 mg，或

睡前羟丁酸钠[†]：剂量必须从 2.25 g 开始，服用 2 次（睡前和睡后 2.5 ～ 4 h）；在 2 ～ 4 周内增加至 5 ～ 6 g 的总剂量。这种初始剂量通常是无效的，如果可以耐受的话，可在睡前增加到 3 g，睡后 2.5 ～ 4 h 增加到 3 g。根据反应，剂量可以增加到高达每晚 9 g 的总剂量。不要增加超过 9 g，因为在睡眠期间有严重不良反应的风险。白天症状可能需要 2 个月以上才能改善，猝倒症的改善速度可能比白天过度嗜睡要快。如果患者已经在服用日间兴奋剂，则可以减少兴奋剂剂量或在达到治疗剂量的羟丁酸钠后停止服用。

哌甲酯 5 mg（3 或 4 片；起床时 10 mg，午餐前 30 min 5 mg，下午 3 点左右 5 mg；空腹服用，效果更好）或 20 mg 缓释片（SR）在早上服用（空腹）。

如果症状持续

莫达非尼早上 200 mg，午餐时 200 mg（每日总剂量 400 mg），或

在睡前添加羟丁酸钠（GHB）：如上所示，剂量必须从低剂量开始。

哌甲酯（SR）：早上 20 mg，午睡后 5 mg，下午 4 点 5 mg，或

托莫西汀（青少年应用更多）：从 1 周内 0.5 mg/kg 开始，到早上服用 1 ～ 1.2 mg/kg 的适当剂量。

如果没有反应

硫酸右苯丙胺：睡醒时 15 mg，午睡后 5 mg，下午 3:30 或 4:00 服用 5 mg（或醒来时 15 mg，午睡后 15 mg）

猝倒药物[‡]

羟丁酸钠（见上文）

文拉法辛 150 ～ 300 mg

氟西汀 20 ～ 60 mg

度洛西汀 60 mg

续表

如果没有反应
氯米帕明 75 ～ 125 mg，或
维洛沙嗪 150 ～ 200 mg，或
丙咪嗪 75 ～ 125 mg

* 莫达非尼在首次服用该药的个体中效果最好。它应该是儿童和成人的首选药物。

† 对羟丁酸钠的反应缓慢。

‡ 药物可在晚上睡前服用（羟丁酸钠、氯米帕明、丙咪嗪）、仅在早上服用（氟西汀），或在早上和午餐时服用（维洛沙嗪、文拉法辛）。美国食品和药物管理局专门批准用于治疗发作性睡病的唯一药物是莫达非尼和羟丁酸钠。

（From Kryger M et al：Principles and practice of sleep medicine，ed 6，Philadelphia，2017，Elsevier.）

非药物治疗

避免非处方药和违禁药物、优化睡眠卫生习惯、按时小憩和社会心理支持等方法可用于治疗白天过度嗜睡的症状。然而，非药物治疗通常不足以单独治疗发作性睡病，通常是作为辅助治疗。

药物治疗（表 88-4）

对于白天过度嗜睡：

- 羟丁酸钠：一种中枢神经系统抑制剂，可用于治疗猝倒症和快速眼动（REM）相关症状
- 莫达非尼 200 ～ 600 mg 每天早上或每日 2 次口服
- 阿莫非尼 150 或 250 mg 每日 1 次早上口服
- 哌甲酯 5 ～ 15 mg 每日 2 ～ 3 次口服
- 哌甲酯缓释片 18 ～ 54 mg 每天早上或每日 2 次口服
- 右苯丙胺 10 ～ 60 mg 每日 1 次口服
- 司来吉兰 5 mg 每日 2 次口服

对于猝倒：

- 羟丁酸钠：一种中枢神经系统抑制剂，可用于治疗猝倒和快速眼动（REM）相关症状
- 氟西汀初始 20 mg 每日 1 次口服
- 舍曲林初始 25 mg 每日 1 次口服
- 文拉法辛初始 25 mg 每日 1 次口服
- 氯米帕明初始 25 mg/d
- 普罗替林初始 5 mg 每日 3 次

表 88-4 目前有效的发作性睡病药物

药物	常用剂量 *（所有药物均口服）
白天过度嗜睡的治疗 [†]	
兴奋剂	
莫达非尼	100 ～ 400 mg/d
羟丁酸钠	6 ～ 9 g/d（分 2 次服用）
哌甲酯	10 ～ 60 mg/d
托莫西汀	10 ～ 25 mg/d
右苯丙胺	5 ～ 60 mg/d
去氧麻黄碱	20 ～ 25 mg/d
治疗辅助作用（如猝倒）	
羟丁酸钠（γ-羟基丁酸）	6 ～ 9 g/d（分 2 次服用）
抗抑郁药	
无阿托品不良反应	
文拉法辛 XR	75 ～ 300 mg/d
氟西汀	20 ～ 60 mg/d
维洛沙嗪	50 ～ 200 mg/d
度洛西汀	60 mg/d
有阿托品不良反应	
普罗替林	2.5 ～ 20 mg/d
丙咪嗪	25 ～ 200 mg/d
氯米帕明	25 ～ 200 mg/d
地昔帕明	25 ～ 200 mg/d

* 有时，根据临床反应，剂量可能超出常规剂量的范围。

† 大多数兴奋剂应分次服用，通常在早上和午餐时服用。推荐苯丙胺和莫达非尼按此法服用。哌甲酯的消除速度很快，因此缓释（SR）配方在早晨可能会有所帮助（例如，20 mg SR）。如果以 5 mg 的增量给药，哌甲酯给药的时间是每 3 ～ 4 h 一次，直到下午 3 点。

（From Kryger M，Roth T，Dement WC：Principles and practice of sleep medicine，ed 6，Philadelphia，2017，Elsevier.）

- 丙咪嗪初始 25 ～ 50 mg/d
- 地昔帕明初始 10 mg 每日 2 次

预后

这是一种慢性睡眠障碍，最初几年可能会恶化，然后会持续终生。

转诊

由于这种疾病的复杂性及其治疗和管理的不断变化，应将患者转至具有专业睡眠专家的中心或科室，这些专家具有护理这些患者的专业知识，尤其是在需要羟丁酸钠（Xyrem）治疗的情况下。

重点和注意事项

许多发作性睡病患者初次出现症状是开始于幼年时期至成年早期，实际诊断延迟了 10 ～ 15 年。通常，白天过度嗜睡是初始症状，然后是出现 REM 失调（如猝倒、睡眠麻痹、入睡前幻觉）。发作性睡病患者发生其他睡眠障碍的概率也较高，包括阻塞性睡眠呼吸暂停、睡眠周期性肢体运动和 REM 睡眠行为障碍。

专家点评

发作性睡病是一种诊断不足的罕见疾病。从出现症状到确诊的平均时间为 5 ～ 15 年。猝倒是发作性睡病的特异性表现。但 REM 失调的其他症状，包括睡眠麻痹、入睡前或半醒前幻觉，即使在正常患者中也可能发生。睡眠起始 REM 期或 MSLT 上 REM 期，可能是由于睡眠不足或停止使用 REM 抑制药物而导致的。

推荐阅读

Alshaikh MK et al: Sodium oxybate for narcolepsy with cataplexy: systematic review and meta-analysis, *J Clin Sleep Med* 8(4):451-458, 2012.

Branch AF et al: Progressive loss of the orexin neurons reveals dual effects on wakefulness, *Sleep* 39(2):369-377, 2016.

Cipolli C et al: Overnight distribution and motor characteristics of REM sleep behaviour disorder episodes in patients with narcolepsy-cataplexy, *Sleep Med* 12(7):635-640, 2011.

España RA et al: Sleep neurobiology from a clinical perspective, *Sleep* 34(7):845-858, 2011.

Flores NM et al: The humanistic and economic burden of narcolepsy, *J Clin Sleep Med* 12(3):401-407, 2016.

Mignot EJ: A practical guide to the therapy of narcolepsy and hypersomnia syndromes, *Neurotherapeutics* 9(4):739-752, 2012.

Ohayon MM: Narcolepsy is complicated by high medical and psychiatric comorbidities: a comparison with the general population, *Sleep Med* 14(6):488-492, 2013.

Poli F et al: High prevalence of precocious puberty and obesity in childhood narcolepsy with cataplexy, *Sleep* 36(2):175-181, 2013.

Scammell TE: *Narcolepsy, N Engl J Med* 373:2654-2662, 2015.

第 89 章　不宁腿综合征
Restless Legs Syndrome

Fariha Jamal，Corey Goldsmith

刘岗　译　南勇　审校

基本信息

定义

不宁腿综合征（restless legs syndrome，RLS）是一种在清醒时出现的想让腿部进行运动的现象，常与腿部不适有关。症状一般只在休息时出现，运动后至少部分改善。通常在夜间症状加重。不宁腿综合征可导致睡眠障碍，此外还伴有执行功能障碍和抑郁。

同义词

RLS

Wittmaack-Ekbom 综合征

ICD-10CM 编码

G25.81　不宁腿综合征

流行病学和人口统计学

患病率： 平均患病率为 1% ～ 29%。欧洲人群的患病率估计为 10%，东亚人群的患病率为 0.1% ～ 12%。

发病高峰： 30 ～ 79 岁人群为 10%，80 岁或以上人群为 19%。

好发性别： 早发性 RLS 在女性中较常见，女：男比例为 2：1。

好发年龄： RLS 的患病率随着年龄的增长而增加，在老年人群中更为常见。

遗传学： RLS 的遗传学基础已有报道，特别是早发性 RLS。

- 常染色体显性遗传病
- 在一级亲属中常见
- RLS 与染色体 6p、12q、14q、9p、20p、2p、16p 的某些序列相关
- 涉及基因 *BTBD9*、*MEIS1*、*PTPRD*、*MAP2K5*、*SKOR1* 和 *TOX3*

的多态性

危险因素：

- 缺铁性贫血（iron deficiency anemia，IDA）：25% ～ 35% 的缺铁性贫血患者会合并不宁腿综合征
- 怀孕：孕期每过 3 个月，严重程度和患病率都会增加
- 需要血液透析的终末期肾病（end-stage renal disease，ESRD）：可通过移植但不能通过透析改善
- 许多神经系统疾病（如帕金森病、多发性硬化、神经病和脊髓病）以及情绪障碍、其他炎症性疾病和心血管疾病都会增加风险

分类

- 原发性 RLS 无任何明显的病因，也没有相关的疾病
- 继发性 RLS 源自其他疾病

体格检查和临床表现

- RLS 的临床表现严重程度不一
- 最常见的症状是腿部不适（“感觉异常”），如不舒服或“爬行”感，绝大多数是双侧的；偶尔手臂也会出现症状
- 有一种极度想要移动双腿的冲动，只要还在活动，症状就会缓解
- 症状在傍晚或夜间时更严重，通常在接近黎明时睡眠最好

病因学

确切的病因尚不清楚，药理学、病理学、生理学和影像学研究表明该病涉及多巴胺能通路、脑铁代谢和内源性阿片通路。

Dx 诊断

鉴别诊断

- 周期性肢体运动障碍（periodic limb movement disorder，PLMD）
- 夜间腿部痛性痉挛（抽筋）
- 痛性周围神经病
- 静坐不能
- 体位不适

- 意向性运动、顿足、腿部摇晃

评估

- RLS 的诊断基于确定的临床标准（表 89-1）和正常的神经系统检查
- 进行检查以确定继发性 RLS 的可能原因。所有 RLS 患者都应该筛查是否缺铁，因为给缺铁患者补铁可以缓解症状
- 使用腿部活动监测器的多导睡眠监测来确定睡眠期间的肢体运动，但它们无法区分周期性肢体运动与睡眠呼吸暂停相关的周期性运动
- 相关周围神经病的神经传导检查和肌电图检查

表 89-1　不宁腿综合征的诊断标准

最低标准
• 动腿的欲望常与感觉异常有关
• 坐立不安，表现为地板上踱步、腿部摩擦、伸展和屈曲
• 休息时加重，活动可缓解
• 夜间加重
附加标准
• 睡眠障碍，如难以入睡和维持睡眠、白天疲劳或嗜睡
• 不自主运动，如睡眠中周期性的肢体或腿部运动和清醒时的周期性或非周期性肢体运动
• 特发性不宁腿综合征的神经系统检查是正常的
• 临床病程可在任何年龄开始，但以中老年最严重
• 家族史显示 1/3 的患者有常染色体显性遗传

（From Stiansy K et al：Clinical symptomatology and treatment of restless leg syndrome and periodic limb movement disorder，Sleep Med Rev 6（4）：253-265，2002.）

实验室检查

- 铁状况：血清铁蛋白、总铁结合力、饱和度
- 缺铁时血常规检查是否贫血
- 生化检查：肾功能不全时检查血尿素氮和血肌酐

影像学检查

在 RLS 的诊断中不需要。

Rx 治疗

非药物治疗

- 避免咖啡因、酒精和尼古丁，其会加剧 RLS
- 审查和调整可能加剧或导致 RLS 的药物（选择性 5- 羟色胺再摄取抑制剂、多巴胺受体阻滞剂、兴奋剂）
- 身心活动调整
- 良好的睡眠习惯
- 因为 RLS 有更高的自杀风险，所以需要监测抑郁状态。由于缺乏多巴胺效应，安非他酮可能是治疗 RLS 抑郁的最佳药物

长期治疗

一旦根据表 89-1 中提到的临床标准考虑 RLS 的诊断，且 RLS 导致生活质量下降，则应从小剂量开始服用抗惊厥药（加巴喷丁酯或普瑞巴林）或多巴胺能激动剂（溴隐亭、普拉克索或罗匹尼罗），然后根据耐受性缓慢减量。

RLS 的治疗选择（表 89-2）包括：

- 抗惊厥药物（如加巴喷丁）已在多项研究中证明是有效的。加巴喷丁酯和普瑞巴林现在被认为是治疗 RLS 的一线药物。这些药物长期治疗不会导致医源性 RLS 恶化（加重）。有限的病例报告支持在其他药物不耐受时使用拉莫三嗪和托吡酯
- 多巴胺能药物（如左旋多巴和多巴胺激动剂）有助于改善 RLS 症状，减少周期性的肢体运动，改善睡眠。多巴胺受体激动剂普拉克索和罗匹尼罗可以作为治疗 RLS 的一线药物，但长期治疗往往会导致 RLS 的加重
- 罗替高汀贴剂（Neupro）也是有效的，并获得美国食品和药品管理局（FDA）批准用于中度至重度 RLS 的治疗
- 阿片类药物（主要是美沙酮）通常留作最后的治疗手段
- 缺铁时应同时开始补铁。即使铁蛋白在正常低限水平（< 45 ng/ml）也需要补铁，有时需使用静脉补铁

转诊

如果诊断不确定或怀疑有潜在疾病，请咨询有相关治疗经验的神经科医生。

表 89-2　不宁腿综合征 LS/WED 的治疗

药物及日间剂量	不良反应	对策
步骤 1：作用于 $\alpha_2\delta$ 的药剂		
一线治疗药物，特别是如果有睡眠障碍、疼痛或焦虑		
加巴喷丁酯 300 ～ 600 mg	头晕	减少剂量并根据需要添加替代药物
普瑞巴林 50 ～ 450 mg*		如果有跌倒风险，则停用并更换为替代药物
加巴喷丁 100 ～ 1800 mg*	嗜睡、白天疲劳	减少剂量并根据需要添加替代药物
		如果不良反应明显，停药并更换为替代药物
	耐药	停药，给予一定停药间期后恢复服药
		更换为替代药物
	体重增加	减少剂量并根据需要添加替代药物
		如果不良反应明显，停药并更换为替代药物
步骤 2：多巴胺激动剂		
如果一线治疗在剂量较低时仍有抑郁并发症时可选择，可替代一线治疗		
普拉克索，0.125 ～ 0.5 mg*（欧洲为 0.75 mg）	恶心和直立性低血压	慢慢增加剂量或使用多潘立酮 10 ～ 30 mg（如果有的话）
罗匹尼罗，0.5 ～ 4.0 mg*		

续表

药物及日间剂量	不良反应	对策
罗替高汀，1 ～ 3 mg/24 h	失眠	添加或转换到 $\alpha_2\delta$ 制剂
		小剂量的苯二氮䓬类药物与多巴胺激动剂联合使用
	白天疲劳和嗜睡	减少剂量或停用多巴胺激动剂
	强迫或冲动的行为	减少剂量并根据需要添加替代药物
		如果不良反应明显，停药并更换为替代药物
	耐药	停止使用，改用长效多巴胺激动剂或替代药物
	药效增强	停止使用，改用替代药物或长效多巴胺激动剂
步骤 3：多巴胺前体药		
适用于间歇性治疗，如每周 2 次		
左旋多巴－苄丝肼或左旋多巴－卡比多巴（常规或缓释剂型），100/25 或 200/50 mg†	与多巴胺激动剂相同	请参见多巴胺激动剂的对抗措施
	清晨反弹或晚间早些时候的不宁腿综合征发生率增大	白天加用少量的左旋多巴，或减少剂量，或左旋多巴与多巴胺激动剂或苯二氮䓬类药物联合使用，或停用左旋多巴（如果症状严重且持续）
	药效增强	请勿每日使用。停用并更换为多巴胺激动剂或非多巴胺能药物

续表

药物及日间剂量	不良反应	对策
苯二氮䓬类药物		
有助于促进睡眠		
氯硝西泮，0.5 ～ 2.0 mg[‡]	白天嗜睡	减少剂量
替马西泮，15 ～ 30 mg[‡]	耐药	停药 2 周后再减量使用
硝西泮，5 ～ 10 mg*		
阿片类药物		
二线治疗		
羟考酮-纳洛酮合剂，10/5 ～ 40/20 mg/d	便秘	对症治疗
美沙酮，2.5 ～ 20 mg	依赖	暂停使用一段时间
羟考酮，5 ～ 40 mg		停用并改用替代药物
口服铁		
如果血清铁≤ 75 μg/L 或转铁蛋白饱和度≤ 17% 就要考虑		
硫酸亚铁，650 mg（325 mg 和维生素 C 100 mg 联用，每天 2 次）	便秘、胃部不适和疼痛	减量、停用、随餐服用
	腹泻、恶心和呕吐	减量、停用、随餐服用

* 晚上出现症状前 1 h，如果晚上没有症状则在睡前 1 ～ 2 h 服用。
† 认为最合适的 PRN 剂量不超过每周 3 次，而不是每日使用。
‡ 为了促进不宁腿综合征患者的睡眠，通常在入睡前服用。
（From Kryger M et al：Principles and practice of sleep medicine，ed 6，Philadelphia，2017，Elsevier.）

推荐阅读

Bertisch S: In the clinic: restless legs syndrome, *Ann Intern Med* 2015.

Lee CS et a.: Symptom severity of restless leg syndrome predicts its clinical course, *Am J Med* 129:438-445, 2016.

Natarajan R: Review of periodic limb movement and restless leg syndrome, *J Postgrad Med* 56(2):157-162, 2010.

Picchietti DL et al: *Achievements, challenges, and future perspectives of epidemiologic research in restless legs syndrome (Rls)*, Elsevier Sleep Med, 2016. Online.

Salas RE et al: Update in restless leg syndrome, *Curr Opinion Neurol* 23:401-406, 2010.

Winter AC et al: Vascular risk factors, cardiovascular disease, and restless legs syndrome in men, *Am J Med* 126:228-235, 2013.

Winter AC et al: Vascular risk factors, cardiovascular disease, and restless legs syndrome in women, *Am J Med* 126:220-227, 2013.

第十六篇

内科疾病神经系统并发症

第 90 章　糖尿病性多发性神经病
Diabetic Polyneuropathy

Divya Singhal

刘晓英　译　刘晓英　审校

基本信息

定义

糖尿病性多发性神经病是一种远端对称性多发性神经病（distal symmetric polyneuropathy，DSPN），其特征是麻木、刺痛、疼痛或虚弱，以丝袜和手套的形式影响神经，起始于四肢远端。DSPN 会导致严重的疼痛，发病率和生活质量受损。糖尿病性神经病有许多不同的分类方案，框 90-1 概述了一个常见的分类方案。

同义词

远端对称性多发性神经病（DSPN）

糖尿病周围神经病

ICD-10CM 编码

E11.40　2 型糖尿病伴神经系统并发症

E11.40　2 型糖尿病伴糖尿病性神经病，未指明

E11.41　2 型糖尿病伴糖尿病性单神经病

E11.42　2 型糖尿病伴糖尿病性多发性神经病

E11.43　2 型糖尿病伴糖尿病性（多发性）自主神经病

E11.44　2 型糖尿病伴糖尿病肌萎缩

E11.49　2 型糖尿病伴其他糖尿病神经系统并发症

流行病学和人口统计学

患病率：在基于人群的研究中，糖尿病性多发性神经病的患病率为 10% ～ 100%，是西方国家最常见的周围神经病。

危险因素：血糖控制不佳、糖尿病肾病或视网膜病变的患者风险增加。

框 90-1　糖尿病性神经病的临床分类

对称	不对称
• 糖尿病性多发性神经病	• 糖尿病性神经根神经丛病
• 糖尿病性自主神经病	• 糖尿病性胸神经根病
• 疼痛性糖尿病神经病变	• 单神经病
	• 腕管综合征
	• 肘部尺神经病
	• 腓骨头腓神经病
	• 脑神经病

（From Fillit HM：Brocklehurst's textbook of geriatric medicine and gerontology，ed 8，Philadelphia，2017，Elsevier.）

体格检查和临床表现

- 患者通常会感到麻木和刺痛，但他们也可能会有紧绷感或者热或冷的感觉
- 疼痛常见，晚上最严重，可以是烧灼痛、酸痛、射击痛或针刺痛
- 感觉症状从足部开始，可在数月至数年内缓慢上升。手部症状通常在下肢症状达到膝盖时才会出现。情况加重后，症状会扩散到躯干和头部
- 神经系统检查显示早期小纤维形态的丧失导致针刺觉和温度觉减退，随后大纤维受累导致振动觉和本体感觉的降低。踝关节反射通常减少或消失，随着神经病变的进展，更多的近端反射也可能受累。肌力通常是正常的，但可能有运动神经受累，导致轻度肌无力和肌萎缩，通常仅限于足部固有肌肉和踝关节背屈肌

病因学

确切的病因尚不清楚，但很可能涉及糖尿病患者代谢紊乱和微血管损伤的复杂的相互作用。

Dx 诊断

鉴别诊断

虽然糖尿病是发达国家周围神经病的主要原因，但还需进一步排查其他病因。

评估

- 彻底的病史和神经系统检查对于确认糖尿病性多发性神经病特征，排除提示其他诊断的特征是必不可少的
- 对于某些患者，神经病变可能是糖尿病确诊前的主要临床表现
- 包括神经传导检查和肌电图在内的电生理评估有助于确定神经病变的存在、范围和严重程度
- DSPN 患者的典型症状是振幅降低，感觉神经和可能的运动神经传导速度减慢，呈双侧对称、长度依赖的模式
- 远端肌肉的肌电图检查可显示纤颤电位、正相尖波和宽大的运动单位动作电位，均提示失神经支配和神经再生
- 如果神经病变局限于小纤维受累，电生理检查可能是阴性
- 绝大多数病例不需要皮肤活检和神经活检
- 图 90-1 描述了糖尿病自主神经病变的诊疗流程

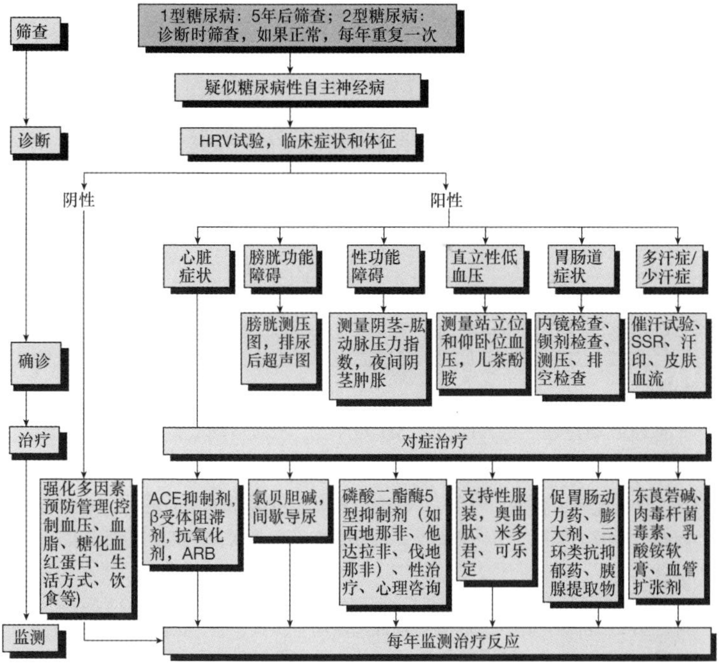

图 90-1 糖尿病自主神经病变的诊断和治疗流程。ACE，血管紧张素转化酶；ARB，血管紧张素受体阻滞剂；HRV，心率变异性；SSR，交感神经皮肤反应。［Modified from Larsen PR et al（eds）：Williams textbook of endocrinology，ed 11，Philadelphia，2008，WB Saunders.］

实验室检查

- 无糖尿病病史的周围神经病患者应考虑空腹血糖、血红蛋白A1c 和 2 h 口服糖耐量试验
- 需要完善对于其他常见或潜在可治疗的神经病病因的排查：全血细胞计数、包括电解质和肝功能在内的全套代谢检测、维生素 B_{12} 和叶酸水平、甲状腺功能、免疫固定血清蛋白电泳
- 根据病史或检查结果，可考虑进行其他实验室检查，如抗核抗体、抗可提取核抗原（ENA）抗体、ANCA、类风湿因子、HIV、乙型和丙型肝炎以及冷球蛋白

影像学检查

除非根据病史和体格检查有其他诊断或共患病可能，否则无须进行影像学检查。

Rx 治疗

长期管理

- 表 90-1 总结了糖尿病自主神经病变的临床特征、诊断和治疗
- 血糖控制：糖尿病性多发性神经病的主要治疗方法是有效控制血糖，可以改善或至少减缓神经病变的进展

表 90-1　糖尿病自主神经病的临床特征、诊断和治疗

症状	检查	治疗
心脏		
静息性心动过速、运动不耐受	HRV、MUGA 铊扫描、MIBG 扫描	分级运动试验、ACE 抑制剂、β 受体阻滞剂
直立性低血压、头晕、虚弱、疲劳、晕厥	HRV、仰卧位和立位血压、儿茶酚胺	机械疗法、可乐定、米多君、奥曲肽、促红细胞生成素
胃肠道		
胃轻瘫，血糖控制不稳定	胃排空检查，钡剂检查	少食多餐，促胃肠动力药（甲氧氯普胺、多潘立酮、红霉素）
腹痛、早饱、恶心、呕吐、腹胀、呃逆	内镜检查、测压、电子胃镜	抗生素、止吐药、膨大剂、三环类抗抑郁药、幽门肉毒杆菌毒素、胃起搏器

续表

症状	检查	治疗
便秘	内镜检查	高纤维饮食、膨大剂、渗透性泻药、润滑剂
腹泻（夜间常与便秘交替出现）		可溶性纤维、麸质和乳糖限制、抗胆碱能药物、考来烯胺、抗生素、生长抑素、胰酶补充剂
性功能障碍		
勃起功能障碍	病史和体格检查、HRV、阴茎-肱动脉压力指数、夜间阴茎肿胀	性治疗、心理咨询、磷酸二酯酶抑制剂、PGE_1 注射、器械或假体
阴道干燥		阴道润滑剂
膀胱功能障碍		
尿频、尿急、夜尿增多、尿潴留、尿失禁	膀胱压力测定，排空后超声检查	氨甲酰甲胆碱、间歇导尿
排汗功能障碍		
无汗症、热耐受不良、皮肤干燥、多汗症	定量泌汗轴突反射、发汗试验、皮肤血流量	润肤剂和皮肤润滑剂、东莨菪碱、格隆溴铵、肉毒杆菌毒素、血管扩张剂
瞳孔和内脏功能障碍		
视物模糊，对周围光线的适应能力减弱，阿-罗瞳孔	瞳孔测量、HRV	夜间驾驶要小心
内脏感觉受损：无症状心肌梗死、低血糖意识不清		识别心肌梗死的异常表现，控制危险因素，控制血糖水平

ACE，乙酰胆碱酯酶；HRV，心率变异性；MIBG，间碘苄胍；MUGA，多门控血池成像；PGE_1，前列腺素 E_1。

（From Melmed S et al：Williams textbook of endocrinology，ed 12，Philadelphia，2011，WB Saunders.）

- 症状管理：治疗的另一个方面是疼痛和感觉异常的管理。美国神经病学学会、美国神经肌肉和电生理学协会以及美国物理医学和康复学会共同制订了一个基于证据的疼痛性糖尿病神经病变的治疗指南。普瑞巴林是一种抗惊厥药，是指南中唯一一种对疼痛性糖尿病神经病变有效的药物。其他可能有效的药物如下：

1. 外用药物：5% 利多卡因贴片可用于疼痛部位，每天使用 12 h；0.075% 辣椒素，每天 4 次
2. 抗惊厥药：加巴喷丁（每天 3 次，每次 100 ～ 1200 mg）、普瑞巴林（每天 3 次，每次 50 ～ 100 mg）、卡马西平（每天 3 次，每次 100 mg）
3. 抗抑郁药：阿米替林（10 ～ 100 mg，每天临睡前服药）、去甲替林（25 ～ 150 mg，每天临睡前服药）、度洛西汀（每天 60 ～ 120 mg）
4. 曲马多（50 mg，每天 4 次，视需要而定）是一种有用的辅助镇痛药

- 图 90-2 描述了在排除非糖尿病病因和血糖控制稳定后，神经性疼痛的治疗流程

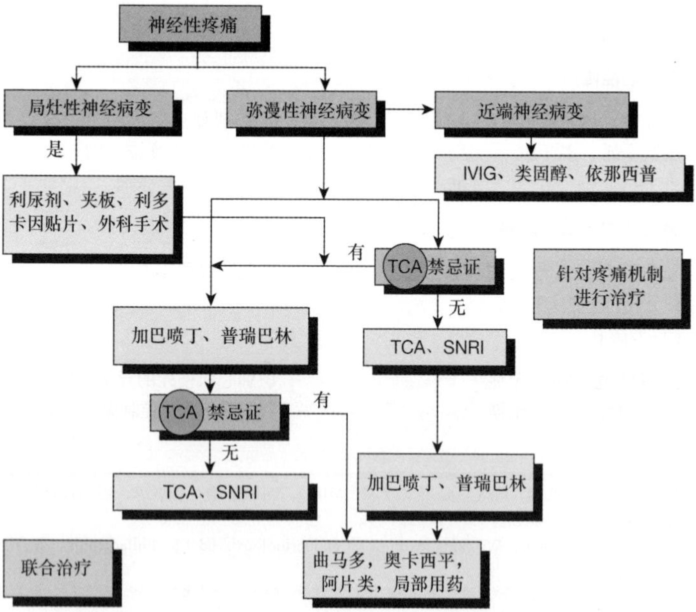

图 90-2 排除非糖尿病病因和血糖控制稳定后神经性疼痛的治疗流程。IVIG，静脉注射免疫球蛋白；SNRI，5- 羟色胺-去甲肾上腺素再摄取抑制剂；TCA，三环类抗抑郁药。（From Melmed S et al：Williams textbook of endocrinology，ed 12，Philadelphia，2011，WB Saunders.）

处理

糖尿病性多发性神经病的远端感觉丧失会增加患者四肢创伤的风险，可能发生溃烂和感染，如果不及时治疗，最终可能需要截肢。

转诊

- 神经科医生可协助诊断和治疗糖尿病性多发性神经病
- 糖尿病性多发性神经病患者每年至少由足病医生和眼科医生评估一次
- 严格控制血糖，密切关注高血压和肥胖等其他危险因素，可以最大限度地减缓糖尿病性多发性神经病的进展

重点和注意事项

专家点评

- 对许多患者来说，DSPN 或其他形式的糖尿病神经病变可能是糖尿病确诊前的最初表现
- 除了定期去足病医生处就诊，还应该教育糖尿病性多发性神经病患者接受严格的足部卫生，足部自我检查非常重要

患者及家庭教育

推荐以下网址

- http://patienteducationcenter.org/articles/diabetic-neuropathies/
- www.mayoclinic.com/health/diabetic-neuropathy/DS01045

推荐阅读

Callaghan BC et al: Diabetic neuropathy: clinical manifestations and current treatments, *Lancet Neurol* 11(6):521-534, 2012.

England JD, Asbury AK: Peripheral neuropathy, *Lancet* 363(9427):2151-2161, 2004.

Smith AG, Singleton JR: Diabetic neuropathy, *Continuum (Minneap Minn)* 18(1):60-84, 2012.

Snyder MJ et al: Treating painful diabetic peripheral neuropathy: an update, *Am Fam Phys* 94(3):227-234, 2016.

Vinik AI et al: Diabetic sensory and motor neuropathy, *N Engl J Med* 374:1455-1464, 2016.

第 91 章　共济失调
Ataxia

Nawaz K.A. Hack，Joseph S. Kass

刘晓英　译　刘晓英　审校

基本信息

定义

虽然共济失调通常用于描述不平衡、不协调的步态，但该术语通常被更广泛地用于指一种普遍的运动不协调，这种运动会影响四肢、躯干、口咽器官（用于吞咽和说话）以及眼睛的运动。最常见的表现是抱怨走路时不平衡，导致摔倒或撞墙。共济失调步态患者具有阔基步态，“一字路”行走（tandem walking）困难。

同义词

步态不稳
失去平衡
功能损害

ICD-10CM 编码

R27.0　共济失调，未指定
G11.0　先天性非进展性共济失调
G11.1　早发性小脑共济失调
G11.2　晚发性小脑共济失调
G11.3　伴有 DNA 修复缺陷的小脑共济失调
G11.8　其他遗传性共济失调
G11.9　遗传性共济失调，未指定
G32.81　别处疾病分类中的小脑共济失调
G60.2　与遗传性共济失调相关的神经病变
I69.093　非创伤性蛛网膜下腔出血后共济失调
I69.193　非创伤性脑出血后共济失调
I69.293　其他非外伤性颅内出血后共济失调
I69.393　脑梗死后共济失调

I69.893　其他脑血管病后共济失调
I69.993　不明原因脑血管病后共济失调

流行病学和人口统计学

发病率：在美国，每 5 万人中就有 1 人患遗传性共济失调。

发病高峰：可影响所有年龄组。遗传性共济失调在青年时期达到高峰。65 岁以后的共济失调常继发于脑卒中。

患病率：13.9/10 000。

好发性别和年龄：共济失调对男女影响相等。

遗传学：在美国，最常见的遗传性共济失调是 Friedreich 共济失调（Friedreich ataxia，FA），它是常染色体隐性遗传。第二大遗传性共济失调是常染色体显性遗传的脊髓小脑共济失调（spinocerebellar ataxia，SCA）3 型。

危险因素：

- 共济失调家族史
- 过度饮酒
- 甲状腺功能减退
- 长期使用抗惊厥药
- 乳糜泻病史
- 脑血管病病史

体格检查和临床表现

- 大多数人会抱怨站不稳，最终经常摔倒。他们也可能会有复视或环境移动觉。言语可能变得难以理解，他们经常被要求重复所说的话。可能存在骑自行车或进行体育活动困难的病史
- 体检结果包括言语含糊、眼球震颤、方波急跳、不良共轭凝视和眼球浮动。在指鼻和跟膝胫试验中，可能会注意到辨距困难和误指。检查时可发现轮替运动障碍
- 步态的显著特点是宽基步态、转身困难、容易跌向一边。经常出现躯干摆动和突然转向。“一字路”行走异常

病因学

- 共济失调可由多种疾病引起
- 共济失调的遗传原因包括 Friedreich 共济失调、多种脊髓小脑性共济失调、共济失调性毛细血管扩张症、发作性共济失调、

共济失调伴眼动失用、无 β 脂蛋白血症，以及诸如 MELAS（线粒体脑病、乳酸酸中毒、卒中样发作）或 MIRAS（线粒体隐性共济失调综合征）等疾病
- 小脑或小脑入径或出径卒中
- 小脑感染，如小脑脓肿或累及小脑脑膜的脑膜炎
- 小脑肿瘤，以及转移癌和淋巴瘤病
- Arnold-Chiari 畸形
- 代谢原因包括甲状腺功能减退、长期饮酒、长期服用苯妥英钠，以及维生素 E、B_1 和 B_{12} 缺乏
- 免疫原因包括多发性硬化、感染后小脑炎、乳糜泻引起的谷蛋白共济失调、桥本脑病、吉兰-巴雷综合征的 Miller-Fisher 变异型、抗 GAD65 相关小脑共济失调和副肿瘤综合征，最常见的抗 Yo 抗体相关的亚急性小脑变性，病因是乳腺、卵巢或子宫恶性肿瘤，也包括其他副肿瘤综合征，例如与抗 Hu 相关的小细胞肺癌，也可表现为小脑共济失调

Dx 诊断

鉴别诊断

- 维生素缺乏：B_1（硫胺素）、B_6（吡哆醇）、B_{12}（钴胺素）、铜
- 维生素过量：B_6（吡哆醇）
- 酗酒
- 使用抗惊厥药，如苯妥英钠
- 遗传性疾病，如 Friedreich 共济失调（常染色体隐性遗传）或多种脊髓小脑性共济失调（常染色体显性遗传）
- 严重大纤维神经病变
- 神经节病
- 癫痫
- 乳糜泻
- Wilson 病
- 脑缺氧
- 小脑肿瘤
- 脑卒中
- 感染后小脑炎
- 吉兰-巴雷综合征的 Miller-Fisher 变异型

- 副肿瘤性亚急性小脑变性
- 抗 GAD65 相关小脑共济失调
- 影响小脑的软脑膜疾病
- 转换障碍

评估

- 共济失调的检查应系统化，并应始终寻找可治性疾病
- 始终从家族史入手，调查受影响的任何家庭成员。这可以指导基因检测
- 急性发作性共济失调需要考虑急性脑卒中，并进行适当的脑部成像检查
- 强烈建议进行脑部成像，最好是磁共振成像（MRI）
- 如果怀疑感染性、免疫介导性或肿瘤性软脑膜疾病，则可能需要进行腰椎穿刺
- 如果存在恶性肿瘤，则考虑适当的副肿瘤检测套餐。然而，副肿瘤综合征可能先于恶性肿瘤的影像学表现，一旦排除其他更常见的病因，应对小脑变性进行副肿瘤筛查

实验室检查

- 完成代谢全套测试，包括肝功能测试
- 用分类和外周涂片完成血细胞计数
- 甲状腺功能测试
- HIV 和 RPR
- 维生素 B_{12} 和维生素 E
- 抗组织谷氨酰胺转移酶
- 血清铜和铜蓝蛋白
- 在合适的病例中，进行脊髓小脑共济失调的基因检测、小脑变性的副肿瘤检查、抗 GAD65 抗体及抗 TPO 抗体检测，如果怀疑软脑膜癌或淋巴瘤，则进行腰椎穿刺细胞学检查
- 实验室测试注意事项：
  1. 硫胺素（维生素 B_1）水平对于检测硫胺素缺乏并不可靠。硫胺素焦磷酸或红细胞转酮酶活化可能更好，但这些试验的敏感性和特异性尚未确定
  2. 总胆固醇必须与维生素 E 水平同时测定，以解释维生素测定结果

3. 正常维生素 B_{12} 水平低至 400 pg/ml 可能导致神经功能障碍。测量甲基丙二酸和同型半胱氨酸水平对正常维生素 B_{12} 水平较低的患者更为敏感，高水平表明维生素 B_{12} 缺乏
4. 当共济失调被认为是由于周围神经脱髓鞘或部分脊髓神经病变引起周围神经病变和背柱功能障碍，导致感觉共济失调及本体感觉丧失时，完善肌电图和神经传导检查是有依据的

影像学检查

- 伴或不伴增强的脑部磁共振成像更合适
- 如果 MRI 不可行，则对头部进行计算机断层扫描（CT）
- 遗传性共济失调建议完善心脏超声心动图

Rx 治疗

共济失调的治疗因人而异。治疗共济失调最好的方法是调查病因，如果可以治疗，就治疗潜在的疾病。例如，如果有维生素缺乏，那么建议补充维生素。表 91-1 总结了遗传性共济失调的可治性病因。

然而，有时病因是遗传的或未知的，治疗目的是尽量减少并发症，如神经病变或心脏病变，并对共济失调和运动并发症进行康复治疗。

非药物治疗

康复治疗，如物理、职业和语言治疗是治疗所有共济失调的必要组成部分，证据表明它确实改善了受共济失调影响的个体的功能状态。

急性期常规治疗

突发性共济失调应始终针对脑卒中进行检查与治疗，包括遵循既定的急性脑卒中方案。

慢性期治疗

寻找潜在的病因，并注重症状管理，以防止残疾。康复治疗是长期护理的组成部分。经常评估心、肾功能，检查是否有神经病变。

补充与替代医学

目前还没有被广泛接受或基于证据的治疗共济失调的补充药物。

表 91-1　遗传性共济失调的可治疗病因

疾病	代谢异常	临床表现区别	治疗
急性播散性脑脊髓炎	脱髓鞘	MRI 阳性表现	类固醇，IVIG，利妥昔单抗
维生素 E 缺乏性共济失调	α - 生育酚转移蛋白突变	共济失调、无反射、视网膜病变	维生素 E
Bassen-Kornzweig 综合征	无 β 脂蛋白血症	棘红细胞增多症，视网膜色素变性，脂肪吸收障碍	维生素 E
Hartnup 病	色氨酸吸收障碍	糙皮疹，间歇性共济失调	烟酸
家族性发作性共济失调 1 型和 2 型	钾通道（KCNA1）和 α_{1A} 电压门控钙通道的突变	偶发性发作，怀孕或服用避孕药使其加重	乙酰唑胺
多发性羧化酶缺乏	生物素酶缺乏	脱发、反复感染、可变的有机酸尿症	生物素
线粒体复合体缺陷	综合体 Ⅰ、Ⅲ、Ⅳ	脑脊髓病	核黄素、辅酶 Q10、二氯乙酸可能有效
斜视性眼阵挛-肌阵挛-共济失调综合征	副肿瘤性或自发性自身免疫	潜在的神经母细胞瘤或自身抗体	类固醇、IVIG、利妥昔单抗
丙酮酸脱氢酶缺乏症	E-M 和 Krebs 循环受阻滞	乳酸性酸中毒，共济失调	生酮饮食，二氯乙酸可能有效
Refsum 病	植酸，α - 羟化酶	视网膜色素变性，心肌病，肥大性神经病，鱼鳞病	限制植烷酸摄入
尿素循环缺陷	尿素循环酶	高氨血症	蛋白质限制，精氨酸，苯甲酸，α - 酮酸

CoQ10，辅酶 Q10；E-M，线粒体电子传递；IVIG，静脉注射免疫球蛋白。

［Modified from Stumpf DA：The inherited ataxias，Pediatr Neurol 1：129-133，1985，Table 1；and from Jafar-Nejad P，Maricich SM，Zoghbi HY：The cerebellum and the hereditary ataxias. In Swaiman KF et al（eds）：Swaiman's pediatric neurology，5e，Philadelphia，2912，WB Saunders，2012，Table 67-1；in Kliegman RM：Nelson textbook of pediatrics，ed 21，Philadelphia，2020，Elsevier.］

转归

可逆性共济失调在对因治疗后可看到症状的迅速改善。遗传性共济失调倾向于进行性。

转诊

建议至神经科相关领域专家处就诊。

重点和注意事项

专家点评

寻找可逆的病因。

预防

乳糜泻患者应采取无谷蛋白（麸质）饮食。

患者及家庭教育

教育家庭需提供支持，并使家庭环境保持安全。

相关内容

Friedreich 共济失调（相关重点专题）

共济失调性毛细血管扩张症（相关重点专题）

推荐阅读

Brent LF: Childhood cerebellar ataxia, *J Child Neurol* 27(9):1138-1145, 2012.

Hammond N, Wang Y, Dimachkie M, Barohn R: Nutritional neuropathies, *Neurol Clin* 31(2):477-489, 2013.

Mitoma H, Hadjivassiliou M, Honnorat J: Guidelines for treatment of immune-mediated cerebellar ataxias, *Cerebellum & Ataxias* 2:14, 2015.

Shneyder N et al: Cerebellar ataxia from multiple potential causes: hypothyroidism, Hashimoto's thyroiditis, thalamic stimulation, and essential tremor, *Tremor Other Hyperkinet Mov* 2, 2012.

第 92 章　缺氧性脑损伤
Anoxic Brain Injury

Angad Jolly，Joseph S. Kass

欧英炜　译　南勇　审校

基本信息

定义

当血流量或氧供减少引起脑缺血时，就会发生缺氧性脑损伤。输送到脑组织的营养物质和氧气不足，通常反映了循环系统和（或）呼吸功能的缺陷。

同义词

缺血性损伤

缺氧性脑病

脑缺氧

围生期或产时窒息（儿科）

ICD-10CM 编码

G93.1　缺氧性脑损伤，无其他分类

流行病学和人口统计学

发病率：

- 基于诊断标准会发生变化
- 在美国，每年约有 424 000 例院外心脏骤停患者

患病率：

- 缺氧性脑损伤的后遗症包括植物人状态，患病率为每 100 万人中 40 ～ 168 人，取决于所用的定义
- 其他后遗症可能包括心脏骤停死亡、全脑功能丧失（脑死亡），或进展到最少意识状态或痴呆
- 植物人状态在 3 个月后极少有恢复，其预期寿命为 2 ～ 5 年

危险因素：与心肺骤停危险因素相同，包括年龄、种族、高血压、高脂血症、吸烟、药物或酒精滥用、缺乏体育活动等。

体格检查和临床表现

- 根据损害程度的不同，症状表现会有差异
- 患者最初通常处于昏迷状态，随后可能恢复意识，逐渐清醒，并伴有不同程度的认知障碍或身体损伤，可能会发展为植物人状态或微意识状态，可能由于心肺骤停引起死亡，或整个脑功能丧失（脑死亡）
- 昏迷：闭眼状态，无意识，无警觉性，睡眠-觉醒周期丧失
- 微意识状态：正常的睡眠-觉醒周期下有警觉状态的改变，间歇性与环境形成互动；患者可能会间歇性地听从简单的指令，并保持视觉跟踪
- 植物人状态（也称为无反应觉醒状态）：正常睡眠-觉醒周期下警觉状态发生改变，完全丧失认知意识和与环境互动的能力；持续植物状态是指缺氧损伤后的植物状态持续 1 ～ 3 个月，而永久植物状态则是指持续 3 个月以上的植物状态。由于创伤性脑损伤引起的植物人状态只有在 12 个月后才能成为永久性的
- 脑死亡：皮质和脑干功能的不可逆损害，表现为意识丧失、颅反射和运动反应的丧失；脑死亡符合美国司法管辖区的法定死亡标准。脑电图是等电位线，没有脑内血流

病因学

- 缺血（脑灌注减少）：心肌梗死、出血、休克、高颅内压
- 缺氧（氧合减少）：溺水、窒息、误吸、一氧化碳中毒
- 图 92-1 阐述了婴儿和儿童严重创伤性脑损伤后产生继发性损伤涉及的机制分类

Dx 诊断

鉴别诊断

- 其他引起脑部疾病的原因，包括毒性、代谢性、感染性或肿瘤性原因；非痉挛性癫痫持续状态；低体温
- 组织中毒性缺氧，输送到脑组织的氧气充足的情况下仍不能充分利用氧气；如氰化物中毒

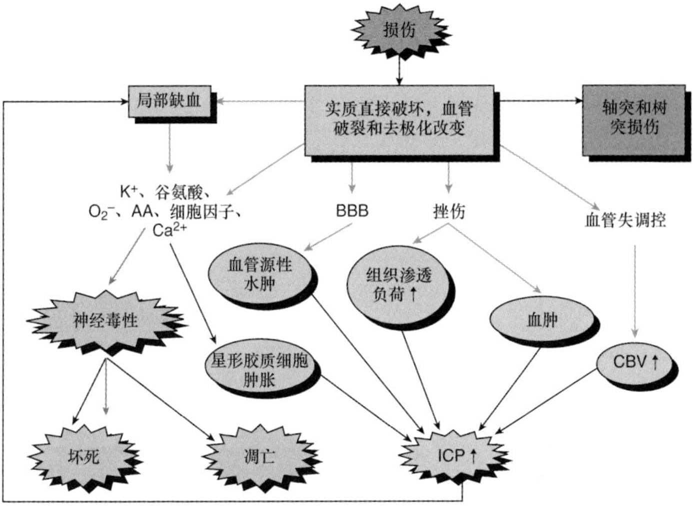

扫二维码看彩图

图 92-1 （扫二维码看彩图）婴幼儿严重创伤性脑损伤后继发性损伤演变的机制分类。这些继发性损伤机制主要分为三类：①缺血、兴奋性毒性、能量衰竭和细胞死亡级联反应；②脑肿胀；③轴突损伤。AA，氨基酸；BBB，血脑屏障；CBV，毛细血管血容量；ICP，颅内压力。（From Fuhrman BP：Pediatric critical care，ed 4，St Louis，2011，Mosby.）

评估

- 神经系统检查（昏迷检查）以确定脑病的程度
- 心肺功能衰竭原因的系统评估
- 实验室检查（如下所述），以评估脑病的其他原因
- 影像学检查：头颅 MRI 或 CT（如果无法行 MRI 检查）

实验室检查

尿液药物筛查、血清代谢谱、氨、全血细胞计数、凝血功能、肝功能、动脉血气、血液酒精检测、血清神经元特异性烯醇化酶（如果可以的话）。

影像学检查

- 在缺氧事件发生后的 24 h 内，影像学通常无改变
- 非增强的头颅 CT（图 92-2）：缺氧事件发生后 24 h 重新检查，以评估卒中、创伤、出血或脑水肿

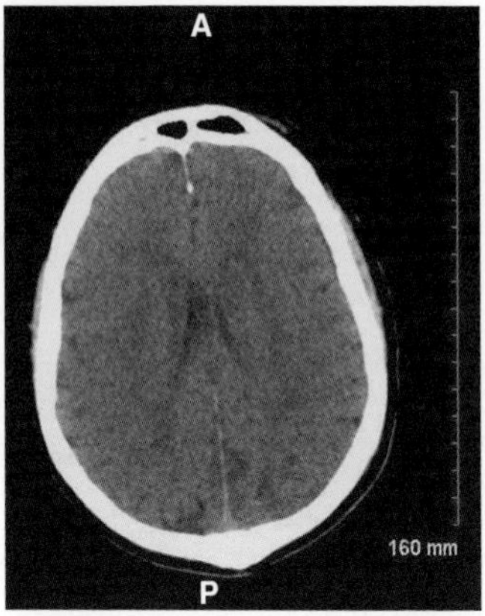

图 92-2 无脉电活动 1 天后 CT 平扫显示弥漫性脑沟消失和灰-白质分化丧失，提示脑水肿。弥漫性白质和灰质低密度均存在。患者仍处于昏迷状态，最终生命支持系统被撤除

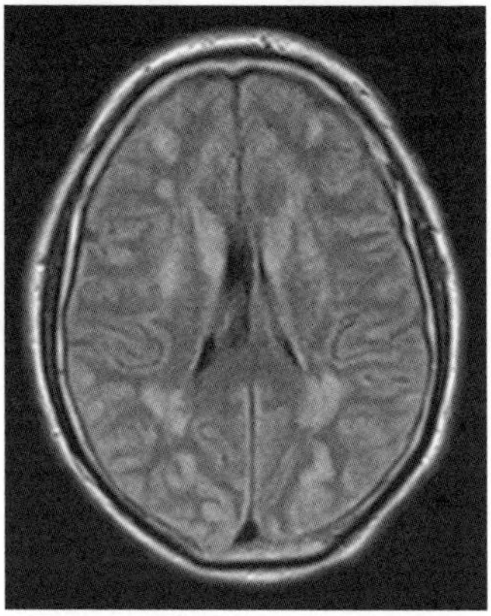

图 92-3 无脉电活动后 1 天，患者的磁共振液体衰减反转恢复序列（FLAIR）显示双侧多发性皮质、皮质下、灰质和白质高信号。患者仍处于昏迷状态，最终生命支持系统被撤除

- 头颅 MRI（图 92-3）：在头颅 CT 扫描无异常发现的情况下进行，可显示基底神经节皮质坏死和梗死

其他检查

- 脑电图（EEG）：评估非惊厥性癫痫持续状态
- 体感诱发电位（somatosensory evoked potentials，SSEP；又称 N20 反应）：在缺氧事件发生后 24 ～ 72 h 出现反应

Rx 治疗

非药物治疗

- 低温治疗：有证据表明，在缺氧性脑损伤后诱导维持低体温

32 ～ 34℃（89.6 ～ 93.2℉）24 h，可降低代谢需求，可能改善复苏预后。但是，最近的 meta 分析表明，低温治疗的真正风险-获益还不清楚，这是一个有争议的话题

- 低体温的并发症包括心动过缓、血流动力学不稳定、凝血功能障碍、感染、高血糖和低钾血症
- 低体温禁忌证：活动性出血、血流动力学不稳定、败血症或创伤
- 低体温适应证：由于心室颤动（VF）/ 室性心动过速（VT）出现心脏骤停，后又复苏的患者
- 高压氧用于一氧化碳中毒

急性期常规治疗

- 支持治疗：重症监护病房的 ABC 管理、气道安全、心肺支持
- 用抗癫痫药物控制癫痫发作（可能需要咪达唑仑或丙泊酚滴注，用于严重的、无法控制的癫痫发作）
- 用氯硝西泮 8 ～ 12 mg/d 治疗肌阵挛，分次服用；左乙拉西坦和丙戊酸可用于肌阵挛性癫痫持续状态。对心脏骤停引起的肌阵挛进行治疗，不改变其神经病学预后

慢性期治疗

- 保持充足的营养，常规预防感染（如果未采用低温治疗）；建立深静脉血栓形成和胃溃疡的预防
- 根据预后和患者能力，提供物理、职业和语言治疗
- 可以考虑停止重症监护，基于预后和家属意见采取姑息治疗，尊重姑息治疗的选择

处理

- 院外心脏骤停的心肺复苏（cardiopulmonary resuscitation，CPR）成功率＜ 10%
- 没有标准化的测试来量化缺氧性损伤，并可靠地预测转归
- 缺氧时间、心肺复苏持续时间和心脏骤停原因与心肺复苏后的不良预后相关，但不足以判断预后
- 预后不佳的强预测因子（证据级别 A 或 B）（假设患者没有接受过低温治疗）如下：

  1. 损伤后 24 h 内出现肌阵挛性癫痫持续状态

2. 任何时候双侧皮质 SSEP（N20 反应）丧失
3. 损伤后 72 h 无瞳孔反射或角膜反射，无伸肌运动反应
4. 损伤后 24 ～ 72 h 血清神经元特异性烯醇化酶（neuron-specific enolase，NSE）> 33 μg/L

- 神经系统影像学和脑电图是敏感的，但不是预后的特异性预测因子
- 脉冲抑制型或平线型脑电图提示预后不良，而对有害刺激有反应的脑电图提示预后良好
- 低温治疗后，这些发现的预后价值和相应的检查时间发生改变。至少时间应该从患者完全恢复体温时开始计算，而不是从最初心肺骤停时算起。根据未来的研究，低温治疗后判断预后不良的检查窗口期可能要进一步扩大。此外，低温后 NSE 的可靠性也受到质疑

预后

预后根据脑损伤的程度而有所不同，从死亡到长期护理，到急性康复，或者返回家中。

转诊

患者到神经病学专家处就诊有助于改善预后。

重点和注意事项

专家点评

在评估预后时，如果患者正在使用麻醉剂或其他意识抑制剂（包括抗惊厥药）治疗，应谨慎评估。同时，应考虑低温治疗对预后的影响。因此，连续的神经病学检查是不可或缺的一部分。在检查患者和评判预后时，要考虑可能产生意识抑制和引起意识低下的药物和违禁品，以及可能影响这些药物或违禁品代谢的机体代谢紊乱情况。

预防

心肺复苏术，危险因素修正，诱导低体温。

患者及家庭教育

定期进行家庭就诊，并提供准确的预后评估。

推荐阅读

Arrich J et al: Hypothermia for neuroprotection in adults after cardiopulmonary resuscitation, *Cochrane Database Syst Rev* 15(2):CD004128, 2016.

第 93 章　脑病
Encephalopathy

Chloe Mander Nunneley，Joseph S. Kass，Joshua Chalkely

刘晓英　译　刘晓英　审校

基本信息

定义

脑病是一种以觉醒损害、注意力不集中和定向障碍为特征的弥漫性认知障碍的临床综合征。

同义词

急性意识错乱状态

精神状态改变

ICD-10 编码

G93.40	脑病，未指明
G41.93	代谢性脑病
G93.49	其他脑病
G92	中毒性脑病
E51.2	韦尼克（Wernicke）脑病
G04.30	急性坏死性出血性脑病，未指明
G04.31	感染后急性坏死性出血性脑病
G04.32	免疫接种后急性坏死性出血性脑病
G04.39	其他急性坏死性出血性脑病
G93.49	其他脑病
I67.4	高血压脑病
I67.83	后部可逆性脑病综合征
J10.81	因其他已鉴定的流感病毒引起的流行性感冒合并脑病
J11.81	由不明流感病毒引起的流行性感冒合并脑病
P91.60	缺氧缺血性脑病（HIE），未指明
P91.61	轻度缺氧缺血性脑病（HIE）
P91.62	中度缺氧缺血性脑病（HIE）
P91.63	重度缺氧缺血性脑病（HIE）

流行病学和人口统计学

点患病率：55 岁以上普通人群中成年人为 1.1%，住院老年患者为 10% ～ 40%，75 岁以上疗养院患者为 60%；每年有 10 万～ 20 万例缺氧性脑病。

危险因素：高龄，癌症，艾滋病，终末期疾病，骨髓移植，术后状态，营养不良，急性或慢性心、肺、肾或肝功能不全，既往脑损伤史，癫痫，药物滥用，乙醇（酒精）中毒，疼痛过度治疗和治疗不足，抗胆碱药、苯二氮䓬类药物、麻醉剂、巴比妥类药物和抗精神病药的使用

体格检查和临床表现

- 所有脑病都表现为觉醒波动、注意力不集中和定向力障碍。表 93-1 总结了慢性肝病的脑病分期
- 部分患者表现为激越，部分患者昏睡
- 常有妄想（固定的错误信念）和幻觉
- 常见扑翼样震颤（负性肌阵挛）
- 其他体格检查结果，如发热、腹水、黄疸或心动过速，可能因脑病的潜在病因而有所不同
- 因为毒素和代谢紊乱是引起脑病的常见原因，病史应着重于是否暴露于毒素，尤其是药物，以及提示并发疾病的症状，如尿路感染、肺炎、败血症、脑膜炎或脑炎。促使肝硬化患者发生肝性脑病的临床事件总结于框 93-1

病因学

所有脑病病因的最后一个共同途径是由结构或功能异常引起的广

表 93-1　慢性肝病的脑病分期（West Haven 标准）

分期	临床症状和体征
Ⅰ期	精神迟钝、快感或焦虑、注意力持续时间缩短、计算能力受损
Ⅱ期	嗜睡或冷漠，行为不当，性格改变，计算力障碍更明显
Ⅲ期	昏睡、嗜睡、明显的意识错乱和定向力障碍，但对语言刺激有反应
Ⅳ期	昏迷，患者可能对伤害性刺激有反应，也可能没有反应

慢性肝病患者不论在脑病的哪个阶段，很少表现为脑水肿，即使有也很少。

（From Vincent JL，Abraham E，Moore FA et al：Textbook of critical care，ed 7，Philadelphia，2017，Elsevier.）

框 93-1　肝硬化患者诱发肝性脑病的临床事件

胃肠道出血
感染（包括自发性细菌性腹膜炎）
败血症
脱水
电解质或酸碱失衡
肾衰竭
药物、毒素（尤其镇静催眠药或麻醉剂）
违禁品
乙醇
饮食不慎（蛋白质摄入过多）

（From Vincent JL，Abraham E，Moore FA et al：Textbook of critical care，ed 7，Philadelphia，2017，Elsevier.）

泛神经元功能障碍。许多情况是可逆的，如果及时治疗，预后良好。

- 器官衰竭［如肝性脑病（图 93-1）、缺氧、高碳酸血症、尿毒症］

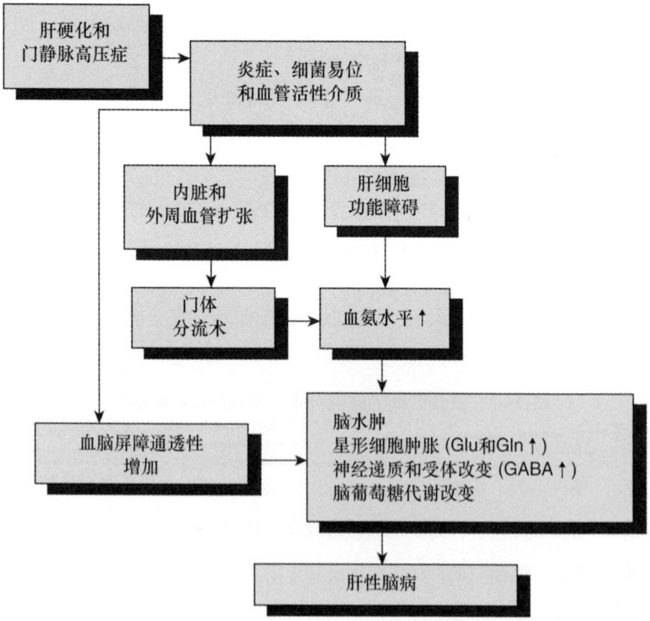

图 93-1　肝性脑病的病理生理学。GABA，γ-氨基丁酸；Gln，谷氨酰胺；Glu，谷氨酸；NH_3，氨。［From Feldman M et al（eds）：Sleisenger and Fordtran's gastrointestinal and liver disease，ed 10，Philadelphia，2016，Saunders.］

- 感染：全身性（如尿路、肺炎、败血症）或累及中枢神经系统（如脑膜炎、脑炎）
- 中毒或戒断：应特别注意乙醇、苯二氮䓬类药物、抗胆碱药、抗精神病药、抗生素（如氟喹诺酮类）和娱乐性药物
- 代谢紊乱：高渗状态、高钠血症、低钠血症、高血糖、低血糖、高钙血症、低磷血症、酸中毒、碱中毒、先天性代谢障碍
- 内分泌疾病：甲状腺功能亢进、甲状腺功能减退、库欣综合征、肾上腺功能不全、垂体衰竭
- 肿瘤：中枢神经系统肿瘤，原发性或转移性；肿瘤的远处效应（如副肿瘤性边缘叶脑炎）
- 营养缺乏，多见于酗酒者和慢性病患者，如维生素 B_1 缺乏（韦尼克脑病）
- 癫痫发作：癫痫后状态、非惊厥性癫痫持续状态、复杂部分性癫痫发作、失神发作
- 外伤：脑震荡、挫伤、硬膜下血肿、硬膜外血肿、弥漫性轴索损伤
- 血管性：缺血性和出血性卒中、血管炎、静脉栓塞
- 缺氧后脑病
- 精神疾病：急性精神病，具有精神症状的抑郁症
- 急性脱髓鞘疾病：急性播散性脑脊髓炎、瘤样多发性硬化
- 其他自身免疫性疾病：自身免疫性脑炎（如抗 NMDA 受体脑炎）、狼疮性脑炎、脑血管炎（原发性中枢神经系统血管炎或继发性脑血管炎）
- 其他：后部可逆性脑病综合征（PRES）、高血压脑病、术后状态、睡眠剥夺

Dx 诊断

鉴别诊断

脑病的鉴别诊断很广泛。它通常有助于区分中毒性 / 代谢性原因和原发性神经系统病因。

- 痴呆：与脑病不同的是，随着时间的推移，认知能力逐渐下降（除了路易体痴呆外，认知功能波动很少见）

- 嗜睡
- 失语症：与脑病的区别在于它表现为一种特殊的语言障碍，而不是整体的认知功能紊乱
- 抑郁
- 精神病：一些与脑病重叠，因为妄想和幻觉在两者都很常见
- 躁狂症
- 脑损伤引起的植物状态；这些患者看起来清醒（眼睛睁开），但意识没有内容
- 无动性缄默：这些患者不说话，也不动；他们的状态几乎没有波动，也没有扑翼样震颤或其他局灶性功能缺损
- 闭锁综合征：通过存在固定的神经功能缺损（如四肢瘫痪）而与脑病鉴别；然而，患者知道他（或她）的环境

评估

详尽的病史和体格检查是评估脑病的最佳工具，有助于确定后续的诊断性检查。询问家庭成员和其他提供者，以确定先前的事件、药物变化和病史。评估局部缺陷。

实验室检查

- 全套代谢检查、淀粉酶、脂肪酶、氨、促甲状腺素（TSH）、维生素 B_{12}
- 全血细胞计数和分类
- 药物筛选和乙醇水平（如果怀疑，必须单独测试乙二醇）
- 如果怀疑脑膜炎、脑炎、自身免疫性疾病或蛛网膜下腔出血且影像学阴性，则进行腰椎穿刺
- HIV、RPR
- 尿液分析和显微镜检查、尿液培养、血液培养
- 动脉血气

影像学检查

根据病史和体格检查，可进行以下影像学和诊断性检查：

- 胸部 X 线片排除肺炎
- 头颅 CT 排除颅内出血、脑积水、肿瘤
- 脑部 MRI（伴或不伴增强）和弥散加权成像，可用于疑似脑

炎、肿瘤、急性脑卒中或急性自身免疫性疾病
- 磁共振血管造影 / 静脉造影用于脑卒中、动脉夹层、静脉血栓形成
- 常规血管造影用于中枢神经系统血管炎和动脉瘤
- 脑电图：评估亚临床癫痫持续状态

Rx 治疗

脑病本身就是某些潜在疾病的症状。一般来说，最好避免用抗精神病药或镇静剂治疗脑病症状。最好的方法是治疗潜在的中毒或代谢紊乱。

- 补充维生素 B_1
- 低血糖患者补充葡萄糖
- 抗生素治疗感染（在原发性中枢神经系统感染的情况下，选择中枢神经系统渗透性好的药物；必要时，为防止潜在问题恶化，还应确保该药物与引起脑病无关）
- 高血糖状态下给予胰岛素（如糖尿病酮症酸中毒、高渗性非酮症和败血症）
- 纠正电解质紊乱
- 治疗器官衰竭及其后遗症；例如，对高氨血症和尿毒症实施适当的治疗
- 确保血流动力学稳定（血压和心率）
- 排除可能导致或加重脑病的药物：抗胆碱能药物、苯二氮䓬类药物和其他镇静催眠药、抗精神病药和麻醉剂
- 考虑药物或酒精急性中毒或戒断症状，并适当处理戒断症状
- 在适当的临床环境中考虑 5- 羟色胺综合征和抗精神病药恶性综合征

相关内容

谵妄（相关重点专题）
急性病毒性脑炎（相关重点专题）
肝性脑病（相关重点专题）

推荐阅读

Agrawal A et al: Secondary prophylaxis of hepatic encephalopathy in cirrhosis: an open-label, randomized controlled trial of lactulose, probiotics, and no therapy, *Am J Gastroenterol* 107:1043, 2012.

Bass N et al: Rifaximin treatment in hepatic encephalopathy, *N Engl J Med* 362:1071-1081, 2010.

Riordan SM, Williams R: Gut flora and hepatic encephalopathy in patients with cirrhosis, *N Engl J Med* 362:1140-1141, 2010.

第 94 章　脑性瘫痪
Cerebral Palsy

Joseph S. Kass，Maitreyi Mazumdar

欧英炜　译　南勇　审校

基本信息

定义

脑性瘫痪（cerebral palsy，CP）是一组中枢神经系统疾病，其特征是运动或姿势的异常控制，在生命早期就出现，而不是进展性或退行性疾病的结果。表 94-1 提供了 CP 的分类和主要病因。

表 94-1　脑性瘫痪（CP）的分类和主要病因

运动综合征（约占 CP 的百分比）	神经病理学 / MRI	主要病因
痉挛性双侧瘫痪（35%）	脑室周围白质软化 脑室周围囊肿或白质瘢痕，脑室扩大，后脑室呈方形	早产 缺血 感染 内分泌 / 代谢（如甲状腺）
痉挛性四肢瘫（20%）	脑室周围白质软化 多灶性脑软化 皮质畸形	缺血，感染 内分泌 / 代谢、遗传 / 发育
偏瘫（25%）	卒中：在子宫内或新生儿 局灶性梗死，或皮质、皮质下损伤 皮质畸形	血栓形成倾向 感染 遗传 / 发育 室周出血性梗死
锥体外系（手足徐动症，运动障碍）（15%）	窒息：壳核和丘脑对称性瘢痕 核黄疸：苍白球、海马内瘢痕 线粒体：苍白球、尾状核、壳核、脑干的瘢痕， 没有病变：？多巴反应性肌张力障碍	窒息 核黄疸 线粒体 遗传 / 代谢

CP，脑性瘫痪；MRI，核磁共振成像。

（From Kliegman RM：Nelson textbook of pediatrics，ed 21，Philadelphia，2020，Elsevier.）

同义词

利特尔（Little）病
先天性静止性脑病
先天性痉挛性瘫痪
大脑性瘫痪

ICD-10CM 编码

G80.0 痉挛性四肢瘫痪性脑性瘫痪
G80.1 痉挛性双侧性脑性瘫痪
G80.2 痉挛性偏瘫性脑性瘫痪
G80.3 手足徐动症样脑性瘫痪
G80.4 共济失调性脑性瘫痪
G80.8 其他脑性瘫痪
G80.9 脑性瘫痪，未指明

流行病学和人口统计学

发病率（美国）：每 1000 名活产儿中有 2 ～ 2.5 人发病。
性别因素：男性和女性受影响程度相同。
年龄因素：通常在 3 ～ 5 岁诊断出来。

体格检查和临床表现

- 单瘫、双瘫、四肢瘫、半身瘫
- 新生儿期常表现为低张力，随后发展为张力增高
- 痉挛
- 手足徐动症
- 运动迟缓
- 反射亢进
- 癫痫
- 许多患者表现为智力迟钝

病因学

受多种因素影响，包括低出生体重、先天性畸形、窒息、多胎妊娠、宫内感染、新生儿卒中、高胆红素血症和产妇甲状腺功能障碍。

Dx 诊断

运动障碍一直会存在。通常出现的主诉是孩子在适当的年龄没有达到相应的运动能力。病史表明，脑瘫患儿没有完全丧失功能（即该缺陷是静态的，而不是进行性的）。既往史联合神经病学检查证实运动障碍是由大脑异常引起，确定了脑性瘫痪的诊断。后续有必要进行一系列检查。

鉴别诊断

新生儿肌张力减退的其他原因包括肌营养不良、脊髓性肌萎缩、Down 综合征和脊髓损伤。儿童进行性痉挛的原因包括累及白质的代谢性疾病（如脑白质营养不良）。

评估

- 诊断并不需要实验室检查
- 检查有助于评估复发风险，实施预防计划，进行法医学判定

实验室检查

- 如果在随访中患儿有以下情况，应考虑进行代谢和遗传检测：①有代谢功能代偿减退或恶化的证据；②通过神经系统影像学无法确定病因；③有与 CP 相关的儿童神经系统疾病的家族史；④神经系统影像学有发育畸形的表现。如果神经影像学提示远端有卒中，应考虑进行高凝状态检查
- 患有 CP 的儿童有癫痫病史时，应进行脑电图检查
- 患有 CP 的儿童应进行视力、听力以及言语障碍的筛查。同时，也应监测营养、生长情况和吞咽功能

影像学检查

- 如果先前通过围生期成像等检查未能确定病因，则建议进行神经成像
- 如果可以行 MRI 检查，相比于 CT 平扫，更推荐前者。因为在确定导致 CP 的病因和时间方面，MRI 效益更高

Rx 治疗

非药物治疗

- 物理疗法、职业疗法和语言疗法
- 矫形器和石膏可用于增加肌腱的长度

急性期常规治疗

如果存在癫痫，则进行治疗。

慢性期治疗

- 按照癫痫发作类型进行治疗
- 痉挛的治疗包括巴氯芬（口服和鞘内注射）以及肉毒杆菌毒素 A
- 痉挛的外科治疗包括脊神经背根切断术、肌腱延长术和截骨术

处理

大多数患有 CP 的儿童都住在家里。行动不便或其他残障严重的儿童可以长期住在护理机构中。

转诊

如果儿童表现出难以处理的痉挛，特别推荐物理医学和康复咨询。

重点和注意事项

- 足月婴儿，通常没有外伤史
- 与妊娠 40 周时分娩相比，在 37 或 38 周或 42 周及以后分娩会增加患 CP 的风险

推荐阅读

Moster D et al: Cerebral palsy among term and post-term births, *JAMA* 304(9):976-982, 2010.

第 95 章　神经病理性疼痛
Neuropathic Pain

Joseph S. Kass，Gavin Brown，Corey Goldsmith

刘晓英　译　刘晓英　审校

基本信息

定义

神经病理性疼痛本身并不是一种疾病，而是一种与多种不同疾病相关的症状。因此，仅定义存在而不去寻找原因是不够的。它的定义是由于周围或中枢神经系统受损或神经结构受损，导致异常放电而产生的感觉。描述包括：

- 感觉过敏：对非疼痛刺激（如轻触）的敏感度提高
- 痛觉过敏：对疼痛刺激（如针刺）的敏感度提高，或痛觉阈值降低
- 异常性疼痛：通常不痛的刺激引起疼痛

同义词

神经痛

ICD-10CM 编码

B02.29　疱疹后神经痛
G50.0　三叉神经痛
G58.0　肋间神经病
G58.7　多发性单神经炎
G58.8　其他特定单神经病
G58.9　单神经病，未指明
G61.9　炎性多发性神经病，未指明
G62.0　药物诱导的多发性神经病
G62.1　酒精性多发性神经病
G62.9　多发性神经病，未指明
G63.2　糖尿病性多发性神经病
G63.5　系统性结缔组织病的多发性神经病

G63.8 其他分类疾病中的多发性神经病
M79.2 神经痛和神经炎，未指明

流行病学和人口统计学

- 一般人群中神经病理性疼痛的患病率为 1.6% ～ 8.2%
- 人口统计学的差异很大，取决于病因，例如：
  1. 带状疱疹后神经痛：影响老年人，几乎 100% 的病例都有疼痛
  2. 艾滋病：30% 的患者受到影响
  3. 糖尿病：20% ～ 24% 受影响（患病率各不相同，随着病程的延长而增加）
  4. 法布里病（Fabry disease）：主要影响儿童，81% ～ 90% 的患者伴有疼痛

体格检查和临床表现

- 病史：用问题定位疾病
  1. 神经病理性疼痛的性质（描述）：灼热痛、热或冷、“冰冷的热”、“针扎样”、蜇刺痛、刀刺痛、锐痛、射痛
  2. 症状的分布可能有助于定位（即全身性神经病的“袜套-手套”样症状，局灶性神经病的周围神经区域麻木）
  3. 广泛性小纤维神经病：不伴有麻木的感觉障碍很常见，但许多病因（如糖尿病）会导致大小纤维同时受累
  4. 大纤维神经病（large fiber neuropathy，LFPN）：可同时出现麻木、反射低下或无力，通常在远端更严重
  5. 神经根性疼痛：颈痛或腰痛并存，并沿特定的皮节放射；最常见的原因是结构性压迫
  6. 脊柱症状：同时出现痉挛、肠道或膀胱受累，感觉平面
  7. 丘脑中央疼痛综合征（Dejerine-Roussy 综合征），丘脑卒中病史
  8. 家族史可能表明是遗传原因
- 检查：见表 95-1。表 95-2 描述了神经性关节病的关节受累情况。图 95-1 说明了神经病理性疼痛的诊断方法。图 95-2 所示为神经病理性踝关节

表 95-1　检查

检查发现	定位
仅有痛 / 温觉丧失	只有小纤维
痛 / 温觉丧失＋振动 / 本体感觉丧失	小纤维和大纤维
感觉丧失和运动功能障碍，远端比近端更严重	大纤维神经病
沿单神经分布的感觉丧失和运动功能障碍	单神经
沿多条单神经的感觉丧失和运动功能障碍	多发性单神经病
涉及臂丛或腰丛特定区域多个神经的运动和感觉丧失	神经丛病
沿皮节分布的感觉丧失伴多个肌节肌肉受累	神经根病
不对称性感觉丧失，无乏力和假手足徐动症	背根神经节
无痛 / 温觉丧失的振动 / 本体感觉丧失	背柱功能障碍（由压迫性病变、维生素 B_{12} 缺乏或神经梅毒脊髓痨造成）
感觉水平伴乏力低于病变水平及长束征（痉挛 / 巴宾斯基征）	脊髓损伤
偏侧感觉痛觉过敏	对侧丘脑

表 95-2　神经性关节病的关节受累

疾病	受累部位
糖尿病	跗中关节、跖趾关节、跗跖关节
脊髓空洞症	肩、肘、腕关节
淀粉样变性	膝、踝关节
先天性感觉神经病	膝、踝、跗骨间关节、跖趾关节
脊髓痨	膝、髋、踝关节
麻风	跗关节、跗跖关节

（From Hochberg MC et al：Rheumatology，ed 5，St Louis，2011，Mosby.）

病因学和实验室评估（表 95-3）

- 代谢：糖尿病、营养不良和酒精中毒、维生素 B_{12} 缺乏、维生素 B_1 缺乏、卟啉病、法布里病
- 炎症：自身免疫性疾病（系统性血管炎、系统性红斑狼疮、

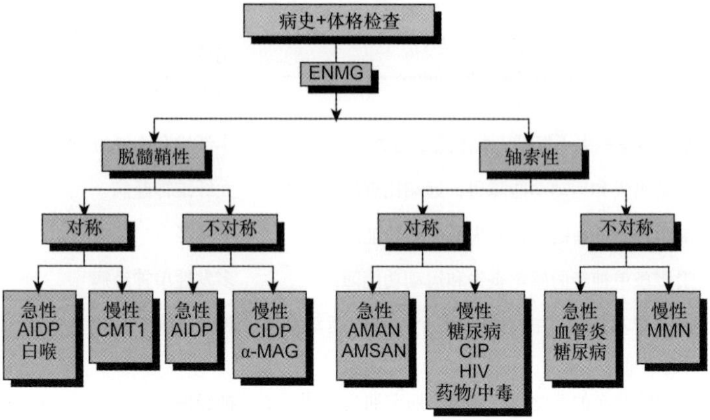

图 95-1　评估神经病的系统方法。所列疾病是与特定神经生理学和临床表现相关的神经病变的例子。糖尿病远端，主要是感觉神经病变，表现为慢性轴索性神经病；急性不对称神经病也可发生在糖尿病患者身上。大多数由毒素或药物不良反应引起的神经病都是慢性对称性轴索性神经病。AIDP、AMAN 和 AMSAN 是吉兰-巴雷综合征的亚型。文中更详细地讨论了这些例子和其他例子。AIDP，急性炎性脱髓鞘性多发性神经根神经病；AMAN，急性运动轴索性神经病；AMSAN，急性运动和感觉轴索性神经病；CIDP，慢性炎性脱髓鞘性多发性神经根神经病；CIP，慢性疾病多发性神经病；CMT1，Charcot-Marie-Tooth 病 1 型，遗传性疾病；ENMG，神经肌电图；HIV，人类免疫缺陷病毒（相关神经病）；α-MAG，α-髓鞘相关糖蛋白；MMN，多灶性运动神经病。（From Goldman L，Schafer AI：Goldman's Cecil medicine，ed 24，Philadelphia，2012，WB Saunders.）

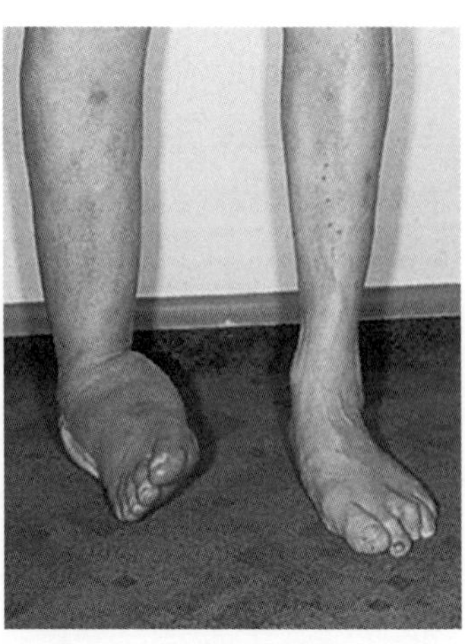

图 95-2（扫二维码看彩图）神经病理性踝关节。距下和跗中关节明显不稳定，负重时塌陷。（From Hochberg MC et al：Rheumatology，ed 5，St Louis，2011，Mosby.）

扫二维码看彩图

表 95-3　临床表现和实验室检查结果

神经病理类型	倾向	检查结果	EMG/NCS	实验室分析
特发性小纤维 PN	年龄＞ 50 岁	肌力：正常；反射：正常； 位置觉 / 振动觉：正常； 痛 / 温觉：远端下降	正常	血清检查：正常； 皮肤活检：异常； 发汗试验：异常
糖尿病 PN	长期疾病 家族史	力量正常到减弱，感觉远端减弱	异常	糖耐量异常：空腹血糖过高
遗传性 PN	家族史	高弓足，杵状指，反射减弱，远端感觉减弱	异常	基因检测可能异常，其他检查均正常
家族淀粉样变 PN	家族史	痛 / 温觉丧失，反射减弱，直立性低血压	如果大纤维受到影响，则异常；还有腕管综合征	转甲状腺素蛋白基因测定
获得性淀粉样变 PN	单克隆丙种球蛋白病	痛 / 温觉丧失，反射减弱，直立性低血压	如果大纤维受到影响，则异常；还有腕管综合征	SPEP、UPEP、免疫固定电泳异常
Fabry 病	年龄、肾衰竭、卒中	正常；痛 / 温觉可能减弱	正常	培养成纤维细胞 α - 半乳糖苷酶水平
PN ＋混合性结缔组织病	狼疮、类风湿关节炎、干燥综合征病史	反射和远端感觉减退	异常	ANA、RF、SS-A/SS-B 可能异常
周围神经血管炎	不对称性疾病	累及多个周围神经	异常	ANA、RF、SS-A/SS-B、ANCA、冷球蛋白可能异常

续表

神经病理类型	倾向	检查结果	EMG/NCS	实验室分析
副肿瘤性神经病	肺癌危险因素，化学药品接触	不对称感觉丧失，假手足徐动症，力量相对保存	异常	抗 Hu
结节病	肺结节	多发性单神经病	异常	活检异常，血清 ACE 升高，胸部 X 线片异常
砷	杀虫剂、铜冶炼	反射和远端感觉减退	异常	血浆、尿液和头发中砷含量升高
HIV	滥交，无保护性行为，静脉注射毒品，输血	变化不一，但通常反射和远端感觉减弱	如果涉及大纤维，则异常	HIV 抗体

ACE，血管紧张素转化酶；ANA，抗核抗原抗体；ANCA，抗中性粒细胞胞质抗体；EMG，肌电图；HIV，人类免疫缺陷病毒；NCS，神经传导检查；PN，多发性神经病；RF，类风湿因子；SPEP，血清蛋白电泳；SS-A，干燥综合征 A；SS-B，干燥综合征 B；UPEP，尿蛋白电泳。

（Adapted from Mendell JR，Sahenk Z：Painful sensory neuropathy，N Engl J Med 348（13）：1243，2003.）

干燥综合征等）、急性炎性脱髓鞘性多发性神经病（典型表现为上升性乏力和麻木，疼痛也是一个常见特征）、慢性炎性脱髓鞘性多发性神经病、结节病、多发性硬化

- 浸润性：淀粉样变性、副蛋白血症［如不确定意义的单克隆γ球蛋白病（monoclonal gammopathy of uncertain significance，MGUS）相关神经病］
- 感染性：病毒后（臂丛神经炎）、HIV/艾滋病、单纯疱疹病毒、水痘-带状疱疹病毒（VZV；疱疹后神经痛）、莱姆病、麻风病（神经增厚和皮肤病变）、梅毒
- 肿瘤性和副肿瘤性神经/神经根浸润癌，抗 Hu
- 药物/毒素：接触酒精、化疗药物（紫杉醇、长春新碱）、异烟肼、甲硝唑或重金属（铊、砷）的病史

Dx 诊断

实验室检查

- 空腹血糖（fasting blood glucose，FBG）
- 2 h 口服葡萄糖耐量试验（oral glucose tolerance test，OGTT）
- 维生素 B_{12} 水平
- 如果维生素 B_{12} 水平正常：血清甲基丙二酸和同型半胱氨酸水平
- 红细胞沉降率（ESR）、ANA、SS-A 和 SS-B、c-ANCA、p-ANCA
- RPR 或 FTA-ABS
- 血清 ACE 水平（肉瘤）
- HIV 抗体
- 血清蛋白电泳（SPEP）、尿蛋白电泳（UPEP）、免疫固定电泳
- 如果临床怀疑有卟啉病，测定尿液和粪便原卟啉
- Hu 抗体：在小细胞肺癌和非小细胞肺癌中均可见到，在没有肺癌证据的情况下可能呈阳性
- 腰椎穿刺：蛋白质升高、寡克隆带、脑脊液/血清 IgG 指数

电生理检查

- 电生理检查（肌电图和神经传导检查）：小纤维神经病或中枢神经系统病变可能正常，但在大纤维神经病中通常不正常

- 定量感觉检测：小纤维和大纤维神经病异常
- 诱发电位（仅当怀疑脊髓病变时）

病理检查

- 神经活检有时在选定的病例中有用，特别是在血管炎、结节病或淀粉样神经病的鉴别诊断中
- 当其他检查正常时，表皮内神经纤维（intraepidermal nerve fiber，IENF）密度的皮肤活检对小纤维神经病可能有用
- 直肠或腹部脂肪垫活检可显示系统性淀粉样变性中的淀粉样物质沉积

影像学检查

基于定位：

- 磁共振成像（有或无增强）：
  1. 如果症状和体征与丘脑病变（偏侧痛）一致，行头颅 MRI 检测排除丘脑病变
  2. 检查脊髓和神经根以排除结构性、炎症性、肿瘤性或感染性原因
  3. 检查腰椎评估蛛网膜炎
- 如果无法进行磁共振成像检查，应考虑：
  1. 头颅 CT 检查丘脑病变
  2. 脊髓 CT 造影，用于评估结构性或肿瘤性疾病，但前提是存在脊髓或神经根损害的临床症状

Rx 治疗

非药物治疗

- 心理咨询应该在治疗起始阶段开始，以解决加剧生理疼痛的心理问题
- 物理疗法：尤其是慢性颈痛和腰痛的患者
- 认知行为疗法

急性期常规治疗

- 如果可能，治疗潜在病因将有助于减缓或防止恶化
- 药物可以减轻或缓解疼痛，但不能改善麻木

- 抗抑郁药物
  1. 三环类抗抑郁药（tricyclic antidepressants，TCA）：去甲替林优于阿米替林（去甲替林的抗胆碱能副作用较少）。成人开始每天 1 次，口服 25 mg；老年人每天 1 次 10 mg。在耐受的情况下，每周增加 25 mg 的剂量，直到常用最大有效剂量 150 mg/d
  2. 度洛西汀：开始每天 30 mg，增加到每天 60 ～ 120 mg。度洛西汀对糖尿病性神经病、疱疹后神经病和化疗引起的疼痛性周围神经病有效
  3. 文拉法辛
- 抗癫痫药物
  1. 加巴喷丁：起始剂量每天 1 次，每次口服 300 mg。第 1 周结束前增加到一天 3 次，每次口服 300 mg。有效剂量：高于 1600 mg/d。最大剂量：一天 3 次，每次口服 1200 mg
  2. 卡马西平：治疗三叉神经痛。起始剂量每天 2 次，每次口服 400 mg，必要时增加到一天 3 次。评估不良反应和测定血药浓度有助于确定最佳剂量。有发生再生障碍性贫血和低钠血症的风险（监测血细胞计数和电解质）。有 Stevens-Johnson 综合征（重症多形红斑）的风险，尤其是在亚洲人群中（开始前检查 HLA）
  3. 奥卡西平：耐受性优于卡马西平。起始剂量一天 2 次，每次口服 150 mg，逐渐增加到一天 2 次，每次口服 600 mg。最大剂量为一天 2 次，每次 1200 mg
  4. 普瑞巴林：起始剂量一天 3 次，每次口服 50 mg，慢慢增加到一天 3 次，每次口服 100 ～ 200 mg
- 止痛药：当一线药物无效时使用。阿片类药物的使用虽然有效，但也会产生严重的不良反应和新的疼痛综合征。长期使用阿片类药物会导致耐受性和剂量增加：
  1. 曲马多：150 mg/d（每次 50 mg，一天 3 次），每周增加 50 mg，最大剂量 200 ～ 400 mg/d
  2. 吗啡（口服）：15 ～ 30 mg，每 8 h 一次，最大剂量 90 ～ 360 mg/d
  3. 羟考酮：20 mg 每 12h 一次，每周增加 10 mg，最大剂量 40 ～ 160 mg/d
  4. 芬太尼贴剂：25 ～ 100 μg 透皮贴剂，每 3 天更换一次

- 经典麻醉药
  1. 5% 利多卡因贴片，适用于疼痛区域，每 12 h 最多 3 片。
  2. 辣椒素软膏和贴片在缓解疼痛的能力上不一致，并可能加剧疼痛。8% 辣椒素贴片专门用于疱疹后神经痛，在医疗监护下敷贴 60 min
- 手术：当患者因脊髓或马尾神经损伤而产生疼痛时，应考虑此选择。研究数据不充分，疗效不完全肯定。只有当所有其他治疗方法都失败时，才应考虑手术。此外，应告知患者，外科手术可能无法缓解疼痛，可能会导致严重的发病率甚至死亡

处理

除了手术，大多数治疗都是在门诊完成的。

预后取决于多种因素，包括：

- 疼痛病因学
- 任何潜在疾病的治疗
- 启动适当的（通常是多种）治疗方式
- 患者遵守规定的治疗方案

转诊

- 临床疼痛科
- 神经科
- 精神科
- 心理科
- 康复理疗科
- 麻醉科（神经阻滞）
- 神经外科（如果考虑手术治疗）

重点和注意事项

- 做作性障碍和装病经常表现为主诉疼痛。这些是排他性诊断，在排除器质性病因之后方能诊断
- 糖尿病患者的周围神经病使足部溃疡的风险增加 7 倍。单丝检测和振动觉检测（单独或结合足部外观、溃疡和踝关节反射）的异常结果是诊断 LFPN 最有用的征象

推荐阅读

Callaghan BC et al: Distal symmetric polyneuropathy: a review, *JAMA* 314(20):2172-2181, 2015.

Kanji JN et al: Does this patient with diabetes have large-fiber peripheral neuropathy? *JAMA* 303(15):1526-1532, 2010.

Smith EM et al: Effect of duloxetine on pain, function, and quality of life among patients with chemotherapy-induced painful peripheral neuropathy: a randomized clinical trial, *JAMA* 309(13):1359-1367, 2013.

第 96 章　疱疹后神经痛
Postherpetic Neuralgia

Lisa Pappas-Taffer

王震雨　译　南勇　审校

基本信息

定义

疱疹后神经痛（postherpetic neuralgia，PHN）是一种疼痛综合征，是带状疱疹（herpes zoste，HZ）的并发症。带状疱疹，是一种在皮肤分布的疼痛性小疱疹。HZ 是在已知有水痘病史的个体中水痘-带状疱疹病毒（varicella zoster virus，VZV）重新激活而引起。PHN 是指在 HZ 消退部位持续 3 个月或 3 个月以上的疼痛和（或）感觉障碍。

ICD-10CM 编码

B02.29　其他疱疹后神经系统受累

流行病学和人口统计学

发病率：PHN 发生在 9% ～ 34% 的 HZ 患者中。它是带状疱疹最常见的慢性并发症，也是最常见的由感染引起的神经病理性疼痛。在一项研究中，约 60% 的 HZ 患者在 60 岁时出现 PHN，75% 的患者在 70 岁时出现 PHN。在另一项研究中，HZ 暴发后 9 年内的 PHN 发病率为 21%。

发病高峰：未知。

好发性别和年龄：

- PHN 在男性和女性中分布均等
- 随着年龄的增长，PHN 发生的可能性显著增加

遗传学：家族史被认为是 HZ 的一个危险因素，如果多个家庭成员都有 HZ，则风险较高。

危险因素：

- 高龄
- HZ 前驱疼痛较严重
- 急性 HZ 暴发期间疼痛较严重

- 定位——特异性眼部定位（V1）和臂丛神经
- 严重免疫抑制

体格检查和临床表现

- HZ 典型表现为沿皮节分布的疼痛性小疱疹。较少的情况下，HZ 可能呈亚临床发生，有皮肤疼痛而无皮疹
- PHN 是指在 HZ 消退的皮肤部位持续 3 个月的疼痛。这种疼痛可以是灼痛、刺痛、射痛或类似电击的疼痛
- 患者可表现出对 PHN 部位刺激反应的增强，伴有疼痛反应增强（痛觉过敏）、对典型非伤害性刺激的疼痛（异常性疼痛），或局部自主神经功能的改变（如出汗增多）
- 体格检查应包括受累皮节部位感觉功能与对侧的比较

病因学

PHN 与活动性带状疱疹感染相关的炎症引起的背根神经节损伤和瘢痕有关。

Dx 诊断

鉴别诊断

无疹性带状疱疹（亚临床 HZ 不伴皮疹）。

Rx 治疗

急性期常规治疗

- HZ 发病 72 h 内给予阿昔洛韦或伐昔洛韦被认为有助于降低发生 PNH 的可能性。然而，一篇 Cochrane 综述论文发现阿昔洛韦的使用与否对于疾病来说没有改变
- 一项单独发表的研究支持在急性 HZ 使用阿米替林（每天 25 mg）作为抗病毒剂的辅助用药，以降低 PHN 的发生率和随后 PHN 引起的疼痛
- 一项提示性的非对照研究表明，在 HZ 急性期联合给予伐昔洛韦和加巴喷丁也可以降低 PHN 的发生率
- 皮质类固醇不能预防 PHN

慢性期治疗

局部治疗

- 轻度疼痛可使用 5% 利多卡因贴片
- 0.075% 辣椒素乳膏（虽然很少有关于疗效的报道）每天 5 次
- 8% 辣椒素贴剂更有效，但总的镇痛效果可能是最小的，有 1/3 的患者由于灼烧、刺痛和红斑而无法耐受该药物。而在一项研究中发现，不考虑使用其他神经性止痛药物，仅用一种高浓度辣椒素贴片治疗 60 min 就可以减少 PHN，而且有效期长达 12 周

口服治疗

一线用药：

- 加巴喷丁类似物（加巴喷丁、普瑞巴林）是 FDA 唯一批准的治疗 PHN 的口服药物，也是治疗慢性 PHN 疼痛最常用的一线药物。加巴喷丁可采用速释型或缓释型给药。剂量包括加巴喷丁 300 mg，一天 3 次（滴定至最高剂量 3600 mg/d）和普瑞巴林每晚 75 mg（滴定至最高剂量 300 mg，一天 2 次）
- 三环类抗抑郁药，如阿米替林（25 mg/d，每晚增加 25 mg，最大剂量 75 mg/d）、地昔帕明（10 ～ 25 mg/d，需要时每 3 天增加 25 mg/d，最大剂量 150 mg/d）和去甲替林（10 ～ 25 mg/d，需要时每周增加 25 mg/d，最大剂量 75 mg/d）是其他一线治疗方法。这些药物起效延迟，对某些类型的疼痛，如烧灼痛或异常性疼痛，可能效果不佳，且有相当大的不良反应。在老年患者中使用这些药物应慎重考虑。最近的一项研究表明加巴喷丁和去甲替林联合治疗神经病理性疼痛比单药治疗更加有效

二线用药：

- 阿片类药物（如控释羟考酮）：必须权衡不良反应及滥用的可能性

其他用药：

- 在长期研究中，脊髓背根入髓区（dorsal root entry zone，DREZ）毁损术，具有 20% 的改善率
- 对于顽固性病例，可采用硬膜外皮质类固醇注射和神经阻滞、肉毒杆菌毒素和冷冻治疗
- 图 96-1 描述了 HZ 和 PHN 的治疗流程

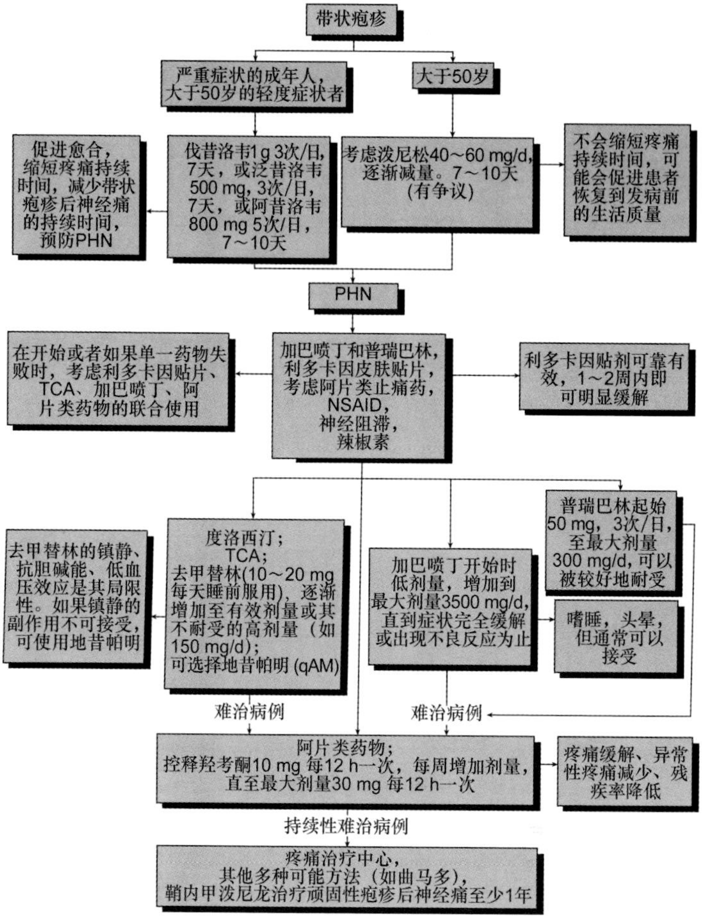

图 96-1　带状疱疹及疱疹后神经痛的治疗。NSAID，非甾体抗炎药；PHN，疱疹后神经痛；TCA，三环类抗抑郁药。（Modified from Habif TA：Clinical dermatology，ed 6，St Louis，2016，Elsevier.）

补充和替代医学

- 针灸：关于针灸和 PHN 疼痛的研究有不同的结果；然而，唯一的随机对照研究显示，对照组和治疗组在疼痛减轻方面没有显著差异

转诊

对于复杂的病例，至皮肤科、神经科和（或）疼痛科就诊可能

会有帮助。

重点和注意事项

专家点评

- 需要仔细考虑治疗时药物的不良反应和药物相互作用
- PHN 的自然消退是缓慢的，大多数个体对药物治疗有反应。然而，少部分患者可能发展为严重的、持久的疼痛，对药物治疗无效
- 对 385 名年龄＞65 岁、伴有持续性急性疼痛的成年人进行问卷调查，PHN 的平均持续时间为 3.3 年

预防

- 疫苗接种：
  1. FDA 批准 50 岁及以上人群接种灭活 VZV 疫苗（Shingrix®）。两次注射，间隔 2 个月，对 50 ～ 69 岁的人群预防带状疱疹的有效率为 97%，对 50 岁及以上人群预防 PHN 的有效率为 91%。它比 VZV 减毒活疫苗（Zostvax）更有效
  2. CDC 建议接受 VZV 减毒活疫苗（Zostvax）的人重新接种灭活疫苗（Shingrix）
  3. 已经患过 HZ 的人仍应接种疫苗

患者及家庭教育

- 预防 PHN 的唯一有效手段是通过接种疫苗预防带状疱疹
- 患者应了解治疗的好处和潜在的不良反应
  1. 他们应该被告知，疼痛不会立即缓解
  2. 可能需要频繁重新评估，必要时应增加药物剂量

相关内容

带状疱疹（相关重点专题）

推荐阅读

Gan EY et al: Management of herpes zoster and post-herpetic neuralgia, *Am J Clin Dermatol* 14(2):77-85, 2013.

Johnson RW, Rice AS: Postherpetic neuralgia, *N Engl J Med* 371:1526-1533, 2014.

Massengill JS, Kittredge JK: Practical considerations in the pharmacological treatment of postherpetic neuralgia for the primary care provider, *J Pain Res* 7:125-132, 2014.

Saguil A et al: Herpes zoster and postherpetic neuralgia: prevention and management, *Am Fam Physician* 96(10):656-663, 2017.

第 97 章　痉挛
Spasticity

Joseph S. Kass

刘晓英　译　刘晓英　审校

基本信息

定义

痉挛是一种夸张的肌张力增高，表现为肌肉对被动拉伸刺激的抵抗性呈速度依赖性增加。

同义词

过度紧张

ICD-10CM 编码

G80.9　脑瘫，未指明

G81.10　痉挛性偏瘫，未指明影响侧别

G83.9　麻痹综合征，未指明

M62.838　其他肌肉痉挛

R25.0　头部运动异常

R26.0　共济失调步态

流行病学和人口统计学

发病率：47% ～ 70% 的多发性硬化患者、32% ～ 36% 的脊髓损伤患者、约 20% 的卒中患者、90% 以上的脑瘫患者以及约 50% 的创伤性脑损伤患者出现痉挛。

好发性别和年龄：痉挛不受性别、种族或年龄组的影响，也没有显示出在任何组别中有明显的流行趋势。

危险因素：中枢神经系统疾病，包括多发性硬化、卒中、脊髓损伤、脑瘫、创伤性脑损伤。

体格检查和临床表现

- 患者可能会出现步态障碍、肢体功能受损、活动能力下降或

肌肉张力增加引起的不适

- 虽然肌张力增高，受影响肌肉的力量不受累，但功能可能受损，尤其是精细运动。检查主动和被动运动、反射和功能
  1. 肌力可能正常或下降。等长肌力通常大于向心收缩肌力
  2. 肌张力可变地增加到被动运动范围（改良 Ashworth 量表；见表 97-1）
  3. 反射通常很活跃
  4. 患者可能伴有跖伸征、阵挛或自发性屈肌痉挛
  5. 由于肌张力增加，功能可能受损或增强

表 97-1　改良 Ashworth 量表

0	肌肉张力没有增加
1	肌肉张力的轻微增加，受累部分在屈曲或伸展、外展或内收运动之末出现突然卡住，然后释放或表现出最小的阻力
1+	肌肉张力的轻微增加，表现为突然卡住，随后在运动范围的其余部分（不到一半）表现出最小的阻力
2	在大部分运动范围内肌肉张力明显增加，但受影响部位容易移动
3	肌肉张力明显增加，被动运动困难
4	受累部位屈曲或伸展（外展或内收）时僵硬

［From Stein J：Spasticity. In Frontera WR et al（eds）：Essentials of physical medicine and rehabilitation，ed 2，Philadelphia，2008，WB Saunders.］

病因学

上运动神经元损伤，最常见的是由于多发性硬化、卒中、脊髓损伤、脑瘫、创伤性脑损伤导致。

Dx 诊断

鉴别诊断

强直、阵挛、肌张力障碍、运动障碍、肌强直、破伤风、肌肉挛缩、痛性痉挛。

评估

- 临床确定诊断

- 调查痉挛的可逆性恶化原因：潜在感染、膀胱膨胀、肠梗阻、骨折、疼痛

实验室检查

尿液分析、全血细胞计数、代谢检测

影像学检查

胸部 X 线片、腹部 X 线片、膀胱超声

Rx 治疗

首先治疗痉挛的可逆性原因（见“评估”），然后进行物理和药物治疗。最后，考虑对严重的难治性病例进行手术治疗。

非药物治疗

- 物理治疗包括运动和肌肉拉伸范围、连续铸型或矫形、肌肉冷却、电刺激
- 外科手术包括肌腱切断、肌腱延长和肌腱转移术。更具侵袭性的外科手术包括周围神经切断术、脊髓切断术和神经根切断术

急性期常规治疗

- 口服药物：巴氯芬、替扎尼定、地西泮、丹曲林（表 97-2）
- 其他干预措施：鞘内注射巴氯芬、肉毒杆菌毒素肌内注射、化学神经阻滞（用布比卡因、苯酚或乙醇）

补充与替代治疗

EMG 生物反馈。

处理

通常是非进展性的，但药物在长期使用后可能会失效。药物假期（使用替代解痉药）可能是有益的。

转诊

- 内科医师：当口服药物无效或不能耐受时，建议至具有肉毒杆菌毒素注射和（或）鞘内解痉治疗专业知识的神经病学家或理疗医师处就诊

表 97-2　常用口服解痉药

药物	作用机制	起始剂量	最大剂量	常见不良反应	考虑事项 *
巴氯芬	GABA-B 激动剂	一天 3 次，每次 5 mg	一天 4 次，每次 20 mg†	镇静，罕见肝毒性	认知障碍
地西泮	GABA-A 激动剂	一天 2 次，每次 2 mg	一天 4 次，每次 10 mg	镇静、依赖或耐受	药物滥用史，认知障碍
替扎尼定	α_2 激动剂	一天 3 次，每次 2 mg	一天 3 次，每次 12 mg	镇静、低血压、肝毒性	认知障碍
丹曲林	阻断肌浆网内钙释放	25 mg/d	一天 4 次，每次 100 mg	肌无力、肝毒性	肝病

* 巴氯芬、地西泮和替扎尼定是中枢作用，可能加重认知障碍。丹曲林作用于外周，然而具有罕见但致命的肝毒性不良反应。

† 美国食品和药物管理局批准的剂量仅为每天最多 80 mg，然而在对这种药物耐受性良好但对小剂量无反应的患者，许多临床医生的使用超过这一标准

［Modified from Stein J：Spasticity. In Frontera WR et al（eds）：Essentials of physical medicine and rehabilitation，ed 2，Philadelphia，2008，WB Saunders.］

- 物理和职业治疗

重点和注意事项

- 评估最近痉挛严重程度或强度是否增加（以及是否存在可逆的加重原因）
- 考虑患者的张力增高是否对患者的功能或整体健康状况有利或有害
- 痉挛可能有助于姿势和活动能力，以及维持肌肉和骨骼矿化，减少坠积性水肿，防止深静脉血栓形成
- 痉挛可能损害患者的功能，干扰日常生活活动，干扰睡眠，并导致不适
- 使用丹曲林和替扎尼定时应监测肝功能，因为这些药物可能导致肝毒性

第 98 章　谵妄

Delirium

Fred F. Ferri

刘晓英　译　刘晓英　审校

基本信息

定义

美国精神病学协会的《诊断和统计手册（第 5 版）》(Diagnostic and Statistical Manual，5th edition，DSM-5）将谵妄定义为：

- 意识障碍，集中、维持或转移注意力的能力下降
- 意识障碍会在短时间内（通常是数小时到数天）发展，并在一天中波动
- 认知方面的其他障碍（如记忆缺失、思维混乱、语言、视空间能力或感知能力）
- 认知改变或感知能力的进一步恶化，这种改变不能由先前存在的、已确立的或正在演变的痴呆来解释
- 病史、体格检查或实验室检查的证据表明，意识障碍是由医疗条件、中毒或戒断（即滥用毒物或药物所致）、暴露于毒素或由多种病因引起

同义词

急性精神错乱状态

中毒性或代谢性脑病

病理生理学

- 神经炎症，血脑屏障通透性增强
- 乙酰胆碱缺乏
- 其他神经递质失衡，包括去甲肾上腺素、5- 羟色胺和最重要的多巴胺过量

分类

多动型、少动型、混合型。

ICD-10CM 编码

F05　谵妄，不是由酒精和其他精神活性物质引起

F05.9　谵妄，未指定

F06.0　器质性幻觉

F05.8　其他谵妄

F05.0　谵妄不合并痴呆

F05.1　谵妄合并痴呆

流行病学和人口统计学

近 30% 的老年患者在住院期间出现过谵妄。在老年外科患者中，风险为 10% ～ 50%。少动型更常见。谵妄是医学疾病患者最常见的精神障碍。任何年龄、种族或性别都可累及。小儿谵妄常被忽视，但很重要，因为谵妄与住院时间延长、认知能力下降和死亡率增加有关。危险因素包括极端年龄、剧烈疼痛、违禁药物使用、手术、痴呆、肾或肝衰竭（表 98-1）。

表 98-1　谵妄和激越的危险因素助记方法

I Watch Death	Delirium
Infection 感染	**D**rugs 药物
Withdrawal 戒断	**E**lectrolyte and physiologic abnormalities 电解质和生理异常
Acute metabolic 急性代谢性	**L**ack of drugs 药物缺乏（撤药）
Trauma/pain 外伤 / 疼痛	**I**nfection 感染
Central nervous system pathology 中枢神经系统病变	**R**educed sensory input 感觉输入减少（失明、耳聋）
Hypoxia 缺氧	**I**ntracranial problems 颅内病变（CVA、脑膜炎、癫痫发作）
Deficiencies 缺乏（维生素 B_{12}、维生素 B_1）	**U**rinary retention and fecal impaction 尿潴留与粪便嵌塞
Endocrinopathies 内分泌病（甲状腺、肾上腺）	**M**yocardial problems 心肌疾病（MI、心律失常、CHF）
Acute vascular 急性血管性（高血压、休克）	
Toxins/drugs 毒物 / 药物	
Heavy metals 重金属	

CHF，充血性心力衰竭；CVA，脑血管意外；MI，心肌缺血。

（From Vincent JL et al：Textbook of critical care，ed 6，Philadelphia，2011，Saunders.）

体格检查和临床表现

- 最早的症状之一是意识水平改变和集中、维持或转移注意力的能力发生变化。不同患者和同一患者内的症状可能有所不同。家庭成员或照料者报告患者“表现不太好”。症状可能包括注意力不集中、困倦、烦躁或精神症状
- 剧烈的临床表现有助于区分谵妄和痴呆。认知改变，知觉问题（如视觉、听觉或体感幻觉，通常缺乏自知力），记忆力丧失，定向力缺失，言语和语言困难。从家庭成员或护理者那里了解患者在谵妄发作之前的功能状况很重要
- 谵妄的老年患者通常看起来没有病，但根据定义谵妄患者是处于疾病状态
- 多动型谵妄只占谵妄病例的 25%，更常见的为少动型（安静型）谵妄
- 通常会有一个前驱期，后来会发展为少动型谵妄或暴发为一种激越的精神错乱状态
- 应进行体格检查，重点检查感染、脱水或可能恶化的慢性疾病征象。生命体征是关键。考虑使用简易精神状态检查或蒙特利尔认知评估
- 图 98-1 描述了评估老年患者精神状态改变的方案
- 表 98-2 总结了谵妄评估工具

病因学

可能是多因素的，通常归为以下几类：

- 药物：苯二氮䓬类药物是最严重的致病药物，但其他药物如麻醉剂、抗胆碱能药、β 受体阻滞剂、类固醇、非甾体抗炎药、地高辛、西咪替丁也可引起谵妄；同时，戒断状态如酒精戒断或苯二氮䓬类药物戒断也可引起谵妄
- 感染或炎症
- 代谢：肾或肝衰竭，甲状腺、肾上腺或血糖调节失衡，贫血，维生素缺乏（如 Wernicke 脑病或维生素 B_{12} 缺乏），先天性代谢障碍（如卟啉病或 Wilson 病）
- 应激：手术、睡眠问题、疼痛、发热、缺氧、麻醉、环境变化、粪便或尿潴留、烧伤
- 液体、电解质和营养：钙、镁、钾或钠的调节异常，脱水，容量超负荷，pH 改变

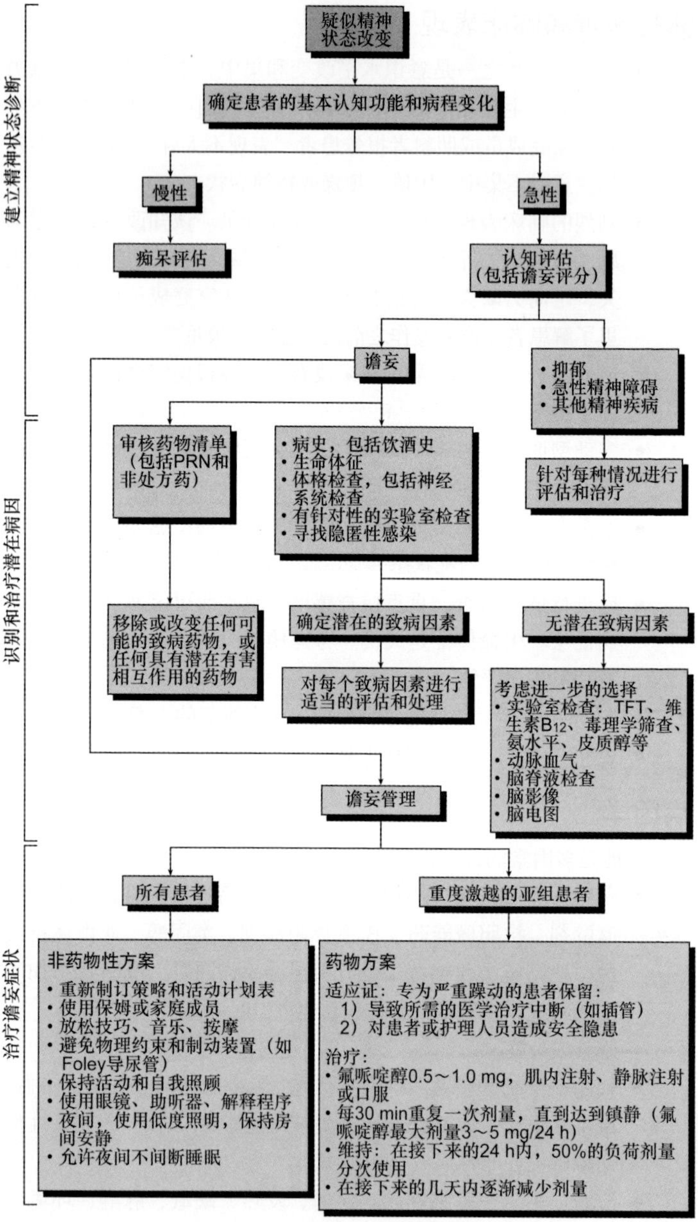

图 98-1　老年患者疑似精神状态改变的评估流程。PRN，必要药物；TFT，甲状腺功能检查。［Modified from Goldman L，Ausiello D（eds）：Cecil textbook of medicine，ed 24，Philadelphia，2012，Saunders.］

表 98-2　谵妄评估工具

工具	结构	注释
意识错乱评估法（CAM）	全部量表包括 11 项；简明流程针对 4 个主要症状	供非精神科临床医生使用
重症监护病房意识错乱评估法（CAM-ICU）	针对 4 个主要症状	专为 ICU 护理人员使用而设计
重症监护谵妄筛查清单（ICDSC）	8 项筛查清单	ICU 非精神科医生或护士使用的床旁筛查工具
谵妄评定量表（DRS）	全部量表包括 10 项；简明 7 项或 8 项子量表可用于重复测试	为确认诊断和严重程度的测量提供数据
谵妄评定量表修订版 -98（DRS-R-98）	16 项量表可分为 3 项诊断子量表和 13 项严重程度子量表	DRS 修订版更适合重复测试
记忆谵妄评估量表（MDAS）	10 项严重程度评分量表	明确诊断后，对谵妄的严重程度进行分级
Neecham 意识错乱量表	10 项评分量表	专为护理人员设计使用，主要用于急诊医疗或护理院的老年人群

ICU，重症监护病房。
（From Stern TA et al：Massachusetts General Hospital handbook of general hospital psychiatry，ed 7，Philadelphia，2017，Elsevier.）

- 脑部疾病：中枢神经系统感染、头部损伤、高血压脑病

Dx 诊断

鉴别诊断

- 原发性精神病
- 局灶综合征
- 痴呆
- 落日征象
- 非惊厥性癫痫持续状态

记住，谵妄可与以上任何一种并存。表 98-3 总结了谵妄的鉴别

表 98-3 谵妄的鉴别诊断

一般病因	特定病因
血管性	高血压性脑病 脑动脉硬化 颅内出血或血栓形成 心房颤动、卵圆孔未闭或心内膜瓣栓子 循环衰竭（休克） 系统性红斑狼疮 结节性多动脉炎 血栓性血小板减少性紫癜 高凝状态 结节病 后部可逆性脑病综合征（PRES） 脑动脉瘤
感染性	脑炎 细菌性或病毒性脑膜炎、真菌性脑膜炎（隐球菌、球孢子菌、组织胞浆菌） 败血症 全身轻瘫 脑、硬膜外或硬膜下脓肿 疟疾 人类免疫缺陷病毒 莱姆病 伤寒 寄生虫病（弓形虫病、旋毛虫病、囊虫病、包虫病） 白塞综合征 流行性腮腺炎
肿瘤性	占位性病变，如神经胶质瘤、脑膜瘤、脓肿 副肿瘤综合征 癌性脑膜炎
退行性	痴呆 亨廷顿病 克雅病 Wilson 病
中毒	药物的慢性中毒或戒断作用，包括镇静催眠药、鸦片剂、镇静剂、抗胆碱能药物、离解麻醉剂、抗惊厥药
神经生理学	癫痫 癫痫发作后状态 复杂部分性癫痫持续状态

续表

一般病因	特定病因
外伤	颅内出血
	术后创伤
	中暑
	脂肪栓塞综合征
脑室内	正常颅压脑积水
维生素缺乏	维生素 B_1（Wernicke-Korsakoff 综合征）
	烟酸（糙皮病）
	维生素 B_{12}（恶性贫血）
内分泌 / 代谢	糖尿病昏迷与休克
	尿毒症
	黏液水肿
	甲状腺功能亢进
	甲状旁腺功能障碍
	低血糖
	肝或肾衰竭
	卟啉病
	严重电解质紊乱或酸碱平衡失调
	库欣或艾迪生综合征
	睡眠呼吸暂停
	类癌
	Whipple 病
自身免疫性	自身免疫性脑炎
	类固醇反应性脑病伴甲状腺炎 / 桥本脑病
	系统性红斑狼疮
	多发性硬化
中毒	重金属（铅、锰、汞）
	一氧化碳
	抗胆碱药
	其他毒素
缺氧	继发于肺衰竭或心力衰竭、麻醉、贫血的低氧症或缺氧症
精神性	抑郁性假性痴呆、紧张症、贝尔躁狂

（From Stern TA et al：Massachusetts General Hospital handbook of general hospital psychiatry，ed 7，Philadelphia，2017，Elsevier.）

表 98-4　有助于区分谵妄和痴呆与精神疾病的临床因素

特征	谵妄	痴呆	精神疾病
症状			
起病年龄	＜12 岁或＞40 岁	通常老年人，＞50 岁	13～40 岁
起病	急性	渐进的或隐匿的	渐进的
病程	快速，波动	稳定进展的	稳定的
持续时间	数天到数周	数月至数年	数月至数年
可逆性	通常	极少	极少
病史			
既往病史	药物滥用，医学疾病	衰老的共病	既往精神病史
家族史	罕见	痴呆病史	精神疾病的病史
体格检查			
生命体征	通常异常	通常正常	通常正常
不自主运动	可能有震颤、扑翼样震颤等	除非有共病存在，否则无	无
精神状态			
情感	情绪不稳定	晚期疾病感情贫乏	感情贫乏
定向力	常有损害	随病情进展而受损	极少受损
注意力	受损	缓慢集中	杂乱无章
幻觉	主要是视觉	少见	主要是听觉
语言	缓慢、不连贯、构音障碍	通常是连贯的	通常是连贯的
意识	降低至受损	正常（清楚）	警觉的
智力功能	通常受损	受损	完整的

（From Adams JG et al：Emergency medicine，clinical essentials，ed 2，Philadelphia，2013，Elsevier.）

诊断。表 98-4 描述了有助于将谵妄和痴呆与精神疾病相鉴别的临床因素。

实验室检查

- 全血细胞计数、电解质、肝功能检查、氨、药物水平（地高

辛、锂）
- 毒理学检查、尿液分析、尿液培养
- 甲状腺功能检查、维生素 B_{12} 和叶酸水平
- 梅毒快速血浆反应素试验，血液、尿液和脑脊液培养
- 动脉血气
- 当谵妄原因不明显时，必须进行腰椎穿刺

影像学检查

- 头部 CT（检查出血、外伤、肿瘤、萎缩、痴呆、卒中）
- 胸部 X 线片（检查肿瘤、感染）

脑电图

排除癫痫发作，明确代谢性脑病的诊断。

Rx 治疗

非药物治疗

- 最重要的是通过使用各种方法，包括反复的再定位，来保证患者的安全
- 一个安静、放松、简单、可以提供类似时钟或者日历这样有关时间和地点提示的环境，对患者是有帮助的，同一治疗团队提供个人和医疗护理也很有帮助。如果可能，鼓励熟悉的家庭成员和朋友陪伴患者
- 尽早活动并尽量减少使用物理约束（必要时使用物理约束以确保安全）
- 为患者的功能缺失提供视觉和听觉辅助设备

急性期常规治疗

- 逆转任何可治性因素，如脱水患者进行容量恢复，尿路感染给予抗生素
- 抗精神病药物不应常规用于预防或治疗谵妄。只有当症状严重、危险或对患者造成严重不适时，才使用抗精神病药物进行药物治疗。一般来说，这些药物具有相似的效应，在它们之间的选择通常是基于药物不良反应。氟哌啶醇镇静作用最低，但锥体外系不良反应风险高；喹硫平不良反应最少，但

镇静作用强

- 氟哌啶醇可谨慎用于控制激越，剂量范围为 0.25 ～ 2 mg 肌内注射或静脉滴注，每日 2 次，每 20 ～ 30 min 重复一次，直到患者平静下来，老年患者使用较低剂量
- 大多数抗精神病药物可延长 QT 间期，增加尖端扭转性室性心动过速的风险。静脉滴注氟哌啶醇效果最好，阿立哌唑效果最差。阿立哌唑有片剂、溶液和注射剂，开始剂量为一天 2 次，每次 1 mg
- 利培酮每日 2 次，每次 0.5 mg（超说明书使用，未经 FDA 批准），也可谨慎使用，缓慢增加至所需剂量，不超过 1.0 ～ 2.0 mg
- 避免使用苯二氮䓬类药物和哌替啶。约 30% 的谵妄由药物毒性引起

慢性期治疗

谵妄不是一种慢性病；如果是一个更长期的精神状态改变，需考虑其他诊断。

处理

要求频繁监测，这就要求医院级别的护理来确保安全和病因评估。

转诊

如果病情复杂或几天内没有改善，由神经科或精神科会诊。

重点和注意事项

专家点评

虽然苯二氮䓬类药物在住院患者中经常用于镇静，是酒精戒断的主要治疗方法，但在老年人中必须谨慎使用，因为它们会对激越产生矛盾的影响。

预防（表 98-5）

- 尽可能避免药物预防
- 优化慢性医疗条件

表 98-5　谵妄预防、管理和治疗进展的优先事项（共识、循证和推测）

社区预防	医院预防	医院化管理	出院后管理	临床研究机会
医院避免策略	实施基本标准（如筛查谵妄） 减少医源性疾病 *	基本标准的实施（如药物审查）*	响应性、适当性和整体性随访 *	为优化护理提供实用研究
薄弱环节的识别与管理	多方面干预改善薄弱环节 † 重新定位 † 营养 † 多学科护理 * 生理矫正 † 感官优化 † 尽量减少更换病房 * 避免多重用药 †	多方面干预改善薄弱环节 * 重新定位 * 营养 * 多学科护理 * 生理矫正 * 感官优化 * 尽量减少更换病房 * 减少药物负荷 *	薄弱环节的识别与管理 抗精神病药物减量及停药	薄弱环节间的相关性，改善薄弱环节和谵妄的干预措施 从基础科学模型到新型治疗试验的转变 使用高级成像技术验证谵妄模型
多效性干预（如运动 / 营养）	监督和促进早期运动 †	监督和促进早期运动 *	回顾谵妄的主要触发因素和其他状态变量（如可动性）	谵妄、可动性和对物理治疗的反应
痴呆的早期诊断和治疗	痴呆的筛查 *	对谵妄消退和残余认知障碍的筛查	对谵妄或痴呆亚综合征的筛查 *	痴呆（包括非阿尔茨海默病痴呆）与谵妄之间的相互作用
护理机构及人员的教育	医护人员教育 *	医护人员教育 *	照顾者支持和教育	使用多媒体解决方案对非医务人员、家庭 ‡、公众进行教育的作用

续表

社区预防	医院预防	医院化管理	出院后管理	临床研究机会
计划大手术的老年综合护理	靶向药物治疗（如褪黑激素治疗睡眠障碍）† 基于家族的筛查 / 重新定位†	谵妄单元 支持早期出院 家庭筛查 / 重新定位* 具有 CGA 能力的护理院管理	灵活多效的随访方法，如远程医疗	新型靶向干预措施的作用和辅助技术支持的护理模式
公共卫生意识	护理审核和护理改进周期*	护理审核和护理改进周期*	公共卫生意识 /NGO 参与	谵妄管理关键指标的制订

CGA，老年综合评估；NGO，非政府组织。
* 共识角色。
† 基于证据的角色。
‡ 推测的角色。
（From Fillit HM：Brocklehurst's textbook of geriatric medicine and gerontology，ed 8，2017，Elsevier.）

- 为高危患者反复再定位，并提供舒适的环境（例如，白天开灯，晚上关灯；白天打开窗帘，让患者看到天气）。
- 在 70 岁以上无痴呆的患者中，规律锻炼与降低谵妄风险相关，早期恢复体力活动可改善患者的预后。

患者及家庭教育

告知上述预防措施，特别是多重用药风险。

相关内容

震颤性谵妄（相关重点专题）

推荐阅读

Girard TD et al: Haloperidol and ziprasidone for treatment of delirium in critical illness, *N Engl J Med* 379:2506-16, 2018.

Hughes CG et al: Pathophysiology of acute brain dysfunction: what's the cause of all this confusion? *Curr Opin Crit Care* 18:518, 2012.

Kang JH et al: Comprehensive approaches to managing delirium in patients with advanced cancer, *Cancer Treat Rev* 39:105, 2013.

Kelly P, Frosch E: Recognition of delirium on pediatric hospital services, *Psychosomatics* 53:446, 2012.

Marcantonio ER: Delirium in hospitalized older adults, *N Engl J Med* 377:1456-1466, 2017.

Nikooie R et al: Antipsychotics for treating delirium in hospitalized adults: a systematic review, *Ann Intern Med* 171:485-495, 2019.

O'Mahany R et al: Synopsis of the national institute for health and clinical excellence guideline for prevention of delirium, *Ann Intern Med* 154:746-751, 2011.

Yohanna D, Cifu AS: Antipsychotics to treat agitation or psychosis in patients with dementia, *JAMA* 318(11):1057-1058, 2017.

第 99 章　震颤性谵妄
Delirium tremens

Fred F. Ferri

刘晓英　译　刘晓英　审校

基本信息

定义

震颤性谵妄（delirium tremens，DT），又称戒断性谵妄，是由于停止饮酒后中枢神经系统过度活跃所致。发病时间不固定，通常发生在减少或停止大量酒精摄入后的 1 周内，并持续 1 ～ 3 天。

同义词

戒断性谵妄

酒精戒断综合征

DT

酒精性谵妄

ICD-10CM 编码

F10.231　酒精依赖伴戒断性谵妄

流行病学和人口统计学

发病率（美国）：每年高达 50 万例。3% ～ 5% 因戒酒而住院的患者符合戒断性谵妄的标准。

发病高峰：30 岁及以上。

好发性别：男性。

好发年龄：青少年及以上。

遗传学：更常见于亲属有酗酒史的患者。

体格检查和临床表现

- 酒精戒断症状通常在血液酒精水平下降后 8 h 内开始，在 72 h 左右达到峰值，在戒酒的第 5 ～ 7 天明显减轻
- 起始症状：焦虑、失眠、颤抖

- 早期：心动过速、出汗、厌食、激动、头痛、胃肠道不适
- 晚期：癫痫发作、视觉幻觉、谵妄

病因学

酗酒。

Dx 诊断

鉴别诊断

- 共患疾病
- 外伤
- 吸毒

评估

- 反复评估症状（幻觉、颤抖、出汗、激动、定向力）
- 临床机构酒精戒断评估（Clinical Institute Withdrawal Assessment-Alcohol，CIWA-A）量表可用于衡量酒精戒断的严重程度。它由以下 10 项组成：
  1. 恶心
  2. 震颤
  3. 自主神经功能亢进
  4. 焦虑
  5. 激越
  6. 触觉障碍
  7. 视觉障碍
  8. 听觉障碍
  9. 头痛
  10. 定向力障碍

最高分是 67 分。得分＜ 8 表示症状轻微，得分 8 ～ 15 表示中度戒断症状，得分＞ 15 表示严重戒断症状。

实验室检查

- 电解质（包括镁、磷酸盐）
- 密切监测血糖水平
- 药物筛查（血液和尿液）

影像学检查

如果有头部外伤史，则进行头部 CT 扫描。

Rx 治疗

非药物治疗

参考患者恢复后的药物康复计划。

急性期常规治疗

- 进入戒断治疗所，在那里可以密切观察患者
- 初始阶段每 30 min 评估一次生命体征（必要时包括神经系统体征）
- 如果需要约束，可采用侧卧或俯卧姿势
- 禁食：腹胀时留置鼻胃管可能是必要的，但不应常规使用
- 大剂量水化（4～6 L/d）：静脉注射含葡萄糖液（Na^+、K^+、PO_4^{-3} 和 Mg^{2+}置换）。某些患者中可能需要补镁，但通常不支持常规补镁。充血性心力衰竭患者慎用大量水化
- 维生素：维生素 B_1 500 mg，每天 30 min 静脉注射，连续 3 天。维生素 B_1 首剂应在静脉注射葡萄糖之前给予；多种维生素（可添加到水化溶液中）
- 镇静［镇静可通过使用固定剂量方案或个体化使用苯二氮䓬类药物实现（见“酒精滥用”章节中的 CIWA-Ar 评分）］：
  1. 初始剂量：首次给予劳拉西泮 16 mg，之后根据需要，每 15 min 给药一次，每次 8 mg 肌内注射或静脉注射。如果谵妄仍然严重，给予 8 mg 静脉推注，然后给予 10～30 mg/h[①]
  2. 维持（个体化剂量）：氯氮卓，50～100 mg 口服每 4～6 h 一次；劳拉西泮，2 mg 口服每 4 h 一次；或地西泮，5～10 mg 口服，3 次 / 日；如果出现明显的过度镇静迹象，则停止给药或减少后续剂量。
  3. 咪达唑仑对震颤性谵妄也很有效。它起效快（静脉注射后 2～4 min 内镇静），作用时间短（约 30 min），是持续给药

① Schuckit MA：Recognition and management of withdrawal delirium（delirium tremens）. N Engl J Med 371：2109-2113，2014.

方案中理想的滴定剂

4. 除苯二氮䓬类药物外，还可使用抗精神病类药物如氟哌啶醇等治疗不能控制的激越或幻觉（严重激越或幻觉，每 30 ～ 60 min 静脉或肌内注射 0.5 ～ 5 mg，不超过 20 mg）
5. 癫痫的治疗：地西泮 2.5 mg/min 静脉注射直到癫痫得到控制（检查呼吸抑制或低血压），可能对于癫痫持续状态有效；静脉注射劳拉西泮 1 ～ 2 mg 每 2 h 一次可代替地西泮。一般来说，戒断性癫痫发作是自限性的，不需要治疗；不建议使用苯妥英钠或其他抗惊厥药来短期治疗酒精戒断性癫痫
6. 对共患病、外科手术或精神疾病的诊断和治疗

慢性期治疗

嗜酒者互诫协会在戒断方面有着最好的记录，但结果仍然令人失望。

处理

参考戒毒计划。

转诊

如果心律失常突出或出现呼吸窘迫，需及时至相关领域专家处就诊。

重点和注意事项

专家点评

如果不谨慎治疗，这是一种潜在的致命疾病。未经治疗的患者死亡率为 15%，1% ～ 6% 的住院患者因戒断性谵妄而死亡。

相关内容

酗酒（相关重点专题）
谵妄（相关重点专题）
韦尼克综合征（相关重点专题）

推荐阅读

Schuckit MA: Recognition and management of withdrawal delirium (delirium tremens), *N Engl J Med* 371:1786-2113, 2014.

第 100 章 韦尼克综合征
Wernicke Syndrome

Danyelle Evans，Corey Goldsmith，D. Brandon Burtis
刘晓英 译 刘晓英 审校

基本信息

定义

韦尼克综合征是一种急性神经精神疾病，以硫胺素（维生素 B_1）缺乏所致的眼肌麻痹、共济失调和心理障碍或意识障碍三联征为典型临床表现，常伴有慢性酒精中毒或其他原因的营养不良。

同义词

韦尼克脑病（Wernicke encephalopathy，WE）
Gayet-Wernicke 脑病
脑脚气病
韦尼克上部出血性脑灰质炎

ICD-10CM 编码

E51.2 韦尼克脑病
E51.8 硫胺素缺乏的其他表现
F04 已知生理状况所致的遗忘症
F10.96 酗酒，酒精诱发的非特异性持续性遗忘症

流行病学和人口统计学

- 临床报道的韦尼克脑病（WE）患病率为 0.04% ～ 0.13%，尸检研究报道的患病率更高（0.4% ～ 2.8%），大部分患者都饮酒
  1. 对酗酒者进行活检发现，12.5% 的患者存在 WE 病灶
  2. 对酒精相关性死亡患者进行活检发现，29% ～ 59% 的患者存在 WE 病灶

好发性别及年龄：

- 男：女比率为 1.7：1
- 预计死亡率：17%

遗传学：

- 基于自韦尼克脑病患者获取的成纤维细胞进行的生物化学研究表明，转酮醇酶（一种硫胺素依赖的酶）对焦磷酸硫胺素的亲和力下降
- 研究提示可能存在高亲和力硫胺素转运基因的变异
- 在亚洲人群，硫胺素缺乏更常导致湿性脚气病（心血管病）；在欧洲人群，硫胺素缺乏更常导致干性脚气病（多发性神经病和 WE）

危险因素：

- 酗酒或误用酒精
- 饮食因素：
  1. 营养不良、营养失衡、硫胺素缺乏的婴儿配方奶粉
  2. 静脉高营养支持同时未补充硫胺素
  3. 镁缺乏：有些酶需要 Mg^{2+}作为辅因子，这些酶包括转酮醇酶和硫胺素焦磷酸激酶
- 胃肠道疾病，包括复发性呕吐（如妊娠剧吐）或慢性腹泻等
- 胃肠道手术（如胃切除术）后，胃和十二指肠黏膜表面积减少，导致吸收障碍，如减肥手术
- 系统性肿瘤：
  1. 快速增长的肿瘤细胞大量消耗硫胺素
  2. 是导致儿童韦尼克脑病最常见的病因
- 化合物 / 药物治疗或化疗
- 系统性疾病：
  1. 腹膜透析和血液透析
  2. HIV/AIDS
  3. 慢性感染性发热疾病
  4. 高代谢状态
  5. 甲状腺毒症

体格检查和临床表现

- 韦尼克脑病是一种临床诊断，其典型表现为眼肌麻痹、共济失调和心理障碍或意识障碍的三联征。三联征全部出现的情况仅见于 16% 的患者
- 眼球活动异常，包括眼球震颤、外直肌麻痹和共轭凝视减少
- 眼底镜检查可发现视盘肿胀和视网膜出血

- 对于有前述危险因素，尤其是营养不良的患者，必须保持高度警惕
- 胃肠外给予硫胺素治疗后神经系统症状改善有助于确诊
- 实验室检查和影像学检查可辅助诊断，但不能因此延迟胃肠外给予硫胺素的诊断性治疗

病因学

- 焦磷酸硫胺素是维生素 B_1 的生物活性形式，它是几个重要生物化学路径的辅酶，涉及能量产生、脂肪代谢、氨基酸和糖源神经递质的产生等多个方面
- 机体的硫胺素储备是 18 天的使用量
- 持续 2 ～ 3 周的营养不良或高碳水化合物、低硫胺素不均衡饮食可导致需要焦磷酸硫胺素的酶功能障碍

Dx 诊断

鉴别诊断

- 其他急性脑病（表 100-1）
- 丘脑旁中央梗死
- 脑室脑炎、副肿瘤性脑炎、单纯疱疹性脑炎
- Miller-Fisher 综合征
- 原发性中枢神经系统淋巴瘤
- 多发性硬化、白塞病、Leigh 病
- 变异性克雅病

表 100-1 营养缺乏综合征的急性和亚急性表现

综合征	临床情况
Wernicke-Korsakoff 综合征	硫胺素缺乏酒精中毒患者静脉给予葡萄糖
Wernicke-Korsakoff 综合征	妊娠剧吐或胃成形术后顽固性呕吐
胃成形术后神经病	减重手术后患者顽固性呕吐和严重体重减轻
维生素 B_{12} 脊髓神经病	维生素 B_{12} 缺乏患者给予氧化亚氮（笑气）
脑桥中央髓鞘溶解症	危重患者或酗酒者组织渗透压的突然变化

（From Goetz CG：Textbook of clinical neurology，ed 3，Philadelphia，2007，Saunders.）

评估

- 尽管三联征全部出现的情况罕见，但韦尼克脑病仍然是基于前述三联征的临床诊断
- 实验室检查和下述影像学结果可能有助于确诊

实验室检查

- 当临床怀疑时，不要因血液检测结果或影像学结果而延误硫胺素治疗
- 血液硫胺素浓度
- 在应用胃肠外硫胺素治疗的前后，进行红细胞硫胺素转酮醇酶（erythrocyte thiamine transketolase，ETKA）的功能检测。如果 ETKA 水平低下，并且补充硫胺素后 ETKA 水平上升 25%，即可以确诊
- 采用高效液相色谱法检测人体红细胞中的硫胺素、硫胺素单-双磷酸水平
- 血清镁离子浓度检测（镁缺乏可导致与韦尼克脑病相似的表现）

影像学检查

头颅 MRI 可能出现双侧对称性的丘脑及乳头体的脑室旁区域 T2 高信号。其他同样出现高信号的区域包括下丘脑、中央导水管周围区域、第四脑室底部和小脑中线。

Rx 治疗

急性期常规治疗

- 所有临床怀疑韦尼克脑病的患者都应当启动治疗。对于所有存在韦尼克脑病风险的患者，都应当在给予葡萄糖液之前补充硫胺素
- 饮酒的韦尼克脑病患者：静脉给予 500 mg 盐酸硫胺素（溶于 100 ml 生理盐水），给药时间 30 min 以上，每天 3 次，连用 2 ～ 3 天
- 如果观察到反应，继续每天静滴或肌注 250 mg 盐酸硫胺素，直至临床症状不再改善
- 非酒精性韦尼克脑病：采用 200 mg 盐酸硫胺素治疗（溶于

100 ml 生理盐水）。静脉滴注 30 min 以上，1 天 3 次，连用 2 ～ 3 天

- 胃肠外镁离子应当与硫胺素同时补充
- 胃肠外给予盐酸硫胺素的不良反应包括泛发性瘙痒症、一过性局部刺激，或更为罕见地出现过敏反应或过敏样反应

慢性期治疗

推荐在胃肠外营养治疗后续以口服硫胺素治疗，剂量为 30 ～ 100 mg，一天 2 次。

处理

- 如果在疾病可逆期没有迅速给予硫胺素治疗，患者可能出现 Korsakoff 综合征。该综合征的典型表现为：在韦尼克脑病的急性全面性意识模糊状态缓解后，出现不可逆的记忆力丧失
- 约 80% 的韦尼克脑病幸存者会出现 Korsakoff 综合征

转诊

如果出现精神状态改变、眼肌麻痹或步态共济失调，请考虑咨询神经内科专家。一旦怀疑韦尼克脑病应及早启动治疗。

重点和注意事项

专家点评

- 所有营养不良的患者都应当怀疑韦尼克脑病
- 韦尼克脑病是由意识模糊、共济失调和眼肌麻痹三联征构成的临床诊断，但罕见三联征全部出现
- 临床怀疑韦尼克脑病时应当启动静滴硫胺素治疗
- 对于所有营养不良或临床怀疑韦尼克脑病的患者，应当在静滴葡萄糖液之前给予静滴硫胺素

预防

- 对严重酒精戒断、营养不良患者的预防性治疗：硫胺素 250 mg/d 肌注，连用 3 ～ 5 天
- 对于易感韦尼克脑病的患者，在任何葡萄糖液静滴之前都应当给予 100 mg 硫胺素静滴

- 推荐健康成年人每天硫胺素平均摄入量为 1.4 mg，或每摄入 1000 千卡碳水化合物补充 0.5 mg 硫胺素

患者及家庭教育

若已知患者酗酒、有严重疾患或在减肥手术后，患者与家人应当咨询适当营养的重要性，包括如何补充维生素。

相关内容

酒精滥用疾病（相关重点专题）

Korsakoff 精神病（相关重点专题）

维生素缺乏（相关重点专题）

第十七篇

其他神经系统疾病

第 101 章　特发性颅内高压 Idiopathic Intracranial Hypertension

Sachin Kedar

杨小艳　译　王伟　审校

基本信息

定义

特发性颅内高压（idiopathic intracranial hypertension，IIH）是一种颅内压（intracranial pressure，ICP）升高的综合征，无潜在的脑积水或占位性病变，脑脊液分析正常。

同义词

假性脑瘤

IIH

良性颅内高压

ICD-10CM 编码

G93.2　良性颅内高压

流行病学和人口统计学

90% 的患者是体重指数（body mass index，BMI）升高的育龄期女性。

发病率：

- 一般人群（包括儿童）：(1 ～ 2）/10 万
- 女性（育龄期肥胖女性）：20/10 万
- 男性：(0.3 ～ 1.5）/10 万
- 女：男比例为 9：1
- 90% 以上的 IIH 患者肥胖
- 确诊时的平均年龄为 30 岁

危险因素：

- 肥胖

- 药物：维生素 A 和维 A 酸（用于治疗痤疮和白血病），长期口服治疗痤疮的药物（四环素、米诺环素），糖皮质激素的使用或停用
- 全身疾病：慢性肾疾病、多囊卵巢综合征、阻塞性睡眠呼吸暂停

体格检查和临床表现

症状：

- 头痛：全身性、搏动性、缓慢进行性，过度用力后加重，晨起加重
- 一过性视觉模糊：持续时间＜30 s 的短暂视物模糊或暗点，出现在姿势改变、Valsalva 动作时；可以是单只眼睛
- 复视：通常由展神经麻痹引起
- 搏动性耳鸣：描述为与心跳同步的“呼呼声”，这种典型症状提示颅内压升高
- 闪光幻觉：眼睛里出现光闪耀
- 疼痛：可以在没有头痛的情况下出现，主要表现是眶后疼痛，也可能出现在肩部或颈部。也可以见到腰痛，并伴有下肢的放射痛（神经根性）

体征：

- 视盘水肿：几乎所有的病例都可见；通常是双侧，但也可能是不对称的
- 展神经麻痹：10% ～ 20% 的患者出现，被认为是一种非局限性神经症状
- 视野缺陷：包括生理性盲点扩大、鼻区视野缺陷和视野缩窄。高达 90% 的患者在视野检查中表现出某种形式的视力丧失
- 中心视力丧失：长期未治疗的 IIH 的最终结果

病因学

- 确切病因尚不清楚
- ICP 升高已提出的病理生理学机制包括：脑含水量增加、脑脊液（CSF）产生过量、CSF 吸收减少以及脑静脉压升高。这些因素可单独或合并存在
- 另一个已提出的机制包括维生素 A 代谢异常导致脑脊液视黄醇水平升高和蛛网膜颗粒对脑脊液吸收减少

Dx 诊断

诊断标准

诊断 IIH 的改良 Dandy 标准：

- 颅内压升高的症状和体征（如上所列）
- 缺乏局灶性神经系统定位体征（除展神经麻痹外）
- 脑脊液开放压≥ 25 cmH_2O，脑脊液成分正常
- 神经影像学检查［MRI 和磁共振静脉成像（MRV）］正常，包括无脑静脉血栓形成；IIH 可见横窦变窄但无血栓形成

鉴别诊断

- IIH 是一种排除诊断，必须满足上面列出的诊断标准
- 视盘水肿的原因包括：颅内占位性病变，如肿瘤、脓肿、血肿；静脉窦血栓形成；脑脊液压力低；癌性脑膜炎；慢性脑膜炎，如神经结节病、中枢神经系统狼疮、神经梅毒、隐球菌性脑膜炎和结核性脑膜炎

评估

- 神经影像学检查：头颅 MRI 联合 MRV；无法获得头颅 MRI 时行头颅 CT 和 CT 静脉造影也可
- 腰椎穿刺：脑脊液开放压（opening pressure，OP）应在侧卧位、双腿伸展、患者放松时获得。脑脊液开放压＞ 250 mmH_2O 且液体成分正常即可确诊
- 眼科检查：所有 IIH 患者都需要进行眼科检查，包括基线视野检查和随访。常见的是盲点扩大和周边视野缩小

实验室检查

脑脊液分析显示蛋白质、葡萄糖和细胞计数正常。

影像学检查

- 脑部 MRI 检查排除潜在的结构性病变
  1. 没有之前列出的 ICP 升高的具体原因
  2. 空蝶鞍征常与慢性颅内压升高有关，但与病因无关
- 磁共振（MR）或 CT 静脉成像排除皮质静脉血栓形成
  1. IIH 可能显示横窦狭窄，无血栓形成。没有之前列出的 ICP

升高的具体原因

- 头颅 CT
  1. 可能显示为狭缝状脑室

Rx 治疗

非药物治疗

- 治疗的主要目的是保护视力
- 肥胖患者减肥
- 怀疑阻塞性睡眠呼吸暂停时可以持续气道正压通气

急性期常规治疗

- 乙酰唑胺每天 250 mg 至 4 g：通过抑制碳酸酐酶来减少脑脊液的产生，偶尔会导致厌食，由此可导致体重减轻。伴有视力丧失的难治性病例中，最大剂量可以增加到每日 4 g
- 呋塞米 40 ～ 120 mg/d，分次给药：明显的作用机制是钠转运减少，导致脑脊液总量减少
- 托吡酯 100 ～ 400 mg/d：据报道对治疗 IIH 有效。它是一种弱碳酸酐酶抑制剂，主要副作用之一是体重减轻
- 连续腰椎穿刺（lumbar punctures，LP）：**不应被视为 IIH 的标准治疗**。对于药物治疗无效的剧烈头痛患者，应尝试 LP。目标是在严重的头痛患者中立即降低脑脊液压力。这种治疗应该保留给最严重的病例，并作为未来外科干预的通道。进行性视力丧失的 IIH 患者不应使用连续 LP 治疗

慢性期治疗

手术治疗适用于药物治疗失败和进行性视力丧失的病例。

- 视神经开窗术：视力丧失患者的首选，而且易于控制头痛。提出的机制是视神经减压。非常有效，然而失败率较高
- 脑脊液分流术：神经外科手术，适用于视力严重恶化和头痛难以控制的患者。症状迅速改善；然而，据报道由于分流器故障，分流器修正术比率很高

处理

- IIH 是一种潜在的致盲疾病，5% ～ 10% 的患者有严重的视力丧失；患者应该由神经科医生和眼科医生（最好是神经眼科

医生）共同治疗。在视野稳定之前，每月的随访是必不可少的。在出现严重视盘水肿或视力丧失的患者中，随访需要更加频繁

- 所有 IIH 患者均应接受 MR 或 CT 静脉造影，以排除静脉窦血栓形成的可能性

转诊

- 神经眼科医师连续评估视野和眼底摄片
- 营养师指导减肥
- 普通神经科医生对颅内压升高的初步检查和最终治疗

重点和注意事项

专家点评

- IIH 是一种潜在的致盲疾病
- IIH 是一种排除诊断
- IIH 是一种育龄期年轻肥胖女性的疾病（90% 的患者）

预防

保持理想体重是避免 IIH 的最佳预防措施之一。然而，IIH 也发生在体重正常的患者。在这些患者中，没有已知的可预防的危险因素。

患者及家庭教育

减肥和药物相结合治疗 IIH 疗效显著。鉴于大多数 IIH 患者都很年轻且健康，因此成功率很高。

相关内容

视神经萎缩（相关重点专题）

推荐阅读

Biousse V et al: Update on the pathophysiology and management of idiopathic intracranial hypertension, *J Neurol Neurosurg Psychiatry* 83:488, 2012.

NORDIC Idiopathic Intracranial Hypertension Study Group Writing Committee et al: Effect of acetazolamide on visual function in patients with idiopathic intracranial hypertension and mild visual loss: the idiopathic intracranial hypertension treatment trial, *J Am Med Assoc* 311(16):1641-1651, 2014.

第 102 章　正常压力性脑积水

Hydrocephalus, Normal Pressure

Tamara G. Fong，Irina A. Skylar-Scott
欧英炜　译　南勇　审校

基本信息

定义

正常压力性脑积水（normal pressure hydrocephalus，NPH）是脑脊液（CSF）压力正常的症状性脑积水综合征。NPH 的经典临床三联征包括步态障碍、认知能力下降和尿失禁。

同义词

常压性脑积水
NPH
隐性脑积水
脑室外梗阻性脑积水
慢性脑积水

ICD-10CM 编码

G91.2　正常压力性脑积水
G91.8　其他脑积水

流行病学和人口统计学

发病率：确切的发病率尚不清楚。在一项研究中，美国的发病率是 5.5/10 万，这可能解释多达 5% 的痴呆病因。医院出院数据表明每年约诊断出 11 500 例新病例（可能被高估）。在延伸的护理机构中，NPH 的患病率可高达 14%。

好发性别：男性＝女性。

好发年龄：随着年龄的增长 NPH 越来越普遍。在一项对 1238 名患者行头部 CT 和神经精神病学评估的研究中发现，70 ～ 79 岁的患者中 0.2% 可能患有 NPH，而 80 岁以上患者中 5.9% 可能患有 NPH。

体格检查和临床表现

- 步态困难：表现为一种“磁性”的步态，患者难以开始步行活动，即使开始，步态可能是阔步且缓慢移动的，就像脚被粘在了地板上
- 认知能力下降：智力减慢、健忘和注意力不集中，通常没有失认、失语或其他皮质障碍
- 失禁：最初可能有尿急，后发展成为尿失禁。大便失禁偶尔也会发生。在一项包括 55 例特发性 NPH 患者的前瞻性研究中，夜尿症是最常见的症状，急性尿失禁是最麻烦的，尿动力学研究表明 100% 的患者逼尿肌过度活跃
- 可能会出现非自主抗拒（伸展过度或非自主抵抗被动运动）或其他额叶征象

病因学

- 大约 50% 的病例是特发性的；其余病例有多种原因，包括先前的蛛网膜下腔出血、脑膜炎、头部外伤或颅内手术
- 这些症状可能是由于脑室扩张时脑室附近的边缘纤维和骶骨运动神经拉伸所致

Dx 诊断

鉴别诊断

- 具有锥体外系特征的阿尔茨海默病
- 帕金森病或帕金森叠加综合征引起的认知障碍
- 路易体痴呆
- 额颞叶痴呆
- 颈椎病伴有脊髓受损引起的变性痴呆
- 多发梗死性痴呆
- HIV 相关痴呆
- 表 102-1 对脑积水和脑萎缩的 MRI 表现进行了鉴别

评估

- 大容量腰穿脑脊液放液试验：
  1. 测量步行预定距离［通常为 25 英尺（7.62 米）］的时间，然后引流 40 ～ 50 ml 脑脊液

表 102-1 脑积水和脑萎缩的鉴别

	脑积水	脑萎缩
颞角	增大	正常（除了阿尔茨海默病外）
第三脑室	凸起，前隐窝膨胀	凹陷，前隐窝正常
第四脑室	正常或增大	正常
跨室管膜脑脊液移动	显著	缺失
脑沟	扁平	与相应年龄不成比例的增宽

（From Grant LA：Grainger & Allison's diagnostic radiology essentials，ed 2，2019，Elsevier.）

2. 再次（有时在 1 和 4 h）对定时步行进行重新测试。步态明显改善的患者更可能对分流治疗反应较好；那些反应轻微或阴性的患者预后不明确
3. 测量最初压力和终末压力；如果压力升高，则必须考虑其他原因。较高的正常压力可能预示着脑脊液分流后良好的结果（正常脑脊液压力：8 ～ 15 mmHg 或 10 ～ 18 cmH_2O）

- 有时可通过补液试验或脑脊液压力监测来测量脑脊液流出阻力，以帮助预测手术结果。腰椎外引流术（external lumbar drainage，ELD）现已越来越普遍

实验室检查

- 脑脊液应进行常规液体分析，以排除其他病理变化
- 脑脊液生物标志物可用于排除阿尔茨海默病（如 Tau/A-beta 42）

影像学检查

- CT 扫描或 MRI（图 102-1）可用于记录脑室增大。NPH 的显著特征是脑室扩大与脑沟萎缩不成比例（图 102-2），通常额

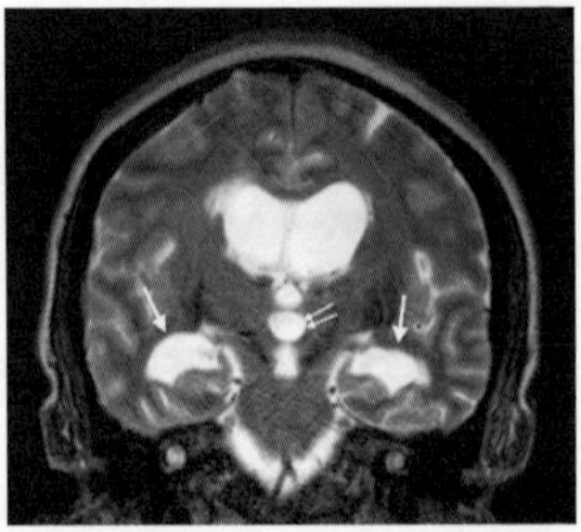

图 102-1 MRI 研究显示一个 NPH 患者的大脑冠状面。图示 NPH 的典型表现：侧脑室扩张，颞角（大箭头），第三脑室（一对箭头），无脑萎缩。（From Kaufman DM et al：Kaufman's clinical neurology for psychiatrists，ed 8，Philadelphia，2017，Elsevier.）

角比（Evans 比）超过 0.40。图 102-3 描述了有关评估患者脑室扩大的流程

- MRI 比 CT 扫描更有优势，包括更好地显示颅后窝结构，显示脑室周围脑脊液流动（被视为室周 T2 FLAIR 高信号）和白质病变的范围。在 MRI 上，可见导水管和第三脑室流空（“喷射征”），矢状面成像可见额角周围胼胝体变薄及升高，以及在隆凸面 / 中线区域可见相对于大脑外侧裂，脑脊液腔隙变窄。MRI 时间分辨的二维增强成像也可用于脑脊液流动的可视化

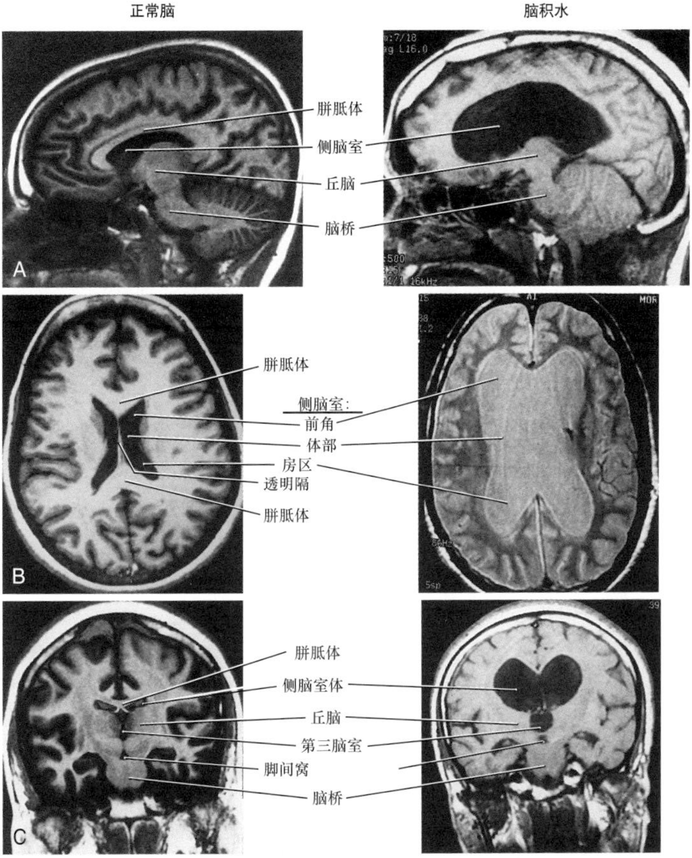

图 102-2 MR 图像上观察到的矢状面（**A**）、轴向面（**B**）和冠状面（**C**）中正常脑和脑积水的比较。（From Haines DE：Fundamental neuroscience for basic and clinical applications，ed 3，Philadelphia，2006，Churchill Livingstone.）

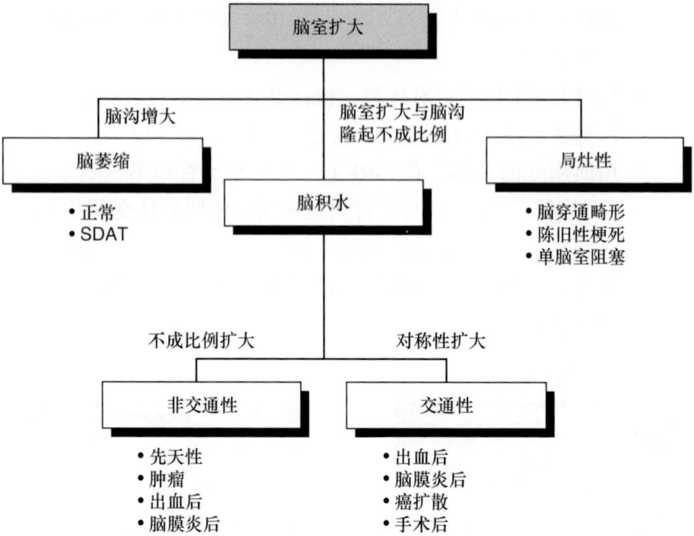

图 102-3　脑室扩大的影像学鉴别诊断。SDAT，阿尔茨海默病型老年性痴呆。（From Weissleder R et al：Primer of diagnostic imaging，ed 5，St Louis，2011，Mosby.）

- 同位素脑池造影和动态 MRI 研究尚未显示出在预测分流结局方面的优势

Rx 治疗

没有证据表明使用药物可以有效治疗 NPH。通过脑室-腹膜分流术进行脑脊液转移是一种明确的治疗方法。

非药物治疗

对脑室-腹膜分流治疗的反应是有差异的。一些患者（因报道不同而有所差异）在分流后得到了明显改善；然而，分流的效果在随机对照试验中从未得到证实。步态很有可能改善。

可以预测手术阳性结果的因素：

- 由先前的创伤、蛛网膜下腔出血或脑膜炎引起的 NPH
- 轻度认知障碍史＜2 年
- 认知能力下降之前出现步态异常
- 影像学检查显示脑积水不伴脑沟扩大，包括正常大小的大脑外侧裂和皮质沟，以及白质病变缺乏或仅轻度

- MRI 显示脑室周围脑脊液流动
- 大容量 ELD 可以显著、暂时地缓解症状
- 正常压力高限

可能预测手术阴性结果的因素：

- MRI 上广泛的白质病变或弥漫性脑萎缩
- 中度至重度认知障碍
- 步态障碍之前便有认知障碍发作
- 酗酒史

急性期常规治疗

选择患者进行分流。

处理

NPH 的症状可能随时间发展。及时诊断可能会增加治疗成功的机会。

转诊

由神经科医生进行初步评估，包括腰椎穿刺，然后由神经外科医生在适当的患者中进行分流。

重点和注意事项

NPH 的每个主要症状常见于老年人，并在多种疾病过程中发生；因此，应始终仔细考虑鉴别诊断。

警告

30% ～ 40% 的患者可能发生分流并发症，包括硬膜下或脑内血肿。在一项为期 10 年的回顾性研究中，其中包括特发性脑积水以及其他形式的成人脑积水患者，分流失败率为 32%。

推荐阅读

Jaraj D et al: Prevalence of idiopathic normal-pressure hydrocephalus, *Neurology* 82(16):1449-1454, 2014.

Krzastek SC et al: Characterization of lower urinary tract symptoms in patients with idiopathic normal pressure hydrocephalus, *Neurourol Urodyn*, 4, 2016.

Reddy GK et al: Management of adult hydrocephalus with ventriculoperitoneal shunts: long-term single institution experience, *Neurosurgery* 69(4):774-781, 2011.

第 103 章　运动病
Motion Sickness

Fred F. Ferri

刘晓英　译　刘晓英　审校

基本信息

定义

运动病是一种与运动或运动感觉有关的临床综合征。运动病患者会出现出汗、恶心、呕吐、唾液分泌增多和对运动反应的全身不适。

同义词

生理性眩晕

ICD-10CM 编码

T75.3　晕动病

流行病学和人口统计学

发病率（美国）： 常见。

患病率（美国）： 常见。

好发性别： 男＝女。

好发年龄： 任何年龄。

发病高峰： 任何年龄。

遗传学： 不确定。

体格检查和临床表现

- 呕吐
- 出汗
- 苍白

病因学

- 运动（如游乐设施、驾驶汽车或飞机）
- 焦虑、烟雾（如工业污染物）、视觉刺激可加重该病
- 图 103-1 描述了导致运动病的可能的神经通路

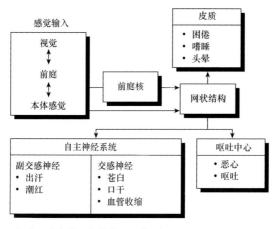

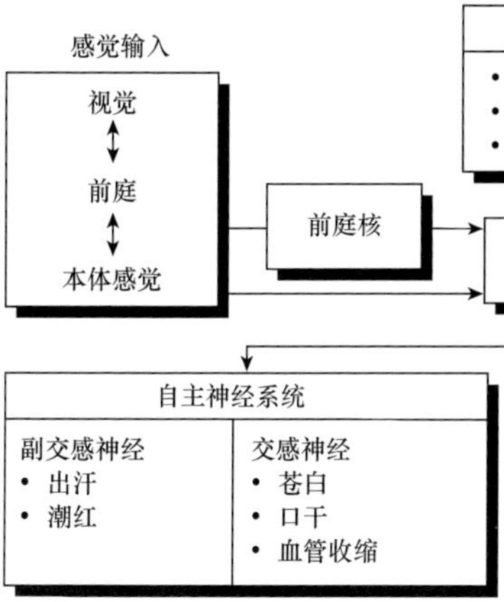

图 103-1 导致运动病的可能的神经通路。（From Kuhn SM：Motion sickness. In Keystone JS et al：Travel medicine，ed 2，Philadelphia，2008，Elsevier，pp. 435-440.）

Dx 诊断

鉴别诊断

- 急性迷路炎
- 胃肠炎
- 代谢紊乱
- 病毒综合征

评估

一般情况下无须进行检查。

Rx 治疗

非药物治疗

- 注视远处的物体
- 停止运动
- 避免阅读
- 避免饮酒

急性期常规治疗

- 东莨菪碱贴剂最有效。贴于耳后无毛区每 3 天一次，需要时使用。在需要止吐效果前使用，维持＞ 4 h
- 口服异丙嗪有效，但镇静效果强烈
- 非处方口服制剂（如茶苯海明）效果较差
- 美克洛嗪 12.5 ～ 25 mg，每 6 h 给药一次，可能有效，但会出现镇静

慢性期治疗

- 很少成为慢性
- 停止运动后，症状通常完全消退

处理

不需要随访。

转诊

如果怀疑其他诊断（如耳部化脓、发热、脑神经异常），需至相关领域专家处就诊。

重点和注意事项

专家点评

- 许多偏头痛患者报告说，儿童期有严重的运动病
- 改善通风、旅行前避免大餐、半卧坐位、运动时避免阅读，可将运动病风险降至最低

第 104 章　短暂性全面性遗忘
Transient Global Amnesia

Rituparna Das

刘晓英　译　刘晓英　审校

基本信息

定义

短暂性全面性遗忘（transient global amnesia，TGA）是一种突然发作的严重顺行性和可变逆行性遗忘的临床综合征，持续长达 24 h，无其他神经系统功能丧失。

同义词

TGA

ICD-10 编码

G45.4　短暂性全面性遗忘

流行病学和人口统计学

发病率（美国）:（3.4 ～ 10.4）/10 万。

发病高峰: 大多数年龄在 50 ～ 70 岁，男女发病率相同。在 50 岁以上的人群中，发病率上升到每年 23.5/10 万。TGA 在偏头痛患者中更常见[①]。

复发率: 2.9% ～ 23.8%。

体格检查和临床表现[②]

- 无法回忆一些比较新的信息，反复询问相同的问题
- 无意识受累，无非记忆性认知功能受损，无局灶性神经功能缺损

---

① Arena JE et al：Transient global amnesia，Mayo Clin Proc 90（2）：264-272，2015.

② Arena JE et al：Long-term outcome in patients with transient global amnesia：a population-based study，Mayo Clin Proc 92（3）：399-405，2017.

- 复杂的程序记忆通常会被保留（如驾驶）
- 触发因素包括 Valsalva 动作、冷水或热水浸渍、性交、情绪压力
- 通常是单次自限性发作，在发作期间有片段性的遗忘
- 近期头部外伤或癫痫患者除外

病因学

- 几种可能的病理生理学机制：
  1. 海马低灌注或动脉缺血
  2. 颈内静脉血液反流导致内侧颞叶静脉高压
  3. 偏头痛症状伴皮质扩散性抑制

Dx 诊断

鉴别诊断

- 大脑后动脉短暂性缺血发作：可能与意识混乱或记忆力丧失有关。通常有血管危险因素以及其他局灶性神经系统体征（同向性偏盲、失语症、轻偏瘫、偏身感觉缺失、偏身痛、动眼神经麻痹或垂直注视麻痹）
- 短暂性癫痫性遗忘：癫痫综合征，包括非典型 TGA 或反复发作的遗忘，通常不到 1 h 清醒，对抗癫痫药物有反应。与嗅幻觉或口腔自动症有关。发作间期脑电图可能异常。MRI 可见海马萎缩
- 解离性漫游症或短暂性分离性遗忘：广泛的逆行性失忆症，可能遗忘个人身份，而 TGA 中个人身份是保留的
- 低血糖症：代谢功能障碍可导致意识损害、局部症状或长期认知障碍，这一点与 TGA 不同

评估

- 主要是临床诊断，检查应侧重于排除血管源性或癫痫源性症状
- 附上病史，记录目击事件和排除先前事件
- 认知检查，评估识记、延迟回忆和定向力
- 仔细检查脑神经，排除后循环卒中

实验室检查

- 全血细胞计数、红细胞沉降率和 C 反应蛋白
- 血清生化检测，包括血脂
- 肌钙蛋白和心电图

诊断性检查

- 脑部 MRI 可显示可逆的 T2 高信号或仅局限于海马的弥散受限
- 脑电图（electroencephalogram，EEG）排除癫痫样放电。

Rx 治疗

非药物治疗

自限性，不需要特殊的药物或非药物治疗。

急性期常规治疗

作为急诊情况进行检查。

慢性期治疗

- 不会导致长期的记忆缺失。据报道，发作后 5 天至 6 个月认知功能完全恢复
- 后续发生缺血性脑卒中或癫痫发作的风险较低，可能增加未来痴呆的风险

处理

由于短暂性全面性遗忘的良性性质，很少需要继续随访。

转诊

当诊断不确定或临床表现不典型时，需咨询神经科有相关诊疗经验的医生。

推荐阅读

Arena JE, Rabinstein AA: Transient global amnesia, *Mayo Clin Proc* 90(2):264-272, 2015.
Mangla A, Navi BB: Transient global amnesia and the risk of ischemic stroke, *Stroke* 45(2):389-393, 2014.

Nicastro N, Picard F: Transient global amnesia mimics: transient epileptic amnesia, *Epilepsy Behav Case Rep* 2:100-101, 2014.

Noël A, Quinette P: The still enigmatic syndrome of transient global amnesia: interactions between neurological and psychopathological factors, *Neuropsychol Rev* 25(2):125-133, 2015.

Szabo K: Transient global amnesia, *Front Neurol Neurosci* 34:143-149, 2014, https://doi.org/10.1159/000356431. Epub 2014 Apr 16.

Sugiyama A, Kobayashi M: Transient global amnesia with a hippocampal lesion followed by transient epileptic amnesia, *Seizure* 31:141-143, 2015.

第 105 章 转换障碍（功能性神经症状障碍）Conversion Disorde（Functional Neurologic Symptom Disorder）

Christina D. Scully

刘晓英 译 刘晓英 审校

基本信息

定义

转换障碍（功能性神经症状障碍）表现为影响自主运动或感觉功能或导致暂时性意识丧失的症状。症状可能包括麻痹、失明、麻木或言语不能。症状可以是零星的、持续的、急性的或慢性的。经过医学评估，这些症状不能用医学疾病、某种物质的直接影响或文化认可的行为或经历来解释。

诊断特征提供了与公认的神经系统疾病或其他医学疾病特征不一致或不相符的证据。这些症状引起临床上明显的痛苦和（或）损害社会、职业和其他重要功能领域，需要进行医学评估。通常存在一个相关的心理应激源，尽管这不是建立诊断的必要条件。功能性症状不是自愿产生的，而且被认为是无意识的。

对于转化障碍，目前还没有得到充分验证的生理学模型，但神经科学和神经影像学的进展可能揭示出新的病因。对于发现有转化障碍的患者，应定期对其进行重新评估，以确定其是否存在缓慢出现的病因，或随着医学知识和技术的进步而可能诊断出新的任何病因。

同义词

- 心因性非癫痫性发作
- 心因性运动障碍
- 歇斯底里神经症（病史）
- 功能性神经症状障碍

ICD-10CM 编码

F44.4 伴有运动症状或缺陷的转化障碍

F44.5 伴有癫痫或抽搐的转换障碍

F44.6 伴有感觉症状或缺陷的转换障碍

F44.7 混合症状表现的转化障碍

F44.89 其他分离和转换障碍

F44.9 分离和转换障碍，未指定

DSM-5 编码

300.11 转换障碍

流行病学和人口统计学

- 发病率在普通人群中为 5/10 万～ 10/10 万，住院患者为 20/10 万～ 100/10 万
- 所有年龄段均可发病，包括幼儿期，但 10 岁以下儿童少见

体格检查和临床表现

- 出现一种或多种运动症状（如麻痹、失音、吞咽困难）、感觉症状（感觉丧失、复视、失明、耳聋）或非癫痫性发作，或这些症状的组合
- 体格检查结果与解剖路径或生理机制不一致，如胡佛征（髋关节伸展无力，但在对侧髋关节对抗阻力屈曲时恢复正常），患者可以踮起脚尖走路，震颤夹带试验阳性，但在检查床上表现为趾屈不能。痫样发作时脑电图正常或发作时闭眼，扒开眼皮有阻力及管状视力均提示非癫痫性发作。表 105-1 总结了非癫痫性（转换）发作的特征
- 无论患者是否被观察到，症状或体征都会持续存在，但当患者注意到时，这些症状或体征通常会更严重
- 可能发生在有记录的医学疾病背景下（例如，癫痫发作的患者也可能有心源性发作）
- 可能共患有轴 Ⅰ 或轴 Ⅱ 类疾病，通常为抑郁，也可能为广泛性焦虑、创伤后应激障碍（posttraumatic stress disorder，PTSD），或者边缘型、表演型或自恋型人格障碍

病因学

- 神经和心理因素的复杂相互作用尚未被充分阐明

表 105-1　提示非癫痫性（转换）发作的特征

病史特征	
	性虐待史
	病史显示应激期间出现其他无法解释的神经系统症状
	尽管在治疗上充分给予多次抗惊厥药物，但仍有癫痫发作
发作特征	
	发作前有诱因
	症状逐渐产生和消失
	发作期间有反应
	发作中哭泣、说话或大喊大叫
	不对称阵挛发作
	有头部快速摆动或臀部推动
	快速地踢或打
	症状持续时间长（＞ 3 min）
	发作期间脑电图无异常
发作后特点	
	发作后即刻清醒
	对发作能够回忆
	尽管多次发作，无尿失禁、咬舌或外伤
	发作后泌乳素正常
	神经心理学测试提示转化症状

（From Stern TA et al：Massachusetts General Hospital handbook of general hospital psychiatry，ed 7，Philadelphia，2018，Elsevier.）

- 经典的心理动力学假设是，转换症状之前有心理冲突或应激源，其功能是表达和管理心理痛苦，即将痛苦“转化”为神经症状
- 神经生物学假说表明，情绪压力可能引发神经网络异常。头颅影像学研究显示感觉和运动信号处理发生了变化
- 伴有精神共患病，最常见的是抑郁、焦虑、创伤后应激障碍和人格障碍（最常见的是表演型、边缘型或自恋型）
- 与创伤、人际冲突和其他生活压力有关
- 许多研究（但并非所有研究）显示与儿童期性虐待有关
- 与已经存在的神经系统疾病相关
- 与可能在发作前即刻发生的身体伤害有关
- 可能在全身麻醉后发生
- 家族病史或精神病史很常见

Dx 诊断

诊断特异性地针对症状类型：

- 心因性非癫痫性发作
- 乏力或瘫痪
- 异常运动（震颤、肌张力障碍、肌阵挛、步态障碍）
- 吞咽症状（“梅核气”）
- 言语症状（如发音困难、说话含糊不清）
- 麻醉或感觉丧失
- 特殊感觉症状（如视觉、嗅觉、听觉）
- 混合症状

鉴别诊断

广泛的鉴别诊断取决于症状和体征，包括运动障碍、癫痫、卒中、脊柱疾病、恶性肿瘤、血管炎、感染性疾病、自身免疫性疾病、维生素 B_{12} 缺乏、偏头痛、肌张力障碍、边缘脑病、僵人综合征、躯体症状障碍、造作性障碍和装病。

实验室检查

应进行排除其他医学疾病所需的实验室检查或操作（如癫痫发作的脑电图、下运动神经元瘫痪的肌电图、失明时的视动性眼震试验）。

Rx 治疗

非药物治疗

- 疾病教育，包括解释和诊断。一个包括神经科医生和精神科医生在内的多学科治疗小组对一些患者可能会有帮助
- 医生未能解释诊断、错误判断症状和（或）继续进行医学检查，可能会使患者相信存在不可逆转的医学原因，从而有可能使症状持续存在。表 105-2 总结了非癫痫性发作的诊断和治疗指南
- 认知行为疗法通常是首选的治疗方法，尽管证据不一
- 传统使用心理动力疗法，但尚未被对照试验所证实
- 治疗成功与患者和医生之间的长期关爱有关

表 105-2　非癫痫性发作诊断和治疗计划的指南

诊断	治疗计划
1. 积极地诊断：症状不是由于异常电活动所引起，无须承担抗惊厥药的风险。 2. 解释症状可能是由于神经系统功能的问题，而不是异常放电或结构异常。 3. 解释这些症状是常见症状，随着时间的推移可能会逐渐改善。给出具体的改善指标（例如，发作时间减少、发作频率降低、每次发作症状减少等）。 4. 这些症状可致残，制订一个改善神经系统功能和减少残疾的治疗计划很重要。 5. 介绍焦虑、压力和情绪会显著影响发作的频率和严重程度，缓解症状对患者的治疗至关重要。 6. 制订包括精神科、神经科和照料者的一致性整体治疗计划。	1. 如果患者允许的话，治疗方案应包括尽可能多的心理照顾。最好是能每周进行心理治疗以评估无意识动机，进行心理教育，并提供心理支持。 2. 精神共患病应给予精神药物治疗（例如抑郁症）。 3. 其他护理人员的定期随访是治疗计划的关键组成部分。无论患者是否有症状，都应该定期随访，当症状消退时，患者应该接受巩固治疗（而不是减少随访的频率）。 4. 应定期进行体格检查，但除非有明确阳性体征，否则应避免进行诊断性检查。 5. 尽管诊断为非癫痫性发作，所有照料者都应保持警惕，以防癫痫被漏诊或非癫痫性发作和癫痫同时存在。

（From Stern TA et al：Massachusetts General Hospital handbook of general hospital psychiatry，ed 7，Philadelphia，2018，Elsevier.）

- 物理和职业治疗有助于恢复正常功能，对维持长期瘫痪患者的力量和功能非常重要
- 尽管有成功使用催眠治疗的个案报道，但研究表明催眠没有使患者额外受益
- 家庭治疗和团体治疗
- 物理治疗方法

常规治疗

- 抗抑郁药可能对潜在的情绪或焦虑症有帮助
- 镇静和精神疏泄：一项研究表明，用丙泊酚镇静可以改善症状。可在一个轻度镇静的患者中评估药物催眠的疏泄作用。异戊巴比妥过去曾用于此目的。目前很少采用精神疏泄
- 精神疾病可能需要住院治疗和康复，具体取决于急性程度、合并症和功能损害状况

处理

长期随访对于转化症状复发和潜在的情绪障碍是必不可少的。

重点和注意事项

专家点评

预后良好因素：突然发作，存在心理应激源，诊断和治疗之间的间隔时间短，高智力水平，以及没有其他精神或医学疾病。预后不良因素：严重残疾、症状持续时间长、发病年龄＞40 岁、出现抽搐或瘫痪。

- 研究表明，性创伤和转化症状之间存在关联，尽管由于混杂因素和方法学因素，并无支持因果关系的证据
- 尽管没有得到很好的证明，但有些研究认为，在没有情感障碍明确概念或精神疾病受到高度歧视的文化背景下，转化和躯体症状更为普遍
- 强有力的治疗联盟和疾病教育是重要的治疗组成部分

推荐阅读

Abyek S et al: Grey matter changes in motor conversion disorder, *J Neurol Neurosurg Psychiatry* 71:52, 2014.

Baslet G: Psychogenic non-epileptic seizures: a model of their pathogenic mechanism, *Seizure* 20:1-13, 2011.

Carson AJ et al: Functional (conversion) neurological symptoms: research since the millennium, *J Neurol Neurosurg Psychiatry* 83:842, 2012.

Feinstein A: Conversion disorder: advances in our understanding, *CMAJ* 183:915-920, 2011.

Hallet M et al: *Psychogenic movement disorders and other conversion disorders*, Cambridge, 2011, Cambridge University Press.

Stone J et al: Therapeutic sedation for functional (psychogenic) neurologic symptoms, *J Psychosom Res* 76:165, 2014.